U0296312

国家科学技术学术著作出版基金资助出版

胎源性疾病

Fetal-Originated Disease

汪 晖 主编

科学出版社

北京

内 容 简 介

本书聚焦于成年疾病的胎儿起源问题，通过总结国内外研究进展和作者团队二十多年来的研究成果，揭示了多种成年疾病（如代谢综合征、代谢性疾病、神经精神性疾病、骨与关节疾病、生殖系统疾病等）的宫内发育起源，即孕期不良环境诱导的宫内母源性糖皮质激素过暴露可导致胎儿发育不良、出生后多器官发育编程及功能稳态改变、成年后多种疾病易感性增加。同时，本书创新性地提出了胎源性疾病的"两种编程"和"两次打击"学说，系统阐述了"母源性糖皮质激素编程子代多疾病易感"的创新理论体系。

本书是国内外第一部系统阐述胎源性疾病的学术专著，具有较强的科学性和实用性，可加深和拓展国民对胎源性疾病的认识，也可为从事胎源性疾病基础与临床研究的学者提供帮助和借鉴。

图书在版编目（CIP）数据

胎源性疾病 / 汪晖主编. —北京：科学出版社，2023.11
ISBN 978-7-03-075281-9

Ⅰ. ①胎… Ⅱ. ①汪… Ⅲ. ①胎儿疾病 –诊疗 Ⅳ. ①R714.5

中国版本图书馆 CIP 数据核字(2023)第 060265 号

责任编辑：岳漫宇　田明霞 / 责任校对：郑金红
责任印制：肖　兴 / 封面设计：图阅盛世

科 学 出 版 社 出版
北京东黄城根北街 16 号
邮政编码：100717
http://www.sciencep.com

三河市春园印刷有限公司 印刷
科学出版社发行　各地新华书店经销
*
2023 年 11 月第 一 版　开本：720×1000　1/16
2023 年 11 月第一次印刷　印张：27 1/4
字数：547 000
定价：268.00 元

（如有印装质量问题，我社负责调换）

《胎源性疾病》编者名单

主　编　汪　晖

编　者（按姓氏拼音排序）

敖　英　　陈廖斌　　郭　喻

胡　文　　寇　皓　　刘可欣

倪曲波　　秦　俊　　上官杨帆

铁　楷　　文印宪　　夏利平

肖　浩　　徐　丹

序

经典遗传学理论认为，基因组 DNA 决定着生物体的全部表型，个体表型的差异主要与遗传多态性有着密不可分的关系。表观遗传学概念的提出，解释了许多与经典遗传学不相符的生命现象，与经典遗传学相辅相成，解开了无数个生命与健康相关的谜题，也为"健康与疾病的发育起源（developmental origins of health and disease，DOHaD）"相关研究奠定了基础。20 世纪 90 年代，英国学者 Barker 在《柳叶刀》（*Lancet*）上发表了一项重要的研究结果，即具有出生体重低、身长短及头围偏小等问题的婴儿比正常婴儿成年后更容易患上高血压、冠心病、2 型糖尿病和骨质疏松症等疾病，并认为"生命早期的某些现象为孩子的终身打上了烙印"。这也是"DOHaD"学说的发源，并由此延伸出胎源性疾病的概念。

武汉大学基础医学院药理学系汪晖教授带领的研究团队数十年如一日，以"胎源性疾病的宫内编程机制及早期综合防治策略"为总目标，获得了一系列原创性高的研究结果。作为更早踏入药理学领域的研究者，我对汪晖教授能够不断突破学科边际，促进学科交叉融合倍感欣慰。汪晖教授作为我们国家自己培养的药理学人才，具有非同一般的前瞻性思维和敏锐的研究嗅觉，善于从研究中不断发现问题，拓宽思路，寻找规律，创新性地将药理学中的药物毒理学研究与生殖医学、预防医学中的胎源性疾病研究进行了有机结合，不仅开创了我国外源物（药物）发育毒理学研究的先河，还引领了国际胎源性疾病的研究。

作为汪晖教授的同行和师长，我依稀记得 30 多年前在中国药理学会学术会议上首次认识她是其因在药物代谢领域的杰出工作而获得了"中国药理学会 Servier 青年药理工作者奖"。彼时，汪晖教授的勤奋与聪慧就让我印象深刻。尤其是在过去的 15 年中，每逢相关领域的学术交流会议上，汪教授总能为大家带来令人惊喜的最新成果。汪晖教授的研究经历与我十分相似，我们的研究都始于药物代谢酶，后拓展到外源物发育毒理领域，并通过不断努力成功建立了一套完整的研究理论体系，填补了国内外发育毒理学研究领域的空白。因此，这样一本学术专著的问世对于总结汪晖教授团队的原创性成果十分必要。

该书在汪晖教授团队系列研究工作的基础上，从生理发育到病理发生、从环境到个体、从母体到胎儿、从基础研究到临床应用等方面，全面阐述了胎源性疾病的病因学、发生机制、干预靶标及防治策略，涵盖了表观遗传、器官编程、功能稳态、临床早期预警及疾病早期防治等前沿热点内容。纵观本领域，该书是国内外目前最为全面和详尽的胎源性疾病专著，有很多作者自己的实验结果、理论研究与规律总结，能为国内外同行学者进一步研究国际热点问题——"DOHaD"学说提供理论基础和实施范例。汪晖教授在环境因素相关胎源性疾病的宫内编程机制及早期干预靶标方面的研究，也为今后成年疾病的病因解析和个体化用药铺平了道路。我相信该书一定会成为胎源性疾病研究的重要参考书，指导学者深入研究，具有里程碑的意义与作用。

周宏灏

中国工程院院士

2023 年 1 月 8 日

前　　言

英国学者 Barker 在 20 世纪 90 年代发现，低出生体重儿成年后代谢综合征、糖尿病、高血压的发病率增加。近三十多年来，国内外学者发现孕期不良环境、出生体重过低或过高、成年多种慢性疾病之间存在相关性，并基于循证研究结果提出了"健康与疾病的发育起源（developmental origins of health and disease，DOHaD）"。胎源性疾病是指具有胎儿起源的成年疾病，即胎儿宫内时期遭受不良环境刺激，导致其多组织器官发育不良并延续至出生后，进而引起系列成年慢性疾病易感。胎源性疾病起因于宫内但发病于成年期，不仅严重影响个人生活质量，而且给家庭和社会造成巨大负担，甚至影响人类的生育、繁衍。近年来，随着环境污染问题的显现、国家三孩生育政策的实施、工作生活节奏的加快、高龄产妇的增多，胎源性疾病问题日益凸显。开展胎源性疾病研究，探寻共性机制及干预靶标，并实现临床转化，为国家重大需求。

胎儿在宫内的发育是一个复杂而富于变化的演变过程，受到诸多生理与病理、遗传与环境等因素的调节。流行病学调查提示，孕期不良环境暴露（包括外源环境和母体环境）可通过母体-胎盘-胎儿这一生物学单位中的多个环节影响宫内胚胎（胎儿）发育，不仅造成宫内发育迟缓等不良妊娠结局，还可以延续至出生后甚至成年，导致多组织器官发育编程、功能稳态改变及成年后相关疾病易感等远期危害。"胎儿发育编程"已成为了解整个生命周期健康发育编程的重要理论。本书就成年疾病存在宫内发育起源问题，从两个部分——胎儿的发育毒性和疾病的胎儿起源着手，详细介绍了成年慢性疾病的胎儿发育起源现象和胎源性疾病的宫内编程机制，并为解析国际热点问题——"DOHaD"学说提供了理论依据和实施范例。

在本书的第 1 部分——"胎儿的发育毒性"部分，我们首先简单介绍了人体器官生理发育及其功能调控，在此基础上，结合国内外相关文献报道和作者团队研究成果，全面总结了孕期不良环境导致胎儿发育毒性的近期和远期危害，并从胎盘损伤、细胞毒性、代谢活化及表观遗传等机制，系统阐明了胎盘及胎儿多组织器官（包括肾上腺、海马、肝、胰腺、肾、骨/软骨、睾丸/卵巢）发育毒性的发生机制，进一步从母源性糖皮质激素编程胎儿生理与病理发育角度，全面、系统地解析了胎源性疾病的宫内起源机制、性别差异性变化、跨代遗传效应及其早期综合防治策略。在本书的第 2 部分——"疾病的胎儿起源"部分，我们主要结合团队前期的系统性研究工作，重点阐述了胎儿发育期重要的糖皮质激素分泌器官——肾上腺功能发育编程与系列胎源性疾病发生、发展之间的关联，进一步全面总结了多种胎源性疾病（如代谢综合征、糖尿病、非酒精性脂肪性肝病、高胆固醇血症、骨质疏松症、骨关节炎、肾小球硬化症、学习记忆障碍、癫痫、精神分裂症、睾丸发育不良综合征、早发性卵巢功能不全、多囊卵巢综合征）的"宫内神经内分泌代谢编程"机制，系统提出了胎源性疾病的"两种编程"和"两次打击"机制理论。

本书总结了国内外相关领域研究进展和作者团队 20 多年从事胎源性疾病的研究经验和理论成果。希望本书的出版能够加深国民对胎源性疾病的认识，同时为从事胎源性疾病基础与临床研究的学者提供帮助和借鉴。由于水平所限，本书内容可能会存在一些不足之处，欢迎并感谢读者指正。

汪 晖

2023 年 1 月 8 日

目 录

第 1 部分 胎儿的发育毒性

第 2 部分　疾病的胎儿起源

第 1 部分

胎儿的发育毒性

第1章

器官生理发育及其功能调控

摘要： 人体组织器官主要形成于出生前后重要发育时期，该时期组织器官的发育状况对人体结构和功能有着决定性作用。胚胎在宫内的生长发育是一个复杂而漫长的过程，胚胎发育的不同时期各组织器官会发生一系列变化。在不同时期，胚胎发育会受到各种相应生理因素的调节，如多种局部因子（如糖皮质激素、胰岛素样生长因子）、多种内分泌轴（如下丘脑-垂体-肾上腺轴、肾素-血管紧张素系统）及其表观遗传修饰等，它们能促进各系统多组织器官的发育和完善。宫内发育不良既可导致低出生体重、畸形等近期危害，也可导致成年期多种疾病易感等远期危害。因此，了解各系统多组织器官的生理结构与功能发育过程，将有助于正确理解胎源性疾病的发生和发展。

引　言

人体组织器官的形成主要发生在出生前后这一重要的发育时期，该时期组织器官的发育状况对人体的结构和功能具有决定性作用。胚胎（embryo）从受精卵开始到孕足月分娩，其组织器官在母体子宫内需要经过一系列复杂的生长发育过程。各组织器官的生长变化发生在胚胎发育的不同时期，并且受到各种生理因素的调节，这些生理因素使胚胎个体逐步发育成熟和完善。研究发现，胎儿宫内发育不良可导致低出生体重、畸形等多种不良妊娠结局，并存在潜在的远期危害。本书作者团队的研究表明，孕期不良环境（如多种外源物暴露、营养缺乏）可导致子代宫内发育不良及成年后多种疾病易感（汪晖和焦哲潇，2017）。因此，胚胎宫内发育是否良好与其成年后疾病的发生和发展有着密切的联系，了解各系统多组织器官的生理结构与功能发育过程，将有助于正确理解本书所涉及的成年疾病胎儿起源这一科学问题。

1.1 胚胎（胎儿）的生理发育及其调节因素和影响因素

胚胎从受精卵到发育为成熟个体是一个漫长的过程。在发育的不同阶段，胚胎（胎儿）生长发育受到多种因素的影响。

1.1.1 胚胎（胎儿）的生理发育概述

从受精卵形成到胎儿出生共需要 40 周，约 10 个月。此过程可以分成三个时期。

着床期：从受精到第 2 周末二胚层且胚盘出现称为着床期。在此期，受精卵经历卵裂、胚泡形成、植入等过程完成着床；随后，受精卵增殖分化为圆形的二胚层胚盘，绒毛膜形成，准备进入下一阶段。

胚胎期：第 3～8 周末称为胚胎期，为脑部器官以及心脏、胃、肠、肝等内脏器官开始分化的关键时期。一月龄的胚胎，胚芽长约 1 cm，胎体呈弓形，眼、耳、鼻的痕迹开始出现，还有一条小尾巴。二月龄的胚胎初具人形，胎体长约 4 cm，头大，眼、耳、鼻、口、四肢已具雏形。心脏已形成且有心脏搏动，心脏超声可以检查出来。于此期末，胚胎的各器官、系统与外形发育初具雏形。

胎儿期：第 9 周至出生为胎儿期，此期内的胎儿逐渐长大，各器官、系统继续发育成形，部分器官出现一定的功能活动。三月龄的胚胎开始进入胎儿阶段，胎儿身长约 9 cm，生殖器已发生，手、足、四肢开始活动。四月龄的胎儿身长约 16 cm，皮肤色红，光滑透明，可以透过皮肤见到皮下血管，依据外生殖器可辨男女。开始出现胎动。X 射线检查可以发现胎儿的骨骼阴影。五月龄的胎儿身长约 25 cm，头长占身长的 1/3，有毳毛，开始出现呼吸、排尿及吞咽等生理功能，胎动活跃，能听到胎心。六月龄的胎儿身长约 30 cm，面目清楚，骨骼健全，皮肤呈现皱纹，皮下脂肪开始生长，内脏均已发育。七月龄的胎儿身长约 35 cm，皮肤发红，多皱，皮下脂肪少，开始长出头发、指甲。男婴睾丸已下降至阴囊。出生后能啼哭与吞咽，但生活力很弱，精心护理可能存活。此时娩出的胎儿叫作"早产儿"。八月龄的胎儿身长约 40 cm，皮肤颜色深，面部毳毛已脱落。九月龄的胎儿身长约 45 cm，皮肤呈粉红色，皮下脂肪较多，面容皱纹消失，指甲已达指尖。十月龄的胎儿身长约 50 cm，皮肤上盖有胎脂，皮肤呈粉红色，皮下脂肪发育良好，外观丰满，生殖器已完全发育。

1.1.2 胚胎（胎儿）生理发育的调节因素

胚胎（胎儿）的生理发育受到自身多种因素的调控，其中细胞因子和表观遗传修饰起着较为关键的作用。

1.1.2.1　细胞因子调节

细胞因子是机体内环境的重要调控因素，其可通过对组织器官的直接调控而参与早期胚胎（胎儿）发育。目前已知参与胚胎（胎儿）生理发育调控的细胞因子有胰岛素样生长因子、成纤维细胞生长因子等，然而它们的调节机制尚不完全清楚。

胰岛素样生长因子（insulin-like growth factor，IGF）是一类具有胰岛素样生物活性的细胞生长因子，在胚胎发育的各个阶段均发挥着重要功能。目前已发现的 IGF 有两种类型：IGF1 和 IGF2。IGF 作为一类重要的生长发育调节因子，不仅能促进细胞的有丝分裂和胚胎的细胞增殖，还能促进细胞分化。研究表明，人类和其他哺乳动物胎儿血清中的 IGF1 水平与胎儿出生体重及身长呈正相关关系。IGF1 能够促进小鼠胚胎 DNA、RNA 和蛋白质的合成，促进脂肪细胞的分化。IGF1 和胰岛素共同作用可启动卵裂、促进胚泡形成，并且可刺激胚细胞和滋养层细胞中的蛋白质合成（吴际等，1998）；在胚泡期，随着 IGF1 浓度的增加，胚胎的蛋白质合成相应增加。此外，IGF1 也可促进胚胎肌肉组织的发育（Li et al.，2002），刺激胚胎睾丸间质细胞的有丝分裂，并促进其分化（Rouiller-Fabre et al.，1998）。IGF2 作为胚胎生长因子，不仅可以促进细胞增殖和分裂，还能调节胚胎的物质代谢。在妊娠中后期，胎儿血清中的 IGF2 可随血流抵达各组织器官，与靶细胞上相应的受体作用，促进细胞 DNA、RNA 及蛋白质的生物合成。小鼠胚胎 IGF2 基因失活后，胚胎早期的生长发育就会受到影响，至分娩时体重仅为正常出生体重的 60%。缺失胎盘 IGF2 基因的转录体 P0 也会影响胎盘自身发育，导致宫内发育迟缓（intrauterine growth retardation，IUGR）。IGF2 能促进成肌细胞增殖、肌纤维分化以及软骨中I型胶原形成（D'Ercole et al.，1996）和肾发生（Doublier et al.，2001），促进胎儿肠上皮细胞和肠道成纤维细胞的分化。

成纤维细胞生长因子（fibroblast growth factor，FGF）是重要的细胞间信号分子，调控许多胚胎发育和器官形成的过程。FGF 信号是小鼠胚胎植入细胞增殖和存活所必需的，也是原肠胚期细胞迁移必需的细胞因子。在原肠胚形成前的胚胎外胚层中，FGF5 表达急剧增加（Basilico et al.，1992），提示 FGF5 可能在原肠胚期起重要作用。FGF 在胚胎发育后期可调控脑组织、牙齿、肢体、肺、肾和其他器官的发育。许多 FGF 成员在脑组织发育的不同阶段表达，FGF6 在小鼠中枢神经系统和骨骼肌中表达，在胚胎大脑中的表达信号较强。牙齿的形态发生需要上皮-间质的相互作用，FGF3、FGF7 和 FGF10 等多种 FGF 参与了这一过程（Jernvall et al.，2000；Kettunen et al.，2000）。FGF 信号途径在肾发育过程中也起关键作用。大鼠胚胎发育期间肾表达除 FGF6 外的 FGF1～FGF10 信号（Drummond et al.，1998）。

1.1.2.2　表观遗传修饰调节

表观遗传修饰（epigenetic modification）是指 DNA 序列不发生变化，但基因表达却发生可遗传性的改变。大量研究显示，哺乳动物胚胎发育过程中伴随着多种表观遗传修饰的改变，表观遗传修饰相关酶及其引起的修饰改变对于胚胎发育基因组的重编程和早期胚胎发育模式的建立起着至关重要的作用。表观遗传修饰主要包括 DNA 甲基化、组蛋白修饰和非编码 RNA 调控。在哺乳动物的基因表达调控中，DNA 甲基化和组蛋白修饰具有协同作用（Delcuve et al., 2009）。整体 DNA 甲基化水平在胚胎发育的不同时期存在差异，基因的两次 DNA 甲基化重编程发生在配子形成和早期胚胎发育阶段，在这两个阶段会发生全基因组范围内的 DNA 去甲基化后的再甲基化。第一阶段的 DNA 甲基化重编程是亲代印记基因去除和重新确立所必需的，第二阶段的 DNA 甲基化重编程是受精卵获得分化全能性并产生新个体所必需的。卵细胞受精后，精子染色质发生去浓缩，此时去除富含精氨酸的鱼精蛋白，取而代之的是母源性组蛋白。母源性组蛋白 4 赖氨酸（histone 4 lysine，H4K）5/12/16 和组蛋白 3 赖氨酸（histone 3 lysine，H3K）9/14/18 的修饰伴随染色体的去浓缩而逐渐建立起来。在胚胎发育早期阶段，存在明显的组蛋白修饰不对称性，母源性染色体富含甲基化组蛋白（尤其是组蛋白 3 赖氨酸 4 甲基化），父源性染色体上则以组蛋白低甲基化修饰为主。在胚胎发育的 2 细胞期，母源性染色体富含 H3K9me3 修饰，而在父源性染色体上该修饰被去除。此时期主要是合子基因组的活化，合子基因特定区域的组蛋白（如 H2A、H3 和 H4）同时发生显著的乙酰化。进入胚胎发育的 4 细胞期后，父系、母系基因组的组蛋白修饰不对称性渐渐消失，每个卵裂球的 H3K27me、H3K4me、H3K9me 水平相当。到达胚泡期，第二种组蛋白修饰发生在内细胞团和滋养外胚层之间。

1.1.3　胚胎（胎儿）生理发育的影响因素

整个妊娠期母体-胎盘-胎儿构成一个整体，胎儿维持正常生长发育所需的营养物质由母体通过胎盘转运而来，同样的，胎儿代谢产生的废物也需要通过胎盘转运至母体进行排泄。因此，胚胎（胎儿）的生理发育受到母体和胎盘等多种因素的影响。

1.1.3.1　母体影响因素

胚胎（胎儿）的生长在母体子宫内完成，因此母体的遗传基因、营养状态都可以影响胚胎（胎儿）的生长发育。研究发现，母体的身高与其子宫容积、胚胎生长潜能相关，是决定胎儿身材的主要因素（Peleg et al., 1998）。母体通过胎盘供给胚胎（胎儿）氧气及胚胎（胎儿）生长发育所需的营养物质，因此孕期母体的营养摄入及代谢对胚胎（胎儿）的生长具有重要的影响。在妊娠 4～9 个月时，母体需增加营养摄入，尤其应注意增加蛋白质摄入，以满足胎儿及胎盘的需要。

研究发现，妊娠后期低蛋白质饮食会降低子代出生时的体重。流行病学调查表明，在妊娠早、晚期常量元素对胎盘和胚胎（胎儿）生长同样具有重要的调控作用。除母体环境和营养因素外，妊娠期子宫血液供应对胚胎（胎儿）生长发育也十分关键，增加子宫血液对生长中的子宫、胎盘及胚胎（胎儿）的代谢起到促进作用。研究发现，妊娠期母体血容量及心输出量较非妊娠期约增加 40%，子宫动脉血流量增加 3 倍，以保障胚胎（胎儿）正常发育。

1.1.3.2　胎盘影响因素

胎盘是妊娠期胚胎（胎儿）的重要附属器官，是由母体和胚胎（胎儿）组织构成的复合体，也是母体与胚胎（胎儿）之间物质交换的重要通道，同时胎盘也是妊娠期重要的内分泌器官。因此，胎盘的结构、功能与胚胎（胎儿）的发育密切相关。胎盘分为胎儿面和母体面。胎儿面覆盖有光滑的、半透明的羊膜。母体面表面呈暗红色，由 18~20 个胎盘小叶组成，其表面通常附有少量底蜕膜。胎盘从胎儿面到母体面依次为羊膜、绒毛膜板、胎盘实质及蜕膜板 4 部分，各部分结构的正常运转及互相协同保证了胎盘的正常功能。

胎盘有着多种重要的生理功能（Nugent and Bale，2015），主要包括以下几方面。①营养供给：由母体供给的营养物质，胚胎（胎儿）均通过胎盘消化吸收，胎盘依靠主动转运和吞饮作用，将水分、氨基酸、葡萄糖、脂类、无机盐、蛋白质、抗体、激素及维生素等物质转运至胚胎（胎儿），以维持胚胎（胎儿）生长发育所需的营养（Jansson and Powell，2013）。②气体交换：胚胎（胎儿）在宫腔内基本不呼吸，需要通过胎盘完成胎儿肺部的气体交换。氧气、二氧化碳和许多小分子物质以简单扩散的方式，通过胎盘进行母儿间的交换。③排泄废物：胚胎（胎儿）的多种代谢废物（如尿素、尿酸、肌酐、肌酸、胆汁酸）都是经胎盘渗入母血而排出体外的。④防御功能：胎盘的防御功能是部分性的，可以防止部分细菌及病原体进入胚胎（胎儿）体内（Maltepe and Fisher，2015），但微小的病毒则不受胎盘的阻止，可以进入胚胎（胎儿）体内，使胚胎（胎儿）遭受感染。某些药物也可以通过胎盘进入胚胎（胎儿），故孕妇受到病毒感染或服用药物时，应注意监测其对胚胎（胎儿）的影响。⑤内分泌功能：胎盘作为一个暂时的内分泌腺，可以通过分泌多种激素来保证妊娠的正常进行，其对维持妊娠和胚胎（胎儿）正常发育起着重要作用（Newbern and Freemark，2011）。妊娠第 2 周，人绒毛膜促性腺素开始分泌，其与黄体生成素共同促进母体黄体的生长发育，以维持妊娠；妊娠 2 个月时，人绒毛膜促性腺素达到高峰，以后逐渐下降；妊娠第 8 周人胎盘催乳素开始分泌，并维持到分娩，其在促进胚胎（胎儿）生长发育的同时还可促进母体乳腺的生长发育。胎盘产生的激素主要由合体滋养层合成分泌，从妊娠第 4 个月开始分泌人胎盘孕激素和人胎盘雌激素，以后逐渐增多，这些胎盘分泌的孕激素和雌激素替代了母体卵巢黄体的功能，共同维持妊娠。胎盘还可以合成与分泌少量其他激素，如脑肠肽、心血管相关肽、物质代谢相关肽等。

1.2 出生前、后各系统结构与功能发育

胚胎从受精卵开始到发育成熟需要经过一系列由细胞到组织器官、再到系统的发育过程，而各系统的正常发育，也保证了胚胎个体的正常生长。已知各系统发育的时间顺序依次为运动系统、内分泌系统、消化系统、呼吸系统、泌尿系统、生殖系统、心血管系统和神经系统，它们是组成个体的主要系统，其生长发育对于个体发育及成熟至关重要，下面简要介绍各系统多组织或器官的结构与功能发育过程。

1.2.1 运动系统

运动系统（motion system）包括骨、骨骼肌和骨连接三部分，约占成人体重的 70%。骨由骨质、骨膜和骨髓组成。成人有 206 块骨。成熟个体的骨骼按部位可分为颅骨、躯干骨和附肢骨，前二者合称中轴骨；按形态可分为长骨、短骨、扁骨、不规则骨。其中，长骨分布于四肢，呈长管状，分一体两端。长骨的体部又称骨干，为中间较细部分，骨质致密，内部的空腔称为髓腔，容纳骨髓。骨干的表面有 1~2 个血管出入的孔，称为滋养孔。长骨的两端膨大部分称为骺，被覆有关节软骨并与相邻关节面构成关节。关节软骨呈半透明、浅蓝白色，光滑有光泽，由少量的软骨细胞与细胞外基质构成，无血管、神经和淋巴的致密结缔组织（Las Heras et al.，2012）。软骨细胞为关节软骨的唯一细胞成分，正常情况下关节软骨处于低氧、有丝分裂后期的低增殖活性状态（Carames et al.，2013）。在成熟的关节软骨中，软骨细胞占关节总量的 1%，在不同的软骨层面，软骨细胞的密度、体积和形态均不同。

运动系统中的骨骼主要起到支撑身体、机械运动及保护内脏等功能，关节软骨则主要起到润滑、减震缓冲等作用（Brandt et al.，2009）。人类四肢骨骼、软骨的发育开始于胚胎形成的第 4 周，并于第 8 周完成基本发育（Green et al.，2015）。胚胎时期骨骼的发育主要有两种模式，即膜内成骨和软骨内成骨。膜内成骨先由间充质分化为胚性结缔组织膜，然后在此膜内成骨，扁骨大多以此种方式发生。软骨内成骨则是长骨、短骨及部分不规则骨发生发育的主要方式。由于骨质疏松、关节软骨退变与成年疾病密切相关，下面着重介绍与之相关的长骨和关节软骨的发育过程。

软骨内成骨（endochondral ossification）的基本过程（图 1-1）：间充质细胞首先在即将形成骨的部位聚集形成软骨雏形，并逐渐分化成为软骨细胞，随后不断

增殖并分化，在此过程中软骨细胞不断合成和分泌细胞外基质。而在软骨雏形的中央，软骨细胞率先分化并发生肥大化，肥大的软骨细胞分泌碱性磷酸酶使其周围的软骨基质迅速钙化（Hata et al.，2017）。肥大的软骨细胞发生凋亡，形成软骨陷窝并逐渐变成较大的腔隙，预示初级骨化中心的出现。与此同时，骨膜的主干血管连同间充质细胞、骨原细胞、破骨细胞等穿透骨领进入退化的软骨区。破骨细胞溶解吸收钙化的软骨基质，形成许多隧道样的小腔，称为初级骨髓腔。侵入的血管主干向两端分支并分布于初级骨髓腔内，其中间充质干细胞分化为造血组织。随后，成骨细胞整齐地排列在残存的软骨基质表面形成骨组织并包绕软骨基质，形成过渡型的骨小梁。骨干内首先出现的骨化区域，称为初级骨化中心（Baumgart et al.，2017）。初级骨化中心形成后，便开始从骨干中央向两端由骨组织替换软骨组织。最初形成的骨小梁不断地被破骨细胞溶解吸收，并不断形成新的骨小梁，初级骨髓腔不断扩大而融合成为一个大腔，称骨髓腔。随着发育时间的延长，软骨两端的软骨组织继续生长，邻近骨髓腔的软骨组织不断肥大、凋亡并有新的骨组织形成，最终长骨发育完成。由此可见，胚胎时期长骨的软骨内成骨是一个复杂的、动态的过程，其中包含了软骨和骨细胞的分化以及血管侵入等多个环节。同时，多种细胞因子参与了该过程的调控，包括循环中的生长激素及生长因子、自分泌及旁分泌的多种生长因子，而这些生长因子又受到组织中特定转录因子或激素的调节（Williams，2016；Jahan et al.，2014）。

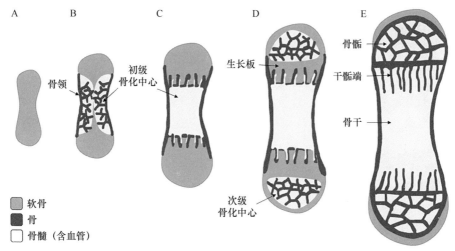

图 1-1　软骨内成骨的基本过程

A. 未来骨骼的软骨雏形；B. 已形成骨领，并开始形成初级骨化中心；C. 骨化的主要中心开始向软骨雏形的末端扩张；D. 在骨的两端形成次级骨化中心，在初级骨化中心和次级骨化中心之间留下生长板软骨；E. 骨骼成熟，生长板软骨被骨完全替代，关节软骨仍保留于骨的末端

　　关节软骨的发育过程：在胚胎发育时期，胚胎经胚泡期和原肠胚期后逐步形

成胚体，同时分化出内胚层、外胚层和中胚层，软骨起源于中胚层间充质。在发育过程中，起源于中胚层的软骨原基出现时间早于骨骼，并构成最早的骨架。在胚胎发育第 4 周时，胚体左、右侧体壁先后出现两对小隆起，即上肢芽和下肢芽。在胚胎发育第 6 周时，肢芽中轴的间充质细胞增多、聚集形成肢体的雏形，肢体在雏形期无关节间隙。关节形成的初始标志是在类软骨样肢体雏形即将形成关节的部位出现软骨细胞，这些软骨细胞数量较少，垂直于类软骨原基纵轴水平排列，随之去分化变为扁平成纤维细胞样间充质细胞，周围软骨基质减少，排列更加紧密（Pacifici et al.，2000）。随后，这些间充质细胞变密、增厚并形成间带。间带分为三层，中间层较薄，组织疏松，两端为两个致密层，分别覆盖在类软骨样肢体的相对骺面上。两个致密层细胞成为软骨祖细胞，随后分化为软骨细胞，这些新形成的软骨细胞附着在骨骺端，参与肢体纵向生长，并经过进一步分化形成关节软骨细胞。同时，中间层细胞通过坏死或凋亡，在相邻骨骼之间形成不连续组织，进而形成关节腔。关节腔形成的同时，伴随肌肉的收缩作用产生了关节运动。间带间充质细胞进一步分化，形成其他关节结构。间带周边的间充质细胞增殖并发育成韧带、肌腱、关节盂和半月板等结构，间带中间层周边部形成关节囊，关节囊内面的间充质细胞形成滑膜。胚胎发育第 8 周关节腔发生完成时，一个完整关节的所有组成结构已全部形成。

1.2.2　内分泌系统

人体内分泌系统（endocrine system）是由内分泌腺和部分脏器中的内分泌组织形成的体液调节系统，通过释放激素调节机体诸多生理活动。内分泌系统的主要生理功能包括：调控生殖功能、调节生长发育、维持内环境的相对稳定以及调节物质代谢。在宫内时期内分泌器官如肾上腺、垂体和甲状腺对胚胎发育起着重要的调节作用。

1.2.2.1　肾上腺

肾上腺（adrenal gland）左、右各一，分别位于肾的上方。人的左肾上腺呈半月形，右肾上腺为三角形。肾上腺表面的结缔组织被膜中包含少量伸入腺实质内的结缔组织及伴随的血管、神经。肾上腺实质由周边的皮质和中央的髓质两部分构成，皮质和髓质在发生、结构和功能上均不相同，皮质来自中胚层，髓质来自外胚层。肾上腺皮质发生较早，在胚胎发育第 4～6 周时，位于生殖嵴和背侧肠系膜之间的腹膜上皮增厚，伸向深面间充质内形成肾上腺皮质原基（Ross and Louw，2015）。约在胚胎发育第 12 周时，膜上皮第二次增殖而形成永久皮质。胎儿肾上腺皮质细胞处于不断增殖、分化的过程中。1 周岁时，原发性皮质几乎完全消失，永久皮质分化为球状带和束状带的雏形（图 1-2）。10～20 周岁时，肾上腺皮质才发育成熟，具备成年肾上腺皮质的细胞特征。肾上腺皮质较厚，位于表层，约占肾上腺的 80%，由外向内可分为球状带、束状带和网状带，依次分泌盐皮质激素（如醛固酮）、糖皮质激素（如皮质醇）和性激素（如脱氢表雄酮和雌二醇）。肾上腺髓质发生较晚，在胚胎发育第 6 周时，神经嵴从邻近的副交感神经节迁移至临时皮质内侧，并逐渐分化为肾上腺嗜铬细胞。在胚胎发育第 24 周时，原发性皮质发育达到高峰，细胞内出现脂滴，嗜铬细胞群迁移到腺体中间，由此形成髓质。此后，嗜铬细胞直径逐渐变大，细胞数量逐渐减少，原发性皮质逐渐变薄。出生后，髓质将继续发育、分化至成熟。

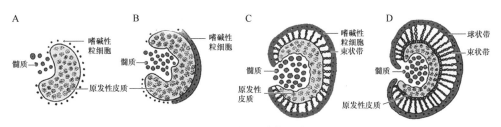

图 1-2　肾上腺的发生

A. 胚胎发育第 4～6 周；B. 胚胎发育第 12 周；C. 1 周岁；D. 10～20 周岁

1.2.2.2　垂体

垂体（pituitary gland）是身体内最复杂的内分泌腺，所产生的激素不但与身体骨骼和软组织的生长有关，还可影响内分泌腺的活动。垂体借漏斗连于下丘脑，呈椭圆形，位于颅中窝、蝶骨体上面的垂体窝内，外包以坚韧的硬脑膜。根据垂体的发生和结构特点，其可分为腺垂体和神经垂体两大部分。位于前方的腺垂体来自胚胎口凹顶的上皮囊；位于后方的神经垂体较小，由第三脑室底向下突出形成。垂体是由两个截然不同的原基共同发育而成的。在胚胎发育第 3 周，口凹顶的外胚层上皮向背侧下陷，形成一囊状突起，称为拉特克囊（Rathke pouch）。随后，间脑的底部神经外胚层向腹侧突出，形成一漏斗状突起，称为神经垂体芽。腺垂体来自拉特克囊，神经垂体来自神经垂体芽。拉特克囊和神经垂体芽逐渐增长并相互接近（Musumeci et al., 2015）。至胚胎发育第 8 周末，拉特克囊的根部退化消失，其远端长大并与神经垂体芽相贴。之后拉特克囊的前壁迅速增大，形成垂体前叶。从垂体前叶向上长出一结节状突起并包绕漏斗柄，形成垂体的结节部。拉特克囊的后壁生长缓慢，形成垂体的中间部。囊腔大部消失，只残留一个小的裂隙。神经垂体芽的远端膨大，形成神经垂体；神经垂体起始部变细，形成漏斗柄。腺垂体中分化出多种腺细胞，神经垂体主要由神经纤维和神经胶质细胞构成。

1.2.2.3　甲状腺

甲状腺（thyroid gland）形如"H"，分为左、右两个侧叶，中间以峡部相连。侧叶贴附在喉下部和气管上部的侧面，上达甲状软骨中部，下抵第 6 气管软骨环。峡部多位于第 2 支第 4 气管软骨环的前方。甲状腺外有纤维囊包裹，此囊伸入腺组织，将腺分为大小不等的小叶，囊外还有颈深筋膜包绕。甲状腺侧叶与环状软骨之间常有韧带样结缔组织相连，故吞咽时甲状腺可随喉上下移动。甲状腺的主要功能是分泌甲状腺激素，甲状腺激素可促使机体发生氧化反应，促进机体产热，提高机体对儿茶酚胺的反应，增加交感神经的兴奋性，促进机体对外界环境的反应。在胚胎发育第 4 周初时，原始咽底壁正中线相当于第 2、3 对鳃弓的平面上，上皮细胞增生形成一个伸向尾侧的盲管，即甲状腺原基，称为甲状舌管。此盲管沿颈部正中线下伸至未来气管前方，末端向两侧膨大，形成左右两个甲状腺侧叶。甲状舌管的上段退化消失，其起始段的开口仍残留一个浅凹，称为盲孔。如果甲状舌管的上段退化不全，则残留部分可形成囊肿。在胚胎发育第 11 周时，甲状腺原基中出现滤泡，胚胎发育第 13 周初甲状腺开始出现分泌活动。

1.2.3　消化系统

消化系统（digestive system）含消化管和消化腺两部分。其基本生理功能是摄取、转运、消化食物，吸收营养，为机体新陈代谢提供物质和能量来源。胚胎发育第 3 周末，三胚层胚盘随着头褶、尾褶和侧褶的形成，由扁平形逐渐卷折为向腹侧弯曲的柱形胚体。此时，卵黄囊顶部的内胚层和脏壁中胚层被卷入胚体，形成一条纵形管道，称为原始消化管。原始消化管可分为前肠、中肠和后肠三部分。前肠头端和后肠末端开始都为盲端，分别为口咽膜和封闭的生殖腔膜。随后，此二膜先后破裂，使前肠和后肠与外界相通。在胚胎发育过程中，前肠分化为原始咽、食管、胃、十二指肠以及肝、胆囊和胰腺，中肠分化为小肠、盲肠、阑尾、升结肠和右侧 2/3 横结肠，后肠分化为右侧 1/3 横结肠、降结肠、乙状结肠、直肠和肛管。下面重点介绍肝和胰腺。

1.2.3.1　肝

肝（liver）正常呈红褐色，质软而脆，呈不规则楔形，右侧钝厚而左侧扁窄，借助韧带和腹腔内压力固定于上腹部，其大部分位于右季肋区，仅小部分超越前正中线达左季肋区。肝是人体最大的腺体，功能极为复杂，是机体新陈代谢最活跃的器官。肝除分泌胆汁外，还参与蛋白质、脂类、糖类和维生素等物质的合成、转化和分解。此外，激素、药物等物质的转化和分解也在肝内进行。在胚胎发育到第 3 周末或第 4 周初时，前肠末端腹侧的内胚层细胞增生，向外突出形成一盲管，称为肝憩室，其为肝、胆囊和胆管的原基。肝憩室的头支较大，细胞增殖较快，形成许多纵横交错的肝细胞索，在胚胎发育第 7 周时，与原始横膈内由卵黄静脉和脐静脉形成的血管网交织在一起。肝细胞索在胚胎发育第 10～12 周发育为肝板和肝内胆管上皮，早期的肝细胞呈不规则的团索状，在肝细胞间或肝细胞与肝血窦之间有造血细胞。后期肝板较厚，由 3～5 层细胞组成。肝板形成后，血管网就演变成肝血窦。在胚胎发育第 9 周时，中央静脉出现，此时肝小叶形成。胎肝小叶直径约 0.33 mm。新生肝小叶由原有的肝小叶分割而来，中央静脉生长发出侧支或局部肝血窦扩大，在血供增加的情况下，结缔组织增生并向肝小叶内深入，肝细胞重新排列，一个肝小叶分割出两个并行的肝小叶。

1.2.3.2　胰腺

胰腺（pancreas）是一个狭长形的腺体，全长 14～20 cm，质地柔软，色泽灰红，横卧于腹后壁，与第 1～2 腰椎平行。胰腺可分为胰头、胰颈、胰体和胰尾四部分。胰管位于胰腺内，与胰腺的长轴平行，起自胰尾，向右行过程中收集胰腺小叶的导管，最后胰管离开胰头与胆总管合并，共同开口于十二指肠大乳头。胰腺由外分泌部和内分泌部组成。外分泌部分泌胰液，内含有多种消化酶，有分解消化蛋白质、糖类和脂肪的作用。内分泌部即胰岛，散在于胰腺实质内，主要分泌胰岛素和胰高血糖素，参与调节糖代谢。在胚胎发育第 4 周末，邻近肝憩室的前肠内胚层上皮向外突起，形成两个芽形突起，称为胰憩室。胰腺实质来源于原始消化管的内胚层。在胚胎时期，胰憩室和肠管之间的胰腺导管在发生中逐渐增长，并向外形成许多分支，胰腺导管上皮内未分化的细胞及胚胎早期的干细胞分化为胰腺细胞和胰岛细胞。最初的胰腺导管长出的分支为实质性的细胞索，胚胎发育第 12 周时开始形成腺泡，紧连着腺泡的导管细胞分化为泡心细胞，最接近腺泡的一段细长的小管形成闰管，闰管的另一端连着小叶内导管。胚胎发育第 16 周时，胰腺小叶形成，腺细胞内出现酶原颗粒，提示分泌功能的开始。至胚胎发育第 20 周末，腺泡类似于成人腺泡。

1.2.4　呼吸系统

呼吸系统（respiratory system）主要包括呼吸道及肺。肺（lung）是最主要的呼吸器官，主要由反复分支的支气管及其最小分支末端膨大形成的肺泡共同构成。肺泡是人体与外界不断进行气体交换的主要部位，数目很多，外面缠绕着丰富的毛细血管和弹性纤维。空气中的氧气透过肺泡进入毛细血管，通过血液循环输送到全身各个器官组织，满足各器官氧化过程所需；各器官组织产生的代谢产物（如二氧化碳）再经过血液循环运送到肺，然后经呼吸道呼出体外。

除鼻腔上皮来自外胚层外，呼吸系统其他部分的上皮均由原始消化管内胚层分化而来。在胚胎发育第 4 周时，原始咽的尾端底壁正中出现一纵行浅沟（即喉气管沟），此沟逐渐加深并从其尾端开始愈合，向头端推移，最后形成一个长形盲囊（即气管憩室），其是喉、气管、支气管和肺的原基。喉气管憩室的上端开口于咽的部分发育为喉，其余部分发育为气管。气管憩室的末端膨大并分成左右两支，称为肺芽，其是支气管和肺的原基。至胚胎发育第 8 周末，肺叶支气管分支形成肺段支气管。胚胎发育第 24 周时，出现终末细支气管、呼吸性细支气管（有气体交换功能）、肺泡管和肺泡囊。至胚胎发育第 28 周时，肺泡数量增多，肺泡上皮除I型细胞外，还出现了有分泌功能的II型细胞，并开始分泌表面活性物质。此时，肺内血液循环完善，肺泡壁上有密集的毛细血管。喉气管憩室和肺芽周围的间充质分化为喉、气管和各级支气管壁的结缔组织、软骨与平滑肌，并分化为肺内间质中的结缔组织。出生后，随着呼吸的开始，空气进入肺泡并开始气体交换过程，II型细胞分泌的表面活性物质增多，降低了肺泡表面的张力，使肺泡得以适度扩张和回缩（Lock et al.，2013）。从新生儿至幼儿期，肺仍继续发育，肺泡的数量仍在不断增多。

1.2.5 泌尿系统

泌尿系统（urinary system）由肾、输尿管、膀胱和尿道组成。肾（kidney）为实质性器官，左右各一，形似蚕豆。新鲜的肾为红褐色，质地柔软，表面光滑。肾的主要功能是通过产生尿液排出机体新陈代谢过程中的废物（如尿素、尿酸）和多余的水分，从而调节体液中物质浓度，维持电解质平衡，保持机体内环境稳定。此外，肾还有内分泌功能。输尿管为输送尿液至膀胱的管道，膀胱为尿液储存器官。

胚胎肾的发生可分为三个阶段，即从胚体颈部向盆部相继出现的前肾、中肾和后肾。前肾发生最早，但其在人类无功能意义，于胚胎发育第 4 周末即退化，但大部分前肾管保留了下来，向尾部继续延伸，成为中肾管。中肾发生于胚胎发育第 4 周末，继前肾之后位于中肾嵴内，从头至尾相继发生许多横行小管，称为中肾小管。中肾小管呈"S"形弯曲，其内侧端膨大并凹陷成肾小囊，内有从背主动脉分支而来的毛细血管球（即肾小球），两者共同组成肾小体；中肾小管外侧端与向尾延伸的前肾管相吻合，于是前肾管改称为中肾管，中肾管尾端通入泄殖腔。至胚胎发育第 8 周末，中肾大部分退化，仅留下中肾管及尾端小部分中肾小管。中肾小管在男性体内形成生殖管道的一部分，在女性体内则仅残留一小部分，成为附件。后肾发育为成体的永久肾。在胚胎发育第 5 周初，后肾开始形成。在胚胎发育第 11～12 周，后肾开始产生尿液，其功能持续于整个胎儿期。尿液排入羊膜腔，成为羊水的主要成分。由于胚胎的代谢产物主要由胎盘排泄，故胎儿期肾的排泄功能极微。

1.2.6　生殖系统

生殖系统（reproductive system）的功能是产生生殖细胞、繁殖新个体、分泌性激素和维持第二性征。男性生殖系统由睾丸（testis）、附睾、输精管、尿生殖道、副性腺、阴茎和包皮等组成。女性的生殖系统包括卵巢（ovary）、子宫及阴道。临床上常将卵巢和输卵管称为子宫附件。

胚胎发育第 4 周，随胚体侧褶的形成，中胚层逐渐向腹侧移动并与体节分离，形成左、右两条纵行的索状结构，称为生肾索。胚胎发育第 4 周末，生肾索体积不断增大，从胚体后壁突向体腔，在背主动脉两侧形成左右对称的一对纵行隆起，称为尿生殖嵴，它是肾、生殖腺及生殖管道发生的原基。尿生殖嵴进一步发育，中部出现一条纵沟将其分成内、外两部分。外侧部分较长而粗，为中肾嵴；内侧部分较短而细，为生殖腺嵴。在胚胎发育第 6 周时，男、女两性胚胎都具有两套生殖管，即中肾旁管和中肾管。中肾旁管由体腔上皮内陷卷褶而成，上段位于中肾管的外侧，两者相互平行；中段弯向内侧，越过中肾管的腹面，到达中肾管的内侧；下段的左、右中肾旁管在中线合并。中肾旁管上端呈漏斗形，开口于腹腔，下端是盲端，突入尿生殖窦的背侧壁。左、右中肾旁管的下段在中线合并后，尾端突入尿生殖窦背侧壁内所形成的隆起，称为窦结节。中肾管开口于窦结节的两侧。男性生殖腺分化为睾丸，间质细胞分泌的雄激素促进中肾管发育，同时支持细胞产生的抗中肾旁管激素可抑制中肾旁管的发育，使其逐渐退化（O'Shaughnessy and Fowler，2014）。雄激素促使与睾丸相邻的十几条中肾小管发育为附睾的输出小管，中肾管头端增长弯曲成附睾管，中段变直形成输精管，尾端成为射精管和精囊。女性生殖腺分化为卵巢，因缺乏睾丸间质细胞分泌雄激素的作用，中肾管逐渐退化；同时因缺乏睾丸支持细胞分泌的抗中肾旁管激素的抑制作用，中肾旁管充分发育。中肾旁管上、中段分化形成输卵管，两侧下段在中央愈合形成子宫及阴道穹隆部。阴道的其余部分则由尿生殖窦后壁的窦结节增生而成的阴道板形成。阴道板起初为实心结构，在胚胎发育第 20 周时演变成管道，内端与子宫相通，外端与尿生殖窦腔之间有处女膜相隔。

1.2.7　心血管系统

心血管系统（cardiovascular system）包括心脏、动脉、毛细血管和静脉。心脏是中空的肌性器官，它是心血管系统的动力装置，也具有重要的内分泌功能。心脏借房间隔和室间隔分成互不相通的左半心脏和右半心脏，每半侧心脏又借左、右房室口相通，上方为心房、下方为心室。心房接受静脉的血液汇入，心室射出血液到动脉。在每个房室口和动脉的出口处均有瓣膜，顺血流瓣膜开放、逆血流瓣膜关闭，以保证血液向同一个方向流动。在神经和体液的调节下，心脏有节律地收缩和舒张，像泵一样将血液从静脉吸入，并由动脉射出，使全身血液能周而复始地循环。

1.2.7.1 心脏

心脏（heart）发生于生心区。生心区是指胚盘前缘脊索前板（口咽膜）前面的中胚层，此区前方的中胚层为原始横膈。人胚胎发育第18～19天，生心区的中胚层内出现围心腔（又称心包腔），围心腔腹侧的中胚层（即脏层）细胞密集，形成前后纵行、左右并列的一对长索，称为生心板，生心板的中央变空，逐渐形成一对心管。由于出现头褶，胚体头端向腹侧卷曲，原来位于口咽膜头侧的心管和围心腔便转到咽的腹侧，原来在围心腔腹侧的心管则转至它的背侧。当胚体发生侧褶时，一对并列的心管逐渐向中线靠拢，并从头端向尾端融合为一条。与此同时，心管与周围的间充质一起在围心腔的背侧渐渐陷入，于是在心管的背侧出现了心背系膜，将心管悬连于围心腔的背侧壁。心背系膜的中部很快退化消失，形成一个左右交通的孔道，即心包横窦。心背系膜仅在心管的头、尾端存留。当心管融合和陷入围心腔时，其周围的间充质逐渐密集，形成一层厚的心肌外套层，将来分化成心肌膜和心外膜。内皮和心肌外套层之间的组织为较疏松的胶样结缔组织，称为心胶质，将参与组成心内膜。

1.2.7.2 血管

在胚胎发育第15～16天，在卵黄囊壁的胚外中胚层内首先出现许多血岛，它是间充质细胞密集而成的细胞团。血岛中央的游离细胞分化为原始血细胞，即造血干细胞。内皮管不断向外出芽延伸，与相邻血岛形成的内皮管互相融合连通，逐渐形成一个丛状分布的内皮管网。与此同时，在体蒂和绒毛膜的中胚层内也以同样的方式形成内皮管网。在胚胎发育第18～20天，胚体各处的间充质内出现裂隙，裂隙周围的间充质细胞变扁围成内皮管，它们也以出芽方式与邻近的内皮管融合连通，逐渐形成胚体内的内皮管网。在胚胎发育第3周末，胚外和胚内的内皮管网经过体蒂彼此沟通。起初形成的是一个弥散的内皮管网，分布于胚体内外的间充质中。之后，有的内皮管因相互融合及血液汇流而增粗，有的则因血流减少而萎缩或消失。这样便逐渐形成原始心血管系统并开始血液循环。此时的血管在结构上还分不出动脉和静脉，之后内皮管周围的间充质细胞逐渐分化形成中膜和外膜，并显示出动脉和静脉的结构特征。

1.2.8 神经系统

神经系统作为体内的主导系统，一方面控制与调节各器官、系统的活动，使机体成为一个统一的整体；另一方面通过分析与综合，使机体对环境变化的刺激作出相应的反应，达到机体与环境的统一。神经系统发育始于胚胎形成的囊胚期。原始腔肠的最外层（即外胚层）形成皮肤及神经系统。胚胎神经管发育始于妊娠的第 5 周，中枢神经系统的发生来自神经管。神经系统结构复杂，由多种细胞组成，细胞之间又相互连接以发挥正常的功能。神经上皮细胞分化发育为成神经细胞和成神经胶质细胞。成神经细胞又转化为多级神经细胞，而成神经胶质细胞转化为少突胶质细胞和纤维性星形胶质细胞。在这些细胞的发育过程中，局部调节是其在细胞分子水平的主要作用机制之一（Martinez-Morga and Martinez，2016）。

1.2.8.1 脑

当胚胎发育至第 3 周后，细胞开始迁移，神经管膨胀。到第 4~5 周时，神经管头端形成 3 个明显的膨出，它们是原始脑泡结构，从前往后依次为前脑泡、中脑泡和后脑泡。前脑泡将形成大脑半球和间脑，中脑泡将形成中脑，后脑泡将形成脑桥、延髓和小脑。随着上述三种脑泡的发育、分化和演变，脑泡间的室隙也逐步发育成若干的脑室空腔。脑室区与神经管管腔相连，将成为脑室系统和脊髓的中心管。胚胎发育到第 6 周，脑室已经出现。到第 9 周时，脑半球表面出现较浅的皮质板，后脑与末脑的神经核和神经束出现，此后皮质区细胞进一步增殖分化。胚胎发育第 11 周时出现幼稚锥体细胞，这些细胞进一步转化为大脑皮质的不同层次。在胎儿初期，大脑颞叶已经初步形成，间脑底壁的下丘脑也初步形成，并开始发挥神经生理及内分泌功能。胚胎发育第 12 周时，大脑半球继续向后延伸，发育成胎儿的枕叶，此时大脑皮质表面仍光滑，没有褶皱。到胚胎发育第 14 周初，小脑两半球形成，大脑皮质已覆盖中脑和间脑。在胚胎发育第 24 周末，大脑皮质表面的脑沟和脑裂快速增多，到第 32 周初，胎儿脑回已接近成人。

1.2.8.2 脊髓

神经管的下段分化为脊髓，其管腔演化为脊髓中央管，套层分化为脊髓的灰质，边缘层分化为白质。神经管的两侧壁由于套层中成神经细胞和成神经胶质细胞的增生而迅速增厚，腹侧部增厚形成左右两个基板，背侧部增厚形成左右两个翼板。神经管的顶壁和底壁都薄而窄，分别形成顶板和底板。由于基板和翼板的增厚，在神经管的内表面出现了左右两条纵沟，称为界沟。由于成神经细胞和成神经胶质细胞的增多，左右两基板向腹侧突出，致使在两者之间形成了一条纵行的深沟，位于脊髓的腹侧正中，称为前正中裂。同样，左右两翼板也增大，但主要是向内侧推移并在中线愈合，致使神经管的背侧部消失。左右两翼板在中线的融合处形成一隔膜，称为后正中隔。基板形成脊髓灰质的前角（或前柱），其中的成神经细胞分化为躯体运动神经元。翼板形成脊髓灰质后角（或后柱），其中的成神经细胞分化为中间神经元。若干成神经细胞聚集于基板和翼板之间，形成脊髓侧角（或侧柱），其中的成神经细胞分化为内脏传出神经元。至此，神经管的尾端分化成脊髓，神经管周围的间充质分化成脊膜。胚胎发育第 12 周之前，脊髓与脊柱等长，其下端可达脊柱的尾骨。第 12 周后，由于脊柱增长比脊髓快，脊柱逐渐超越脊髓向尾端延伸，脊髓的位置相对上移。至出生前，脊髓下端与第 3 腰椎平齐，仅以终丝与尾骨相连。由于节段分布的脊神经均在胚胎早期形成，并从相应节段的椎间孔穿出，当脊髓位置相对上移后，脊髓颈段以下的脊神经根便越来越斜向尾侧，至腰、骶和尾段的脊神经根则在椎管内垂直下行，与终丝共同组成马尾。

1.3   出生前、后各内分泌轴的建立及调节功能

胚胎在宫内生长发育时期各组织器官尚未发育完善，内分泌轴尚未完全建立，但内分泌轴相关的激素对胚胎发育也起到调控作用。在出生后的发育过程中，各组织器官发育成熟并建立各种内分泌轴，以调控个体的生长发育和器官功能。

1.3.1   下丘脑-垂体-肾上腺轴

下丘脑-垂体-肾上腺（hypothalamic-pituitary-adrenal，HPA）轴是一个直接作用和反馈互动的复杂集合，主要包括下丘脑释放的促肾上腺皮质激素释放激素（corticotropin releasing hormone，CRH）、垂体释放的促肾上腺皮质激素（adrenocorticotrophic hormone，ACTH）和肾上腺释放的糖皮质激素（glucocorticoid，GC）及其各自的受体。GC 在人类中为皮质醇，而在啮齿类动物中为皮质酮。当机体受到应激刺激时，下丘脑可释放 CRH，促进垂体释放 ACTH，继而促进肾上腺释放 GC，而 GC 作用于下丘脑并抑制下丘脑释放 CRH，由此形成一个负反馈调节（图 1-3）。GC 主要通过与下丘脑、垂体处的糖皮质激素受体（glucocorticoid receptor，GR）结合来实现对 HPA 轴的负反馈调节，海马是 HPA 轴调节中枢的重要组分。HPA 轴参与机体的应激反应，其特征性的表现为 GC 的显著升高，从而保护机体免受进一步伤害。皮质酮对盐皮质激素受体（mineralocorticoid receptor，MR）的亲和力是 GR 的 10 倍。循环中的 GC 即使是低浓度也可与海马中的 MR 结合，以维持 HPA 轴的活性。然而，在高 GC 水平，过多的 GC 可结合 GR，对 HPA 轴产生负反馈作用。研究表明，海马 GR 的抑制

可导致下丘脑 CRH 通过负反馈调控 HPA 轴在产前应激下的编程（Meaney et al.，2007）。GC 的活化酶 1 型 11β-羟类固醇脱氢酶（11β-hydroxysteroid dehydrogenase type 1，11β-HSD1）存在于海马神经元中，且与 GR 共表达，因此海马局部 11β-HSD1 与 GR 表达增高可活化 GC，使海马 GC 浓度增加。海马中的 MR 和 GR 可影响神经元及神经信号。MR 活化可维持海马神经元的兴奋性，但是过度活化 GR 可导致这些神经元损伤（Hassan and Walker，2001）。研究表明，海马 GR 是 GC 的敏感靶标。因此中枢 GR 和 MR 是负反馈调节 HPA 轴的重要指标。HPA 轴及肾上腺功能、GC 水平对于很多器官组织的发育和成熟至关重要（Surbek et al.，2012；McNeil et al.，2007）。

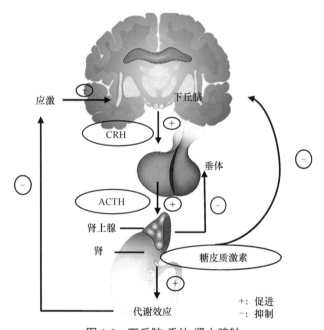

图 1-3　下丘脑-垂体-肾上腺轴

CRH. 促肾上腺皮质激素释放激素；ACTH. 促肾上腺皮质激素

1.3.2　下丘脑-垂体-甲状腺轴

下丘脑-垂体-甲状腺（hypothalamic-pituitary-thyroid，HPT）轴包括下丘脑分泌的促甲状腺激素释放激素（thyrotropin-releasing hormone，TRH）、垂体分泌的促甲状腺激素（thyroid-stimulating hormone，TSH）和甲状腺分泌的甲状腺激素。甲状腺是胚胎第一个发育的内分泌腺体，人胚甲状腺自妊娠 10～12 周即对 TRH 有反应并分泌甲状腺激素，因此宫内时期 HPT 轴对胎儿发育有重要的调节作用。甲状腺激素主要包括三碘甲状腺原氨酸（triiodothyronine，T_3）和四碘甲状腺原氨酸（tetraiodothyronine，T₄），是生长发育所必需的激素。宫内时期 T$_3$ 和 T$_4$ 主要影响脑与长骨的发育和生长，同时还能促进脑垂体释放生长激素（growth hormone，GH），并与之协同促进生长发育。甲状腺激素主要通过垂体和下丘脑的甲状腺激素受体（thyroid hormone receptor，THR）发挥负反馈效应。HPT 轴存在着精密的负反馈调节机制，以维持血中甲状腺激素水平的稳定。HPT 轴主要通过下丘脑室旁核发挥调节作用，下丘脑室旁核中含有分泌 TRH 的神经元，而 TRH 又可通过调节 TSH 维持血中 T$_3$、T$_4$ 的正常（图 1-4）。当循环血中 T$_3$、T$_4$ 浓度下降时，下丘脑室旁核中分泌 TRH 的神经元可以分泌 TRH 进入垂体门脉毛细血管丛，TRH 可以上调甲状腺激素抑制 TSH 分泌的阈值，从而促使垂体 TSH 的分泌，使血甲状腺激素水平恢复正常。

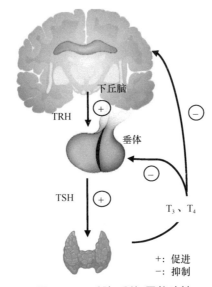

图 1-4　下丘脑-垂体-甲状腺轴

TRH. 促甲状腺激素释放激素；TSH. 促甲状腺激素；T$_3$. 三碘甲状腺原氨酸；T$_4$. 四碘甲状腺原氨酸

1.3.3　下丘脑-垂体-性腺轴

下丘脑-垂体-性腺（hypothalamic-pituitary-gonadal，HPG）轴是控制人体性激素分泌的分支。HPG 轴中的下丘脑分泌促性腺激素释放激素（gonadotropin releasing hormone，GnRH），GnRH 系统广泛分布于卵巢、子宫内膜、胎盘甚至胚胎表面，通过自分泌/旁分泌的途径发挥效应，影响胚胎着床与胚胎早期发育。GnRH 可促进垂体分泌黄体生成素（luteinizing hormone，LH）、卵泡刺激素（follicle-stimulating hormone，FSH）和催乳素。其中，催乳素可促进乳腺发育及乳汁产生，LH 和 FSH 作用于女性卵巢可促进孕酮和雌二醇分泌，而作用于男性睾丸可促进睾丸分泌睾酮。女性的卵巢也会分泌少量睾酮，而男性睾丸也会分泌少量孕酮和雌二醇。血催乳素、孕酮、雌二醇和睾酮参与 HPG 轴负反馈调节机制，当血中激素含量升高或降低时，下丘脑会调整 GnRH 分泌，从而调整血清催乳素、LH 和 FSH 含量，最终调整循环血中孕酮、雌二醇和睾酮含量。HPG 轴上任何一个环节发生功能紊乱或出现疾病都会影响到人体性激素分泌而使人体出现一系列不同的临床病症。其他内分泌系统功能紊乱（如甲状腺功能亢进）也会影响到 HPG 轴的性激素分泌，从而影响女性的月经周期及排卵，或男性的精子成熟及性功能。

1.3.4　生长激素-胰岛素样生长因子 1 轴

生长激素-胰岛素样生长因子 1（growth hormone-insulin-like growth factor 1，GH-IGF1）轴由 GH 及其受体、IGF1 及其相应受体、胰岛素样生长因子结合蛋白（insulin-like growth factor binding protein，IGFBP）组成。胎儿体内的生长激素是由其自身垂体分泌的，从妊娠 5 周左右即可测得，至妊娠 20～40 周达到高峰。生长激素对胎儿在宫内的生长发育是否有作用，目前仍存在争议。在血液循环中 GH 与生长激素结合蛋白（growth hormone binding protein，GHBP）结合。GH 通过 GHBP 与周围组织的生长激素受体（growth hormone receptor，GHR）结合，介导 GH 对靶器官的作用。垂体分泌的 GH 主要受到下丘脑分泌的生长激素释放激素（growth hormone releasing hormone，GHRH）和生长激素释放抑制激素（growth hormone releasing-inhibiting hormone，GHIH）的调控，GH 和 IGF1 对垂体分泌 GH 具有负反馈调节的作用。垂体分泌的 GH 与 GHBP 结合，经血液循环至肝，与肝细胞膜表面的 GHR 结合（Giustina et al.，2008），启动肝细胞内的信号转导机制，促进 IGF1 表达（Ohlsson et al.，2009），IGF1 与 IGFBP 结合，通过血液循环到达机体的局部组织器官，与其细胞膜表面的胰岛素样生长因子受体（insulin-like growth factor receptor，IGFR）结合，促进组织细胞的增殖、分化、生长并抑制细胞凋亡。同时 IGF1 广泛分布于机体各组织器官（Agrogiannis et al.，2014），其不但能进行旁分泌调节，还能进行自分泌调节（Laviola et al.，2007）。下丘脑分泌的 GHRH 可促进 GH 的分泌，生长抑素可抑制 GH 的分泌（Giustina et al.，2008）。GH 控制着 IGF1 水平，而 IGF1 能负反馈抑制 GH 的释放。通过这种负反馈调节，IGF1 能在机体内保持一个合理的浓度水平，从而维持机体正常的生长和生理反应。

1.3.5　肾素-血管紧张素系统

肾素-血管紧张素系统（renin-angiotensin system，RAS）是一个重要的血压和水电解质调节系统。经典的 RAS 是指由肝分泌的血管紧张素原释放入血液循环，在肾近球细胞产生的肾素的作用下转化为 10 肽的I型血管紧张素（angiotensin type Ⅰ，Ang Ⅰ），再经肺循环的血管紧张素转换酶（angiotensin converting enzyme，ACE）的作用转化为 8 肽的Ⅱ型血管紧张素（Ang Ⅱ）。Ang Ⅱ作用于 Ang Ⅰ和 Ang Ⅱ的受体，具有强烈的缩血管作用，可反馈抑制肾分泌肾素和刺激肾分泌前列腺素，使血压保持在正常水平（Irani and Xia，2011）。研究发现，除了上述经典的 RAS（即循环RAS），组织内部也存在局部RAS，如心脏和中枢RAS（Dostal and Baker，1999）。研究还发现了一些 RAS 新成员，如血管紧张素转换酶 2（ACE 2）等（Santos et al.，2013）。ACE2 的主要生理作用是分解 Ang Ⅱ产生 Ang(1-7)，Ang(1-7)是对抗 Ang Ⅱ作用最强的舒张血管的活性物质之一，其舒张血管效应是通过诱导一氧化氮、前列腺素和内皮超极化因子的释放等实现的（Lambert et al.，2008）。RAS 的平衡对于出生前后各系统的发育至关重要，尤其是对心脏和肾的发育有重要作用。

1.4 研究展望

胎儿出生前后各系统的生长发育是一个非常复杂的过程，受到诸多因素的影响，如激素和局部细胞因子、内分泌轴（HPA 轴、HPT 轴、HPG 轴、GH-IGF1 轴、RAS）和表观遗传修饰等，在生理条件下调控个体的生长发育过程直至个体成熟。然而，目前胎儿宫内及出生后不同时期组织器官功能变化的特点及相关调控机制仍未被完全阐明。随着研究的深入，个体功能发育及其调控因素的特点也将被逐渐发掘，如宫内时期内分泌轴是否已完全建立以及其作用时间、空间特点等，这对于深入了解胎儿的正常生理发育过程以及成年疾病发生的胎儿起源具有重要指导意义。

参 考 文 献

汪晖，焦哲潇. 2017. 中国药理学与毒理学杂志, 1(5): 12-27.
吴际，张丽珠，刘平. 1998. 中华妇产科杂志, 33(9): 517.
Agrogiannis G D, Sifakis S, Patsouris E S, et al. 2014. Mol Med Rep, 10(2): 579-584.
Basilico L, Abbondi M, Fumagalli A, et al. 1992. Eur J Pharmacol, 222(2-3): 241-245.
Baumgart M, Wisniewski M, Grzonkowska M, et al. 2017. Surg Radiol Anat, 39(11): 1235-1242.
Brandt K D, Dieppe P, Radin E. 2009. Med Clin North Am, 93(1): 1-24, xv.
Carames B, Kiosses W B, Akasaki Y, et al. 2013. Arthritis Rheum, 65(7): 1843-1852.
D'Ercole A J, Ye P, Gutierrez-Ospina G. 1996. Horm Res, 45(Suppl 1): 5-7.
Delcuve G P, Rastegar M, Davie J R. 2009. J Cell Physiol, 219(2): 243-250.
Dostal D E, Baker K M. 1999. Circ Res, 85(7): 643-650.
Doublier S, Amri K, Seurin D, et al. 2001. Pediatr Res, 49(5): 660-666.
Drummond I A, Mukhopadhyay D, Sukhatme V P. 1998. Exp Nephrol, 6(6): 522-533.
Giustina A, Mazziotti G, Canalis E. 2008. Endocr Rev, 29(5): 535-559.

Green D, Dalmay T, Fraser W D. 2015. Clin Sci(Lond), 129(10): 863-873.

Hassan H I, Walker R A. 2001. Breast, 10(4): 318-324.

Hata K, Takahata Y, Murakami T, et al. 2017. J Bone Metab, 24(2): 75-82.

Irani R A, Xia Y. 2011. Semin Nephrol, 31(1): 47-58.

Jahan E, Matsumoto A, Rafiq A M, et al. 2014. Arch Oral Biol, 59(10): 1108-1118.

Jansson T, Powell T L. 2013. Clin Obstet Gynecol, 56(3): 591-601.

Jernvall J, Keranen S V, Thesleff I. 2000. Proc Natl Acad Sci U S A, 97(26): 14444-14448.

Kettunen P, Laurikkala J, Itaranta P, et al. 2000. Dev Dyn, 219(3): 322-332.

Lambert D W, Hooper N M, Turner A J. 2008. Biochem Pharmacol, 75(4): 781-786.

Las Heras F, Gahunia H K, Pritzker K P. 2012. Orthop Clin North Am, 43(2): 155-171, v.

Laviola L, Natalicchio A, Giorgino F. 2007. Curr Pharm Des, 13(7): 663-669.

Li J, Forhead A J, Dauncey M J, et al. 2002. J Physiol, 541(Pt 2): 581-589.

Lock M, McGillick E V, Orgeig S, et al. 2013. Clin Exp Pharmacol Physiol, 40(11): 803-816.

Maltepe E, Fisher S J. 2015. Annu Rev Cell Dev Biol, 31: 523-552.

Martinez-Morga M, Martinez S. 2016. Rev Neurol, 62(Suppl 1): S3-S8.

McNeil C J, Nwagwu M O, Finch A M, et al. 2007. Reproduction, 133(3): 653-661.

Meaney M J, Szyf M, Seckl J R. 2007. Trends Mol Med, 13(7): 269-277.

Musumeci G, Castorina S, Castrogiovanni P, et al. 2015. Acta Histochem, 117(4-5): 355-366.

Newbern D, Freemark M. 2011. Curr Opin Endocrinol Diabetes Obes, 18(6): 409-416.

Nugent B M, Bale T L. 2015. Front Neuroendocrinol, 39: 28-37.

O'Shaughnessy P J, Fowler P A. 2014. Ann Endocrinol(Paris), 75(2): 48-53.

Ohlsson C, Mohan S, Sjogren K, et al. 2009. Endocr Rev, 30(5): 494-535.

Pacifici M, Koyama E, Iwamoto M, et al. 2000. Connect Tissue Res, 41(3): 175-184.

Peleg D, Kennedy C M, Hunter S K. 1998. Am Fam Physician, 58(2): 453-460, 466-457.

Ross I L, Louw G J. 2015. Clin Anat, 28(2): 235-242.

Rouiller-Fabre V, Lecref L, Gautier C, et al. 1998. Endocrinology, 139(6): 2926-2934.

Santos R A, Ferreira A J, Verano-Braga T, et al. 2013. J Endocrinol, 216(2): R1-R17.

Surbek D, Drack G, Irion O, et al. 2012. Arch Gynecol Obstet, 286(2): 277-281.

Williams B O. 2016. Am J Med Genet C Semin Med Genet, 172C(1): 24-26.

（高　晖、余露婷）

第 2 章

孕期不良环境所致胎儿发育毒性

摘要：胎儿在子宫内的发育是一个复杂而富于变化的演变过程，受到诸多生理、病理等因素的调节。流行病学调查提示，孕期多种不良环境因素（包括外源环境和母体环境）可通过母体-胎盘-胎儿生物学单位中的多个环节影响宫内胎儿发育，造成各系统组织器官发育毒性，最终诱导不良妊娠结局发生。本章结合当前孕期不良环境对胎儿宫内发育不良影响的相关文献报道以及作者团队的最新研究进展，介绍孕期不良环境对各系统所涉及组织器官的发育毒性和不良妊娠结局，揭示孕期不良环境与组织器官发育毒性之间的内在联系，帮助人们理解胎源性疾病的发生、发展过程。

引　言

早在 20 世纪 90 年代初，英国学者 David Barker 就基于大规模流行病学的调查结果，提出了低出生体重患儿成年后代谢综合征的发病率增加和"成年疾病发育起源"假说。近三十多年来，多个国家的学者开展了大量有关孕期不良环境、胎儿出生体重与成年慢性疾病之间的相关性研究，并基于循证研究的结果，提出人类疾病起源的新概念——"健康与疾病的发育起源（developmental origins of health and disease，DOHaD）"。发育毒性是亲代不良环境暴露对子代造成的伤害。研究发现，孕期不良环境相对于母体遗传因素对妊娠结局的影响更为显著（York et al.，2014），这已成为当今社会关注的热点问题。妊娠期是一个相对敏感的时期，胎儿孕期暴露于不良环境，如营养不良、环境污染等，可能会发生一系列发育问题，这些问题最终会影响妊娠结局。孕期不良环境所致的不良妊娠结局主要包括流产、早产、畸形、宫内发育迟缓以及死胎等。本章结合国际相关文献报道和作者团队研究进展，介绍孕期不良环境与胎儿发育毒性之间的内在联系，以帮助人们理解胎源性疾病的发生、发展过程。

2.1　孕期不良环境

除了先天遗传因素，胎儿发育毒性在很大程度上是由孕期宫内环境欠佳所致。孕期不良环境主要包括外源环境和母体环境（表 2-1）。

表 2-1　孕期不良环境所致胎儿发育毒性

孕期不良环境	分类	不良妊娠结局	物种	参考文献
外源环境				
环境毒物	镉	生长受限、畸形	大鼠	Geng and Wang，2019
	尼古丁	宫内发育迟缓	大鼠、恒河猴	Slotkin et al.，2005 Wang et al.，2018
	砷	生长受限	人	Guan et al.，2012
	空气污染物	生长受限	人	Shao et al.，2020
药物	地塞米松	宫内发育迟缓	人、大鼠	Wen et al.，2020 Ristic et al.，2016
	咖啡因	宫内发育迟缓	大鼠	Wang et al.，2018
	倍他米松	发育紊乱	大鼠	Borges et al.，2017
	可卡因和大麻	畸形、死亡	人	Oei et al.，2018 Mayes et al.，1994
	甲基苯丙胺	脑发育毒性	人、小鼠	Cui et al.，2006
食品、饮料	酒精	宫内发育迟缓、早产	人、大鼠	Nykjaer et al.，2014 Bakker et al.，2010
生物环境	细菌	吸收胎、死胎、畸形、发育迟缓	小鼠	Wang et al.，2015
	病毒	生殖系统发育毒性	人、大鼠	Paul et al.，2017 Mulkey et al.，2020
	弓形虫	脑发育毒性	人	Bale，2009
母体环境				
应激状态	压力应激	神经发育毒性	人、大鼠	Painter et al.，2008
	焦虑和抑郁	神经发育毒性	人	Malloul et al.，2017
营养失调	高脂饮食	发育迟缓、胎龄延长	人	Nohr et al.，2007
	低蛋白饮食	发育迟缓、高血压	大鼠	McArdle et al.，2006
妊娠疾病	妊娠糖尿病	巨大儿、肩难产、早产	人	Kong et al.，2019
	先兆子痫	发育迟缓、早产、死胎	人	Gruslin and Lemyre，2011

2.1.1　孕期外源环境

孕期不良的外源环境包括有害外源物暴露，孕期外源物暴露是引起不良妊娠结局最确切和危险的诱因之一。已证实能引起不良妊娠结局的外源物主要有以下几类。①环境毒物类：如有机挥发物（甲醛）、重金属（镉）、烟和空气污染物（尼古丁）等。Walfisch 等（2013）对约 7000 名孕妇的调查研究显示，40% 的孕妇在怀孕期间有主动或被动吸烟，导致胎儿出生体重和头围均降低。流行病学调查与实验室研究表明，尼古丁是烟草中扰乱胚胎发育的主要致畸因子，血清尼古丁含量和宫内发育迟缓的发生存在线性关系。另有流行病学调查显示，孕期暴露于三氯乙烯可导致早产、低出生体重等不良妊娠结局。②药物类：如地塞米松（Xu et al.，2011）、咖啡因（Xu et al.，2012）、甲巯咪唑（Wang et al.，2018）、阿奇霉素（Liu et al.，2020）和甲基苯丙胺（Wang et al.，2018）等。流行病学调查与实验室研究表明，出生前曾接受地塞米松或倍他米松治疗的新生儿，出生体重明显降低（Ristic et al.，2016）。孕期咖啡因摄入过多也可导致胎儿发育毒性，引起诸如早产、自然流产、先天畸形及生长迟缓等不良妊娠结局。③不良饮食类：如酒精（Nykjaer et al.，2014；Hu et al.，2020）、茶等。有研究通过对 7141 名孕妇的调查，发现孕早期、晚期饮酒均可导致胎儿体重降低或早产。孕期摄入咖啡和茶也可导致胎儿低出生体重和骨骼发育迟缓。因此，孕期多种不良外源环境可对胎儿宫内发育造成不利的影响，并最终导致不良妊娠结局。

2.1.2 孕期母体环境

孕期母体环境主要指的是母体的应激状态、营养状况和疾病状态。在应激方面，孕妇焦虑和抑郁可造成不良的母体环境，从而影响胎儿的生长发育。在营养方面，孕期营养物质的摄入失衡（不足或超量）可直接影响胎儿的生长发育，也可通过干扰胎儿的内分泌系统间接影响胎儿的生长发育。三大营养素包括糖类、蛋白质和脂肪，在孕期缺乏任何一种营养素均可导致不良妊娠结局。孕期母体的疾病状态主要包括妊娠糖尿病和先兆子痫等。这些疾病对母体产生不利影响的同时，也会导致胎儿发育不良，如先兆子痫可引起胎儿生长受限，妊娠糖尿病可引起巨大儿。

2.2 不良妊娠结局

胎儿是多种不良生活环境中最敏感的个体。孕期多种不良环境对宫内胎儿生长和多组织器官发育有明显的不利影响。根据胎儿发育毒性发生的不同阶段和严重程度，不良妊娠结局可分为流产、早产、畸形、宫内发育迟缓、死胎等。

2.2.1 流产

流产（abortion）是指妊娠不足 28 周、胎儿体重不足 1000 g 而导致妊娠终止。

导致流产的不良环境因素很多，如孕期母体过多接触有害的化学物质（如砷、铅、苯、甲醛、氯丁二烯、氧化乙烯等）和物理因素（如放射线、噪声及高温等）。孕期母体激素和免疫功能存在微妙平衡，许多环境有毒物质可能会打破这种平衡进而导致流产。研究表明，酚类物质长期暴露可以引起自然流产。一项我国长江中下游人口尿酚类物质水平与自然流产之间的相关性评估发现，孕妇暴露于 4-正辛基苯酚和烷基酚，自然流产的风险显著增加（Chen et al.，2013），且父亲五氯苯酚浓度越高，胎儿自然流产风险越大。该研究首次证明了父亲的五氯苯酚暴露、母亲的 4-正辛基苯酚和烷基酚暴露与人类的自然流产有关。流行病学调查和荟萃分析结果表明，孕期甲醛暴露也可能增加流产的风险。此外，母体孕期患全身性疾病、生殖器官疾病、内分泌失调或遭遇腹部创伤均可引起流产。

2.2.2　早产

早产（premature delivery）是指妊娠满 28 周不足 37 周的妊娠终止。此时娩出的新生儿称为早产儿，体重 1000～2499 g。我国早产发生率占分娩总数的 5%～15%。研究表明，早产是新生儿死亡的主要原因，约 15% 的早产儿死于新生儿期。孕期营养不良和母亲在妊娠期患高血压、心脏病、肾病、肝病、糖尿病、重症肺结核、内分泌失调、绒毛膜羊膜炎以及下生殖道、泌尿道感染等均可导致早产。另有研究发现，孕妇吸烟或在妊娠期压力过大也会引起早产。流行病学调查发现，母体暴露于甲醛环境或接触二氧化氮与早产发生也存在关联。一项调查我国浏阳地区烟花生产和早产的相关性分析结果提示，烟花工厂的人口居住密度与早产发生率呈负相关关系（Li et al.，2018a），早产与孕妇吸入工厂排放的化学物质有关。此外，孕期农药和重金属暴露也会增加早产发生的风险（Jiang et al.，2018）。

2.2.3　畸形

畸形（malformation）是指在出生时或在宫内生活时可辨认的器官或身体区域的单一或多种缺陷。近 20 年统计发现，由于环境污染和基因变异等，新生儿伴有出生缺陷的发生率有增高趋势。常见的畸形包括：无脑儿、脑积水、开放性脊柱裂、脑脊膜膨出、唇裂、腭裂、先天性心脏病和唐氏综合征（又称 21 三体综合征）。胎儿畸形是在胚胎发育过程中，遗传因素和（或）环境因素的作用，使得胚胎发育过程发生紊乱，导致多种结构与功能异常。胎儿早期发育阶段（受精后 3～4 天至妊娠第 9 周）最易发生畸形，其间胎儿易受到药物等化学物质的影响。母亲出现感染或药物使用不当均可能造成胎儿畸形。欧洲著名的"反应停"事件表明药物在孕早期对胎儿的生长发育具有显著影响。已证实，孕早期接触放射线、化学试剂或感染、高血糖、高热以及药物滥用均可导致胎儿畸形（Viteri et al.，2015）。

2.2.4 宫内发育迟缓

宫内发育迟缓（intrauterine growth retardation，IUGR）是指宫内发育时期胚胎（胎儿）的正常生长态势受到阻滞，应有的生长潜能被削弱，其特定的组织结构与功能发育受到影响。IUGR 主要表现为多器官功能发育障碍、生长迟缓及低出生体重，是最常见的发育毒性表现之一。其临床诊断标准：孕周大于 37 周胎儿出生体重小于 2.5 kg，或低于其孕龄平均体重的两个标准差。大量流行病学调查表明，IUGR 不仅可造成胎儿窘迫、新生儿窒息和围产儿死亡，其危害还将延续至出生后，明显影响胎儿出生后体格和智力发育，最终造成成年后多种慢性疾病的易感性增加。据统计，全球 IUGR 发病率为 2.75%～15.53%，且发展中国家发病率是发达国家的 6 倍。与正常妊娠期的婴儿相比，IUGR 患儿可能会出现围产期窒息、体温过低、低血糖、高同型半胱氨酸血症等常见问题（Sharma et al.，2016）。孕期不良环境是导致 IUGR 发生的重要因素。作者团队系列动物实验证实，孕期烟酒（Li and Wang，2004）、烟雾（Yan et al.，2005）、尼古丁（Xu et al.，2013）、乙醇（Huang et al.，2015）、咖啡因（Kou et al.，2014；Xu et al.，2012）、地塞米松（Xu et al.，2011）和阿奇霉素（Liu et al.，2020）暴露均可以引起子代 IUGR 发生。

2.2.5 死胎

死胎（fetal death）是指胎儿在娩出前死亡，表现为娩出后无任何生命迹象，即无呼吸、心跳、脐动脉搏动和自主肌运动。世界卫生组织（World Health Organization，WHO）规定，早期死胎是指死胎体重≥500 g 或妊娠满 22 周或身长≥25 cm，而晚期死胎是指死胎体重≥1000 g 或妊娠满 28 周或身长≥35 cm，体重较孕周优先考虑。美国妇产科医师协会规定死胎的诊断孕周为妊娠满 20 周、出生体重≥350 g。孕妇妊娠期患病，如高血压、心脏病、糖尿病、甲状腺疾病、肾病综合征、妊娠期急性脂肪肝、妊娠期肝内胆汁淤积症和自身免疫性疾病等，均可导致死胎。由感染（包括细菌、病毒、弓形虫和梅毒等）导致的严重母体疾病和胎盘感染、胎儿缺氧或先天畸形也可引起死胎。孕期高血压可引发妊娠惊厥，造成胎儿死亡。孕期高温环境暴露也可造成死胎，表现为温度越高，死胎的风险越大。前瞻性出生队列研究表明，孕晚期暴露在高浓度的 $PM_{2.5}$（即空气动力学直径为 2.5 μm 的微粒）、PM_{10}（即空气动力学直径为 10 μm 的微粒）、二氧化硫、二氧化氮和一氧化碳等环境中，会增加死胎的风险（Yang et al.，2018）。

2.3 孕期不良环境所致器官发育毒性

孕期不良环境可导致多种不良妊娠结局。大量研究证实，孕期不良环境可导致 IUGR 个体多组织器官发育毒性与功能异常（图 2-1）。作者团队多年来致力于 IUGR 的研究，发现孕期多种外源物（如咖啡因、尼古丁、乙醇、地塞米松）暴露和摄食限制均可导致子代 IUGR。本节内容着重介绍孕期不良环境对 IUGR 子代多组织器官发育的直接毒性作用。

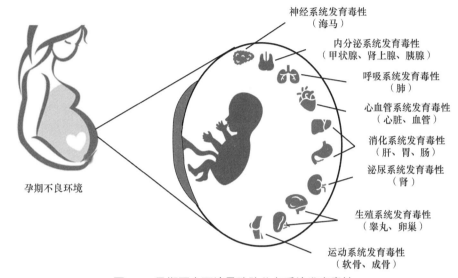

神经系统发育毒性
（海马）

内分泌系统发育毒性
（甲状腺、肾上腺、胰腺）

呼吸系统发育毒性
（肺）

心血管系统发育毒性
（心脏、血管）

消化系统发育毒性
（肝、胃、肠）

泌尿系统发育毒性
（肾）

生殖系统发育毒性
（睾丸、卵巢）

运动系统发育毒性
（软骨、成骨）

孕期不良环境

图 2-1　孕期不良环境导致胎儿多系统发育毒性

2.3.1　运动系统发育毒性

研究发现，孕期不良环境因素暴露对成骨、关节软骨的结构与功能发育产生终身的影响。一项动物实验表明，胎鼠宫内暴露于氯乙腈可导致低出生体重，同时可导致骨化中心延迟、钙化区破坏和骨骼发育畸形。另一项研究显示，过量的环氧酶抑制剂可降低子代的骨矿化程度。作者团队研究发现，孕期咖啡因暴露可致胎鼠软骨细胞外基质合成功能降低，生长板发育迟缓，生长板软骨肥大化细胞向钙化细胞分化延迟，致使骨骼发育迟缓、长度缩短（Tan et al.，2012）。虽然关节软骨和生长板软骨性质不同，但其胚胎学来源相同，胎鼠关节软骨和生长板软骨的发育迟缓在一定程度上反映了孕期咖啡因暴露对软骨发育的多时空影响（Tan et al.，2018）。此外，孕期暴露于其他外源物如乙醇（Ni et al.，2018）、尼古丁（Xie et al.，2018）和地塞米松（Chen et al.，2018c）也可导致关节软骨和软骨下骨的发育不良（Xiao et al.，2020）。孕期咖啡因或尼古丁暴露还可使大鼠胎儿软骨内骨化延缓（Hu et al.，2018；Shangguan et al.，2017）。孕期地塞米松暴露通过抑制软骨细胞成熟、破骨细胞分化，从而延迟软骨内骨化（Zhang et al.，2016b；Xiao et al.，2020；Wang et al.，2020），并抑制胎儿关节软骨发育，其特征为：子代出生时体重降低、体长减小，关节软骨表面粗糙，股骨长度和初级骨化中心的长度显著降低，骨小梁数量和厚度减小（Chen et al.，2018b），子代峰值骨量降低（Xiao et al.，2018）。过度暴露于外源性糖皮质激素如地塞米松，也会导致子代的骨质流失和 H 型血管异常（Shangguan and Wu，2021）。作者团队发现在孕期重复给予母体地塞米松，胎鼠的股骨长度和初级骨化中心的长度显著减小。与孕 15 天的单疗程暴露相比，孕 15～17 天重复给予母体地塞米松 3 次的新生小鼠股骨小梁显著减少（Chen et al.，2018b）。有趣的是，这种发育不良的现象与胎源性疾病发展的"编程"类似，可遗传至 F_2 代甚至 F_3 代，呈现多代和跨代遗传效应。此外，有动物实验证实，孕期给予母体高饱和脂肪酸饮食的子代，成年后股骨小梁骨远端结构异常，表现出骨质疏松症的特征；给予母体双酚 A 饮食则可改变雄性、雌性子代的股骨几何形状（Lejonklou et al.，2016）。另有研究证实，孕期母体雌激素水平的变化可影响胎儿骨组织发育，导致骨骼的永久性变化。以上研究均证实，孕期不良环境对个体后期骨骼系统发育存在长远的影响，并具有胎儿起源及宫内编程现象（Pienkowski et al.，2015）。

2.3.2 内分泌系统发育毒性

已知内分泌系统具有一种整合性的调节机制，通过分泌特殊的化学物质来实现对机体的有效控制与调节，以协调机体整体发育。然而，大量研究证实，孕期不良环境可导致胎儿内分泌系统结构与功能损伤。

肾上腺作为应激轴——下丘脑-垂体-肾上腺（HPA）轴的终末效应器官，也是胎儿 HPA 轴上发育最早和最快的一个器官，负责分泌多种甾体激素，包括糖皮质激素、盐皮质激素和少量性激素，对维持妊娠、促进胎儿生长和神经系统发育有着重要的作用。肾上腺对胎儿出生后的生长发育和功能稳态也有十分重要的调控作用（Busada and Cidlowski，2017），是胎源性疾病发生、发展的"核心"器官。临床研究表明，孕期使用合成类糖皮质激素治疗时，通过二维超声可观察到胎肾上腺体积显著减小，胎儿生长延迟（Karsli et al.，2017）。病理解剖发现，IUGR 患儿肾上腺较正常体重儿小，在新生儿期死亡的 IUGR 患儿肾上腺可见出血、空泡样变。在产前应用地塞米松促进胎肺成熟的病例中，同样发现激素的过量使用会引起早产与 IUGR 新生儿的肾上腺功能低下。此外，上述 IUGR 子代在青春期后，其肾上腺雄激素和皮质醇代谢产物的排泄能力受损，进而导致肾上腺皮质功能发育不成熟、成年后急性应激障碍和肾上腺皮质功能不全。作者研究团队在孕期暴露于外源物（如咖啡因、乙醇、尼古丁）和摄食限制所致 IUGR 的动物模型中发现，胎肾上腺皮质部变薄，而在成年时期增生并接近正常（Chen et al.，2018a；He et al.，2017；Huang et al.，2015）。与之相类似，在孕期用地塞米松处理的大鼠，其子代出生后 6 个月肾上腺重量以及球状带、束状带、网状带的体积趋于正常，且孕期应激可致子代大鼠出生后肾上腺皮质部/髓质部比率增加（Liaudat et al.，2015）。提示，孕期不良环境暴露可致胎肾上腺形态呈抑制性发育，而在出生后肾上腺皮质部形态呈现追赶性发育并在成年期接近正常。而在孕期摄入咖啡因的 IUGR 大鼠模型中，胎肾上腺内生皮质酮、醛固酮含量以及甾体激素合成酶表达水平均降低，并延续至成年期（Chen et al.，2018a）；在孕期摄入乙醇的大鼠模型中也发现了类似现象（Huang et al.，2015）。这种改变可延续至出生后甚至一生，并存在跨代遗传效应。以上研究表明，孕期不良环境暴露可引起子代肾上腺发育毒性。

胰腺是机体调节血糖稳态的重要组织器官，其发育是一个复杂的受多种因子调控的过程。除胰腺发育基因的调控外，外部环境对胰腺的发育亦有重要影响。研究表明，即使是短期的不良宫内环境也能引起胰岛的发育毒性，导致胰岛结构与功能的不可逆改变，甚至产生永久效应。大量动物实验结果已证实，IUGR 个体的胰岛结构与功能分化改变主要体现在胰岛 β 细胞分化、增殖及胰岛素分泌功能异常，以及由此带来的胰岛 β 细胞数目改变，还有成年后出现胰岛 β 细胞功能障碍。人们在多种 IUGR 模型中均可见胰岛 β 细胞数量的改变。例如，孕晚期对 C57BL6J 小鼠进行饮食限制，发现 IUGR 新生鼠的胰岛 β 细胞数量明显减少且胰岛密度降低；孕鼠产前最后一周给予 50%食物（即摄食限制）可导致 IUGR，且子代出生时胰岛 β 细胞数量明显减少，而出生后给予正常饮食至 21 天胰岛 β 细胞数目仍然仅有正常饮食组的 60%。如果整个孕期均存在饮食限制，则这种效应会更加显著。在大鼠孕期最后一周地塞米松暴露所致 IUGR 模型中，子代 3 周龄时胰岛 α 细胞和胰岛 β 细胞分布正常，但与对照组相比，胰岛 β 细胞内胰岛素水平降低，6 月龄时胰腺重量仍较低。用地塞米松处理胚胎（E）15.5 天的小鼠胚胎胰芽发现，内分泌前体细胞的总数未发生改变，但已分化成熟的胰岛 β 细胞数量减少，同时外分泌部腺泡细胞数量增多，导致内、外分泌部分化失衡，尤其是具有胰岛素合成功能的内分泌部减少（Kou et al.，2020）。孕期尼古丁暴露会改变早期胰岛和脂肪组织的发育，影响体重和葡萄糖代谢。另外，用高脂饮食饲养子代同样可引起胰岛功能障碍。以上研究提示，孕期不良环境暴露可引起子代胰腺发育毒性。

孕期不良环境也可对下丘脑-垂体-甲状腺（HPT）轴产生长期影响，进而影响子代甲状腺的发育（Janssen et al.，2017）。研究表明，孕期暴露于空气中持久的有机污染物、镉以及主动、被动吸烟均可能影响新生儿的甲状腺激素调节功能。目前在世界大部分地区，空气污染是普遍存在的公共健康问题，尤其是 $PM_{2.5}$ 暴露。欧洲 12 个国家和美国三个州的早产调查研究发现，孕期暴露于 $PM_{2.5}$ 污染的环境与低出生体重的风险增加明显相关。胎儿甲状腺功能的异常与 $PM_{2.5}$

暴露有关，这与吸烟对妊娠期胎儿甲状腺功能的不利影响一致。有研究报道，2,3,7,8-四氯代二苯并[b,e][1,4]-二噁英/呋喃和多氯联苯对胎儿发育过程中的甲状腺具有明显的不利影响，且这种影响导致的后果可能是永久性的。孕期地塞米松暴露可致子代性激素水平降低及外周血脱碘，从而影响甲状腺细胞的分化。此外，妊娠期母体糖皮质激素环境的变化可显著缩小鼠胎儿甲状腺体积和降低滤泡旁细胞的绝对数量。以上结果表明，孕期不良环境暴露可引起子代甲状腺发育毒性。

2.3.3　消化系统发育毒性

肝是机体最大、最重要的代谢器官之一。流行病学调查发现，孕期宫内不良环境所致 IUGR 新生儿成年后代谢综合征的发生率（2.3%）是正常体重新生儿（0.4%）的 5.75 倍。多种孕期不良环境暴露模型均证实胎儿早期发育环境不良与肝脂代谢紊乱相关。作者团队系列研究证实，孕期摄食限制所致的 IUGR 大鼠自然出生后，在高脂饮食下出现明显的脂代谢异常，不仅表现为血浆甘油三酯含量上升，而且表现为腹内脂肪增多、脂肪细胞体积增大、肝甘油三酯积聚（Zhang et al.，2016a）。而肝甘油三酯的积聚和脂代谢的紊乱都会导致非酒精性脂肪性肝病的易感性增加。孕期倒千里光碱暴露可导致胎儿生长迟缓以及胎盘、胎肝损伤（Li et al.，2018b）。孕期甲巯咪唑暴露可导致胎鼠肝发育毒性，表现为胎肝细胞胞浆空泡化明显，肝发育相关基因表达抑制和代谢功能有不同程度的改变（Wang et al.，2018）。在孕期尼古丁暴露所致的 IUGR 大鼠模型中发现，胎肝细胞脂质从头合成功能增强并延续至成年（Xu et al.，2015）。孕期地塞米松（Zhang et al.，2021）和咖啡因（He et al.，2019）暴露后，子代肝脂质合成功能紊乱（Liu et al.，2021）。以上结果提示，孕期不良环境暴露可引起子代肝从形态到功能的发育异常，存在明显的肝发育毒性。

胃和小肠是营养吸收的核心，人体需要的营养几乎都需要经过胃肠，胃肠成为最重要的消化器官。研究表明，孕期不良环境下仔猪宫内生长受限，出生后会出现低血糖，胃排空速度减慢；围产期母体体温过低和代谢功能下降都可引起 IUGR 仔猪胃肠发育异常（Amdi et al.，2016）。在胎儿发育过程中，母体暴露在地塞米松下可能导致胃肠发育和运动障碍，小肠长度缩小（Ramalhosa et al.，2016）。研究表明，胃促生长素（ghrelin）受体在人类产前发育过程中在十二指肠大量表达，提示胃促生长素在调节人类胃肠道生长和分化方面具有重要作用。研究发现，母亲患有妊娠糖尿病的子代，其十二指肠胃促生长素的表达降低，这可能导致子代胃肠道发育不良（Aydin et al.，2017）。以上研究提示，孕期不良环境暴露可引起子代胃肠发育毒性。

2.3.4 呼吸系统发育毒性

呼吸系统是人体与外界环境进行气体交换的主要结构。与呼吸道相比，肺的发育更容易受到孕期不良环境的伤害。哺乳动物正常的肺泡发育取决于弹性蛋白的表达、加工以及弹性纤维的形成、沉积。越来越多的证据显示，母亲怀孕期间吸烟与子代患肺部疾病有明显的相关性。研究表明，宫内烟雾暴露后的婴儿在新生儿期肺功能发生改变，表现为潮式呼吸模式改变、被动呼吸顺应性降低以及呼气流量减少；孕期尼古丁暴露对胎儿肺发育具有不利影响，表现为肺泡壁较厚，气道平滑肌和胶原沉积增加，以及气道对气流限制的高反应性。提示，宫内烟雾（尼古丁）暴露可影响胎儿肺发育。在早产儿肺功能测试中也发现了类似变化，表明不良宫内环境对胎肺发育的影响并不局限于妊娠末期。研究发现，大鼠产前香烟烟雾暴露可导致胎肺容量、球囊数量以及弹性蛋白的减少；孕期母体胆汁淤积可引起胎儿肺内胆汁酸积累，并伴随胎儿肺组织的结构改变，包括支气管水肿、肺泡腔内肺泡空间塌陷、肺泡腔内透明物质沉淀以及炎性细胞浸润（Herraez et al.，2014）。此外，母体孕期暴露于脂多糖的子代肺泡数量减少、体积增大，且具有更少的次级隔膜和更低的外周血管密度。以上研究提示，孕期不良环境暴露可引起子代肺发育毒性。

2.3.5 泌尿系统发育毒性

已知泌尿系统由肾、输尿管、膀胱及尿道组成。在胚胎发育的各个阶段，肾都是最容易受到损伤的器官之一。流行病学资料显示，孕期不良环境暴露可影响胎儿肾发育，且 IUGR 新生儿常伴随肾单位数量的减少和肾体积的缩小。研究表明，出生体重与肾单位数量密切相关，出生体重每减少 1 kg，肾单位数量约减少30 万。动物实验也发现，孕期暴露于乙醇（Zhu et al.，2018；Chen et al.，2019）和咖啡因（Zhu et al.，2019）的 IUGR 胎鼠肾发育不良。低蛋白饮食诱导的 IUGR 胎鼠出生后 2 个月肾细胞凋亡增加、肾小球数量减少（He et al.，2015）。人体和动物研究均证实，IUGR 胎儿出生时肾体积较正常胎儿明显缩小，同时伴有肾重量降低和肾单位数量减少。尽管 IUGR 胎儿出生后会发生追赶性生长，使肾体积恢复，但肾单位不会再形成，因此个体会发生肾单位的永久性缺失。综上，孕期不良环境会引起胎儿肾发育毒性。

2.3.6 生殖系统发育毒性

研究表明，母体营养不良可能编程子代的生殖系统发育，导致胎儿性腺发育异常，造成其生殖器官过早衰竭，从而影响其成年后的生殖功能。睾丸是生殖系统的重要组成部分。研究发现，孕期化学物质暴露可引起睾丸发育不良，如塑化剂邻苯二甲酸二(2-乙基己基)酯孕期暴露可导致子代睾丸表型改变，包括血睾酮水平降低、精液质量下降甚至发生肿瘤，其中部分子代生殖表型改变能传递到下一代甚至多代。孕期邻苯二甲酸酯类暴露也可导致雄性子代大鼠睾丸发育异常，表现为肛门-生殖器距离缩短，睾丸总容积降低。一项在部分欧洲国家开展的调查报告表明，妊娠早期接受己烯雌酚治疗的母亲，其子代隐睾症的发病率增加，并且尿道下裂发病率可提高 20 倍。孕期地塞米松暴露可导致胎儿睾丸发育异常，表现为孕 20 天和出生后 12 周睾丸形态异常（Liu et al.，2018）；孕期乙醇和尼古丁暴露可通过表观遗传编程导致子代睾丸发育异常（Liu et al.，2019；Zhang et al.，2020）。孕期物理环境暴露也会影响子代睾丸发育。研究发现，孕期暴露于 900 MHz 电磁场，子代出生后 60 天睾丸和附睾细胞凋亡指数更高，DNA 氧化水平更高，精子活力更低，输精管管腔内未成熟的生殖细胞、输精管上皮细胞和输精管结构发生改变。卵巢是女性（雌性）个体的重要性腺器官，通过提供成熟卵细胞和分泌性激素，来维持机体的正常生殖功能。作者团队系列研究表明，孕期地塞米松暴露可诱导卵巢发育毒性（Gong et al.，2021），并具有跨代遗传效应（Lv et al.，2018），上述卵巢发育毒性发生与 miR-320a-3p 介导的 P450arom 表达降低有关（Gong et al.，2021）；孕期乙醇和尼古丁暴露也可通过直接损伤卵巢颗粒细胞而影响卵巢功能相关基因的表达，或通过受体介导反应机制而干扰卵巢分泌性激素水平，从而导致动情周期和卵泡发育异常（Ni et al.，2019；Fan et al.，2019）。综上表明，孕期不良环境可导致子代生殖系统发育毒性。

2.3.7　心血管系统发育毒性

心血管系统是一个封闭的管道系统，由心脏和血管组成。越来越多的研究证实，孕期不良环境（如缺氧、营养不良和合成类糖皮质激素治疗）能改变宫内肾素-血管紧张素系统（renin-angiotensin system，RAS）的构建与功能。而 RAS 的改变可对子代心血管系统的功能发育造成重要影响，因此在胎源性心血管疾病的发生、发展中起着重要作用。血管是运输血液的管道，动脉壁的弹性蛋白与刚性胶原蛋白的比率是动脉硬度的主要决定因素，也是成年期心脏收缩和脉搏增加的关键影响因素。流行病学调查和动物实验数据显示，孕期不良环境可改变脉管系统、内皮的功能与结构。研究表明，IUGR 子代主动脉中弹性蛋白含量下降，且可持续到成年期；胎儿期和（或）新生儿期的应激可使内皮细胞功能障碍，导致动脉硬度增加，进而升高血压。临床试验发现，低出生体重人群的血流相关性肱动脉扩张功能明显受损，提示血管内皮功能的改变。孕期不良环境暴露下微血管发生也可出现异常，已发现暴露于不良环境中的胎儿或新生儿血管分支减少，导致微血管减少，而微血管循环作为体内血液循环的重要组成部分，其异常将会影响子代的心血管发育。全氟辛烷磺酸（perfluorooctane sulfonate，PFOS）广泛存在于环境和生物体内，且心脏是 PFOS 生物积累的第二主要器官（仅次于肝），也是心脏发育毒性的主要靶点之一。研究表明，孕期 PFOS 暴露可导致子代心脏线粒体肿胀、空泡结构和心脏嵴状结构丢失，导致心脏畸形或心脏发育延迟，出现室间隔缺损和右心房扩大。除化学因素外，孕期有害物理环境暴露也会对子代心脏发育造成毒性。研究表明，孕期暴露于 900 MHz 电磁场会引起雄性大鼠幼仔心脏组织的氧化应激和组织病理学改变。综上所述，孕期不良环境暴露可致子代心脏发育毒性。

2.3.8　神经系统发育毒性

神经系统是机体内对生理功能活动的调节起主导作用的重要系统，主要由神经组织组成，而神经系统发育受到遗传、环境因素的影响，其发育关键期在胎儿期和出生后早期。海马是大脑的一个重要功能脑区，主要负责长时记忆的存储转换和定向等功能。海马的发育与情感调节和认知记忆等功能密切相关。发育时期的海马对不良因素刺激十分敏感，可受到多种营养素缺乏、毒物暴露或其他子宫内外环境失调的影响，从而发生形态与功能发育改变。研究发现，孕期暴露于曼陀罗的乙醇提取物，子代海马发育迟缓。孕期乙醇暴露后，子代海马细胞缺失和神经发生存在显著缺陷（Xia et al.，2020）。作者团队近年来对孕期外源物（如咖啡因、尼古丁和地塞米松）暴露导致胎儿海马异常发育进行了系统研究，发现这些海马发育毒性可导致子代宫内 HPA 轴编程改变（Lu et al.，2020），表现出 HPA 轴低基础活性和高应激敏感性（Zhang et al.，2014）。随后研究还发现，孕期乙醇暴露可导致胎鼠下丘脑的潜在兴奋性增强（Lu et al.，2018）。下丘脑是调节内脏活动和内分泌活动的较高级神经中枢所在。已证实，孕早期内分泌干扰物（如杀虫剂双对氯苯基三氯乙烷）及孕早期多氯联苯暴露会影响下丘脑发育，导致神经细胞死亡，并能引起生殖功能和 HPA 轴活性的改变。孕期咖啡因、尼古丁、乙醇和地塞米松暴露不仅能引起下丘脑的形态发育异常，如下丘脑神经元生成增加或减少，终板树突减少，还能引起其功能（如 HPA 轴活性）改变。因此，孕期不良环境暴露具有中枢神经系统发育毒性。

2.4　研 究 展 望

以外源物暴露和母体环境为主的孕期不良环境，可通过母体透过胎盘暴露于胎儿，从而诱导多种不良妊娠结局（包括流产、早产、畸形、宫内发育迟缓、死胎等），并对胎儿多系统各组织器官（图 2-2）造成发育毒性甚至远期危害。本章总结了孕期不良环境所致胎儿发育毒性的研究结果，揭示了孕期不良环境与胎儿发育毒性的内在联系。然而，胎儿在宫内及出生后不同时期组织器官功能变化的特点、具体机制、性别差异和跨代遗传的关键点均尚未完全阐明。孕期不良环境也可对子代产生深远的影响，如出生后多种成年常见慢性疾病的易感性增加。作者团队研究表明，其发生机制可能主要与宫内重要基因/器官表观遗传修饰异常导致的子代神经内分泌代谢编程及多组织器官功能稳态改变有关。随着胎源性疾病研究的不断深入，多组织器官发育编程的胎儿起源机制将会逐渐被阐明，各种发育毒性相关的生物标志物也会不断被发掘，研究人员还可利用出生后早期的发育可塑性变化，开展药物早期干预以"打断"或"部分逆转"宫内不良环境所致的发育编程改变，降低出生后成年疾病发生的易感性。

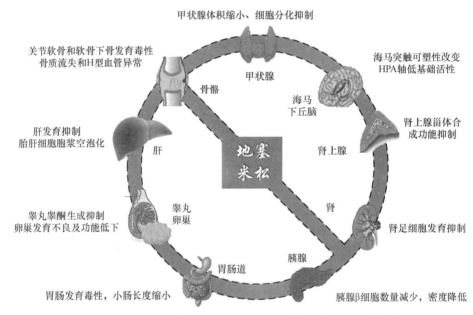

图 2-2　孕期地塞米松暴露导致胎儿多器官发育毒性及功能障碍

参 考 文 献

Amdi C, Klarlund M V, Hales J, et al. 2016. J Anim Sci, 94(11): 4583-4590.

Aydin H A, Derbent Uysal A, Erol O, et al. 2017. Gynecol Endocrinol, 33(2): 132-135.

Bakker M K, Kerstjens-Frederikse W S, Buys C H, et al. 2010. Birth Defects Res A Clin Mol Teratol, 88(2): 94-100.

Bale J F Jr. 2009. Clin Perinatol, 36(3): 639-653.

Borges I, Sena I, Azevedo P, et al. 2017. Stem Cell Rev Rep, 13(5): 567-574.

Busada J T, Cidlowski J A. 2017. Curr Top Dev Biol, 125: 147-170.

Chen G, Yuan C, Duan F, et al. 2018a. Toxicol Appl Pharmacol, 341: 64-76.

Chen H Y, Zhu Y N, Zhao X Q. 2019.Toxicol Lett, 321: 44-53.

Chen X, Chen M, Xu B, et al. 2013. Chemosphere, 93(2): 217-222.

Chen Z, Zhao X, Li Y, et al. 2018b. Toxicol Appl Pharmacol, 351: 12-20.

Chen Z, Zhao Z, Li Y, et al. 2018c. Toxicol Lett, 286: 1-9.

Cui C, Sakata-Haga H, Ohta K, et al. 2006. Congenit Anom(Kyoto), 46(4): 180-187.

Fan G L, Zhang Q, Wan Y, et al. 2019. Food Chem Toxicol, 128: 256-266.

Geng HX, Wang L. 2019. Environ Toxicol Pharmacol, 67: 102-107.

Gong X H, Zhang J Z, Ge C Y. 2021. Pharmacol Res, 165: 105435.

Gruslin A, Lemyre B. 2011. Best Pract Res Clin Obstet Gynaecol, 25(4): 491-507.

Guan H, Piao F, Zhang X, et al. 2012. Biol Trace Elem Res, 149(1): 10-15.

He B, Wen Y X, Hu S W. 2019. J Endocrinol, 242(3): 211-226.

He X, Xie Z, Dong Q, et al. 2015. Nephrology(Carlton), 20(1): 34-39.

He Z, Lv F, Ding Y, et al. 2017. Arch Med Res, 48(6): 488-497.

Herraez E, Lozano E, Poli E, et al. 2014. J Mol Med(Berl), 92(4): 359-372.

Hu H, Zhao X, Ma J, et al. 2018. Toxicol Lett, 295: 249-255.

Hu W, Yuan C, Luo H W, et al. 2020. Toxicol Lett, 331: 167-177.

Huang H, He Z, Zhu C, et al. 2015. Toxicol Appl Pharmacol, 288(1): 84-94.

Janssen B G, Saenen N D, Roels H A, et al. 2017. Environ Health Perspect, 125(4): 699-705.

Jiang Y, Xia W, Zhang B, et al. 2018. Environ Pollut, 233: 971-976.

Karsli T, Strickland D, Livingston J, et al. 2017. J Matern Fetal Neonatal Med, 32(3): 377-383.

Kong L, Nilsson I A K, Gissler M, et al. 2019. JAMA Pediatr, 173(4): 371-378.

Kou H, Gui S X, Dai Y G. 2020.Toxicol Appl Pharmacol, 404: 115187.

Kou H, Liu Y, Liang G, et al. 2014. Toxicol Appl Pharmacol, 275(2): 79-87.

Lejonklou M H, Christiansen S, Orberg J, et al. 2016. Chemosphere, 164: 339-346.

Li X, Tan H, Luo M, et al. 2018a. J Toxicol Environ Health A, 81(6): 154-159.

Li X, Yang X, Xiang E, et al. 2018b. Drug Metab Dispos, 46(4): 422-428.

Li Y, Wang H. 2004. Pharmacol Res, 49(5): 467-473.

Liaudat A C, Rodriguez N, Chen S, et al. 2015. Biotech Histochem, 90(6): 432-438.

Liu H Z, He B, Hu W. 2021. Biochem Pharmacol, 185: 114420.

Liu K X, Wang G H, Li L, et al. 2020. Biochem Pharmacol, 180: 114130.

Liu M, Chen B, Pei L G, et al. 2018. Toxicology, 408: 1-10.

Liu M, Zhang Q, Pei L G, et al. 2019. Epigenetics, 14(3): 245-259.

Lu J, Jiao Z, Yu Y, et al. 2018. Cell Death Dis, 9(6): 659.

Lu J, Li Q, Xu D. 2020.Toxicol Lett, 331: 31-41.

Lv F, Wan Y, Chen Y, et al. 2018. Endocrinology, 159(3): 1401-1415.

Malloul H, Mahdani F M, Bennis M, et al. 2017. Front Behav Neurosci, 11: 171.

Mayes S D, Crites D L, Bixler E O, et al. 1994. Dev Med Child Neurol, 36(12): 1099-1107.

McArdle H J, Andersen H S, Jones H, et al. 2006. Placenta, 27: S56-S60.

Metzger N L, Varney Gill K L. 2009. Pharmacotherapy, 29(5): 613-620.

Mulkey S B, Arroyave-Wessel M, Peyton C, et al. 2020. JAMA Pediatr, 174(3): 269-276.

Ni Q, Lu K, Li J, et al. 2018. J Toxicol Sci, 164(1): 179-190.

Ni Y, Xu D, Lv F. 2019.J Endocrinol, 243(1): 43-58.

Nohr E A, Vaeth M, Bech B H, et al. 2007. Obstet Gynecol, 110(5): 1083-1090.

Nykjaer C, Alwan N A, Greenwood D C, et al. 2014. J Epidemiol Community Health, 68(6): 542-549.

Oei J L, Saugstad O D, Vento M. 2018. Curr Opin Pediatr, 30(2): 192-198.

Painter R C, Westendorp R G, de Rooij S R, et al. 2008. Hum Reprod, 23(11): 2591-2595.

Paul L, Brewster S, Wyke S, et al. 2017. J Rehabil Assist Technol Eng, 4: 2055668317696236.

Pienkowski W, Wolski H, Drews K, et al. 2015. Ginekol Pol, 86(8): 622-625.

Ramalhosa F, Soares-Cunha C, Seixal R M, et al. 2016. PLoS One, 11(9): e0161750.

Ristic N, Severs W, Nestorovic N, et al. 2016. Cells Tissues Organs, 201(2): 148-158.

Shangguan Y F, Jiang H, Pan Z, et al. 2017. Cell Death Dis, 8(10): e3157.

Shangguan Y F, Wu Z X. 2021. Biochem Pharmacol, 185: 114414.

Shao X, Cheng H, Zhou J, et al. 2020. Ecotoxicol Environ Saf, 201: 110726.

Sharma D, Farahbakhsh N, Shastri S, et al. 2016. J Matern Fetal Neonatal Med, 29(24): 4037-4048.

Slotkin T A, Brown K K, Seidler F J. 2005. Environ Health Perspect, 113(10): 1291-1294.

Tan Y, Liu J, Deng Y, et al. 2012. Toxicol Lett, 214(3): 279-287.

Tan Y, Lu K, Li J, et al. 2018. Toxicol Lett, 295: 229-236.

Viteri O A, Soto E E, Bahado-Singh R O, et al. 2015. Am J Perinatol, 32(5): 405-416.

Walfisch A, Nikolovski S, Talevska B, et al. 2013. Arch Gynecol Obstet, 287(6): 1131-1136.

Wang B G, Xu H B, Wei H, et al. 2015. Can J Microbiol, 61(2): 155-163.

Wang G, He B, Hu W, et al. 2018. Toxicology, 408: 70-79.

Wang Y Z, Li Q X, Zhang D M. 2020. BBA-Mol Cell Res, 1867(10): 118791.

Wen Y X, Shi H S, Wu Z X, et al. 2020. FASEB J, 34(9): 12834-12846.

Xia L P, Jiao Z X, Pei L G. 2020. Reprod Toxicol, 94: 48-54

Xiao H, Wen Y, Pan Z, et al. 2018. Cell Death Dis, 9(6): 638.

Xiao H, Xie X K, Wen Y X. 2020. Bone, 133: 115245.

Xie Z, Zhao Z, Yang X, et al. 2018. Toxicol Appl Pharmacol, 352: 107-118.

Xu D, Bai J, Zhang L, et al. 2015. Toxicol Res, 4: 112-120.

Xu D, Chen M, Pan X L, et al. 2011. Environ Toxicol Pharmacol, 32(3): 356-363.

Xu D, Wu Y, Liu F, et al. 2012. Toxicol Appl Pharmacol, 264(3): 395-403.

Xu D, Xia L P, Shen L, et al. 2013. Acta Pharmacol Sin, 34(12): 1526-1534.

Yan Y E, Wang H, Feng Y H. 2005. Acta Pharmacol Sin, 26(11): 1387-1394.

Yang S, Tan Y, Mei H, et al. 2018. Int J Hyg Environ Health, 221(3): 502-509.

York T P, Eaves L J, Neale M C, et al. 2014. Am J Obstet Gynecol, 210(5): 398-405.

Zhang C, Xu D, Luo H, et al. 2014. Toxicology, 325: 74-84.

Zhang D M, Liu K X, Hu W. 2021. Toxicology, 449: 152664.

Zhang L, Shen L, Xu D, et al. 2016a. Reprod Toxicol, 65: 236-247.

Zhang Q, Pei L G, Liu M. 2020. Food Chem Toxicol, 135: 11057.

Zhang X, Shang-Guan Y, Ma J, et al. 2016b. Br J Pharmacol, 173(14): 2250-2262.

Zhu Y N, Chen H Y, Zhao X Q. 2019. Toxicol Lett, 314: 63-74.

Zhu Y, Zuo N, Li B, et al. 2018. Toxicology, 400-401: 9-19.

（曹建刚、陈雅文）

第 3 章

孕期不良环境所致胎儿发育毒性的远期危害

摘要：流行病学调查显示，许多成年非传染性慢性疾病包括心血管疾病、癌症、糖尿病和慢性肺病等，与孕期不良环境之间存在明显的相关性，并提出人类疾病起源的新概念——"健康与疾病的发育起源"。孕期不良环境不仅造成宫内胎儿组织器官的发育毒性，而且使胎儿成年后相应组织器官的疾病易感性增加，因此孕期不良环境对胎儿的发育具有远期危害，可导致多种胎源性疾病的易感，包括代谢性疾病、神经精神性疾病、生殖系统疾病、免疫相关性疾病及肿瘤等。本章结合国际相关文献报道和作者团队研究成果，介绍了孕期不良环境所致胎儿发育毒性的远期危害，为正确理解胎源性疾病的发生、发展提供了理论和实验依据。

引　言

胎源性疾病（fetal-originated disease）是指配子异常和孕期不良因素所致的胎儿发育异常。胎源性疾病的近期危害可表现为不良妊娠结局和出生缺陷，远期危害则可表现为子代出生后多种疾病包括代谢性疾病、神经精神性疾病、生殖系统疾病、免疫相关性疾病及肿瘤等的易感性增加。非传染性慢性疾病主要包括心血管疾病、癌症、糖尿病和慢性肺病等。流行病学调查显示，2015 年全球约有 4000 万人因非传染性慢性疾病死亡，非传染性慢性疾病已成为 21 世纪人类健康的主要杀手。然而，大量研究表明大多数非传染性慢性疾病起源于生命早期的不良宫内环境。本章结合国际相关文献报道和作者团队研究成果，介绍了孕期不良环境所致胎儿发育毒性的远期危害，为正确理解胎源性疾病的发生、发展提供了理论和实验依据，也为孕期保健和胎源性疾病防治提供了依据。

3.1　孕期不良环境所致子代代谢性疾病易感

代谢综合征（metabolic syndrome）是多种代谢成分异常聚集的病理状态，可直接引起脂肪肝、高血压、糖尿病等代谢性疾病。向心性肥胖、高甘油三酯血症、胆固醇血症、高血压和空腹高血糖 5 项指标中符合任意 3 项即可诊断为代谢综合征。代谢综合征在成年人群中的全球发病率为 20%～25%。流行病学和临床研究证实，在不同国家、不同种族人群中低出生体重与成人代谢综合征之间的相关性表明代谢综合征具有胎儿起源。宫内发育迟缓（intrauterine growth retardation，IUGR）是指宫内发育时期胚胎（胎儿）的生长潜能受抑，主要表现为低出生体重。研究发现，IUGR 与成年后代谢综合征发生密切相关。对 600 名 5～16 岁儿童进行研究，发现 IUGR 患儿具有较高的空腹血糖、胰岛素水平及胰岛素抵抗现象。作者团队研究亦发现，孕期多种不良环境（如外源物暴露、营养缺乏）所致的 IUGR 大鼠成年后代谢综合征的易感性增加（Xia et al.，2020；Pei et al.，2017；Kou et al.，2017b；He et al.，2015）。下面介绍代谢综合征中几个主要病理变化的宫内发育起源现象。

3.1.1　胎源性高血压

高血压（hypertension）是一种易引起严重心脑血管疾病（如心肌梗死、中风、动脉粥样硬化等）的潜在风险因子。高血压的发病是遗传和环境因素共同作用所致，高盐、高脂肪或低蛋白饮食等作为孕期不良环境因素，与胎源性高血压的发病密切相关。胎儿在宫内发育关键时期，暴露于母体营养失衡的环境，其心血管发育会受到多种不良影响，进而其在成年期罹患高血压等心脑血管疾病的风险增加。多项研究表明，5%～10%的新生儿存在宫内生长受限，与成年后高血压患病率的增加有显著相关性。研究表明，孕期暴露于高盐、缺氧等不良环境会引起成年子代高血压的易感性增加（Crispi et al.，2010），其发生可能与胚胎（胎儿）肾素-血管紧张素系统（renin-angiotensin system，RAS）的改变有关。因此，高血压具有宫内发育起源，孕期不良环境可导致子代远期高血压的易感性增加。

3.1.2　胎源性高胆固醇血症

高胆固醇血症（hypercholesterolemia）是指血总胆固醇（total cholesterol，TCH）或低密度脂蛋白-胆固醇（low density lipoprotein-cholesterol，LDL-C）水平升高（TCH≥5.20 mmol/L 或 LDL-C≥3.38 mmol/L），或高密度脂蛋白-胆固醇（high density lipoprotein-cholesterol，HDL-C）水平降低（HDL-C≤1.04 mmol/L）。流行病学调查表明，高胆固醇血症与动脉粥样硬化、高血压等疾病密切相关。近三十年来，我国居民中患高胆固醇血症的趋势日渐严重。一项国内流行病学调查显示，在 35～74 岁人群中，高胆固醇血症的发病率高达 9%。高胆固醇血症属于代谢综合征。目前观点认为，高胆固醇血症的发生主要与孕期不良宫内环境相关。出生时腹围较小的男性和女性，会伴有 TCH、LDL-C 和载脂蛋白 B（apolipoprotein B，

ApoB）水平的相对升高。孕期有吸烟习惯的母亲，其小胎龄子代患有高胆固醇血症的风险升高，且子代患高胆固醇血症的风险与母亲孕期吸烟程度呈正相关关系。作者团队通过系列动物实验也证实，孕期外源物（如咖啡因、乙醇、尼古丁、地塞米松）暴露可引起 IUGR 子代大鼠出生后血胆固醇水平升高并在高脂饮食下加重（Xu et al.，2018a；Hu et al.，2019a；Zhou et al.，2019；Li et al.，2020a；Guo et al.，2018；Qi et al.，2017；Xia et al.，2014）。因此，孕期不良环境可导致子代成年后高胆固醇血症易感。

3.1.3　胎源性肥胖

肥胖（obesity）是指脂肪组织过度沉积，体重指数（body mass index，BMI）大于或等于 25。肥胖分为四级：超重（BMI：25～29）、Ⅰ级（BMI：30～34）、Ⅱ级（BMI：35～39）、Ⅲ级（BMI≥40）。现今，肥胖已经成为健康隐患的重要因素之一。根据世界卫生组织调查统计，1980～2010 年，全球肥胖人数已超过 5 亿人，其中男性约为 2 亿人，女性约为 3 亿人。肥胖的并发症可对人类健康造成极大的危害，即使没有任何临床症状的轻、中度肥胖者也会发生病理生理改变。多项研究表明，低出生体重与成年后肥胖之间存在一定关系，孕期低蛋白饮食的子代宫内脂肪组织代谢编程、脂肪代谢通路及食欲调节通路改变，可导致其出生后在生长过程中脂肪组织增加和脂肪生成旺盛。美国的一项调查显示，低出生体重与肥胖之间存在重要联系，该调查排除了性别、种族及社会经济状况的影响后，表明低出生体重的成年个体其躯体脂肪比例显著高于出生体重正常的成年个体。孕期低蛋白饮食模型的猪幼崽在其出生后 188 天时白色脂肪组织比例开始增长；孕期胎盘功能异常的 IUGR 猪仔，其出生后第 12 个月的脂肪比例超过正常猪仔。在大鼠和绵羊等动物模型中也同样发现，胎盘功能异常可引起 IUGR 子代的肥胖。因此，胎盘的转运功能也是引起 IUGR 患儿继发肥胖的一个重要因素。作者团队前期研究也发现，孕期尼古丁暴露会改变子代早期胰岛和脂肪组织的发育，影响子代体重和葡萄糖代谢。IUGR 胎儿脂肪组织对胰岛素样生长因子 1 敏感性增加是胎源性肥胖的主要分子机制。由此可见，孕期不良环境可致子代肥胖易感。

3.1.4　胎源性非酒精性脂肪性肝病

非酒精性脂肪性肝病（non-alcoholic fatty liver disease，NAFLD）是由多种病因引起的肝细胞脂肪变和脂肪蓄积过多的临床病理综合征，欧美国家发病率已达 20%～30%，东亚地区发病率为 12%～24%。研究表明，低出生体重与 NAFLD 的发生呈正相关关系。孕期高脂饮食导致胎肝在宫内即表现出明显的脂肪肝表型，并可一直持续到出生后。有关 NAFLD 的宫内发育起源机制，可能是孕期母体营养状况改变，导致胎儿脂代谢改变及胰岛素抵抗，最终引起胎肝局部脂质蓄积。研究发现，高脂饮食饲养的 IUGR 大鼠，其脂代谢异常的易感性增加，不仅表现为腹内脂肪增多、脂肪细胞体积增大、血甘油三酯含量上升，还表现出肝甘油三酯积聚。而肝局部的脂代谢紊乱和甘油三酯积聚会增加 NAFLD 的易感性。研究还发现，孕期摄食限制所致的 IUGR 大鼠呈现出脂肪肝及炎症的易感状态，新生鼠和成年鼠都有肝脂肪合成功能增强、甘油三酯积聚、C 反应蛋白表达升高等现象。作者团队在孕期外源物（如咖啡因、乙醇、尼古丁、地塞米松）暴露和摄食限制所致的子代大鼠 IUGR 模型上证实了宫内肝甘油三酯代谢编程改变，成年后 NAFLD 易感性增加（Wang et al.，2014；Hu et al.，2019b；Shen et al.，2014；Xu et al.，2015；Liu et al.，2021；Zhang et al.，2016b）。综上，孕期不良环境可致子代 NAFLD 易感。

3.1.5 胎源性糖尿病

糖尿病（diabetes mellitus）是一组以高血糖为特征的代谢性疾病。高血糖则是由于胰岛素分泌缺陷或其生物作用受损，或两者兼有。糖尿病患者长期存在高血糖状态，可导致包括眼、肾、心脏、血管、神经等在内的多种组织发生慢性损伤与功能障碍。目前，全球范围内的糖尿病患病率迅速上升，糖尿病患者已超过3 亿人。流行病学调查显示，糖尿病与胎儿宫内发育时期不良因素暴露密切相关。研究发现，孕期铁暴露可增加子代 1 型糖尿病的易感性（Stordal et al.，2018）。同时也有研究表明，低出生体重子代在幼年和成年早期存在高血糖和高胰岛素血症，成年后逐渐出现类似于 2 型糖尿病的进行性胰岛素分泌和应答失调，并伴随胰岛β细胞数目减少，这种减少可延续到出生后。IUGR 胎儿胰岛β细胞的胰岛素分泌功能缺陷，其所导致的胰岛素抵抗、表观遗传修饰改变、线粒体氧化应激等可能是糖尿病胎儿起源的主要机制。作者团队研究同样发现，孕期外源物（如咖啡因、乙醇、地塞米松）暴露和摄食限制的大鼠子代出生后糖代谢受损和糖尿病易感（Kou et al.，2017a；Xiao et al.，2019，2017；Kou et al.，2020）。由此可见，孕期不良环境可导致子代糖尿病易感。

3.1.6 胎源性骨质疏松症和骨关节炎

骨关节相关疾病主要有骨质疏松症和骨关节炎，而骨质疏松症、骨关节炎与代谢综合征致病机制的共同点随着研究的不断深入而逐渐凸显出来。流行病学调查发现，骨关节炎或骨质疏松症患者其患代谢综合征的风险明显增加。作者团队的新学术观点认为，胎源性骨关节炎属于代谢综合征，具有宫内发育起源。下面将主要介绍孕期不良环境所致的胎源性骨质疏松症和骨关节炎。

骨质疏松症（osteoporosis）是一种系统性骨病，其特征是骨量下降、骨的微细结构被破坏，表现为骨的脆性增加，进而骨折的风险大为增加。在我国，2001 年的权威统计显示，60～69 岁老年女性的骨质疏松症发生率高达 50%～70%，老年男性发生率为 30%。一项英国赫特福德郡 65～75 岁老年人队列研究显示，出生体重与老年时期骨矿物质含量呈正相关关系，且与老年男性的骨矿物质密度存在高度正相关关系，在排除了成年生活方式如运动、钙摄入量、吸烟、饮酒等的干扰之后，这一相关性仍然存在。流行病学调查进一步证实，孕期吸烟、糖皮质激素暴露、营养限制等因素造成的宫内不良环境可导致子代出生体重下降，幼年时期脊椎和股骨颈骨容量显著降低。孕期母体维生素 D 补充不足与子代儿童期的骨矿物质累积减少有关，且维生素 D 补充充足的孕妇后代骨质疏松性骨折的风险降低。有研究证实，孕期母体雌激素水平的变化可影响胎儿骨组织发育的早期阶段，从而导致骨骼的永久性变化。动物实验证明，孕期给予母体高饱和脂肪酸饮食的成年子代，其股骨小梁骨远端结构异常，表现出骨质疏松的特征。作者团队研究发现，孕期外源物（如咖啡因、尼古丁、乙醇、地塞米松）暴露可导致 IUGR 子代出生后软骨内成骨迟缓，峰值骨量降低，骨质疏松症易感（Xiao et al.，2020a，2020b，2018；Wen et al.，2019；Shangguan et al.，2018，2017；Zhang et al.，2016b）。以上研究均说明，生命早期环境欠佳对个体后期的骨骼发育存在长远影响，骨质疏松症具有胎儿发育起源。

骨关节炎（osteoarthritis）是一种以关节软骨退行性病变为主要病理特征的慢性关节疾病，是中老年人关节疼痛最常见的原因。骨关节炎的临床表现为缓慢发展的关节疼痛、压痛、僵硬、关节肿胀、活动受限和关节畸形等。我国骨关节炎患病率约为 10%，且随年龄递增，60 岁以上人群患病率已高达 50%。传统观点认为，骨关节炎仅为老年退行性疾病。然而，临床研究显示，骨关节炎与低出生体重密切相关（Hussain et al.，2017），提示骨关节炎也可能具有胎儿发育起源。研究表明，软骨发育不良可导致成年关节的力学特征和关节软骨基质构成异常，这是诱发骨关节炎的可能原因之一。作者团队于 2012 年承担了国家自然科学基金重大国际合作项目，在国际上首次提出并系统证实，骨关节炎具有胎儿发育起源，胎源性骨关节炎属于代谢综合征范畴。作者团队证实，孕期外源物（如咖啡因、尼古丁、乙醇、地塞米松）暴露和摄食限制所致的 IUGR 子代软骨发育不良（Li et al.，2020a；Xie et al.，2018；Tie et al.，2016a；Luo et al.，2015；Tan et al.，2016），成年后骨关节炎易感性增加（Chen et al.，2019b；Ni et al.，2018，2015a，2015b；Tie et al.，2016b），其与宫内母源性糖皮质激素过暴露导致子代关节软骨发育编程改变有关。综上，孕期不良环境可导致子代成年后骨关节炎易感。

3.1.7　胎源性慢性肾病（代谢相关疾病）

肾小球硬化症（glomerulosclerosis）是以细胞外基质增加、肾小球系膜细胞增生和肾小球足细胞损伤为主要病理特征的肾小球疾病，是各种原发性或继发性慢性肾小球疾病向终末性肾病进展和恶化的共同病理阶段。有研究证实，肾小球硬化症的发生与低出生体重有关，对 242 例肾病患者的临床研究发现，肾小球硬化症患者中低出生体重者占 37.5%，远高于普通人群，提示低出生体重是肾小球硬化症的危险因素之一。动物实验亦表明，多种不良宫内环境均可导致 IUGR 子代成年后肾小球硬化症的发生或易感性增加。有研究发现，孕期营养受限的子代大鼠肾单位数量低于正常子代，3 月龄时出现肾小球肥大，18 月龄时肾小球滤过率明显降低，并出现肾小球硬化症。一项孕期暴露于毒物邻苯二甲酸二异辛酯的研究发现，子代大鼠 8 月龄即出现肾小球硬化症、肾间质纤维化等病变。作者团队研究也发现孕期外源物（如乙醇、咖啡因、地塞米松等）暴露可改变成年子代大鼠 RAS 活性，从而导致慢性肾病易感（Chen et al.，2019b；He et al.，2019；Li et al.，2019；Zhu et al.，2018；Ao et al.，2015）。由此可见，孕期不良环境可导致慢性肾病易感。

3.2　孕期不良环境所致子代神经精神性疾病易感

越来越多的研究发现，孕期或生命早期应激诱发的大脑发育可塑性改变可能会持续到成年期，对行为、认知以及情绪系统具有终身的影响，可导致抑郁症、精神分裂症、孤独症等神经精神性疾病的易感性增加。作者团队研究发现，孕期不良环境包括乙醇、尼古丁、咖啡因暴露及摄食限制等可导致子代下丘脑-垂体-肾上腺（HPA）轴的发育异常（Xu et al.，2018b；Lu et al.，2018；He et al.，2017；Zhang et al.，2013），由此加重子代对这些神经精神性疾病的易感性。

3.2.1　胎源性抑郁症

抑郁症（depression）又称抑郁障碍，以显著而持久的心境低落为主要临床特征，是心境障碍的主要类型，临床可见心境低落与其处境不相称，情绪的消沉可以从闷闷不乐到悲痛欲绝，自卑抑郁，甚至悲观厌世，可有自杀企图或行为，严重者可出现幻觉、妄想等精神病性症状。抑郁症患者除了可能有自杀倾向，还易罹患冠心病和 2 型糖尿病。世界卫生组织最新数据显示，全球抑郁症的发病率为 3.1%。据不完全统计，目前我国抑郁症发病率高达 5%～6%，而且发病率近年来呈逐年上升趋势，给社会和家庭造成了沉重的负担。流行病学调查表明，孕期饮酒可引起子代抑郁症发病率增加，孕期每天至少吸 1 包香烟的母亲，其子女出现抑郁症的风险是母亲不吸烟子女的 2 倍以上。有研究表明，孕期母亲抑郁会导致儿童患抑郁症的风险增加 4 倍，孕期宫内己烯雌酚暴露可能会导致子代成年后患抑郁症的风险增加。综上，孕期不良宫内环境与子代罹患抑郁症风险增加密切相关。

3.2.2　胎源性精神分裂症

精神分裂症（schizophrenia）是一组在遗传和神经发育缺陷基础上产生的慢性、致残性精神障碍，具有思维、情感、行为等多方面障碍，以精神活动与环境不协调为主要特征。全球范围内精神分裂症的患病率约为 1%，世界不同地区患病率差异较大，如爱尔兰可达 1.74%，太平洋岛国高达 9%，发展中国家平均患病率要低于发达国家。对我国 7 个地区的精神分裂症研究发现，终身患病率为 6.55‰，时点患病率为 5.31‰，上述患病率均较 20 世纪 80 年代有增高的趋势，给患者及其家庭、社会带来了严重后果，已成为造成社会负担的第七大疾病。研究发现，精神分裂症的发生亦与 IUGR 具有明显的关联，胎儿的生长异常、神经发育紊乱与精神分裂症的患病风险具有明显的相关性。队列研究显示，出生体重下降、出生体长减小及胎盘重量减轻与精神分裂症的发生风险呈线性正相关关系，巢式病例-对照研究显示，低出生体重可作为精神分裂症发生的独立危险因素之一。早产儿和缺氧胎儿出生后患精神分裂症的风险亦明显增高（Nosarti et al.，2012）。在精神分裂症发生过程中，HPA 轴的高应激敏感性起到了一定的促进作用，且应激导致糖皮质激素释放增加，增加的糖皮质激素可提高与精神分裂症发生相关的多巴胺通路活性。因此，IUGR 与精神分裂症的发生具有明显的相关性，孕期不良环境可导致精神分裂症易感。

3.2.3　胎源性孤独症

孤独症（autism）又称自闭症，是一种较为严重的广泛性发展障碍疾病。孤独症谱系障碍（autism spectrum disorder）是一组发育障碍，其特点是在社会化、沟通和行为方面的非典型发育。孤独症谱系障碍是根据典型孤独症的核心症状进行扩展定义的广泛意义上的孤独症，既包括了典型孤独症，也包括了不典型孤独症和阿斯伯格综合征、孤独症边缘、孤独症疑似、孤独症倾向、发育迟缓等症状。2014 年，美国疾病控制与预防中心最新统计孤独症谱系障碍的发病率为 1/68，男孩儿患病率为 1/54。我国有部分地区进行过此类流行病学调查：2004 年北京抽样调查结果为孤独症患病率 1.53‰，2012 年深圳报道 18～24 月龄婴幼儿孤独症患病率为 2.76‰。人类的大脑发育始于妊娠早期，在胎儿和婴儿发育期间，神经发育相关关键基因的表达可受到不良环境的影响，如孕早期较高的母体皮质醇水平与女孩儿的情感问题有关，可发展为孤独症。一项病例-对照的研究选取了 162 名病例和 8807 名对照，分析了围产期汞暴露与儿童孤独症谱系障碍之间的关联性，结果发现孕期高剂量汞暴露儿童孤独症谱系障碍的发生风险是低剂量汞暴露儿童的 2 倍。孕期砷暴露与儿童孤独症或行为问题显著相关（Adams et al.，2013）。综上，孤独症有宫内发育起源。

3.2.4 胎源性认知障碍

认知是机体认识和获取知识的智能加工过程，涉及学习、记忆、语言、思维、精神、情感等一系列随意、心理和社会行为。认知障碍（cognitive disorder）是指与上述学习、记忆以及思维判断有关的大脑高级智能加工过程出现异常，从而引起严重的学习、记忆障碍，同时伴有失语、失用、失认、失行等改变的病理过程。临床研究和动物实验均表明，父母虐待、忽视或家族性行为会损害认知发展。一项队列研究在 279 名儿童脐带血中检测了汞暴露水平，发现汞暴露水平与儿童注意缺陷多动障碍的发生风险呈正相关关系，汞暴露剂量为 22.9～99.3 μg/L 的缺陷型和多动型儿童注意缺陷多动障碍的发生风险分别是暴露剂量为 1.0～11.2 μg/L 的 2.87 倍和 2.92 倍。有研究表明，孕早期暴露于砷与学龄儿童智力障碍呈正相关关系（Adams et al.，2013）。作者团队研究也证实孕期地塞米松暴露的子代大鼠成年后认知障碍的易感性增加（Dong et al.，2018；Huang et al.，2019）。由此可见，孕期不良环境可导致子代认知障碍。

3.3 孕期不良环境所致子代生殖系统疾病易感

目前已发现，孕期不良环境也可导致生殖系统疾病易感，其中包括睾丸发育不良综合征、卵巢发育不良和多囊卵巢综合征等。

3.3.1 胎源性睾丸发育不良综合征

睾丸发育不良综合征（testicular dysplasia syndrome）包含儿童期隐睾症、尿道下裂和成年期睾丸肿瘤、精子数量不足 4 种疾病。流行病学调查发现，睾丸发育不良综合征具有胎儿起源。已有的实验研究提示，在产前敏感阶段，内分泌干扰物暴露会增加男性生殖障碍的风险。一项男性精液质量的队列研究表明，母亲孕期摄入咖啡较多时，其子代精液体积、睾酮和抑制素 B 的浓度呈下降趋势。孕期乙醇暴露可导致男性下丘脑-垂体-睾丸轴上多器官功能损伤，使成年期精子质量下降，增加了子代发生隐睾症的风险。一项在欧洲部分国家开展的调查报告表明，妊娠早期接受过己烯雌酚治疗的母亲，其子代隐睾症的发病率大大增加，并且尿道下裂的发病率增加 20 倍。作者团队研究也发现孕期外源物（咖啡因、尼古丁、乙醇、地塞米松）暴露可导致子代睾丸发育异常，成年后精子数量不足（Pei et al.，2019；Liu et al.，2018，2019；Zhang et al.，2020）。目前对男性生殖系统发育异常的研究表明，内分泌干扰因子可通过影响下丘脑-垂体-性腺轴而引起雌激素-雄激素失衡，从而导致男性生殖系统的发育异常。综上，孕期不良环境可导致子代睾丸发育不良综合征易感。

3.3.2　胎源性卵巢发育不良

卵巢发育不良（ovarian dysplasia）的临床表现为原发性闭经或初潮延迟、月经稀少和第二性征发育不良，常伴有内生殖器或泌尿器官异常，多见于特纳综合征患者。单侧或双侧发育不良卵巢外观色白，呈细长索状，又称条索状卵巢；发育不良卵巢切面仅见纤维组织，无卵泡。孕期糖皮质激素过暴露会导致雌性子代成年后雌二醇分泌异常、卵泡发育异常等生殖功能改变。已有多项研究证实，孕期不良环境会引起出生时小于胎龄儿的女性成年后卵巢体积减小、促卵泡激素水平升高，且排卵率降低，提示其卵巢储备功能下降。同时也有临床研究发现，孕期母体暴露于吸烟环境并不影响卵原细胞数量，但体细胞数量显著减少，原因是卵泡不能存在于没有体细胞围绕的环境下，因而早期体细胞的缺乏会对后期卵巢储备和生育力产生长期影响。研究表明，孕期双酚 A 高剂量暴露会使其后代卵巢总卵泡数量显著减少。吸烟对女性的生殖健康有负面作用，可能是烟雾中多环芳烃可影响卵巢储备，培养于多环芳烃环境中的胎鼠卵巢表现出广泛的生殖细胞缺失，并可被多环芳烃受体拮抗剂所逆转。有研究发现，大鼠妊娠期至仔鼠出生后 2 周暴露于吸烟环境，其仔鼠卵巢颗粒细胞出现明显的凋亡，卵泡数量减少，因而引起卵巢储备功能下降。雌性啮齿动物宫内暴露于二噁英，可使子代卵巢体积减小、黄体数目减少、卵巢提前衰竭及生育力衰退。作者团队研究也发现，孕期外源物（如乙醇、尼古丁、地塞米松）暴露的子代青春期卵巢功能受损甚至出现卵巢早衰（Ni et al.，2019；Fan et al.，2019；Lv et al.，2018；Gong et al.，2021）。以上均表明，孕期不良环境可导致卵巢发育不良易感。

3.3.3　胎源性多囊卵巢综合征

多囊卵巢综合征（polycystic ovarian syndrome）是环境、基因和胎儿发育所处的宫内环境等多因素作用导致的一种内分泌紊乱的疾病。据统计，育龄期妇女发病率为 6%～10%，在因不排卵而导致不孕的患者中甚至占到 30%～60%。研究发现，出生时小于胎龄儿的女性成年时，在 HPA 轴发育成熟过程中出现高胰岛素血症和高雄激素血症，这与后期排卵周期异常有关。育龄期的小于胎龄儿女性是多囊卵巢综合征的高发人群，其在 30 岁左右的发病率是正常出生体重女性的 2 倍。小于胎龄儿和多囊卵巢综合征的雌性后代可能由于类固醇激素介导的发育编程改变而在成年后发生多囊卵巢综合征的风险增加。其原因是在胎儿器官形成时期，糖皮质激素过暴露和（或）雄激素暴露促进了相关基因表达改变，而这些基因表达的变化与成年后发生多囊卵巢综合征的生殖代谢紊乱有关，这些后代表现为身高、体重快速增长，随后出现高胰岛素血症、脂质代谢紊乱、向心性肥胖、阴毛早现和肾上腺功能初现，继而发展为多囊卵巢综合征。孕期暴露于内分泌干扰物如双酚 A、酞酸盐和雄激素等，会通过胎儿编程作用改变后代内分泌激素状态，致使多囊卵巢综合征发生，并且多囊卵巢综合征可能具有跨代遗传效应（Hewlett et al.，2016）。大鼠妊娠期暴露于双酚 A 后，其雌性子代在青春期前卵巢发生多囊样改变，但成年卵巢无明显改变。研究表明，在宫内由雄激素诱导的胎儿编程会导致成年时期多囊卵巢综合征，即使出生后雄激素水平恢复正常，成年后也会出现多囊表型。孕期暴露于邻苯二甲酸二丁酯和邻苯二甲酸-2-乙基己酯也会使子代卵巢发生多囊样改变，且激素水平变化类似于多囊卵巢综合征的状态（Hewlett et al.，2016）。由此可见，孕期不良环境可导致多囊卵巢综合征易感。

3.4 孕期不良环境所致子代免疫相关疾病易感

孕期不良环境可导致子代免疫器官发育异常，免疫功能紊乱。以下主要对支气管哮喘及免疫缺陷病等相关疾病进行介绍。

3.4.1 胎源性支气管哮喘

支气管哮喘（bronchial asthma）是由多种细胞和细胞组分参与的慢性气道炎症。此种炎症常伴随气道反应性增高，导致反复发作的喘息、气促、胸闷和（或）咳嗽等症状，此类症状常伴有广泛而多变的气流阻塞，可以自行或通过治疗而逆转。哮喘相关症状如婴幼儿哮喘的患病率高达 20%～30%，学龄儿童哮喘的患病率为 5%～10%。研究表明，低出生体重儿在儿童期出现呼吸道症状的风险较高。母亲孕期吸烟可损伤胎儿肺功能，使胎儿日后发生喘鸣的风险增加，胎儿成年后哮喘、慢性阻塞性肺疾病、肺功能损伤的发病率也较高。有研究表明，孕期母亲双酚 A 暴露与儿童哮喘、肺功能发育异常存在关联。母体孕期营养素摄入不足可能会直接影响胎儿体格、肺部和呼吸道发育，从而增加儿童哮喘的发病风险。例如，妊娠晚期母体摄入较多不饱和脂肪酸，将影响前列腺素 E 的生成，以及 Th2 细胞调控的变态反应，导致胎儿哮喘易感性增加。同时，孕期不良环境导致的表观遗传学改变尤其是膳食模式导致的甲基化模式改变，对哮喘发病有重要作用，如孕期维生素 D、维生素 E 和锌摄入较少会改变特定基因启动子区域的甲基化差异模式，导致体格生长和肺发育有关基因的表达改变，从而影响肺发育，增加儿童哮喘的风险。据此，可认为孕期不良环境可导致哮喘易感。

3.4.2　胎源性免疫缺陷病

免疫缺陷病（immunodeficiency disease）是一种人体免疫系统发育缺陷或免疫反应障碍，致使人体抗感染能力低下的疾病，临床表现为反复感染或严重感染性疾病。免疫缺陷病分为原发性和继发性两类。原发性免疫缺陷病患者有高度伴发自身免疫病的倾向，正常人群自身免疫病的发病率为 0.001%～0.01%，而免疫缺陷病患者可高达 14%，以系统性红斑狼疮、类风湿关节炎和恶性贫血等较为多见。母体孕期营养不良可导致胎儿低出生体重的发生率增高，后代感染发生率增高，并可导致个体永久性免疫缺陷，即使后期补充营养也不能纠正（Langley-Evans and Langley-Evans，2003）。母体孕期补充 n-3 多不饱和脂肪酸可降低婴儿变态反应性疾病的发生率，患变态反应性疾病的母体母乳中 n-3 多不饱和脂肪酸发生变异，可使婴儿变态反应性疾病的发生率升高（Decsi et al.，2005）。哺乳期母体或婴儿补充 n-3 多不饱和脂肪酸，可促进淋巴细胞体外产生干扰素，该作用可持续 2 年，从而明显降低个体的感染发生率（Mayer and Seeger，2008）。由此可见，孕期不良环境可导致免疫缺陷病易感。

3.5　孕期不良环境所致子代肿瘤易感

肿瘤发病率的上升与孕期不良环境关系密切，包括高龄产妇、低出生体重、孕期接触不良外源物（如药物、内分泌干扰物）等。

3.5.1　胎源性卵巢癌

卵巢癌（ovarian cancer）是女性生殖器官常见的恶性肿瘤之一，其发病率仅次于子宫颈癌和子宫内膜癌。其中卵巢上皮癌死亡率占各类妇科肿瘤的首位，对妇女生命造成了严重威胁。由于卵巢的胚胎发育、组织解剖及内分泌功能较复杂，早期症状不典型，术前鉴别卵巢肿瘤的组织类型及良恶性相当困难。据统计，约有 1.4%的女性会患上这种疾病，2018 年美国有大约 22 240 例新诊断的卵巢癌病例和 14 070 例卵巢癌死亡病例。据国内外临床资料统计，卵巢癌的五年生存率仅为 25%～30%。孕期暴露于二乙基己烯雌酚的女性子代，其卵巢癌的发病率高于预期。女性青春期的时间和它的里程碑事件月经初潮在很大程度上是由遗传因素决定的，但也可能受到环境因素的影响，如母亲怀孕期间的肥胖和吸烟。多项研究表明，母亲在孕期暴露于香烟烟雾会使子代月经初潮时间提前。此外，孕期香烟暴露的低出生体重子代，出生后发生的追赶性生长也是导致月经初潮提前的重要原因。而月经初潮提前可能会导致女性长时间接触雌激素，从而增加女性生殖器官发生癌变的风险，如乳腺癌、子宫内膜癌和卵巢癌。对美国白种人妇女的研究也发现，初潮年龄过早可增加卵巢癌的发生危险。有研究表明，孕期女性吸烟往往会促使其女儿在后期生活中患卵巢癌的风险增加（Behie et al.，2015）。由此可见，孕期不良环境可导致卵巢癌易感。

3.5.2 胎源性乳腺癌

乳腺癌（breast cancer）是发生在乳腺腺上皮组织的恶性肿瘤。99%的乳腺癌发生在女性中，男性发生率仅占 1%。目前乳腺癌已成为威胁女性身心健康的常见肿瘤，并且已成为当前社会的重大公共卫生问题。全球乳腺癌发病率自 20 世纪 70 年代末开始一直呈上升趋势，近年我国乳腺癌发病率的增长速度高于高发国家 1～2 个百分点。我国国家癌症中心和国家疾病预防控制局 2012 年公布的乳腺癌发病数据显示：全国肿瘤登记地区乳腺癌发病率居女性恶性肿瘤的第 1 位。一项大鼠动物实验表明，高脂饮食或肥胖的父亲，其雌性子代乳腺癌的患病率明显增加（Fontelles et al.，2016）。乳腺密度即成年乳房中纤维腺体组织的数量，代表女性的年龄和身体质量指数，是乳腺癌易感性的生物标志，如同乳腺癌本身，其易受到早期环境的影响。出生体重与纤维腺体组织的相对数量存在正相关关系。提示，乳腺纤维腺体组织数量和乳腺癌患病风险可能具有共同的宫内发育起源（Denholm et al.，2016）。研究发现，出生体重与乳腺癌的患病风险之间存在正相关关系，宫内微环境中高雌激素和胰岛素样生长因子 1 等可引起乳腺分化异常，从而增加出生后子代对环境致癌因素的敏感性。综上，孕期不良环境可导致乳腺癌易感。

3.5.3 胎源性肝母细胞瘤

肝母细胞瘤（hepatoblastoma）是一种具有多种分化方式的恶性胚胎性肿瘤，由胎儿性上皮性肝细胞、胚胎性细胞以及分化的间叶成分组成。大部分的肝母细胞瘤为单发。临床表型主要为患儿腹部膨隆、体重降低、食欲缺乏，多发生于男孩儿。肝母细胞瘤是儿童期最常见的肝恶性肿瘤，约占儿童肝原发性恶性肿瘤的 80%，而在儿童恶性肿瘤中，肝恶性肿瘤仅约占 1%。因此，肝母细胞瘤在儿童恶性肿瘤中比较罕见，全球发生率仅为 0.000 05%～0.000 15%，但是其恶性程度高，危害极大。研究发现，辅助生殖技术导致低出生体重儿的肝母细胞瘤发病率增加（Williams et al.，2018）。研究表明，低出生体重儿患肝母细胞瘤的风险增加约 1 倍，极低出生体重儿患肝母细胞瘤的风险增加约 20 倍。孕期暴露于与交通有关的受污染空气也可能会增加子代患肝母细胞瘤的风险（Kumar et al.，2018）。同时有证据表明，孕前期或孕中期吸烟与子代肝母细胞瘤的发病率升高有关（Spector and Birch，2012）。由此可见，孕期不良环境可导致肝母细胞瘤易感。

3.6　研　究　展　望

胎儿是不良环境暴露最敏感的人群。孕期不良环境危害巨大，可以导致胎儿多器官系统的远期慢性疾病易感，21 世纪的非传染性慢性疾病将是全球的重要问题。本章主要通过国内外和作者团队的系列临床和实验室研究，阐述了孕期不良环境可导致子代代谢性疾病、神经精神性疾病、生殖系统疾病、免疫缺陷病及肿瘤易感性增加（图 3-1），表明非传染性慢性疾病存在宫内发育起源，但多种疾病的宫内发育起源机制仍不清楚。因此，开展孕期不良环境所致非传染性慢性疾病的发生机制研究，并在此基础上建立有效的预警、早期综合防治策略，将成为后期研究的重点。

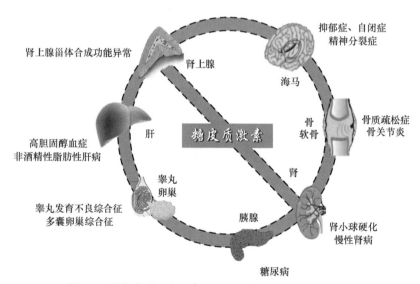

图 3-1　孕期咖啡因暴露后子代多器官的疾病易感性增加

参　考　文　献

Adams J B, Audhya T, McDonough-Means S, et al. 2013. Biol Trace Elem Res, 151(2): 171-180.
Ao Y, Sun Z, Hu S, et al. 2015. Toxicol Appl Pharmacol, 287(2): 128-138.
Behie A M, O'Donnell M H. 2015. Hum Reprod, 30(4): 957-962.
Chen B, Lu K H, Ni Q B, et al. 2019a. Toxicol Lett, 314: 18-26.
Chen H Y, Zhu Y N, Zhao X Q, et al. 2019b. Toxicol Lett, 321: 44-53.

Crispi F, Bijnens B, Figueras F, et al. 2010. Circulation, 121(22): 2427-2436.

Decsi T, Campoy C, Koletzko B. 2005. Adv Exp Med Biol, 569: 109-113.

Denholm R, De Stavola B, Hipwell J H, et al. 2016. Breast Cancer Res, 18(1): 102.

Dong W, Xu D, Hu Z, et al. 2018. Toxicol Lett, 283: 1-12.

Fan G L, Zhang Q, Wan Y, et al. 2019. Food Chem Toxicol, 128: 256-266.

Fontelles C C, Guido L N, Rosim M P, et al. 2016. Breast Cancer Res, 18(1): 71.

Gong X H, Zhang J Z, Ge C Y, et al. 2021. Pharmacol Res, 165: 105435.

Guo Y, Luo H, Wu Y, et al. 2018. Reprod Toxicol, 79: 47-56.

He H Y, Xiong Y, Li B, et al. 2019. Toxicol Lett, 311: 17-26.

He X, Lu J, Dong W, et al. 2017. Arch Toxicol, 91(12): 3927-3943.

He Z, Li J, Luo H, et al. 2015. Sci Rep, 5: 17679.

Hewlett M, Chow E, Aschengrau A, et al. 2016. Reprod Sci, 24(1): 19-27.

Hu S W, Liu K X, Luo H W, et al. 2019a. Toxicology, 418: 11-21.

Hu S W, Qin J, Zhou J, et al. 2019b. Toxicol Appl Pharmacol, 375: 46-56.

Hu S W, Xia L P, Luo H W, et al. 2019c. Toxicology, 417: 23-34.

Huang S Q, Dong W T, Jiao Z X, et al. 2019. Toxicol Sci, 171(2): 369-384.

Hussain S, Ackerman I, Wang Y, et al. 2017. Osteoarthr Cartilage, 25(1): S202-S203.

Kou H, Gui S X, Dai Y G, et al. 2020. Toxicol Appl Pharmacol, 404: 115187.

Kou H, Shen L, Luo H W, et al. 2017b. Reprod Toxicol, 74: 85-93.

Kou H, Wang G H, Pei L G, et al. 2017a. Sci Nat, 104(11-12): 89.

Kumar S V, Lupo P J, Pompeii L A, et al. 2018. Int J Environ Res Public Health, 15(3): 505.

Langley-Evans A J, Langley-Evans S C. 2003. J R Soc Health, 123(4): 210-216.

Li B, Zhu Y N, Chen H Y, et al. 2019. Toxicology, 411: 32-42.

Li L, Hu W, Liu K X, et al. 2020a. Toxicol Appl Pharmacol, 395: 114979.

Li Q X, Wang L L, Wang Y Z, et al. 2020b. Pharmacol Res, 151: 104555.

Liu H Z, He B, Hu W, et al. 2021. Biochem Pharmacol, 185: 114420.

Liu M, Chen B, Pei L, et al. 2018. Toxicology, 408: 1-10.

Liu M, Zhang Q, Pei L G, et al. 2019. Epigenetics, 1: 1-15.

Lu J, Jiao Z, Yu Y, et al. 2018. Cell Death Dis, 9(6): 659.

Luo H, Li J, Cao H, et al. 2015. Sci Rep, 5: 17746.

Lv F, Wan Y, Chen Y, et al. 2018. Endocrinology, 159(3): 1401-1415.

Mayer K, Seeger W. 2008. Toxicol Sci, 164(1): 179-190.

Ni Q, Lu K H, Li J, et al. 2018. Toxicol Sci, 164(1): 179-190.

Ni Q, Tan Y, Zhang X, et al. 2015a. Sci Rep, 5: 14711.

Ni Q, Wang L, Wu Y, et al. 2015b. Toxicol Lett, 238(2): 117-125.

Ni Y, Xu D, Lv F, et al. 2019. J Endocrinol, 243(1): 43-58.

Nosarti C, Reichenberg A, Murray R M, et al. 2012. Arch Gen Psychiatry, 69(6): E1-E8.

Pei L G, Yuan C, Guo Y T, et al. 2017. Reprod Toxicol, 71: 150-158.

Pei L G, Zhang Q, Yuan C, et al. 2019. J Endocrinol, 242(1): M17-M32.

Qi Y, Luo H, Hu S, et al. 2017. Cell Physiol Biochem, 44(2): 657-670.

Shangguan Y F, Jiang H, Pan Z, et al. 2017. Cell Death Dis, 8(10): e3157.

Shangguan Y F, Wen Y X, Tan Y, et al. 2018. Am J Pathol, 188: 2863-2876.

Shen L, Liu Z F, Gong J, et al. 2014. Toxicol Appl Pharmacol, 274(2): 263-273.

Spector L G, Birch J. 2012. Pediatr Blood Cancer, 59(5): 776-779.

Stordal K, McArdle H J, Hayes H, et al. 2018. Sci Rep, 8(1): 9067.

Tan Y, Wu Y, Ni Q, et al. 2016. Br J Nutr, 116(8): 1346-1355.

Tie K, Tan Y, Deng Y, et al. 2016a. Reprod Toxicol, 60: 11-20.

Tie K, Zhang X, Tan Y, et al. 2016b. FASEB J, 30(2): 785-797.

Wang L L, Shen L, Ping J, et al. 2014. Toxicol Lett, 224(3): 311-318.

Wen Y X, Shangguan Y F, Pan Z Q, et al. 2019. Toxicol Appl Pharmacol, 363: 1-10.

Williams C L, Bunch K J, Murphy M F G, et al. 2018. Hum Reprod, 33(1): 140-146.

Xia L P, Jiao Z X, Pei L G, et al. 2020. Reprod Toxicol, 94: 48-54.

Xia L P, Shen L, Kou H, et al. 2014. Toxicol Lett, 226(1): 98-105.

Xiao D, Kou H, Gui S X, et al. 2019. Front Endocrinol(Lausanne), 10: 34.

Xiao D, Kou H, Zhang L, et al. 2017. Arch Med Res, 48(1): 35-45.

Xiao H, Wen Y X, Wu Z X, et al. 2020a. Bone, 141: 115578.

Xiao H, Wen Y, Pan Z, et al. 2018. Cell Death Dis, 9(6): 638.

Xiao H, Wu Z X, Li B, et al. 2020b. Br J Pharmacol, 177(20): 4683-4700.

Xie Z, Zhao Z, Yang X, et al. 2018. Toxicol Appl Pharmacol, 352: 107-118.

Xu D, Bai J, Zhang L, et al. 2015. Toxicol Res, 4(1): 112-120.

Xu D, Luo H W, Hu W, et al. 2018a. FASEB J, 32(10): 5563-5576.

Xu D, Zhang C, He X, et al. 2018b. Toxicol Lett, 283: 39-51.

Zhang L, Shen L, Xu D, et al. 2016a. Reprod Toxicol, 65: 236-247.

Zhang L, Xu D, Zhang B, et al. 2013. Arch Med Res, 44(5): 335-345.

Zhang Q, Pei L G, Liu M, et al. 2020. Food Chem Toxicol, 135: 11057.

Zhang X, Shang-Guan Y, Ma J, et al. 2016b. Br J Pharmacol, 173(14): 2250-2262.

Zhou J, Zhu C Y, Luo H W, et al. 2019. FASEB J, 33(1): 1110-1123.

Zhu Y, Zuo N, Li B, et al. 2018. Toxicology, 400-401: 9-19.

（铁　楷、艾　灿）

第 4 章

胎儿发育毒性的胎盘损伤机制

摘要：妊娠是胚胎（胎儿）在母体内生长发育的一种复杂而特殊的生理过程。在这期间，胎盘作为连接母体和胎儿的临时器官，对胎儿的正常发育起着至关重要的作用。宫内不良环境包括母体因素和外源环境因素，其可通过影响胎盘的结构和功能，从而影响胎儿的生长发育，并进一步增加子代成年后多种慢性疾病的易感性。胎儿发育毒性的胎盘损伤机制主要包括胎盘细胞凋亡增加、自噬增强和血管发育异常等，而胎盘糖皮质激素屏障功能改变所致的胎儿宫内母源性糖皮质激素过暴露也被认为是造成宫内发育迟缓的关键因素。本章总结了近十年来国内外学者在胎盘方面的研究，以期为胎盘与宫内发育迟缓之间的关系研究提供更全面的信息。

引　言

"健康与疾病的发育起源（developmental origins of health and disease，DOHaD）"学说强调了妊娠期不良宫内环境对胎儿生长发育及成年慢性疾病发生的重要性。其中，胎盘是妊娠期连接母体与胎儿的临时结构，具有物质交换、防御、合成及免疫等多种功能。研究发现，当胎盘功能出现紊乱时，会导致胎儿缺血、缺氧和营养障碍，处于发育敏感期的胎儿组织器官在结构和功能上会发生永久性或程序性改变，这些变化可导致多种不良妊娠结局，而且会大大增加胎儿出生后对多种慢性疾病的易感性。宫内发育迟缓（intrauterine growth retardation，IUGR）是指宫内发育时期胚胎（胎儿）的正常生长潜能受抑，临床主要表现为多器官功能发育障碍、生长迟缓及低出生体重。IUGR 在所有妊娠中的发生率为 5%~10%，是导致围产期疾病发生及死亡的主要原因。大量流行病学调查表明，IUGR 患儿成年后多种慢性疾病的易感性显著增加，如代谢性疾病和神经精神性疾病（Nielsen et al.，2013），严重影响了人口的生存质量。因此，深入研究胎盘与 IUGR 发生之间的内在联系，对探究成年疾病的胎儿起源具有重要意义，也为寻找有效防治胎源性疾病的靶标提供了科学依据。

4.1 胎盘结构与功能特点及其病理改变

胎盘介于胎儿与母体之间,由胎儿部分的羊膜、叶状绒毛膜以及母体部分的底蜕膜构成,是维持胎儿宫内生长发育的重要器官,具有物质交换、防御、合成及免疫等功能。

4.1.1 胎盘生理结构与功能特点

胎盘的组织学结构自胎儿面到母体面依次为:羊膜、绒毛膜板、胎盘实质和蜕膜板。叶状绒毛膜为胎盘的主要组成部分,表面被覆两层形态不同的上皮,即细胞滋养层细胞和合体滋养层细胞。细胞滋养层细胞的增殖能力强,但随妊娠进展而增殖能力降低;合体滋养层细胞由细胞滋养层细胞分化而来,是参与形成胎盘屏障的最主要的细胞类型,也是母胎循环之间营养成分和代谢废物交换的场所。到发育后期,胎血与母血之间的胎盘屏障由合体滋养层细胞、血管内皮细胞、两者的基膜及中间连接部分组成,从而有利于物质交换(图 4-1)。人妊娠早期,滋养层细胞侵入子宫时开始进行血管重塑,使胎儿与母体循环建立联系,但这在啮齿动物的妊娠中期才开始发生。啮齿动物胎盘由两个主要区域组成:迷路区和交界区(图 4-1)。其中,母体-胎儿的交换发生于迷路区的合胞体滋养层。而在人类中,胎盘绒毛直接延伸进入母体血液循环中进行物质交换。虽然啮齿动物和人类的胎盘存在结构上的差异(Hemberger et al.,2020),但它们共享显著保守的基因转录和蛋白质表达程序(Cox et al.,2009)。

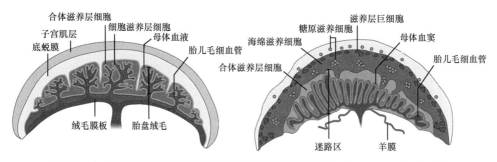

图 4-1 人(左图)和小鼠(右图)胎盘生理结构图(**Hemberger et al.,2020**)

胎盘作为胎儿与母体间相互沟通的一种特殊器官,具有多种功能,包括气体交换、免疫防御、代谢产物排泄、营养物质转运以及内分泌功能。以转运功能为例,葡萄糖是胎儿和胎盘的重要能量底物,对胎儿的正常生长发育至关重要。妊娠期间,母体循环中葡萄糖浓度高于胎儿,这种浓度梯度驱使了葡萄糖的跨胎盘转运,由葡萄糖转运蛋白(glucose transporter,GLUT)家族所介导,而 GLUT 表达于胎盘滋养层细胞微绒毛膜和基底膜。另外,许多脂类不参与能量代谢,但对胎盘、胎儿生长发育是必需的。母体中的脂类一般不能直接通过胎盘,须先在胎盘屏障中分解,再进入胎儿体内重新合成。为满足胎儿生长发育对氨基酸(尤其是必需氨基酸)的需要,胎盘中氨基酸主动转运系统发挥着重要作用,其机制包括转运蛋白的转运功能(体系 A)和交换器的交换作用(体系 L)。体系 A 中氨基酸转运蛋白介导小分子非必需中性氨基酸的摄取,同时通过 Na^+ 交换来完成对氨基酸逆浓度梯度的转运,因而导致了非必需氨基酸(如甘氨酸)在细胞内的高浓度,而这又可以通过体系 L 来交换细胞外的必需氨基酸(Avagliano et al.,2012)。

4.1.2 宫内发育迟缓相关的胎盘结构与功能改变

研究发现宫内发育迟缓(IUGR)相关的胎盘病理学改变,包括合胞体滋养层表面积减小、由滋养层和胎儿毛细血管内皮细胞形成的交换屏障厚度增加、细胞凋亡增加、绒毛分支减少,以及末端绒毛体积、表面积减小(Mayhew et al.,2003)。在临床上能被识别的与 IUGR 有关的异常还包括胎盘重量的减小。有文献报道,IUGR 胎盘中出现炎症、梗死、局部缺血、绒毛内出血以及合体化的概率显著增加。另外,通过湿鼻烟对胎盘微观形态学影响的研究显示,滋养层功能组分的损失不仅会影响母体和胎儿之间的物质交换而导致 IUGR,而且可能引起正常妊娠所需的激素失衡而导致早产(Ashfaq et al.,2008)。因此,对胎盘总的、微观的病理检测成为确定 IUGR 患儿病理生理变化的有力工具,其在解释 IUGR 发生方面起着重要作用。例如,研究发现,在 IUGR 胎盘中终端绒毛及其毛细血管的总面积和数量显著减少。

由于 IUGR 代表生理生长速率降低,胎儿生长依赖于通过胎盘将母体营养物质转运到脐带循环。因此,胎儿的生长受限与胎盘营养物质供应减少有关。IUGR 胎盘的表型改变有葡萄糖减少、氨基酸减少、未酯化脂肪酸增多以及长链多不饱和脂肪酸减少(Cetin and Alvino,2009)。具体表现为:大部分 GLUT 表达或活性没有改变而 GLUT3 表达增加,母体-胎儿葡萄糖浓度在 IUGR 胎儿中显著增加(Janzen et al.,2013);胎盘上脂蛋白受体表达水平改变,导致胎儿循环中脂质水平改变(Huang et al.,2019;Zhang et al.,2019);胎儿循环中长链多不饱和脂肪酸成分发生了改变,其中 Omega3 及 Omega6 脂肪酸含量增加,而作为其前体物质的 α-亚麻酸和亚油酸含量降低(Cetin et al.,2002);胎盘滋养层细胞微绒毛膜上体系 A 活性降低,且与 IUGR 严重程度有关;牛磺酸转运体活性受到抑制。也有研究显示,脐带动脉和静脉中大部分氨基酸浓度显著降低,导致氨基酸不足,

易引起胰岛 β 细胞发育和功能受损，肝和外周组织出现胰岛素抵抗（Cetin and Alvino，2009），其远期危害之一是可能导致糖代谢紊乱甚至糖尿病发生等。

4.2　胎盘介导宫内发育迟缓及胎源性疾病发生

胎盘介于胎儿与母体之间，可以感知母体的营养状态和不良环境，并对母体环境的变化作出有力的反应。对人类和啮齿动物的研究显示，多种母体不良环境（如营养缺乏或过度、服用药物、吸烟、饮酒、感染和应激）均可导致胎盘功能发生显著变化。这些变化可以影响胎盘和胎儿的生长发育，对胎儿出生后的健康产生长期不利的影响（图 4-2）。

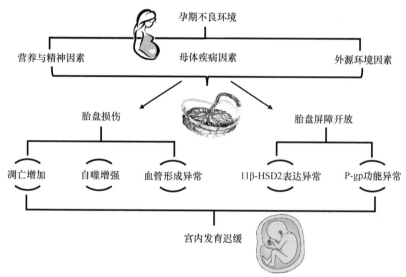

图 4-2　宫内发育迟缓及胎源性疾病的胎盘发生机制

11β-HSD2. 2 型 11β-羟类固醇脱氢酶；P-gp. P-糖蛋白

4.2.1　胎盘凋亡和自噬机制

已证实胎盘的结构与功能发育异常是造成 IUGR 最常见的原因之一，其毒性机制包括细胞凋亡增加、自噬增强和血管形成异常等。

4.2.1.1　胎盘细胞凋亡增加

胎盘滋养层细胞的增殖减少和凋亡增加是胎盘功能损伤的重要发生机制。文献报道，胎盘绒毛外滋养层细胞的凋亡增加与新生儿低出生体重有关（Hadziselimovic et al.，2007）。例如，孕期地塞米松暴露会导致大鼠胎盘细胞增殖减少、凋亡增加，最终导致 IUGR 发生。其中，胎盘肾素-血管紧张素系统

（renin-angiotensin system，RAS）紊乱、一氧化氮氧化损伤、瘦素生成减少、腺苷抑制及细胞色素 P450 1A1（cytochrome P450 1A1，CYP1A1）诱导表达等均参与了胎盘滋养层细胞凋亡，导致胎儿发育受限。

已知在循环中的血管紧张素 II（Ang II）与胎盘血管紧张素 II 受体 1（AT1R）结合可产生强烈缩血管作用，但与 AT2R 结合有一定的舒血管作用。胎盘局部 AT1R 与 AT2R 之间的表达平衡维系了胎盘血管正常的收缩-舒张功能及血流量。作者团队研究显示，孕期咖啡因暴露可使母体血液中 Ang II 含量升高，胎盘中 AT1R 和 AT2R 表达上调，造成 AT1R、AT2R 表达失衡及 RAS 功能障碍，RAS 功能障碍可能通过上调 *p53* 基因和 B 淋巴细胞瘤-2 相关蛋白的表达诱导胎盘滋养层细胞凋亡（Henson and Castracane，2006）。

瘦素与胎盘功能关系密切。胎盘来源的瘦素可促进滋养层细胞增殖并抑制其凋亡，从而促进一些妊娠保护因子的合成和分泌（Henson and Castracane，2006）。研究表明，腺苷受体 A2A 上调 cAMP 的表达，而胎盘 cAMP/PKA/ERK 通路可促进瘦素转录因子 cAMP 反应元件结合蛋白（cAMP response element binding protein，CREB）的磷酸化从而上调瘦素的表达（Chern et al.，1995）。作者团队通过实验证实，孕期咖啡因暴露可通过拮抗和下调腺苷受体的表达而抑制 cAMP 及其下游通路活性，从而引起胎盘瘦素表达降低，最终诱导滋养层细胞凋亡。已知腺苷与血管腺苷受体结合，可产生与其浓度正相关的舒血管效应。研究发现，咖啡因既可拮抗腺苷受体，也可通过对滋养层细胞腺苷转运体的识别来抑制胎盘腺苷转运，从而降低腺苷浓度（Chishu et al.，2008）。上述两方面作用共同减弱胎盘血管的扩张效应，增加了血管的紧张度，阻碍了胎盘供血，最终诱导胎盘细胞凋亡。

一氧化氮是调节生命活动的重要小分子物质，正常情况下可发挥调节血流的作用。但是一氧化氮为不稳定的自由基，可与超氧阴离子作用形成过氧化亚硝基阴离子，过氧化亚硝基阴离子易分解为毒性极强的·OH 与 NO_2· 自由基，这些自由基可与蛋白质、核酸等生物大分子作用，打破细胞内稳态，造成氧化损伤并诱发细胞凋亡。研究已发现，胎盘的绒毛血管内皮细胞、平滑肌细胞及合体滋养层细胞可合成内源性一氧化氮，而咖啡因可促进胎盘内源性一氧化氮的合成而造成胎盘损伤（Alasehirli et al.，2005）。

CYP1A1 作为细胞色素 P450 超家族的一种酶，是胎盘中最重要的外源物代谢酶，其活性贯穿整个孕期。文献报道，吸烟女性胎盘中由芳香烃受体（AhR）激活导致的 CYP1A1 活性增加被认为与一些妊娠并发症（如早产、IUGR）有关（Stejskalova and Pavek，2011）。作者团队前期研究已证实孕期尼古丁暴露可导致 IUGR，主要与尼古丁诱导胎盘 CYP1A1 表达从而参与胎盘氧化应激和脂质过氧化有关（Wang et al.，2009）。咖啡因是 CYP1A1 强诱导物，能显著提高胎盘绒毛中 CYP1A1 表达水平及活性。咖啡因主要由 CYP1A2 代谢，而胎盘中无 CYP1A2

（Grosso and Bracken，2005），故孕期摄入的咖啡因在胎盘中无法被代谢，其可上调 CYP1A1 活性，进而可能将摄入体内的具有潜在毒性的外源物氧化为活性中产物，这些中产物可与 DNA 形成 DNA 加合物，从而导致胎盘细胞增殖与分化障碍（Wu et al.，2004）。CYP1A1 在代谢活化外源物后，也可抑制胎盘滋养层细胞中表皮生长因子受体的表达，进而抑制胎盘滋养层细胞增殖并阻碍胎盘正常发育（Zhang et al.，1995）。

宫内感染也可影响胎盘结构和功能发育，导致早产、IUGR 和子痫发生。已知 Toll 样受体介导了胎盘的先天免疫反应，其活化可诱导胎盘滋养层细胞凋亡，从而增加了不良妊娠结局发生的可能性。

4.2.1.2　胎盘自噬增强

自噬（autophagy）是一个通过溶酶体途径参与细胞质部分内陷和降解的分解代谢过程，由一组自噬相关基因所介导。在自噬过程中，待降解底物被一种双层膜结构包裹形成自噬小体，并被运输到溶酶体发生膜融合，由溶酶体中的一系列水解酶消化细胞自身蛋白质或细胞器，以支持细胞本身代谢和某些细胞器更新的过程。其中，Beclin-1、自噬相关蛋白 12（autophagy-related protein 12，ATG12）和微管相关蛋白 1A/1B-轻链 3（microtubule-associated protein 1A/1B light chain 3，LC3）的含量或 LC3-Ⅱ/LC3-Ⅰ 的比例是反映细胞自噬发生及强度的代表性指标（Kang et al.，2011）。在胎盘的正常发育中，胎盘自噬有助于子宫内膜的发育和重塑、去除受损的细胞器、维持细胞稳态及滋养层细胞的分化和浸润活性。尽管胎盘自噬的机制尚不清楚，但自噬似乎在胎盘正常发育期间有助于维持母体与胎儿进行适当的物质交换。研究发现，自噬主要发生于合体滋养层细胞，其调节剂 LAMP-2、LC3B、Beclin-1、ATG5、ATG9 及 ATG16L1 均存在于绒毛膜滋养层中（Curtis et al.，2013）。越来越多的研究发现，自噬参与了多种妊娠疾病的发生，包括 IUGR。与正常新生儿相比，IUGR 患儿胎盘具有更高水平的自噬相关蛋白 LC3B-Ⅱ、Beclin-1 以及调节损伤的自噬调节器（Hung et al.，2012）。因此，自噬增强可能是导致 IUGR 的重要原因。

如前所述，细胞自噬和凋亡均在人类疾病的发生、发展中发挥着重要作用，这两个通路之间的相互作用也得到了越来越多的关注和研究。在某些情况下，自噬和凋亡是两个独立的过程，而在另一些情况下，自噬的激活可以抑制或促进凋亡。此外，凋亡的调节因子如 Bcl-2 家族成员（Bcl-2 和 Bcl-xL）、CASP8 和 FADD 样凋亡调节因子可以调节自噬，而参与自噬的一些蛋白质如 ATG5、Beclin-1 和 AGT4D 也在凋亡调节中发挥作用（Chen and Klionsky，2011）。研究发现，激活细胞滋养层细胞 p53 后，LC3B-Ⅱ 及损伤调节自噬调节因子（damage-regulated autophagy modulator，DRAM）表达增加，提示 p53 可能在调节自噬中起重要作用

（Maiuri et al.，2010）。

4.2.1.3 胎盘血管形成异常

妊娠期间，胎盘血管网络形成主要通过血管发生和血管生成两种方式来实现。IUGR 的发生是不恰当的血管形态转化和终末绒毛形成的结果，IUGR 胎盘终末绒毛的数量、表面积和体积都较正常妊娠胎盘明显偏小，说明血管生成在 IUGR 发生、发展中起到了重要的作用。文献报道，孕期地塞米松暴露可导致刺毛鼠胎盘血管发育异常，从而导致 IUGR 发生（O'Connell et al.，2013）。作者团队也发现，在产前地塞米松暴露引起的 IUGR 胎盘中，胎盘体积以及迷路区胎儿毛细血管的长度、密度和面积显著减小（Guo et al.，2020）。孕期乙醇暴露也可通过抑制胎盘血管转换和减少侵入性的滋养层细胞，而影响胎盘的血管形成。IUGR 胎盘血管形成异常的确切原因还不甚清楚，目前关于 IUGR 研究中涉及的主要血管生成因子包括：缺氧诱导因子（hypoxia-inducible factor，HIF）、血管内皮生长因子（vascular endothelial growth factor，VEGF）、胎盘生长因子及血管生成素。

HIF-1 是胎盘中主要的调节氧代谢的平衡因子，对细胞增殖与凋亡、肿瘤生长和免疫均有一定作用，其在细胞低氧应答反应中起核心作用。当组织器官呈现缺血、缺氧状态时，细胞内 HIF-1α 普遍表达增加。研究发现，高原地区较平原地区 IUGR 胎盘中 HIF 表达明显增加，可能与高原地区 IUGR 患者长期处于慢性缺氧状态、胎盘血管发育不良、持续缺氧刺激 HIF-1α 过度表达有关。此外，VEGF 与血管内皮生长因子受体-1（vascular endothelial growth factor receptor-1，VEGFR-1）和 VEGFR-2 相互作用，促进血管内皮细胞增殖、细胞移行和血管通透性增加。胎盘生长因子在胎盘中的表达异常丰富，与血管新生、内皮细胞以及滋养层细胞的功能相关，在胎盘形成和胎儿发育过程中都起着重要作用。在 IUGR 胎盘血管中，胎盘生长因子的浓度明显低于正常，胎盘血管的阻抗作用显著增大，直接影响胎盘的血流灌注。还有研究者认为，神经轴突导向因子家族成员 Netrin-1 参与调控子宫螺旋动脉的侵袭过程。Netrin-1 水平降低，滋养层细胞的功能就会随之受损，引起血管重塑及新生异常，导致受精卵浅着床，子宫胎盘循环阻力增大，胎盘缺血、缺氧，进而导致 IUGR 发生。

4.2.2 胎盘 GC 屏障机制

宫内基础糖皮质激素（glucocorticoid，GC）水平是调节胎儿组织形态和功能成熟的关键，但胎儿过暴露于高浓度 GC 则发育异常。近十年来，作者团队以咖啡因、尼古丁和乙醇作为外源物代表，全面、系统地探讨了孕期外源物暴露所致子代大鼠 IUGR 发生及其成年代谢性疾病易感的宫内编程机制，首次系统发现了"宫内母源性GC过暴露"是孕期多种不良环境所致IUGR发生的共性现象和代偿机制（图4-3），宫内母源性 GC 过暴露可引起多器官发育编程、稳态改变，并增加成年后多疾病易感（Zhang et al.，2014；汪晖和焦哲潇，2017；Chen et al.，2019）。文献报道，产前GC 治疗会降低新生儿出生体重（Seckl et al.，2000）。来自其他实验室的研究也显示，妊娠期母亲营养限制、情感障碍（抑郁或焦虑）以及妊娠期并发子痫等均可导致胎儿过暴露于母体皮质醇，从而导致 IUGR 发生。过量的 GC 也被发现于越来越多的病理改变中，如代谢、免疫和炎症性疾病。提示，宫内母源性 GC 过暴露存在于多种妊娠病理情况下，并与多种成年慢性疾病有关。

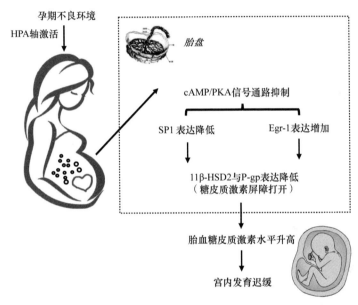

图 4-3　孕期不良环境致宫内发育迟缓的胎盘糖皮质激素屏障机制

cAMP. 环磷酸腺苷；PKA. 蛋白激酶 A；SP1. 转录因子特异性蛋白 1；Egr-1. 早期生长应答因子 1；
11β-HSD2. 2 型 11β-羟类固醇脱氢酶；P-gp. P-糖蛋白

　　已知 GC 通常通过 GR 发挥其生物学效应，此效应不仅与循环 GC 水平有关，而且受到胎盘 GC 屏障的调节。胎盘 GC 屏障包括 2 型 11β-羟类固醇脱氢酶（11β-hydroxysteroid dehydrogenase type 2，11β-HSD2）和 P-糖蛋白（P-glycoprotein，P-gp）。11β-HSD2 能将有活性的 GC 代谢为无活性的 11-酮形式（如可的松或 11-脱氢皮质酮），在胎盘局部起到功能性屏障作用，从而使妊娠期间由母体循环进入胎儿循环的活性 GC 量保持在适度范围。人类妊娠中晚期胎盘 11β-HSD2 的 mRNA 表达呈增加趋势，但是临产时 11β-HSD2 活性降低。临产时的 11β-HSD2 活性降低会抑制 GC 的灭活，从而提高羊膜局部皮质醇的量，以促进分娩。此外，P-gp 构成了胎盘的另一个 GC 屏障，其能逆浓度将 GC 转运到母体面，限制 GC 跨胎盘进入胎儿，从而减少胎儿暴露于母源性 GC。不同妊娠阶段的胎盘 P-gp 表达水平有所不同，妊娠早期胎盘 P-gp 表达量比妊娠晚期高，如妊娠 13～14 周的人胎盘中 P-gp 水平约为足月的 2 倍。P-gp 在妊娠中期高水平表达后其表达量随着孕龄的增加而下降，使母体的皮质醇顺利进入胎儿，这有利于促进胎儿成熟及在临产阶段调控分娩。因此，胎盘 GC 屏障可以避免母亲来源的 GC 过多地进入胎儿体内，从而维持胎儿的发育。人群和动物实验表明，孕期不良环境可直接抑制胎盘 GC 屏障，使 11β-HSD2 对 GC 的灭活作用降低，导致胎儿过暴露于母源性 GC，可诱导胎儿"节俭表型"发育及成年后多种慢性疾病易感（Soo et al.，2012；Reynolds，2013）。

4.2.2.1 2 型 11β-羟类固醇脱氢酶表达异常

GC 代谢酶包括：11β-HSD1 和 11β-HSD2。其中，11β-HSD1 在大部分细胞中是主要的还原酶，催化活性 GC 的重新形成，从而放大细胞的作用；而 11β-HSD2 是一种高亲和性的脱氢酶，负责催化生理 GC（在人类中从皮质醇到可的松，在啮齿动物中从皮质酮到 11-脱氢皮质酮）的失活（图 4-4）。11β-HSD1 位于蜕膜基质细胞，11β-HSD2 位于细胞滋养层和合胞体滋养层，且 11β-HSD2 在细胞滋养层的表达水平较低，在合胞体滋养层的表达水平较高。有文献报道，11β-HSD2 的另一个作用是保护盐皮质激素受体（mineralocorticoid receptor，MR）不被过量 GC 结合，从而使醛固酮能与 MR 相互作用（Driver et al., 2003）。在正常妊娠中，胎盘 11β-HSD 的功能主要是氧化，即 11β-HSD2 的活性占主导地位。

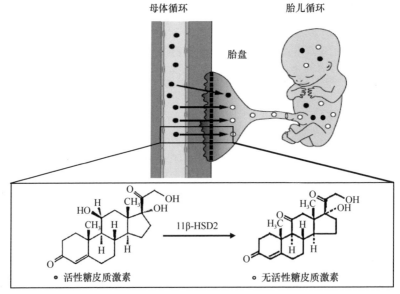

图 4-4　胎盘 2 型 11β-羟类固醇脱氢酶（11β-HSD2）催化生理糖皮质激素的失活

研究报道，在人临床试验和啮齿动物模型中，11β-HSD1 的缺乏或选择性抑制会改善代谢综合征及认知功能，而 11β-HSD2 的减少与人类 IUGR 有关。胎盘中 11β-HSD2 作为 GC 灭活酶构成了胎盘的 GC 屏障，可氧化灭活过多的母源性 GC，从而保护胎儿免受母体 GC 干扰。对人群和啮齿动物的研究表明，胎盘 11β-HSD2 的活性易受到孕期多种不良环境（如外源物暴露、饮食限制、感染、低氧和应激）的影响，孕期不良环境可导致发育中的胎儿接触过多的母源性 GC（Reynolds，2013）。有文献报道，妊娠并发子痫前期的患者胎盘组织表现出显著更低的 11β-HSD2 活性和脐带血高皮质醇水平，提示胎盘 GC 屏障打开，胎儿暴露于更高水平活性 GC。很多前炎症细胞因子，如白细胞介素-6（IL-6）及肿瘤坏死因子-α（TNF-α）等能显著降低人胎盘 11β-HSD2 的活性（Kossintseva et al.，2006）。妊娠期母亲出现情感障碍（抑郁或焦虑）时，胎盘 11β-HSD2 甲基化增加，提示胎儿可能暴露于母源性高水平 GC 并导致子代神经发育异常。也有研究显示，IUGR 胎盘中 11β-HSD2 基因的甲基化水平显著升高，其基因表达量减少（Zhao et al.，2014）。另外，在小于胎龄儿胎盘绒毛板中 11β-HSD1 的表达和活性降低，提示上述现象可能是抵消 IUGR 胎儿中高水平皮质醇作用的代偿机制。作者团队研究已经证明，孕期咖啡因、乙醇、尼古丁暴露，可通过影响胎盘环磷酸腺苷/蛋白激酶A（cAMP/PKA）通路来调节早期生长应答因子 1（Egr-1）和（或）转录因子特异性蛋白 1（SP1）的表达，从而减少胎盘 11β-HSD2 的表达和抑制其活性，使胎儿暴露于更高水平的母源性 GC（图 4-3）（Yu et al.，2018；Zhou et al.，2018；Xu et al.，2012b；Liang et al.，2011）。宫内母源性 GC 过暴露是孕期多种不良环境所致的共性现象，可诱导胎儿"节俭表型"发育。

4.2.2.2　P-糖蛋白功能异常

已知胎盘 ATP 结合盒（ATP binding cassette，ABC）转运蛋白可通过排出外源物和内源代谢产物，从而保护胎盘和胎儿组织。在面向母体的胎盘合胞体滋养层顶端膜面表达的药物外排性转运蛋白中，最丰富的是 ABCB1，也称为 P-糖蛋白（P-glycoprotein，P-gp）。P-gp 是一个 170 kDa 膜蛋白，能利用 ATP 从滋养层细胞将药物和其他外源物主动泵回母体循环，以保护胎儿。在人类中，只有 ABCB1 是编码 P-gp 所需要的，而在啮齿动物中需要两个基因（abcb1a 和 abcb1b）编码该转运蛋白。P-gp 能转运多种化合物，其底物常为 200～1900 Da 的有机分子，P-gp 存在于整个妊娠期，在妊娠中期高水平表达，而后其表达量随着妊娠的发展而降低。研究报道，P-gp 构成了胎盘上另一个 GC 屏障，其能逆浓度梯度将 GC 外排回母体面，限制了 GC 进入胎盘以及 GC 跨胎盘进入胎儿，从而减少了胎儿暴露于母源性 GC。

P-gp 作为胎盘的另一个 GC 屏障，在孕期不良环境下也会发生改变。有文献报道，妊娠期使用大麻可使 P-gp 表达下调，导致 P-gp 依赖的外排作用受到抑制、胎盘的保护功能减弱而危害胎儿（Feinshtein et al.，2013）。研究已证实，妊娠期严重的脂多糖暴露能通过抑制胎盘 P-gp 的表达来增加胎儿对母体循环中有害外源物质的危害作用。乙醇暴露会使小鼠肠道表皮细胞顶面的 P-gp 表达减少（Wang et al.，2012）。也有研究显示，母亲营养不良可导致胎盘 P-gp 表达显著降低。这些研究均提示，在孕期不良环境下，胎盘 P-gp 表达降低，导致 GC 屏障打开，致使胎儿暴露于过多母源性 GC。作者团队前期研究结果（Li et al.，2011）也显示，当孕期暴露于烟草时胎盘 *abcb1a* 表达水平显著降低，提示 P-gp 的外排作用减弱；而孕期给予母体中药当归的有效单体成分阿魏酸钠，可以逆转孕期烟雾暴露所致的小鼠 IUGR，其机制可能是阿魏酸钠促进了胎盘 P-gp 表达。

4.3　研 究 展 望

综上所述，胎盘作为母体和胎儿的桥梁，在胎儿的生长发育中起着不可替代的作用。导致 IUGR 的胎盘因素很多，其中胎盘损伤和 GC 屏障打开均已被报道能造成 IUGR，但其具体机制并未被完全阐明。另外，目前对于胎盘的研究，也已经拓展到胎盘上的一些微 RNA（microRNA）。因此，研究胎盘与 IUGR 的关系并阐明二者之间的发生机制，对于探究 IUGR 的预测指标、寻找治疗的靶标，以及防止成年慢性疾病发生具有重要意义。

参 考 文 献

汪晖, 焦哲潇. 2017. 中国药理学与毒理学杂志, 1(5): 12-27.
Alasehirli B, Cekmen M, Nacak M, et al. 2005. Curr Ther Res Clin Exp, 66(2): 130-137.
Ashfaq M, Channa M A, Malik M A, et al. 2008. J Ayub Med Coll Abbottabad, 20(2): 110-113.
Avagliano L, Garo C, Marconi A M. 2012. J Pregnancy, 2012: 972562.
Cetin I, Alvino G. 2009. Placenta, 30(Suppl A): S77-S82.
Cetin I, Giovannini N, Alvino G, et al. 2022. Pediatr Res, 52(5): 750-755.
Chen Y W, He Z, Chen G H, et al. 2019. Toxicology, 428: 152308.
Chen Y, Klionsky D J. 2011. J Cell Sci, 124(Pt 2): 161-170.
Chern Y, Chiou J Y, Lai H L, et al. 1995. Mol Pharmacol, 48(1): 1-8.
Chishu T, Sai Y, Nishimura T, et al. 2008. Placenta, 29(5): 461-467.
Cox B, Kotlyar M, Evangelou A I, et al. 2009. Mol Syst Biol, 5: 279.
Curtis S, Jones C J, Garrod A, et al. 2013. J Matern Fetal Neonatal Med, 26(4): 339-346.
David Barker D J, Gluckman P D, Godfrey K M, et al. 1993. Lancet, 341(8850): 938-941.
Driver P M, Rauz S, Walker E A, et al. 2003. Mol Hum Reprod, 9(12): 793-798.
Feinshtein V, Erez O, Ben-Zvi Z, et al. 2013. PeerJ, 1: e153.
Grosso L M, Bracken M B. 2005. Ann Epidemiol, 15(6): 460-466.
Guo J J, Fang M, Zhuang S Y, et al. 2020. Ann Transl Med, 8(5): 233.

Hadziselimovic F, Geneto R, Buser M. 2007. Fetal Pediatr Pathol, 26(3): 125-134.

Hemberger M, Hanna C W, Dean W. 2020. Nat Rev Genet, 21(1): 27-43.

Henson M C, Castracane V D. 2006. Biol Reprod, 4(2): 218-229.

Huang W, Zhou J, Zhang G H, et al. 2019. Biochim Biophys Acta Mol Cell Biol Lipids, 1864(12): 158524.

Hung T H, Chen S F, Lo L M, et al. 2012. PLoS One, 7(7): e40957.

Janzen C, Lei M Y, Cho J, et al. 2013. Placenta, 34(11): 1072-1078.

Kang R, Zeh H J, Lotze M T, et al. 2011. Cell Death Differ, 18(4): 571-580.

Kossintseva I, Wong S, Johnstone E, et al. 2006. Am J Physiol Endocrinol Metab, 290(2): E282-E288.

Li Y, Yan Y E, Wang H. 2011. Environ Toxicol Pharmacol, 32(3): 465-471.

Liang G, Chen M, Pan X L, et al. 2011. Exp Toxicol Pathol, 63(7-8): 607-611.

Maiuri M C, Galluzzi L, Morselli E, et al. 2010. Curr Opin Cell Biol, 22(2): 181-185.

Mayhew T M, Ohadike C, Baker P N, et al. 2003. Placenta, 24(2-3): 219-226.

Nielsen P R, Mortensen P B, Dalman C, et al. 2013. Schizophr Bull, 39(6): 1337-1342.

O'Connell B A, Moritz K M, Walker D W, et al. 2013. Biol Reprod, 88(1): 26.

Reynolds R M. 2013. Psychoneuroendocrinology, 38(1): 1-11.

Seckl J R, Cleasby M, Nyirenda M J. 2000. Kidney Int, 57(4): 1412-1417.

Soo P S, Hiscock J, Botting K J, et al. 2012. Reprod Toxicol, 33: 374-381.

Stejskalova L, Pavek P. 2011. Curr Pharm Biotechnol, 12(5): 715-730.

Wang T, Chen M, Yan Y E, et al. 2009. Environ Toxicol, 24(1): 33-42.

Wang Y, Liu Y, Sidhu A, et al. 2012. Am J Physiol Gastrointest Liver Physiol, 303(1): G32-G41.

Wu Q, Ohsako S, Ishimura R, et al. 2004. Biol Reprod, 70(6): 1790-1797.

Xia L P, Shen L, Kou H, et al. 2014. Toxicol Lett, 226(1): 98-105.

Xu D, Zhang B, Liang G, et al. 2012. PLoS One, 7(9): e44497.

Yu L T, Zhou J, Zhang G H, et al. 2018. Toxicol Appl Pharmacol, 352: 77-86.

Zhang C, Xu D, Luo H W, et al. 2014. Toxicology, 325: 74-84.

Zhang G H, Zhou J, Huang W, et al. 2019. Toxicology, 424: 152237.

Zhang L, Connor E E, Chegini N, et al. 1995. Biochem Pharmacol, 50(8): 1171-1180.

Zhao Y, Gong X, Chen L, et al. 2014. Eur J Hum Genet, 22(6): 734-740.

Zhou J, Liu F L, Yu L T, et al. 2018. Toxicol Appl Pharmacol, 344: 1-12.

（黄　雯、周　瑾）

第 5 章

外源物所致胎儿发育毒性的细胞毒性机制

　　摘要：已知多种生理和病理因素相互作用可引起胚胎（胎儿）组织器官多细胞发生凋亡、自噬、氧化应激及内质网应激等，且它们与胎儿发育毒性之间的关系密切。胎儿发育毒性不仅可以引起胎儿窘迫、新生儿窒息和围产儿死亡，其危害还将会延续至出生之后，影响出生后发育并最终导致成年后的多种慢性疾病易感性增加。本章综述了具有发育毒性的外源物，并从细胞层面解析了其毒性作用机制，为探索胎源性疾病的胎儿起源及其发生机制提供了系统的理论和实验依据。

引　　言

　　发育毒性（developmental toxicity）是指子代个体在出生前、后接触有害因素后，其发育为成体之前受到的任何有害影响，主要表现包括发育生物体死亡、生长迟缓、结构异常和功能缺陷等。发育毒性效应的产生可以通过不同的毒性作用机制，在分子、细胞、组织等不同水平上干扰个体的正常发育。大量实验研究发现，外源化合物（简称外源物）的发育毒性作用往往存在多器官、多途径、多靶点效应，并且部分发育毒性作用可能延续至成年，造成成年子代对多种慢性疾病的易感性增加。本章综述了具有发育毒性的外源物，并着重从细胞层面阐明其毒性作用的机制，目的是为胎儿发育毒性早期评价系统的建立提供理论和实验参考。

5.1　具有胎儿发育毒性的外源物分类

　　研究发现，目前至少有 1000 种化学物质经动物实验证实具有发育毒性，本章将已有文献报道的具有胎儿发育毒性的外源物分为药物类、环境毒物类、不良饮食类进行介绍。

5.1.1　药物类

孕期用药的安全性问题一直备受关注。药物/化学物质被认为是引起发育异常/先天畸形的主要非遗传因素。己烯雌酚是一类人工合成的类非甾体雌激素，1948～1977 年作为预防流产的处方药而得到广泛使用，它可以跨过胎盘进入胎儿体内，导致"己烯雌酚综合征"，即后代生殖器官畸形和癌症，如男性后代可发生尿道下裂、附睾和睾丸异常、精子畸形和精液异常、前列腺癌和睾丸癌，女性后代可发生输卵管畸形及阴道癌。沙利度胺（thalidomide）又称反应停，可用于改善睡眠和妊娠早孕反应。据不完全统计，在短短两年内全世界大约有 12 000 名胎儿因母亲怀孕期间服用反应停而出现短肢畸形即海豹肢畸形，表现为四肢短小、无眼、腭裂、骨骼发育不全、十二指肠和肛门闭锁等。目前认为反应停的毒性可能来源于其代谢产物 4-羟化反应停与 5-羟化反应停。地塞米松（dexamethasone）作为一种合成类糖皮质激素，在临床上被广泛应用于治疗多种早产相关疾病，如（先兆）早产、前置胎盘、多胎妊娠等。然而，孕期应用地塞米松具有"双刃剑"效应。越来越多的研究表明，地塞米松是导致胎儿发育毒性的确切诱因。流行病学调查与实验室研究表明，出生前曾接受地塞米松治疗的新生儿体重降低，尤以多疗程治疗的胎儿体重降低明显（Lahti et al.，2015）。作者团队通过大量动物实验证实，产前应用地塞米松还可引起子代多种器官发育毒性以及成年后多种慢性疾病易感，包括非酒精性脂肪性肝病、高血压、高胆固醇血症、2 型糖尿病、骨质疏松症等。甲巯咪唑（methimazole）是一种咪唑类抗甲状腺药物，孕期暴露于甲巯咪唑可诱导胎鼠肝发育毒性，表现为胎肝细胞胞浆空泡化明显、肝发育相关基因表达抑制、代谢功能出现不同程度改变（Wang et al.，2018）。

2007 年 11 月以 R. D. Wilson 为主席的加拿大妇产科医师协会（the Society of Obstetricians and Gynaecologists of Canada，SOGC）遗传学委员会和以 D. M. Money 为主席的 SOGC 感染疾病委员会，共同根据 2006 年 6 月以前发表的文献资料，提出了一份对人类有致畸风险的药物/化学物质清单，见表 5-1，旨在为临床医师判断妊娠期处方药、非处方药的致畸风险提供实践指南。

表 5-1　加拿大妇产科医师协会（SOGC）提出的对人类有致畸风险的药物/化学物质清单

药物/化学物质	风险等级	对胎儿的影响	胎儿风险	孕妇风险
乙醇	D/X	胎儿酒精综合征（fetal alcohol syndrome，FAS）、宫内发育迟缓（IUGR）、智力障碍、小头畸形、特殊面容、先天性心脏病（congenital heart disease，CHD）、关节/骨骼/皮肤缺陷	每天 60 g 酒精型饮料有 40%的风险发生 FAS	—

续表

药物/化学物质	风险等级	对胎儿的影响	胎儿风险	孕妇风险
可卡因	C/X	IUGR、脑梗死、肠闭锁、心脏/四肢/面部/生殖系统/泌尿系统/血管损伤	胎儿死亡	胎盘早剥
甲苯	X	甲苯所引起的胚胎病与胎儿酒精综合征相似	摄入量为常规接触量的10～100倍时发生风险	—
四环素类	D	牙釉质发育不全、乳牙着色风险	风险发生于妊娠中晚期	—
氨基糖苷类	D	听力丧失	风险发生于妊娠中晚期	—
链霉素	Dm	—	—	—
卡那霉素	D	—	—	—
庆大霉素	C	—	—	—
万古霉素	Bm	—	—	—
氟康唑	Cm	短头畸形、腭裂、关节僵硬、CHD	风险发生于妊娠早期	大剂量治疗球孢子菌病
依非韦仑	Cm/D	无脑畸形、脊柱裂	风险发生于妊娠早期	—
甲硝唑	—	没有证据证实使用后存在异常情况	—	—
氟喹诺酮类	—	在动物研究中出现了软骨形成的损伤	风险发生于整个妊娠期	—
复方磺胺异噁唑（SMZ）	—	破坏血浆蛋白与胆红素结合	风险发生于妊娠晚期	—
叶酸拮抗剂	Xm	—	—	—
氨甲蝶呤	X	自然流产、颅面部异常、骨骼异常、四肢畸形、缺指畸形、IUGR、死胎、新生儿死亡	妊娠早期接触导致 30%的发生风险	—
氨基蝶呤	Dm	IUGR、小眼畸形、腭裂、生殖系统/泌尿系统异常、四肢畸形	妊娠早期接触有可能增加发生风险	—
烷化剂	Dm	—	—	—
白消安	Dm	—	—	—
苯丁酸氮芥	—	—	—	—
环磷酰胺	—	—	—	—
苯妥英钠	D	IUGR、智力障碍、小头畸形、脸部/心脏/指甲/末段指（趾）发育不全、神经母细胞瘤（附加风险）	30%接触量导致 10%的患者产生症状	新陈代谢与基因易感性有关
卡马西平	Dm	腰骶部神经管缺陷（1%）、面部/指甲发育不全、小头畸形、IUGR、智力发育延迟	妊娠早期接触导致风险发生	—

续表

药物/化学物质	风险等级	对胎儿的影响	胎儿风险	孕妇风险
丙戊酸	Dm	腰骶部神经管缺陷（1%）、可能发生胎儿丙戊酸盐综合征	妊娠早期接触导致风险发生	发生风险与孕妇的药物代谢能力有关
三甲戊唑烷二酮	D	IUGR、腭裂、小头畸形、面部缺陷、智力障碍、眼部缺陷、四肢/泌尿系统/生殖系统缺陷	妊娠早期接触导致 60%～80%的发生风险	—
帕腊美萨酮	Dm	—	—	—
血管紧张素转换酶抑制剂（依那普利、卡托普利、赖诺普利）	Dm	IUGR、肾小管发育不良、羊水过少、胎儿病态、30%发生关节挛缩、肺发育不全	妊娠中晚期接触会增加风险发生	—
达那唑	Xm	女性男性化	剂量及妊娠年龄相关性	—
己烯雌酚	Xm	女性阴道、宫颈、子宫透明细胞腺癌	—	—
来曲唑	Xm	骨骼、心脏和胃肠道畸形	—	—
抗甲状腺药物（丙硫脲嘧啶、甲巯咪唑、卡比马唑）	D	甲状腺功能减退、皮肤发育不全、甲巯咪唑引起的胚胎病（后鼻孔闭锁、食管闭锁、乳头发育不全、头皮缺损、发育延迟）	—	—
口服避孕药	Xm	女性男性化、新生儿高胆红素血症	0.3%的发生风险	—
锂	D	先天性心脏病（埃布斯坦综合征）、新生儿中枢神经系统（central nervous system，CNS）缺陷、神经肌肉病变风险增加	—	—
选择性 5-羟色胺再摄取抑制剂（selective serotonin reuptake inhibitor，SSRI）	Cm	少数报道指出与出生异常有关联	严格按照药物说明使用是有益的，否则存在风险	—
帕罗西汀	D	2%的风险发生心脏畸形，部分研究认为无致畸性	严格按照药物说明使用是有益的，否则存在风险	—
三环类	D	—	—	—
安非他酮	Bm	—	—	—
铅	—	减缓胎儿生长	—	增加自然流产和死胎
有机汞	—	脑萎缩、小脑畸形、智力障碍、癫痫、失明、痉挛	整个妊娠期的接触都存在风险	鱼类和谷物的污染导致孕妇神经毒性
多氯联苯	—	IUGR、皮肤色素沉着、发育延迟	—	—

续表

药物/化学物质	风险等级	对胎儿的影响	胎儿风险	孕妇风险
甲基蓝	Cm/D	羊膜腔内接触可能与肠闭锁有关联	剂量相关性	—
米索前列醇	Xm	默比乌斯综合征、终末肢体缺损、关节僵硬、CNS 缺陷	—	—
青霉胺	D	皮肤松弛症、结缔组织异常	—	—
沙利度胺	X	双侧肢体缺失、无耳畸形、小耳畸形、胃肠畸形	妊娠 35～50 天的接触存在 20%的风险	—
维生素 A（视黄醇，维生素 A1）	Cm	小耳畸形、颅面部畸形、小眼畸形、腭裂	维生素 A 每天摄入量大于 3000 IU 有发生风险	—
维 A 酸(异维 A 酸)	Xm	小耳畸形、小眼畸形、颅面部畸形、心脏畸形、腭裂	局部使用未证实存在风险	—
华法林	D/X	鼻部发育不全、斑点状骨骺、IUGR、眼部缺陷、CNS 缺陷、发育延迟	妊娠前 3 个月的接触存在 5%～25%的风险	—
可嗪啶（香豆素）				

注：美国食品药品监督管理局（FDA）将妊娠期用药的危险性分为 5 类（A、B、C、D、X），部分药品说明书有关胎儿危险性的警示，在表中用 m 后缀标注。A 类：经临床对照研究，无法证实药物在妊娠早期对胎儿的危害作用，所以对胎儿的伤害性最小。B 类：经动物实验研究未见对胎儿的危害，无临床对照实验，没有得到对妊娠早期有害的证据。C 类：动物实验表明对胎儿有不良影响，由于没有临床对照实验或研究，只能在充分权衡药物对孕妇的好处、胎儿潜在的风险情况下谨慎使用。D 类：足够证据表明对胎儿有危害性，只有在孕妇有生命威胁或者其他药物均无效的严重情况下才能使用。X 类：各类实验均证实会导致胎儿异常，除了对胎儿造成危害，几乎无任何益处

5.1.2 环境毒物类

能够引起胎儿发育毒性的环境毒物包括空气污染物、重金属、毒性有机物等。临床研究证明，孕期吸烟（主动或被动）可以导致胎儿低出生体重，21%～33%的低出生体重胎儿是由于母亲孕期吸烟。父亲吸烟也能造成胎儿发育毒性，研究发现父亲吸烟与胎儿尿道下裂发生率呈明显正相关关系。也有报道显示，父亲严重吸烟的婴幼儿生存能力下降，儿童肿瘤发病率增加 35%。作者团队在孕期尼古丁暴露的 IUGR 大鼠模型中发现，胎鼠出现多器官（如肾上腺、肝、海马等）发育不良及功能障碍（Huang et al.，2015；Xu et al.，2015；Liu et al.，2012）。流行病学研究也提示，妇女孕前或孕后接触有机磷农药可诱发胚胎和胎儿畸形或发育缺陷。综上，孕期接触各种环境毒物所致的胎儿发育毒性不可忽视。

5.1.3 不良饮食类

孕期食用过量的酒精、茶、咖啡、低蛋白或高脂类食物等也被证实会引起胎

儿发育毒性。酒精是常见的致畸原，宫内酒精暴露可产生不同的妊娠不良结局，并对发育个体的内分泌和代谢功能产生长期影响，其中以胎儿酒精综合征（fetal alcohol syndrome，FAS）最为典型。咖啡因常存在于咖啡、茶等各种软饮料中，孕妇摄入咖啡因的现象也十分普遍。然而，大量流行病学及动物实验证实，孕期过量摄入咖啡因，可导致胎儿低出生体重及多器官（如骨骼、海马、肾上腺等）发育不良（Tan et al.，2018；Xu et al.，2018；Chen et al.，2018）。孕期暴露于高脂饮食会导致胎儿肝、胰腺发育不良，以及成年子代对糖尿病等代谢性疾病的易感性增加。由此可见，孕期不良饮食习惯对胎儿发育具有深远的影响，并可延续至成年，甚至遗传多代（Zhao et al.，2020）。

5.2　外源物致胎儿发育毒性中的主要细胞毒性机制

外源物所致胎儿发育毒性的发生机制多种多样，本章主要从细胞层面详细介绍以下 7 种机制。

5.2.1　细胞凋亡

细胞凋亡（apoptosis）是机体为维持内环境稳态，由基因控制的细胞自主程序性死亡。细胞凋亡与细胞死亡的区别在于其主动性，其由体内的促凋亡因子如 B 细胞淋巴瘤 2（B-cell lymphoma 2，Bcl-2）、Bcl-xL 等和抗凋亡因子如 Bcl-2 相关的 X 蛋白（Bcl-2-associated X protein，Bax）、Bak 等共同调节，两者相互制约，当平衡被打破时，细胞启动凋亡程序。胱天蛋白酶（caspase）是细胞凋亡通路上的关键因子，通过死亡受体通路和线粒体途径均可激活 caspase-3，引起细胞不可逆凋亡。这两个途径相互渗透，但各有特点。

细胞凋亡在外源物致胎儿发育毒性中的作用也逐渐被人们发现。全反式视黄酸（all-*trans* retinoic acid，atRA）的发育毒性也与细胞凋亡有关，atRA 可以通过 box 等 I 类细胞凋亡基因编码的信号通路诱导胚胎细胞凋亡。研究发现，小鼠胚胎暴露于致畸剂量的 RA，出现畸形部位的细胞凋亡增加，RA 受体 β2 转录上调。孕 12 天的小鼠胚胎体外接触环磷酰胺，其趾顶尖外层嵴区域的细胞凋亡增加，可能与其短趾、少趾、无趾有关。孕期尼古丁暴露可致胎鼠胰岛 β 细胞中 Bax 易位至线粒体，同时线粒体孔增多，活性/非活性 caspase-3 比例增加，表明线粒体介导的胰岛 β 细胞凋亡可能是尼古丁导致胰腺发育毒性的机制之一。孕期乙醇暴露所致的胎鼠肺泡巨噬细胞损伤可能部分是通过继发性细胞凋亡所引起的（Mohan et al.，2015）。在摄食限制所致的绵羊 IUGR 模型中，胎肝细胞凋亡的增加可能是细胞增殖减少和发育受损的诱因（Liu et al.，2017）。抑癌基因 *p53* 在正常情况下对细胞分裂起着抑制或监视的作用,当其接受异常信号被激活时会诱导细胞凋亡。作者团队在孕期咖啡因暴露所致大鼠 IUGR 模型中发现,胎盘滋养层细胞损伤可能是由于胎盘肾素-血管紧张素系统慢性活化,导致血管紧张素受体 1b(AT1bR)和血管紧张素受体 2(AT2R)表达上调,诱导 p53 依赖性滋养层细胞凋亡所致的胎盘结构和功能改变(Huang et al.,2012),也可能与咖啡因暴露所致胎盘滋养层细胞瘦素表达降低有关(Wu et al.,2015)。作者团队还发现孕期咖啡因暴露所致 IUGR 大鼠软骨内成骨迟缓与宫内糖皮质激素过暴露通过上调促细胞分裂剂诱导基因 6(Mig6)表达,抑制表皮生长因子受体(epidermal growth factor receptor,EGFR)通路介导的细胞凋亡有关,而不是咖啡因的直接作用(Shangguan et al.,2017)。IUGR 子代大鼠肾细胞凋亡显著增加(He et al.,2015)。研究还发现,在 IUGR 大鼠模型中,细胞增殖减少、氧化应激和细胞凋亡增加是 IUGR 胎儿胸腺发育和微环境受损的潜在机制,脑内细胞凋亡增加可能是 IUGR 胎鼠大脑超微结构损伤的原因之一(Liu et al.,2011)。

5.2.2 细胞自噬

细胞自噬(autophagy)是一个吞噬自身细胞蛋白质或细胞器,并将其包裹进入囊泡后,与溶酶体融合形成自噬溶酶体,从而降解其所包裹内容物的过程。自噬主要包括三个阶段:自噬小体形成、自噬小体与溶酶体融合、自噬底物在溶酶体降解。其中,自噬相关基因 14(autophagy related gene 14,ATG14)蛋白可与其他自噬相关蛋白结合形成复合物而促进自噬发生;微管相关蛋白轻链 3(microtubule-associated protein-light chain 3,LC3)通过泛素样反应转化为 LC3-Ⅱ而参与自噬小体形成,LC3-Ⅱ与自噬底物的连接分子 p62/SQSTM1 结合而调控自噬小体降解。细胞自噬既是一个生理过程,也是一个病理过程,它参与了胎儿发育的关键环节。基础水平的自噬有助于细胞存活,而过度自噬则会大量降解细胞内的蛋白质和细胞器,导致细胞异常甚至死亡。

细胞自噬参与了孕期外源物暴露所致的子代器官发育毒性。例如,孕期地塞米松暴露可致子代多器官发育损伤并引起自噬异常。Hulas-Stasiak 等(2016)发现,在孕期给予小鼠地塞米松后,子代小鼠卵母细胞显示出强烈的 caspase-3 和 LAMP-1染色,糖皮质激素受体、细胞凋亡标志物和自噬标志物在地塞米松处理组表达明显增强。基于此,Hulas-Stasiak 等(2016)认为地塞米松通过诱导自噬或自噬与凋亡的联合作用,抑制小鼠棘状卵泡生成,促进卵泡闭锁。目前,大部分的研究支持自噬是一种机体保护机制。作者团队发现,孕期乙醇暴露可以诱导胎鼠肾上腺甾体合成功能抑制,而自噬是孕期乙醇暴露所致肾上腺功能抑制的代偿保护机制(Huang et al.,2018)。作者团队还发现自噬与肝细胞增殖密切相关,证实孕期地塞米松暴露可激活大鼠胎肝细胞自噬，具体表现为胎肝中自噬小体数量增加的同时，自噬相关蛋白 ATG14 表达升高、LC3-Ⅱ/LC3-Ⅰ表达比升高而 p62 表达降低。在细胞水平进一步证实，地塞米松可浓度依赖性地促进自噬，而自噬抑制剂巴弗洛霉素可逆转地塞米松导致的肝细胞增殖抑制以及细胞周期在 G_0/G_1 期停滞，从而证实自噬参与了地塞米松所致的肝细胞增殖抑制（Zhang et al.，2021）。

5.2.3 氧化应激

氧化应激（oxidative stress）是机体受到各种有害刺激后，体内高活性分子如活性氧（reactive oxygen species，ROS）生成过多，机体无法及时清除，造成体内的氧化和抗氧化状态失衡，导致构成细胞组织的各种大分子物质（如糖类、脂质、蛋白质、核酸等）发生氧化损伤，从而进一步影响组织细胞的结构或功能。

有研究显示，5-溴脱氧尿嘧啶核苷（BrdU）导致胎儿发育毒性的主要机制并不是通过取代胸腺嘧啶，而是通过产生过量 ROS 而引起机体氧化还原失衡，其主要证据是在给予实验动物 ROS 清除剂 N-乙酰半胱氨酸（N-acetyl-L-cysteine，NAC）后，ROS 水平明显降低和致畸表现明显减轻的情况下，BrdU 掺入 DNA 链的量并没有显著改变。孕期可卡因暴露能导致一系列发育缺陷，如心血管系统、尿道、头面部、四肢和神经行为异常。可卡因具有血管收缩作用，伴随该过程可能产生过量的 ROS，从而导致低氧诱导的氧化应激。动物实验发现，孕期接触 2, 2′, 4, 4′, 5-五溴二苯醚或银纳米粒子均可增加胎鼠肝应激标志物水平，造成肝细胞损伤（Blanco et al.，2012；Yu et al.，2014）。Thakura 等（2014）研究发现，大鼠产前暴露于香烟烟雾中的苯并芘，会导致新生儿对氧气介导的肺损伤和肺泡简化（即肺泡间隔变薄、稀疏、不规则，部分肺泡融合、数量减少等病理改变）的敏感性增加，这可能与氧化应激被激活有关。羟基脲作为一种致畸物，可引起大脑、颌面或四肢的缺陷，给予自由基清除剂 D-甘露醇后可以显著抑制羟基脲的致畸性，且体外实验也发现添加超氧化物歧化酶（superoxide dismutase，SOD）对羟基脲的致畸作用有促进效果，说明 ROS 的过量产生是羟基脲致畸的主要机制之一。反应停的致畸作用与氧化应激有关，其诱导产生的过量 ROS 可引起核因子 κB（nuclear factor-κB，NF-κB）信号通路异常，进一步影响肢体发育相关基因表达，如 *FGF-8*、*FGF-10* 和 *Twist* 等。综上提示，氧化应激作为一种非特异性损伤形式，是胎儿发育毒性发生机制中的重要一环。

5.2.4 内质网应激

内质网应激（endoplasmic reticulum stress）是指各种应激源作用于细胞后，通过诱发内质网腔中错误折叠和未折叠蛋白的堆积以及 Ca^{2+} 平衡紊乱，而激活未折叠蛋白反应及细胞凋亡信号通路等内质网反应。内质网是细胞内一种重要的单层膜性细胞器，主要参与细胞内蛋白质的修饰、折叠和 Ca^{2+} 的贮存、释放。内质网涉及了多种信号转导，其中最为重要的是未折叠蛋白反应。未折叠蛋白反应通过减少蛋白质合成、增加伴侣分子合成等反应来维持内质网的稳态。未折叠蛋白反应主要通过内质网伴侣分子葡萄糖调节蛋白-78/免疫球蛋白重链结合蛋白与内质网应激感应蛋白参与细胞器之间的信号传递，如内质网与细胞核、核糖体、高尔基体等的信号传递。当发生内质网应激时，许多未折叠蛋白蓄积在内质网腔中，导致内质网发生蛋白质错误折叠等功能障碍。

内质网应激与胎儿发育毒性密切相关。临床研究提示，胎盘内质网应激增强可负向调控胎盘生长因子的表达，从而介导 IUGR 发生（Mizuuchi et al.，2016）。胎盘内质网应激增强是 IUGR 发生的诱因，可改变胎盘的形态学特征（Veerbeek et al.，2015；Kawakami et al.，2014）。分别在孕 8.5 天、12.5 天和 15.5 天给予孕鼠衣霉素（0 μg/kg、50 μg/kg 和 100 μg/kg），发现在孕 15.5 天给予 100 μg/kg 衣霉素时，早产发生率高达 75%，提示妊娠后期孕鼠更易受到内质网应激的影响。进一步研究发现，在孕 12.5～16.5 天分别给予孕鼠 0 μg/kg、20 μg/kg、40 μg/kg 和 60 μg/kg 衣霉素，衣霉素可以剂量依赖性地降低胎鼠和胎盘重量，且胎盘出现损伤，具体表现为迷路区滋养层细胞呈簇状，同时胎肝和胎盘糖原含量降低。此外，衣霉素还可降低肝葡萄糖转运蛋白 1（GLUT1）的表达，增加胎盘 GLUT2 和 GLUT3 的表达，同时降低胎盘血管内皮生长因子受体-1（VEGFR-1）和 VEGFR-2 的表达。综上提示，内质网应激可能通过影响 GLUT 和 VEGFR 的表达，引起胎盘、胎肝结构与功能损伤，最终导致低出生体重发生（Kawakami et al.，2014）。

5.2.5 线粒体损伤

线粒体损伤（mitochondrial damage）是指各种物理、化学、生物等外界因素刺激引起的线粒体 DNA 或线粒体膜损伤，造成线粒体结构和功能障碍。线粒体在动物细胞的所有细胞器中是比较独特的，因为线粒体基质中含有自己的基因组、转录系统和翻译系统。线粒体的基因表达受到环境和发育信号调节，所产生的 ATP 可以满足细胞对能量的不同需求。发生在线粒体 DNA（mitochondrial DNA，mtDNA）上的突变、反应或损伤会对线粒体呼吸和生物能造成较严重的后果，导致细胞死亡和功能障碍。

Bruin 等（2008）研究发现，胎儿和新生儿暴露于尼古丁，其胰腺组织中的谷胱甘肽过氧化物酶 1（glutathione peroxidase 1，GPx-1）、锰超氧化物歧化酶（manganese superoxide dismutase，MnSOD）表达显著增加并产生胰岛 ROS，且在暴露于尼古丁的后代中胰腺蛋白质羰基形成更多，特别是在胰腺细胞的线粒体中。此外，在心脏发育毒性相关研究中，尼古丁被证实可增加子代心脏细胞的氧化损伤和线粒体损伤，在子代心脏细胞中发现较低水平的线粒体蛋白质复合物Ⅰ、Ⅱ、Ⅳ和Ⅴ（Barra et al.，2017）。黄曲霉毒素 B1（aflatoxin B1，AFB1）具有致畸、致癌和致突变作用，其环氧化物是高度亲电物质，可与 DNA 鸟嘌呤发生反应，在 N-7 位与鸟嘌呤残基形成共价键，导致"脱嘌呤"和癌变。AFB1 可首先攻击 mtDNA（对核 DNA 而言），通过与 mtDNA 的共价结合和中断 ATP 的水解，使线粒体膜受损，从而促进细胞凋亡。

5.2.6 表观遗传修饰异常

表观遗传修饰（epigenetic modification）是指 DNA 序列不发生变化但基因表达发生可遗传性的改变。表观遗传修饰是生命现象中普遍存在的一类基因调控方式，主要包括 DNA 甲基化、组蛋白共价修饰等，通常协同调控基因表达，且易受到营养和外源物等多种环境因素的影响，在胚胎正常发育中扮演重要的角色。

研究发现，外源物暴露也会通过表观遗传修饰影响个体发育。Jang 等（2012）研究发现，孕期暴露于高剂量双酚 A，增加了 F_2 代小鼠海马中 CREB 调节的转录共激活因子 1（CREB regulated transcription coactivator 1，Crtc1）的 CpG 位点 DNA 甲基化，进而影响了后代海马神经发生和认知功能。在肾上腺组织中同样存在 DNA 甲基化水平升高的现象。作者团队发现宫内暴露于尼古丁所致的子代大鼠肾上腺功能损伤，可能是尼古丁诱导 Pax6 结合基序的−377 核苷酸位点的 CpG 甲基化而产生的，且这些现象在细胞水平可持续 5～10 代（Wang et al.，2011）。作者团队还证实，孕期地塞米松暴露所致睾丸发育毒性，可能是地塞米松激活了 GR 而促进了 HDAC7 的表达，然后 GR 和 HDAC7 协同降低了类固醇合成急性调节蛋白（steroidogenic acute regulatory protein，StAR）的 H3K9 乙酰化水平，加重了睾丸发育不良（Liu et al.，2018）；地塞米松可以通过增加血管紧张素转换酶（angiotensin converting enzyme，ACE）的 H3K27ac 水平来持续激活 RAS 介导的子代峰值骨量降低及其代际效应（Xiao et al.，2018）；孕期地塞米松暴露可致子代大鼠肝胆固醇逆转运功能受损及成年高胆固醇血症发生，其机制是肝活化 GR 增强 DGCR8/miR-148a 表达，从而导致低密度脂蛋白受体（low-density lipoprotein receptor，LDLR）持续低表达（Li et al.，2020）。以上研究提示，表观遗传修饰异常导致胎儿多器官发育毒性的发生。

5.2.7 代谢活化损伤

代谢活化损伤（metabolic activation injury）是指外源物（含药物）进入机体后经生物转化时，其中大部分转变为无毒、亲水性强的代谢产物，被机体排出体外，而有些外源物本身无毒，经过生物转化作用却生成了有毒的代谢产物或中间体，从而对机体造成损伤。外源物代谢活化损伤的机制主要有两种：产生亲电子中间体和产生氧自由基中间体。这些亲电子中间体存在丰富的正电荷，容易结合蛋白质、DNA 等生物大分子。例如，在产前暴露于苯并芘的胎鼠肺中检测到苯并芘衍生的 DNA 加合物和氧化性 DNA 加合物。Lin 等（2016）发现，广泛存在于草药中的 8-表黄药子素会导致人类和实验动物的肝损伤，而这种损伤是由 CYP 介导的呋喃环代谢活化产生的亲电子中间体所造成的。作者团队前期研究发现，吡咯里西啶生物碱（pyrrolizidine alkaloid）可通过胎肝 CYP3A 代谢活化形成亲电子代谢产物吡咯酸酯，造成胎盘和胎肝损伤（Li et al.，2018）。而氧自由基介导的代谢活化损伤是由外源物经 CYP 酶代谢产生的自由基代谢产物或活性氧攻击细胞内的脂质、DNA 等造成的组织损伤。

5.3 研 究 展 望

虽然外源物（包括药物类、环境毒物类、不良饮食类等）与胎儿发育毒性的外在联系已被揭示，且危害可持续至成年甚至多代，造成多种慢性疾病易感，但由于胎儿出生前后不同时期器官功能变化的特点、编程机制、性别差异和多代遗传的关键点均尚未完全阐明，因此胎儿发育毒性的内在机制及其远期危害的胎儿起源机制有待深入发掘，这应该是未来研究的主要方向。细胞凋亡、自噬、氧化应激、内质网应激等细胞病理生理过程与胎儿发育关系密切，但有关发育毒性以及发育源性相关疾病的研究报道甚少。希望各位科研工作者抓住这一强大突破口开展系列研究，为胎儿发育异常以及胎源性疾病提供确切的防治方法和有效的治疗靶点。

参 考 文 献

Barra N G, Lisyansky M, Vanduzer T A, et al. 2017. J Appl Toxicol, 37(12): 1517-1526.
Blanco J, Mulero M, Domingo J L, et al. 2012. Toxicol Sci, 127(1): 296-302.
Bruin J E, Petre M A, Lehman M A, et al. 2008. Free Radic Biol Med, 44(11): 1919-1925.
Chen G, Yuan C, Duan F, et al. 2018. Toxicol Appl Pharmacol, 341: 64-76.
He X, Xie Z, Dong Q, et al. 2015. Ren Fail, 37(5): 896-902.
Huang H, He Z, Zhu C, et al. 2015. Toxicol Appl Pharmacol, 288(1): 84-94.
Huang H, Liu L, Li J, et al. 2018. Toxicol Appl Pharmacol, 345: 36-47.
Huang J, Zhou S, Ping J, et al. 2012. Clin Exp Pharmacol Physiol, 39(4): 357-363.
Hulas-Stasiak M, Dobrowolski P, Tomaszewska E. 2016. Reprod Fertil Dev, 28(7): 1038-1048.
Jang Y J, Park H R, Kim T H, et al. 2012. Toxicology, 296(1-3): 73-82.
Kawakami T, Yoshimi M, Kadota Y, et al. 2014. Toxicol Appl Pharmacol, 275(2): 134-144.
Lahti M, Eriksson J G, Heinonen K, et al. 2015. Psychological Medicine, 45(5): 985-999.

Li L, Hu W, Liu K X, et al. 2020. Toxicology and Applied Pharmacology, 395: 114979.

Li X, Yang X, Xiang E, et al. 2018. Drug Metab Dispos, 46(4): 422-428.

Lin D, Li W, Peng Y, et al. 2016. Chem Res Toxicol, 29(3): 359-366.

Liu J, Liu L, Chen H. 2011. Neuroscience, 181: 265-270.

Liu L, Liu F, Kou H, et al. 2012. Toxicol Lett, 214(3): 307-313.

Liu M, Chen B, Pei L, et al. 2018. Toxicology, 408: 1-10.

Liu Y, Ma C, Li H, et al. 2017. Theriogenology, 90: 204-209.

Mizuuchi M, Cindrova-Davies T, Olovsson M, et al. 2016. J Pathol, 238(4): 550-561.

Mohan S S, Ping X D, Harris F L, et al. 2015. Alcohol Clin Exp Res, 39(3): 434-444.

Shangguan Y, Jiang H, Pan Z, et al. 2017. Cell Death Dis, 8(10): e3157.

Tan Y, Lu K, Li J, et al. 2018. Toxicol Lett, 295: 229-236.

Thakur V S, Liang Y W, Lingappan K, et al. 2014. Toxicol Lett, 230(2): 322-332.

Veerbeek J H, Van Patot T M C, Burton G J, et al. 2015. Placenta, 36(1): 88-92.

Wang G, He B, Hu W, et al. 2018. Toxicology, 408: 70-79.

Wang T, Chen M, Liu L, et al. 2011. Toxicol Appl Pharmacol, 257(3): 328-337.

Wu Y M, Luo H W, Kou H, et al. 2015. Toxicol Appl Pharmacol, 289(1): 109-116.

Xiao H, Wen Y, Pan Z, et al.2018. Cell Death Dis, 9(6): 638.

Xu D, Bai J, Zhang L, et al. 2015. Toxicol Res, 4: 112-120.

Xu D, Zhang C, He X, et al. 2018. Toxicol Lett, 283: 39-51.

Yu W J, Son J M, Lee J, et al. 2014. Nanotoxicology, 8(Suppl 1): 85-91.

Zhang D M, Liu K X, Hu W, et al. 2021. Toxicology, 449: 152664.

Zhao Z, Qin J, Pei L G, et al. 2020. Toxicology, 442: 152533.

（夏　璇、汪　晖）

第6章

胎儿发育毒性的代谢活化损伤机制

摘要：已知毒物、药物和环境污染物等外源物进入机体后，大部分经机体生物转化代谢成为无毒、亲水性物质排出体外。然而，部分外源物在代谢过程中会产生一些有害的毒性代谢产物或副产物，如亲电子代谢产物和氧自由基等，从而对机体造成伤害。细胞色素 P450（CYP）是参与机体生物转化作用最重要的 I 相代谢酶，大部分外源物经 CYP 酶超家族氧化代谢。在孕早期（8～10 周）的人胎肝组织中已能检测到 CYP 酶表达，提示通过胎盘的外源物可对胎儿组织造成代谢活化损伤。外源物在胎儿体内代谢后极性增加但难以通过胎盘回到母体，从而在宫内蓄积，由此增强外源物的胎儿发育毒性。本章综述了外源物所致胎儿发育毒性的代谢活化损伤机制，并阐述了母体、胎盘和胎儿三者在胎儿代谢活化损伤中的作用。

引　言

发育毒性（developmental toxicity）是指出生前母体和（或）父体在接触外源性不良环境刺激后引起子代在达到性成熟之前出现的有害损伤，包括生长迟缓、畸形、功能障碍及死亡。这些外源性的理化因素包括：压力、辐射、毒物、药物、环境污染物等。其中，药物、毒物和环境污染物等由于不能由机体自己产生，而是从周围的物理环境中摄入，因此统称为外源物（xenobiotics）。对大部分外源物而言，机体可通过一系列代谢酶催化的反应，将其排出体外以减少对机体自身的损害。然而，并不是所有的代谢反应都能减小外源物对机体的毒害作用。有的外源物经代谢后甚至毒性增强，如黄曲霉毒素经机体代谢活化后的中间产物具有致癌性。这种外源物本身无毒但经机体代谢后转变成有毒物质而对机体造成的损伤，称为代谢活化损伤（Orhan，2015）。

代谢活化损伤往往发生在代谢酶含量丰富的器官如肝。早在孕 8～10 周人胎肝中就已能检测到许多药物代谢酶的表达。作者团队所在实验室的前期研究证实，宫内时期人胎肝和胎肾上腺组织中已表达多种细胞色素 P450（cytochrome P450，

CYP）同工酶，包括 CYP2A6、CYP2E1 和 CYP3A7，并具有代谢活性（Wang et al.，2008）。研究表明，在胎儿组织和新生儿脐带血中可检测到药物活性中间产物与 DNA 和（或）蛋白质的结合物（Whyatt and Perera，1995）。以上研究均提示，需经代谢活化的外源物很可能通过胎盘在胎儿组织局部发生代谢活化损伤，即发挥直接毒性作用。此外，由于小分子外源物原形极性小、易通过胎盘，然而在胎儿体内代谢后极性增加，难以通过胎盘回到母体，从而易在宫内蓄积，因此大大增加了外源物对胎儿的毒性作用。本章就外源物发育毒性的代谢活化机制和影响因素进行了综述。

6.1　外源物发育毒性的常见表现及机制

已知发育毒性的具体表现为生物体在发育过程中出现功能缺陷、生长迟缓、结构异常甚至死亡。外源物发育毒性主要表现为以下几方面（图 6-1）。①结构异常：由于外源物或代谢产物的干扰，活产胎仔、胎儿出生时，某种器官表现为畸形。②发育迟缓：胚胎与子代的发育过程在外源物或代谢产物的影响下，较正常的发育过程缓慢，胎儿出生后体格、智力发育落后，成年后代谢综合征的易感性增加。③功能障碍：活性代谢产物与某些功能蛋白结合，使得胎仔的生理、生化、免疫、代谢、行为及神经活动出现异常或缺陷。④严重损伤：在胚胎（胎儿）发育过程中，一些外源物或代谢产物在较大剂量范围内产生强烈的损害作用，造成细胞凋亡、坏死甚至机体死亡。

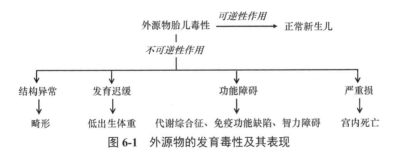

图 6-1　外源物的发育毒性及其表现

外源物发育毒性的发生机制主要包括：表观遗传修饰、代谢活化损伤和神经内分泌代谢编程。①表观遗传修饰机制：表观遗传修饰（epigenetic modification）是一种针对特定基因组的基因调控方式，这种基因表达的改变可在不改变 DNA 序列的情况下，通过有丝分裂和（或）减数分裂的方式遗传，包括 DNA 甲基化修饰、组蛋白共价修饰、非编码 RNA 调控和染色质重塑等多种调控机制。作者团队近期系列研究表明，表观遗传修饰参与了孕期多种外源物暴露所致的胎儿多器官发育毒性、生长迟缓或功能障碍，如肾上腺（Liu et al.，

2016；Yan et al.，2014）、肾（Li et al.，2019）、睾丸（Liu et al.，2018）、长骨（Xiao et al.，2018）等。②代谢活化损伤机制：外源物进入机体后，经机体的生物转化作用，大部分转变为无毒的、亲水性强的代谢产物，被机体排出体外；而有些外源物本身无毒，但经过机体的生物转化作用却生成了有毒的代谢产物或者中间体，从而对机体造成损伤。这种本身无毒（害）经机体代谢后转变为有毒（害）的代谢产物而对机体造成的损伤类型叫作代谢活化损伤，这一过程称为代谢活化。例如，来源于多种植物的吡咯里西啶生物碱（pyrrolizidine alkaloid，PA），经代谢生成的次级代谢产物具有肝毒性、遗传毒性和发育毒性。作者团队前期研究发现，孕期 PA 暴露可导致胎鼠发育迟缓、早产和死胎（Guo et al.，2013，2019；Luo et al.，2019）。③神经内分泌代谢编程机制：胚胎（胎儿）在早期发育的关键时期，对内分泌破坏物等外界环境因子十分敏感。在这期间，胚胎（胎儿）对外界不良环境的反应可能是为了适应环境需要，而当子代脱离这种不良环境时，原来的适应性改变可能演变成适应过度的状态，从而导致胎儿出生后发育编程改变。作者团队近期系列研究表明，孕期咖啡因、尼古丁和乙醇暴露可引起子代大鼠下丘脑-垂体-肾上腺轴相关的神经内分泌发育编程改变（Xu et al.，2012；Pei et al.，2017；Liu et al.，2012；Xia et al.，2014，2020）。

6.2 外源物发育毒性的代谢活化损伤机制

外源物发育毒性的代谢活化损伤机制通常由两种中间体介导：亲电子代谢产物和氧自由基。

6.2.1 亲电子代谢产物介导的外源物代谢活化损伤

亲电子代谢产物（electrophilic metabolite）是指原形化合物在体内经过生物转化后形成的中间代谢产物，其可以与细胞中的亲核大分子物质（如核酸、蛋白质等）结合。多种外源物（如苯妥英、苯并[a]芘和环磷酰胺）能通过 CYP 酶或其他一些酶（如黄素单加氧酶）代谢生成有活性的亲电子中间体。这些有活性的亲电子中间体（如环氧化物）与蛋白质形成复合物及与 DNA 形成加合物，造成细胞凋亡或坏死。

CYP 代谢的底物十分广泛，CYP 可介导多种外源物的代谢活化，如一些多环芳烃和多氯联苯可被 CYP 转化成致癌代谢产物。广泛存在于草药中的 8-表黄药子素可导致人类和实验动物肝损伤，而这种肝损伤是由 CYP 介导的呋喃环代谢活化产生的亲电子中间体造成的。PA 介导的肝毒性主要是由 CYP 酶家族中的 CYP3A 代谢产生的，其亲电子代谢产物吡咯酸酯性质活泼，是发挥毒性作用的主要活性中间体。乙醇为 CYP2E1 特异性底物，CYP2E1 氧化乙醇生成乙醛这种有活性的中间产物。当这些活性代谢产物与胎儿发育相关基因或蛋白质结合时，可诱导胎儿发育毒性（图 6-2）（Cederbaum et al.，2001，Lieber，1999；Reimers et al.，2004）。

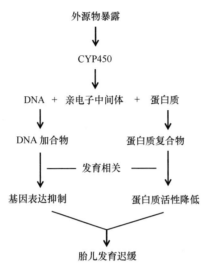

图 6-2　亲电子代谢产物介导的外源物代谢活化损伤机制

6.2.2　氧自由基介导的外源物代谢活化损伤

氧自由基（oxygen radical）被称为健康杀手，可造成细胞内氧化磷酸化功能障碍和生物膜系统损伤，是人体疾病、衰老和死亡的重要原因之一。生物体内存在的主要是氧自由基，包括脂氧自由基、羟自由基、超氧阴离子、一氧化氮和二氧化氮自由基等。它们与臭氧、单线态氧和过氧化氢一起，统称为活性氧。外源物苯妥英及其结构相关的抗癫痫药（如苯并芘、沙利度胺、甲基苯丙胺、丙戊酸和环磷酰胺等）也能产生自由基活性中间体。自由基代谢产物或活性氧优先获取不饱和脂肪酸中的质子并产生脂质烷氧基（Galdikova et al.，2015）。由于自由基代谢产物或活性氧对细胞膜的攻击强度不同，这种初始攻击最终将导致局部或广泛的膜损伤，增加细胞膜通透性，使细胞质成分外漏。这些自由基中间体还能改变信号转导或与脂质、蛋白质和 DNA 中的双键反应形成共价加合物。当细胞内活性氧超过细胞抗氧化能力时，会发生氧化应激。介导氧化代谢的酶主要为前列腺素 H 合成酶（prostaglandin H synthase，PHS）和脂氧合酶（lipoxygenase，LOX），其自身或相关的氢过氧化物酶活性可以将外源物氧化成自由基中间体。胎儿的 PHS 和 LOX 表达量较高，其催化外源物产生的氧自由基及其介导的氧化应激可导致胎儿发育毒性（Wells et al.，2005）。

6.3 参与调控外源物代谢活化损伤的核受体

核受体对外源物代谢的调控主要是通过调控 CYP 实现的。配体（如药物和其他内源性物质）和这些核受体结合后，再与下游 CYP 的 DNA 特异序列结合（如增强子），上调 CYP 的转录。核受体包括芳香烃受体、组成型雄甾烷受体和孕甾烷 X 受体。核受体上调 CYP 的表达，可能使活性代谢产物生成增加，导致外源物对胎儿的代谢活化损伤加重。

6.3.1 芳香烃受体

芳香烃受体（aryl hydrocarbon receptor，AhR）是一种配体活化依赖性核受体，主要调节 2,3,7,8-四氯代二苯并[b, e][1, 4]二噁英（2,3,7,8-tetrachlorodibenzo[b, e] [1, 4]dioxin，TCDD）和相关的卤代芳香烃、多环芳烃类化合物的生物反应。AhR 具有复杂的配体结合位点，并且能被一系列结构不同的化合物激活，其中多为环境污染物。AhR 是否存在生理配体目前仍然存在争议。然而，有证据表明，内源性配体激活受体对正常发育至关重要（Nguyen et al.，2008）。研究证实，外源物与 AhR 的亲和力与该受体作为药物代谢酶诱导剂的效力相关。当配体激活细胞质中的 AhR 后，AhR 与 AhR 核转位蛋白二聚化形成异源二聚体并转移至细胞核内，作用于 CYP 基因启动子区，上调 CYP 的表达。AhR 主要调节 CYP1A1、CYP1A2、CYP1B1 和 CYP2S1 的表达。CYP1A1 和 CYP1A2 能代谢多环芳烃及芳胺等化合物而形成致突变、致畸和致癌化合物；CYP1B1 活化结构多样的致癌物和内源性雌激素；CYP2S1 代谢类视黄醇（Wells et al.，2010）。

在发育过程中，暴露于作为 AhR 配体的外源物将会激活 AhR，诱导外源物代谢酶的表达，促进经这些代谢酶催化的活性中间体的产生。当活性中间体的生成量超过了结合酶和转运体解毒的能力时，可在体内累积并引起大分子损伤。AhR 也参与了正常发育的生理过程，激活 AhR 可能会破坏 AhR 调节的基因表达模式，导致畸形。例如，*AhR* 基因敲除小鼠虽然对 TCDD 的多种毒性作用不敏感，不会产生和 TCDD 相关的畸形，但会显示出其他与 AhR 在发育中作用一致的异常现象（Wells et al.，2010）。

6.3.2 组成型雄甾烷受体

组成型雄甾烷受体（constitutive androstane receptor，CAR）主要在人肝组织中表达，而在肝外组织表达较少。细胞核内的 CAR 可通过配体活化，也可在无外源物时被激活。未激活的 CAR 位于细胞质内，与细胞质 CAR 保留蛋白、热休克蛋白 90 等结合形成分子伴侣复合物，以寡聚体形式存在。被激活后的 CAR 先被释放至细胞质，然后移位至细胞核内与类视黄醇 X 受体（retinoid X receptor，RXR）形成异源二聚体，作用于靶基因启动子区调控其表达。

CAR 调控的 CYP 家族包括 CYP2B、CYP2C 和 CYP3A 等（Kanno et al.，2016）。在苯巴比妥处理的小鼠中，CAR 与 RXR 结合显著诱导 CYP2B10 mRNA 的表达。在转染了人或小鼠 CAR 基因的 HepG2 细胞中，CAR 与 CYP2C9 启动子区结合可显著上调 CYP2C9 的表达。CAR 还可通过与 RXR 形成异源二聚体来调控 CYP3A 的表达。目前虽然尚无研究报道外源物激活 CAR 诱导 CYP 而导致与发育毒性相关的代谢中间体的产生增加，但我们推测，与 AhR 类似，作为 CAR 配体的外源物可诱导 CAR 调控的 CYP 亚型表达升高。当暴露于经这些 CYP 亚型代谢活化的外源物时，毒性中间产物的生成和累积也会大幅增加。此外，CAR 在生命早期被诱导后可持续活化，促进其下游 CYP 持续高表达（Chen et al.，2012），导致发育中的个体对外源物代谢活化损伤更敏感。

6.3.3　孕甾烷 X 受体

孕甾烷 X 受体（pregnane X receptor，PXR）对许多 CYP 基因的表达和相应蛋白活性都起着重要的调节作用，如 *CYP2B6*、*CYP2C8*、*CYP2C9*、*CYP2C19*、*CYP3A5*、*CYP3A7* 和 *CYP2A6*。PXR 的活化与 CAR 类似，细胞质中的 PXR 与配体结合后，能结合 RXR 形成异源二聚体，转移至细胞核并与靶基因调控序列的 DNA 反应元件结合进行生物调控。PXR 与 CAR 对外源物的识别存在交互性，即识别相似的反应元件，共享多个目标基因，但两者调节外源物代谢存在差异。

研究表明，PXR 可被许多外源物直接激活，包括化学增塑剂、草药、食品成分、许多环境污染物和处方药等（Staudinger，2019）。研究发现，PA 在肝中可通过激活 PXR 而促进 PXR 与 CYP3A 启动子区的结合，从而诱导肝 CYP3A 表达的增加（Luckert et al.，2018）。作者团队也发现，PA 可通过 PXR 特异性诱导雌性胎鼠 CYP3A 的表达，促进雌性胎鼠肝活性代谢产物的产生，从而导致胎肝毒性的性别差异（Li et al.，2018；Luo et al.，2019，Xiang et al.，2020）。在 *Pxr* 基因敲除小鼠中，慢性乙醇暴露显示出更高的醇脱氢酶、乙醛脱氢酶和过氧化氢酶表达水平，而在野生型小鼠中，这些酶的表达则相对较低，且野生型小鼠具有较高的血清乙醇水平并发展为以微血管和大泡脂质聚集为特征的肝脂肪变性，说明 PXR 有助于酒精性肝病的发展（Choi et al.，2018），在孕期乙醇暴露所致的发育毒性中可能也发挥了一定作用。

6.4 外源物致代谢活化损伤的影响因素

外源物发育毒性的影响因素包括母体、胎盘和胎儿自身。妊娠期母体在向胎儿输送营养物质的同时，也可将摄入的外源物以原形形式输送至胎儿，母体环境发生改变可影响胎儿生长发育，导致胎儿发育毒性。胎盘是连接母体和胎儿的重要器官，母体和胎儿通过胎盘进行营养物质、氧气和废物的交换，同时胎盘本身也能表达代谢酶，具有对各种物质代谢的能力。胎盘功能受损同样会影响胎儿正常生长发育，造成胎儿发育毒性。胎盘屏障的存在可以阻止一些有害物质从母体进入胎儿，但仍有很多药物和其他外源物可直接通过胎盘进入胎儿，在胎儿体内经自身代谢生成有害物质，引起胎儿发育毒性。

6.4.1 母体因素

母体生物转化（包括Ⅰ相和Ⅱ相代谢）的水平在决定外源物及其产生的稳定代谢产物量上起着非常重要的作用。一方面，母体可通过生物转化消除大部分的外源物，减少进入胎儿的外源物量；另一方面，外源物经母体代谢产生的活性代谢产物可能会损伤胎盘，从而间接对胎儿造成损伤。例如，多环芳烃苯并芘（benzopyrene）的致畸性就是由于其代谢产物亲电子二醇-环氧化物反应性中间体与生物大分子的共价结合，以及由活性氧引发的大分子氧化损伤。CYP1A1 参与代谢苯并芘，怀孕小鼠口服苯并芘时，CYP1A1 被诱导表达，苯并芘对其子代的致畸性低于 CYP1A1 没有被诱导表达的子代。这些结果表明增强母体 CYP1A1 催化的苯并芘羟基化可以减少子代苯并芘暴露。然而，由于苯并芘还诱导 UDP-葡糖醛酸转移酶（UDP-glucuronyl transferase，UGT）和谷胱甘肽 S-转移酶（glutathione S-transferase，GST）的表达，通过增加母体葡糖醛酸化反应，和（或）增强胚胎 GST 的解毒作用，从而减小苯并芘的胚胎毒性作用（Wells and Winn，2017）。UGT 可以催化苯并芘的羟基化代谢产物发生葡糖醛酸化，从而避免产生亲电子代谢产物或活性氧。在具有遗传性 UGT 缺陷的 Gunn 大鼠中，非致癌剂量的苯并芘可使胎儿宫内死亡的发生率增加 3 倍。有一些致畸物如苯妥英，可以不经Ⅰ相代谢直接与母体的一些Ⅱ相酶缀合，降低母体的消除作用，增加外源物转移到胚胎（胎儿）的量，从而增加致畸的风险（Wells et al.，2004）。

母体自身的疾病状态也会影响胎儿的正常生长发育。例如，妊娠期肝内胆汁淤积（intrahepatic cholestasis of pregnancy，ICP）是一种以母体皮肤瘙痒、血清胆汁酸和（或）转氨酶水平升高为特征的妊娠期常见肝病。ICP 可导致新生儿缺氧缺血性脑病、严重脑室内出血、支气管肺发育不良、坏死性小肠结肠炎甚至死亡（Herrera et al.，2018）。人类和动物研究表明，ICP 患者体内的胆汁酸可经胎盘转运到胎儿，对胎儿的正常生长发育造成不利的影响（Geenes et al.，2011）。外源物原形可通过对核受体的作用而促进胆汁生成，或其活性中间体直接攻击母肝造成 ICP，继而对胎儿造成间接的毒性作用。

6.4.2　胎盘因素

胎盘是连接母体和胎儿的重要纽带，在控制营养从母体流向胎儿以及胎儿与母体组织之间的激素交换等功能中起了重要的作用。此外，胎盘还具有屏障作用，可以将母体和胎儿的血液分隔开，从母体往胎儿运输的物质都要通过胎盘屏障（Bosco et al.，2015）。通过胎盘的屏障作用，可以阻隔相当一部分物质穿过胎盘到达胎儿，从而起到对胎儿的保护作用。但胎盘的屏障作用是有限的，并非所有有害的物质都可以被胎盘阻隔。

一些环境污染物和药物可以通过胎盘屏障在胎盘或胎儿体内蓄积。例如，有文献报道，吸烟者的血镉浓度是非吸烟者的 5 倍，肾皮质镉浓度和胎盘组织中的镉浓度是非吸烟者的 2 倍。作者团队前期也发现，孕期咖啡因摄入可诱导 *p53* 依赖性的胎盘滋养层细胞凋亡（Huang et al.，2012）。当机体内氧自由基过多时，会导致胎盘绒毛损伤，特别是绒毛细胞膜和线粒体膜的损伤，从而影响胎盘的正常功能，使胎儿生长发育受损。过量的氧自由基可抑制前列腺素 I2 的生成，促进血栓素 A2 转化为血栓素 B2，而血栓素 B2 能刺激血管平滑肌收缩、血小板聚集和血流瘀滞，导致胎儿慢性缺血、缺氧，生长发育迟缓。正常机体里存在着氧化与抗氧化的动态平衡，孕期暴露于外源物导致的不良妊娠结果与机体自由基的作用有关，氧自由基产生和消除的不平衡，直接影响着孕妇和胎儿内环境的稳定，也会对胎儿的正常生长发育产生不可忽视的影响。

6.4.3　胎儿自身因素

与母体相比，发育中的胎儿大部分外源物代谢酶包括催化 I 相反应的大多数 CYP、II 相酶如 UGT，以及最重要、最关键的解毒酶如 GST 和环氧化物水解酶的表达水平相对较低。在外源物发育毒性的影响因素中，胎儿自身因素也发挥着关键作用，表现在以下几方面。①胎儿体内含有活性代谢酶，这些酶可将外源物转化为活性代谢产物。CYP2E1 在胎儿时期就已有活性，其可代谢乙醇产生活性氧对胎儿造成损害，目前认为，胎儿出生后的功能异常（如神经缺陷和胎儿酒精综合征）与其相关。胎儿期肝表达的 CYP3A7 可代谢 PA 为脱氢吡咯代谢产物，后者具有很强的亲电子活性，能与许多生物大分子（如 DNA、RNA 和蛋白质）结合，从而造成胎儿的肝损伤。②胎儿体内缺乏足够的抗氧化酶，导致其解毒能力较弱。在成人中，解毒酶的活性通常较高，能够平衡代谢形成的反应中间体而不产生不利的结果。相反，胎儿具有相对低的解毒酶水平，如环氧化物水解酶和GST 等。与母体相比，胎儿的毒性易感性增加。肝中的谷胱甘肽（glutathione，GSH）含量也影响着 PA 的解毒代谢，在人胎肝中存在两种 GSH 合成酶——γ-谷氨酰半胱氨酸合成酶和 GSH 合成酶，这两种酶的活性与成人肝的酶活性相同。而胎肝中 γ-谷氨酰转肽酶（一种代谢 GSH 的酶）的活性比成人肝的酶活性高 3 倍。羧酸酯酶是参与外源物代谢解毒的重要 II 相酶。人肝中主要表达两种羧酸酯酶：人羧酸酯酶 1 （human carboxylesterase 1，HCE1）和人羧酸酯酶 2 （human carboxylesterase 2，HCE2）。Yang 等（2009）分析了这两种酶在成人、儿童和胎儿肝中的表达和活性差异，发现 HCE1 和 HCE2 在成人肝中的表达显著高于儿童和胎儿肝，且其活性与表达水平一致。③胎儿组织器官未分化成熟，对毒物更加敏感。例如，宫内香烟烟雾暴露 20 天后，胎儿 DNA 损伤远较母体严重，提示胎儿 DNA 对活性中间产物损伤更易感（Florek et al.，1998）。综上提示，胚胎（胎儿）比成人更易受到外源物的毒性作用。

6.5　研　究　展　望

本章主要综述了外源物所致胎儿发育毒性的代谢活化损伤机制，以及母体、胎盘和胎儿自身在外源物所致胎儿代谢活化损伤中的作用。以往认为，胎儿体内 CYP 表达水平低于母体，因此代谢活化损伤多考虑母体和胎盘的活性代谢产物，然而由于活性代谢产物性质活泼、体内半衰期很短，且极性远大于原形药物，故难以通过胎盘屏障进入胎儿。作者团队近期研究也证实，绝大部分 PA 原形药物可进入胎血，但与胎肝蛋白结合的脱氢代谢产物主要为胎肝自身代谢产生的（Li et al.，2018；Luo et al.，2019）。综上提示，胎肝自身的代谢在外源物发育毒性的代谢活化损伤中发挥着重要作用。孕妇不健康的生活方式以及环境污染的加剧，导致一些外源物进入胎儿体内代谢并诱发发育毒性，孕期不良生活方式以及环境污染已经越来越成为影响胎儿正常发育的关键因素，当前对胎肝药物代谢相关酶的研究也为充分了解和认识孕期外源物暴露所带来的不良影响奠定了基础。

参　考　文　献

Bosco C, Diaz E, Gutierrez R, et al. 2015. Med Hypotheses, 84(1): 72-77.
Cederbaum A I, Wu D, Mari M, et al. 2001. Free Radic Biol Med, 31(12): 1539-1543.
Chen W D, Fu X, Dong B, et al. 2012. Hepatology, 56(4): 1499-1509.
Choi S, Neequaye P, French S W, et al. 2018. J Biol Chem, 293(1): 1-17.
Florek E, Tadrowska M, Szyfter K. 1998. Toxicol Lett, 95: 186.

Galdikova M, Sivikova K, Holeckova B, et al. 2015. J Environ Sci Health B, 50(10): 698-707.

Geenes V L, Lim Y H, Bowman N, et al. 2011. Placenta, 32(12): 1026-1032.

Guo Y, Ma Z, Kou H, et al. 2013. Toxicol Lett, 221(3): 212-218.

Guo Y, Xiao D, Yang X, et al. 2019. Reprod Toxicol, 85: 34-41.

Herrera C A, Manuck T A, Stoddard G J, et al. 2018. J Matern Fetal Neonatal Med, 31(14): 1913-1920.

Huang J, Zhou S, Ping J, et al. 2012. Clin Exp Pharmacol Physiol, 39(4): 357-363.

Kanno Y, Tanuma N, Yazawa S, et al. 2016. Drug Metab Dispos, 44(8): 1158-1163.

Li B, Zhu Y, Chen H, et al. 2019. Toxicology, 411: 32-42.

Li X, Yang X, Xiang E, et al. 2018. Drug Metab Dispos, 46(4): 422-428.

Lieber C S. 1999. Alcohol Clin Exp Res, 23(6): 991-1007.

Liu L, Liu F, Kou H, et al. 2012. Toxicol Lett, 214(3): 1307-1313.

Liu L, Wang J F, Fan J, et al. 2016. Int J Mol Sci, 17(9): 1477.

Liu M, Chen B, Pei L, et al. 2018. Toxicology, 408: 1-10.

Luckert C, Braeuning A, Lampen A, et al. 2018. Chem Biol Interact, 288: 38-48.

Luo J, Yang X, Qiu S, et al. 2019. Toxicology, 418: 32-40.

Nguyen L P, Bradfield C A. 2008. Chem Res Toxicol, 21(1): 102-116.

Orhan H. 2015. Curr Med Chem, 22(4): 408-437.

Pei L G, Chao Y, Guo Y T, et al. 2017. Reprod Toxicol, 71: 150-158.

Reimers M J, Flockton A R, Tanguay R L. 2004. Neurotoxicol Teratol, 26(6): 769-781.

Staudinger J L. 2019. Mol Cell Endocrinol, 485: 61-71.

Wang H, Ping J, Peng R X, et al. 2008. Acta Pharmacol Sin, 29(2): 231-238.

Wells P G, Bhuller Y, Chen C S, et al. 2005. Toxicol Appl Pharmacol, 207(Suppl 2): 354-366.

Wells P G, Lee C J, McCallum G P, et al. 2010. Handb Exp Pharmacol, (196): 131-162.

Wells P G, Mackenzie P I, Chowdhury J R, et al. 2004. Drug Metab Dispos, 32(3): 281-290.

Wells P G, Winn L. 2017. Comprehensive Toxicology. Third Edition. Amsterdam: Elsevier Science: 63-85.

Whyatt R M, Perera F P. 1995. Environ Health Perspect, 103(Suppl 6): 105-110.

Xia L P, Jiao Z X, Pei L G, et al. 2020. Reprod Toxicol, 94: 48-54.

Xia L P, Shen L, Kou H, et al. 2014. Toxicol Lett, 226: 98-105.

Xiang E, Guo Q, Dai Y G, et al. 2020. Toxicol Appl Pharmacol, 406: 115137.

Xiao H, Wen Y, Pan Z, et al. 2018. Cell Death Dis, 9(6): 638.

Xu D, Wu Y, Liu F, et al. 2012. Toxicol Appl Pharmacol, 264(3): 1395-1403.

Yan Y E, Liu L, Wang J F, et al. 2014. Toxicol Appl Pharmacol, 277(3): 231-241.

Yang D, Pearce R E, Wang X, et al. 2009. Biochem Pharmacol, 77(2): 238-247.

（曹建刚、郭　喻）

第 7 章

胎儿发育毒性的表观遗传机制

　　摘要： 已知环境因素干扰造成生命早期发育的宫内编程改变已成为胎儿发育毒性及成年后多种疾病易感的主要原因，且存在跨代遗传效应，其机制研究中最令人瞩目的就是与表观遗传学的关系。表观遗传机制不仅可以解释宫内环境如何影响胎儿发育而致成年期多种疾病易感，还有希望阐明这种影响的跨代遗传效应。本章综述了近几年国内外学者在胎源性疾病宫内编程的表观遗传学方面的研究进展，并剖析了通过该机制实现跨代遗传的案例，从表观遗传的角度阐释了胎源性疾病的发生机制及其远期危害，促使人们更加关注环境因素所产生的远期危害，并为探寻胎源性疾病的生物标志物以实现其早期防治提供了新思路。

引　　言

　　表观遗传修饰（epigenetic modification）是与 DNA 序列无关的、可遗传的基因调控方式，包括 DNA 甲基化、DNA 局部构型、核小体相位改变、组蛋白修饰及特殊 RNA 分子等。经典遗传学认为基因序列决定了基因表达的产物，而后者则是细胞增殖与功能分化的基础，对机体的生长与发育起到了决定性的作用。然而，相同的基因组却常常表现出不同的遗传表型，此时"基因决定论"无法完全解释由环境因素引起的表型改变。表观遗传学理论的建立，为遗传学的发展提供了一种与经典遗传学相补充的观点。随着表观遗传成为当今生命科学研究的前沿和热点，越来越多的学者试图将表观遗传学与环境因子发育毒性相联系。在哺乳动物胚胎发育过程中伴随着各种表观遗传修饰的调控（Mathers and Mckay，2009）。妊娠期不良环境引起的表观遗传改变（如异常的 DNA 甲基化模式和组蛋白修饰）对胚胎发育过程中基因组的重编程、早期胚胎发育模式的建立具有显著影响，并且表观遗传改变存在远期甚至跨代遗传效应（Nafee et al.，2008）。因此，表观遗传学研究不但有利于进一步阐明发育、分化异常等的发生机制，而且在一定程度上为预防孕期不良环境带来的可遗传性损伤和探究早期防治手段提供了理论依据。

7.1　表观遗传修饰与胎儿生理发育

与经典遗传学不同，环境因素引起的表观遗传修饰通常不涉及基因组 DNA 序列的改变。其一方面主要通过影响染色体（染色质）的组成来调控编码基因的转录过程，如 DNA 甲基化、组蛋白修饰等；另一方面可经由非编码 RNA 等在转录后修饰阶段和 mRNA 翻译阶段参与对基因表达的调控。目前在表观遗传学领域，以 DNA 甲基化、组蛋白修饰、非编码 RNA 等方面的研究最为普遍和成熟。

7.1.1　DNA 甲基化与胎儿生理发育

DNA 甲基化（DNA methylation）是最为经典的表观遗传修饰形式，它指的是在 DNA 上又额外添加一个甲基基团，其与基因转录的阻遏有关。在真核生物体内，DNA 甲基化主要由 DNA 甲基转移酶（DNA methyltransferase，DNMT）所介导，以 *S*-腺苷甲硫氨酸为甲基供体，将甲基转移到 CpG 岛的胞嘧啶上。DNMT 包括 DNMT1、DNMT3a 和 DNMT3b 等。DNMT1 的主要功能是维持原有的甲基化状态，而 DNMT3a 和 DNMT3b 则可将游离的甲基添加至特定的未甲基化 CpG 岛（Kohli and Zhang，2013）。DNA 甲基化主要通过以下两种机制沉默基因：①位于启动子区域 CpG 岛的甲基化修饰通过干扰转录因子与目的基因的结合而沉默基因；②位于增强子区域 CpG 岛的甲基化修饰通过干扰增强子结合蛋白与增强子的结合而沉默基因。DNA 甲基化程度除了直接影响基因的转录活性之外，还可以在染色体结构稳定性、基因印记、X 染色体失活等方面发挥作用。

与之相反的是，10-11 易位酶家族蛋白可以氧化 5-甲基胞嘧啶，从而发挥去甲基化修饰的作用，形成 5-羟甲基胞嘧啶、5-甲酸胞嘧啶和 5-羧基胞嘧啶，10-11 易位酶家族蛋白对维持细胞的分化潜能起到了至关重要的作用（Hemberger et al.，2009）。例如，在原始生殖细胞中 10-11 易位酶家族蛋白能够将已经被甲基化的胞嘧啶再度氧化为 5-羟甲基胞嘧啶，并启动碱基切除修复机制，切除 5-羟甲基胞嘧啶，添加未被甲基化的胞嘧啶，从而达到去甲基化修饰的目的（Popp et al.，2010）。

DNA 甲基化水平在胚胎发育的不同时期存在差异，并参与胚胎发育。基因的两次 DNA 甲基化重编程发生在配子形成和早期胚胎发育阶段。第一阶段的 DNA 甲基化重编程是亲代印记基因重新确立和去除所必需的。第二阶段的 DNA 甲基化重编程则是受精卵获得全能性并产生新个体的必要条件。DNA 甲基化水平在胚胎发育中经历了一系列动态变化，在胚泡形成的 8 细胞期，配子在全基因组范围内发生去甲基化。在植入期，甲基化模式由新生甲基化重新建立。除这两次广泛 DNA 甲基化重编程以外，如在胚胎发育的中晚期，基因组的甲基化水平也会发生一定改变，且具有组织特异性。DNA 甲基化对胚胎发育主要有以下作用（Abdalla et al.，2009）：①抑制基因表达；②使雌性 X 染色体失活；③调控印记基因表达；④沉默转座元件；⑤调控组织特异性基因表达。

7.1.2 组蛋白修饰与胎儿生理发育

组蛋白是真核生物核染色体的重要组成成分。组蛋白 H2A、H2B、H3 和 H4 各 2 个分子组成的八聚体与其上缠绕的 DNA 构成核小体核心，再与组蛋白 H1 间隔构成核小体，串珠状的核小体反复盘绕折叠构成染色质。真核生物组蛋白氨基酸残基常常发生乙酰化、甲基化、磷酸化、泛素化以及类泛素化等多种共价修饰，在这些修饰方式中，组蛋白甲基化和组蛋白乙酰化最为常见，目前对这两种修饰方式的研究也更为深入。①组蛋白甲基化（histone methylation）是在组蛋白甲基转移酶的作用下，将甲基转移至 H3 和 H4 组蛋白 N 端赖氨酸和精氨酸残基上的过程。根据甲基化程度的不同，组蛋白甲基化又可以分为单甲基化、二甲基化和三甲基化修饰。目前研究比较多的组蛋白甲基化位点主要包括组蛋白 H3 赖氨酸 9（histone H3 lysine 9，H3K9）、H3K27、H3K36、H3K79 和 H4K20。组蛋白甲基化对于相应基因表达的作用呈现出杂乱和无规律性，有的促进基因表达，有的抑制基因表达，这可能是由于发生甲基化的氨基酸残基位置不同（Nielsen et al.，2001）。②组蛋白乙酰化（histone acetylation）主要是组蛋白 N 端特异氨基酸残基的乙酰化，这个过程的改变与维持主要由组蛋白乙酰转移酶（histone acetyltransferase，HAT）和组蛋白脱乙酰酶（histone deacetylase，HDAC）介导，组蛋白 H3 和 H4 是被修饰的主要位点。HAT 可引入乙酰基，该基团为疏水基团，能够使 DNA 和组蛋白间的静电引力增加，削弱 DNA 和组蛋白之间的相互作用，降低组蛋白对 DNA 的束缚力，使 DNA 更容易解螺旋，从而使转录易于进行，因此组蛋白乙酰化一般是活性染色质的标志。HDAC 可通过去乙酰化修饰使组蛋白带正电荷，从而使其与带负电荷的 DNA 紧密结合，染色质呈致密卷曲的阻抑结构，达到抑制转录的作用。

组蛋白甲基化修饰在植入前发育过程中经历了动态的过程，在受精后的雌原核中可依次检测到 H3K4me、H3K9me2/3、H3K27me1 和 H4K20me3。对一些去甲基化酶的研究也证实，它们有助于发育过程中多能干细胞的分化。几项研究突出了 H3K4 去甲基化酶的作用，该酶称为赖氨酸特异性组蛋白去甲基化酶 1（lysine-specific histone demethylase 1，LSD1），敲除小鼠 LSD1 编码基因可导致胚胎死亡（Wang et al.，2007）。在果蝇发育过程中该基因的突变可导致性别特异性的生存能力下降，雌性果蝇卵巢发育异常和不孕（Di Stefano et al.，2007）。组蛋白乙酰化对胎发育过程中的细胞分化起着重要作用。在胚胎干细胞分化阶段，组蛋白乙酰化修饰总体水平短暂下降，而组蛋白去乙酰化水平相对增高，这与 HDAC 表达的相关研究结果也是一致的。有文献指出，HDAC 的活化对斑马鱼胚胎后侧线系统的发育是必需的，而当给予胚胎 HDAC 抑制剂时，其早期发育受到明显抑制（He et al.，2014）。在胚胎干细胞中，转录受抑制或低水平转录的种系特异性基因具有"二价体"特征，即同时具有活性染色体标志 H3K4 甲基化（methylation of H3K4，H3K4me）和 H3K9 乙酰化（acetylation of H3K9，H3K9ac），以及非活性染色体标志 H3K27me3。基于这一现象，人们提出胚胎干细胞中具有"二价体"特征的发育调控基因的表达既能被抑制也能被快速活化。

7.1.3　非编码 RNA 与胎儿生理发育

非编码 RNA（non-coding RNA，ncRNA）是指不直接编码蛋白质的 RNA。传统观点曾认为，这些 RNA 不具有生物活性，仅仅是不编码蛋白质的"垃圾 DNA"在转录过程中产生的"生物噪声"。然而，随着研究的深入，这些"垃圾 DNA"的转录产物被证明在编码基因的表达过程中同样起着重要作用。人类基因组中九成以上的基因序列可转录产生非编码 RNA，目前对于表观遗传调控机制的研究主要集中在小分子非编码 RNA、中链非编码 RNA 和长链非编码 RNA 上。

非编码 RNA，尤其是小分子非编码 RNA，可在转录、转录后和翻译等多个水平调控发育基因的表达。微 RNA（microRNA，miRNA）能够与其他蛋白质共同组成 RNA 诱导沉默复合物，RNA 诱导沉默复合物通过与靶 mRNA 分子的特异序列互补结合，诱导靶 mRNA 剪切或抑制其翻译。miRNA 还可以通过调控 DNA 甲基转移酶的表达而影响 DNA 的甲基化（Fabbri et al.，2007）。此外，中链非编码 RNA 可能与 DNA 损伤的应答修复机制相关（Wang et al.，2011b）。而长链非编码 RNA 可通过调节组蛋白修饰、蛋白质功能活性及 RNA 代谢等对发育基因的表达进行调控（Tsai et al.，2010）。近期有学者发现，一类新型环状非编码 RNA 可作为"miRNA 海绵"在平时捕获、吸附周围的 miRNA，阻碍其功能；而必要时又释放这些 miRNA，使之行使功能，从而对靶基因的表达起到调控作用，新型环状非编码 RNA 通常在特异组织或特殊发育阶段进行特异性表达，从而发挥其重要的调控作用（Chen and Yang，2015）。随着非编码 RNA 研究在表观遗传学领域的逐渐兴起，其功能越来越受到科学家的重视，但目前的研究还只集中在 miRNA 等少数领域，其他新兴非编码 RNA，如一种转运 RNA 衍生的小 RNA（tRNA-derived small RNA，tsRNA）、小核糖体 RNA 等在基因表达过程中扮演的角色还有待进一步阐明。

除了前文提到的有关影响基因表达的一系列修饰和小分子外（表 7-1），还存在一系列间接参与基因表达的修饰或结构，如 DNA 的局部构型。由于 DNA 解螺旋是 DNA 复制和转录过程中的必要环节，基因组局部 DNA 双链稳定性的改变被认为与基因转录调节有关。此外，核小体的相位改变和核小体中的 HMG 结构域蛋白，则可通过核小体沿 DNA 的定位和影响其他转录因子与 DNA 的结合等方式而影响基因表达。

表 7-1　表观遗传调控基因表达的三种常见方式

组分	类型	发育过程中的作用
DNA	甲基化修饰	抑制基因表达、使雌性 X 染色体失活、调控印记基因表达、沉默转座元件、调控组织特异性基因表达
组蛋白	甲基化修饰	促进或抑制基因转录
	乙酰化修饰	促进基因转录
非编码 RNA	微 RNA	诱导靶 mRNA 剪切或抑制其翻译
	中链非编码 RNA	与 DNA 损伤的应答修复机制有关
	长链非编码 RNA	通过调节组蛋白修饰、蛋白质功能活性以及 RNA 代谢等对发育基因的表达进行调控

7.2　表观遗传修饰改变与胎儿发育毒性

表观遗传标志的生成和消除在发育过程中时有发生，表观遗传重编程会大规模地擦除亲本 DNA 甲基化标记和组蛋白修饰位点，确保细胞获得全能性而逐步建立新的表观遗传标志。哺乳动物发育过程中会经历两次大规模的表观遗传重编程，分别发生在配子形成和受精过程中。在第一个表观遗传重编程事件中，原始生殖细胞去掉亲本基因组印记，除 DNA 甲基化位点快速失去外，其他重编程事件亦开始进行，包括 H3K9me3 阻抑蛋白识别位点（该抑制性位点的去除与细胞获得全能性有关）和其他组蛋白修饰的去除等。经历第一轮重编程之后，雄性原始生殖细胞 DNA 甲基化失去约 60%，而雌性失去约 70%（Guibert et al., 2012）。第二轮重编程发生在受精卵形成后和卵裂早期。在受精后 12～24 h 内，精原核 DNA 复制之前，父本基因组经历一个几乎整体 DNA 去甲基化过程，去除多数表观遗传标志。母本基因组亦经历了 DNA 去甲基化过程，随着合子的分裂，母本 DNA 甲基化水平逐步降低。受精卵着床后不久，定向形成内细胞团的细胞开始发生整个基因组 DNA 重新甲基化，导致滋养外胚层和内细胞团之间表观遗传不对称性，这可能决定了内细胞团将来发育成胚胎和成体组织，而滋养外胚层形成胎盘组织，为早期胚胎的发育和分化做准备（Rakyan et al., 2001）。异常的表观遗传修饰对于胎儿的发育十分不利，胎儿在发育早期阶段遭受的打击可延续至出生后甚至遗传给下一代，这可能是由于获得性的异常表观遗传标志逃脱了表观遗传重编程。

7.2.1　DNA 甲基化与胎儿发育毒性

作为表观遗传学领域研究最广泛的修饰类型，DNA 甲基化与发育个体之间的关系报道屡见不鲜。研究发现，生理情况下人关节软骨细胞不表达 X 型胶原酶，并且不存在软骨细胞肥大的过程，而异常的 X 型胶原酶表达被认为与其基因启动子区去甲基化有关，并造成软骨发育毒性（Zimmermann et al.，2008）。在间充质干细胞向成骨细胞分化的过程中同样有着类似的调节，如在脂肪间充质干细胞成骨诱导过程中，多种成骨特异性基因的表达均发生上调，且基因启动子区域的甲基化水平与其表达呈明显的负相关关系（Zhang et al.，2011）。作者团队在细胞水平发现，尼古丁可抑制原代和传代的人胎肾上腺细胞皮质醇合成，这与尼古丁直接增加类固醇合成急性调节蛋白（StAR）基因启动子区的–377 bp 甲基化率并抑制其表达有关，这些现象在细胞水平可持续 5～10 代（Wang et al.，2011a）；在咖啡因处理的肾上腺细胞中也有着类似的现象，即 StAR 编码基因表达及类固醇激素生成减少，并且这种影响在细胞水平可持续多代，同时伴有 StAR 编码基因启动子区 CpG 岛的去甲基化（Ping et al.，2012）；咖啡因还能直接抑制胎儿海马神经元的 2 型 11β-羟类固醇脱氢酶（11β-HSD2）的表达，并进一步证实 11β-HSD2 表达的降低与 11β-HSD2 编码基因启动子区–358～77 bp 总甲基化率和多位点甲基化率增加有关（Xu et al.，2012b）。

已知胰十二指肠同源异形基因 1（pancreatic duodenal homeobox gene 1，*Pdx1*）对胰腺的早期发育、细胞分化及功能都有重要的调控作用，外源物可促进该基因启动子区近端一个高度保守 CpG 位点的甲基化，最终导致 *Pdx1* 的永久沉默（Park et al.，2008）。小鼠孕期蛋白摄食限制会导致孕 19.5 天时肝 X 受体 α（liver X receptor α，LXRα）表达减少，这与 LXRα 编码基因启动子区高甲基化相关（van Straten et al.，2010）。此外，宫内发育迟缓（intrauterine growth retardation，IUGR）大鼠肝中的糖皮质激素受体（glucocorticoid receptor，GR）和过氧化物酶体增殖物激活受体 α（peroxisome proliferator-activated receptor α，PPARα）编码基因启动子区存在低甲基化，使 PPARα 表达相应升高，最终促进肝脂肪变性（Burdge et al.，2007）。围产期尼古丁暴露可能通过降低血管紧张素 II 受体 1A（angiotensin II receptor 1A，AT1AR）编码基因启动子区 DNA 甲基化水平并增加血管紧张素 II 受体 2（angiotensin II receptor 2，AT2R）编码基因启动子区 DNA 甲基化水平，从而提高血管 AT1AR 的 mRNA 水平和抑制 AT2R 的表达，最终引起成年子代大鼠血管发育异常（Xiao et al.，2014）。研究表明，在妊娠期给予母体塑化剂邻苯二甲酸二(2-乙基己基)酯可致子代卵巢发育不良（Xie et al.，2012），进一步对子代卵巢进行甲基化测序发现，染毒组有 71 个基因发生高甲基化，包括与受精、生殖发育相关的基因。上述研究均提示，个体在发育过程中，不良环境因素可引起关键基因的 DNA 甲基化修饰改变，从而导致组织器官发育毒性。

7.2.2   组蛋白修饰与胎儿发育毒性

已知 Runt 相关转录因子 2（Runx2）是正常软骨发育和软骨内成骨所必需的转录因子之一，其组蛋白修饰异常导致 Runx2 的低表达会引起软骨细胞的肥大停止，肥大软骨细胞数量显著减少，骨骼生长发育受限。研究者发现，HDAC 可以调节成骨分化过程中 Runx2 编码基因启动子区的组蛋白 H3K9ac 水平及 Runx2 编码基因的表达，进而抑制成骨分化（Yu et al.，2014）。作者团队前期研究发现，孕期咖啡因暴露可致胎鼠骨骼发育迟缓，这与胰岛素样生长因子 1（insulin-like growth factor 1，IGF1）编码基因启动子区组蛋白甲基化及基因表达水平的降低有关（Tan et al.，2012）；孕期尼古丁或地塞米松暴露，骨发育关键基因启动子区的组蛋白修饰发生改变，引起骨发育异常（Xie et al.，2018；Xiao et al.，2018）；体外实验表明，尼古丁通过其受体降低骨髓间充质干细胞（bone marrow derived stroma cell，BMSC）中骨发育关键基因启动子区的组蛋白乙酰化（H3K9ac/H3K14ac）水平及基因表达水平，从而抑制软骨细胞的定向分化（Tie et al.，2018）。

在神经内分泌发育毒性方面，HDAC 被认为是调控抑郁症患者中脑源性神经营养因子（brain-derived neurotrophic factor，BDNF）编码基因启动子区发生组蛋白去乙酰化及基因表达降低的主要原因之一。肾上腺甾体合成功能异常也被认为与 HDAC 表达改变及组蛋白乙酰化修饰异常有关。作者团队前期研究发现，孕期尼古丁和咖啡因暴露均能通过增加胎肾上腺组织中 HDAC 的表达，抑制类固醇生成因子 1（steroidogenic factor 1，SF1）编码基因启动子区组蛋白乙酰化（H3K9ac/H3K14ac），抑制下游靶基因 *StAR* 表达和甾体激素合成（Ping et al.，2014；Yan et al.，2014）；孕期尼古丁暴露还能通过转录因子阴阳子 1（YY1）调节 StAR 的组蛋白乙酰化水平，以达到调控其基因表达的目的（Liu et al.，2016）。研究发现，母体蛋白质摄食限制的成年子代大鼠肝 3-羟基-3-甲基戊二酸单酰辅酶 A 还原酶（HMGCR）及细胞色素 P450 7A1（cytochrome P450 7A1，CYP7A1）表达的增加与 H3 乙酰化、H3K4me3 增加，H3K9me1、H3K27me3 降低相关，从而影响胆固醇的代谢（Sohi et al.，2011）。在自发性高血压大鼠肾中，血管紧张素转换酶的表达上调与其基因启动子区组蛋白修饰状态改变有关（Lee et al.，2012）。在宫内性腺发育的调控中，也有组蛋白修饰的参与。例如，孕期多种外源物暴露可通过降低睾丸、卵巢甾体激素合成酶基因启动子区的 H3K9ac、H3K14ac 和 H3K27ac 水平，抑制性激素合成，从而干扰胎儿宫内发育（Zhang et al.，2020；Fan et al.，2019；Liu et al.，2019，2018）。此外，组蛋白修饰还与胰岛 β 细胞发育及糖和脂代谢稳态维持（Kou et al.，2020；Hu et al.，2020b）、胆固醇代谢及高胆固醇血症发生（Zhou et al.，2019）、胎儿长骨及关节软骨发育（Wen et al.，2020；Zhao et al.，2020；Li et al.，2020b；Wu et al.，2020；Xiao et al.，2019）、肾足细胞发育（Zhu et al.，2019；Li et al.，2019）、颞叶癫痫发生（Hu et al.，2020a）以及胎盘胆固醇转运功能受损（Huang et al.，2019）等事件有关。

7.2.3　非编码 RNA 与胎儿发育毒性

miRNA 在包括哺乳动物在内的多种有机体的各种生物学过程中起着关键作用。在小鼠骨骼系统中，软骨细胞中 miRNA 的整体减少导致致死性骨骼发育不良。在小鼠中损失 miR-140 可引起软骨内骨的生长缺陷，导致侏儒和颅面畸形（Nakamura et al.，2011）。孕期咖啡因暴露通过 miR-375 信号途径引起 H 型血管相关长骨发育不良（He et al.，2021）。Dix5 是一种在前体成骨细胞分化过程中起重要作用的转录因子。研究发现，miR-141 和 miR-200a 能够抑制 MC3T3-E1 细胞的成骨分化，其作用靶点为 Dix5（Itoh et al.，2009）。miRNA Let-7 家族可作为肾上腺皮质醇合成的分子开关，其已被证实与 StAR 的 mRNA 之间存在功能性结合位点，并在翻译阶段调控 StAR 的表达（Men et al.，2017）。孕期和哺乳期蛋白摄食限制子代肝细胞 miR-29 的表达显著增加，miR-29 的表达与肝 IGF1 的表达呈负相关关系，在转染 miR-29 的克隆大鼠肝细胞中，这种负相关性更为显著（Sohi et al.，2015）。在哺乳动物中，生殖细胞的分化是从胚胎发育过程中原始生殖细胞开始的。产前接触内分泌干扰物等环境毒物，可引起雄性子代小鼠中特定的 miRNA（如 miR-23b 和 miR-21）表达减少，原始生殖细胞数量减少，凋亡细胞率增加，成年男性生育率降低。同样，孕期暴露于内分泌干扰物也会引发雌性胎儿卵巢中的 miRNA 表达异常。例如，妊娠期暴露于双酚 A 会导致胎儿卵巢转录组（miRNA 和 mRNA）的早期扰动，这些 miRNA 和基因的表达与性腺分化、卵泡发生及胰岛素稳态有关（Veiga-Lopez et al.，2013）。

7.3　胎源性疾病发生过程中的表观遗传修饰异常

发育中的胚胎（胎儿）在早期发育的关键时期对内分泌干扰物等外界环境因子十分敏感。在这期间，胚胎（胎儿）对外界不良环境的反应可能主要是为了适应环境变化，而当子代脱离这种不良环境时，原来的适应性改变可能演变成适应过度的状态，从而导致发育编程及功能稳态改变。孕期不良环境引起的基因和环境之间的相互作用，使得暴露个体发生某些表观遗传修饰改变，其环境获得性表观遗传修饰可延续至出生后，并诱导胎儿各系统发育毒性，最终导致胎源性的成年疾病易感。

7.3.1　孕期不良环境所致胎源性疾病易感的表观遗传修饰异常现象

7.3.1.1　运动系统疾病

流行病学调查提示，低出生体重与骨关节炎发生存在明显的相关性，尤其是男性。作者团队前期系列动物实验证实，骨关节炎存在宫内发育起源，与孕期不良环境（如咖啡因、尼古丁和乙醇暴露）下宫内母源性糖皮质激素过暴露导致关节软骨局部 IGF1、转化生长因子 β（transforming growth factor β，TGF-β）信号通路组蛋白乙酰化水平及基因表达变化有关（Li et al.，2020c，2020b；Xie et al.，2018；Tie et al.，2016；Ni et al.，2018，2015）。作者团队还证实，骨质疏松症也存在宫内发育起源，在孕期不良环境（如地塞米松、咖啡因、尼古丁、乙醇暴露）下，宫内母源性糖皮质激素过暴露通过慢性激活初级骨化中心处肾素-血管紧张素系统（renin-angiotensin system，RAS）而导致成骨细胞分化抑制，RAS 慢性激活发生机制与血管紧张素转换酶（angiotensin converting enzyme 1，ACE1）基因启动子区 DNA 甲基化、组蛋白乙酰化修饰异常有关（Wen et al.，2019；Xiao et al.，2019，2018；Wang et al.，2020）。

7.3.1.2　神经系统疾病

已知海马作为下丘脑-垂体-肾上腺（hypothalamic-pituitary-adrenal，HPA）轴的高位调节中枢，可通过平衡 GR/盐皮质激素受体（mineralocorticoid receptor，MR）表达以维持 HPA 轴功能稳态。研究发现，产前应激可导致子代 GR 表达持续降低，可能与 *GR* 基因启动子区甲基化的增强有关（Perroud et al.，2014）。动物研究发现，孕期污染物甲基汞暴露可致啮齿动物 BDNF 去乙酰化，进而减少 BDNF 的基因表达；成年后给予氟西汀治疗可以恢复海马 BDNF 水平，并减少抑郁样行为（Ceccatelli et al.，2013）。作者团队前期研究指出，孕期尼古丁暴露可增强海马谷氨酸脱羧酶 67（glutamic acid decarboxylase 67，GAD67）的表达，这与 DNMT1 表达降低和启动子区–1019～–689 bp 的甲基化率降低有关，进一步引起 HPA 轴的高应激敏感性宫内编程改变（He et al.，2017）；孕期咖啡因和乙醇暴露也有类似效应，可诱导海马 GAD67 高表达（Pei et al.，2019b；Lu et al.，2018）。近期发现，海马 miR-134-5p/SOX2 信号编程改变介导了产前地塞米松暴露雌性仔鼠抑郁症易感（Jiang et al.，2021）。

7.3.1.3　消化系统疾病

研究发现，IUGR 大鼠肝中 *GR* 和 *PPARα* 基因启动子区存在低甲基化，这可增加其成年后发生高血压和胰岛素抵抗的风险。孕期摄食限制可导致子代肝脂蛋白脂酶基因启动子区组蛋白乙酰化（H3K9ac 和 H3K14ac）水平增加与甘油三酯蓄积，成年后非酒精性脂肪性肝病的易感性增加。作者团队近期系列研究发现，产前地塞米松暴露不仅通过 miR-122/YY1/ACE2-MAS1 途径诱导雄性子代大鼠成年后非酒精性脂肪性肝病易感（Liu et al.，2021），还可通过 miR-148a/LDLR 途径诱导子代发生高胆固醇血症（Li et al.，2020a）；进一步研究发现，孕期咖啡因暴露可导致成年子代高胆固醇血症的易感性增加，高胆固醇血症的发生既与宫内母源性高糖皮质激素所致子代肝胆固醇多途径代谢编程改变有关，也与宫内咖啡因暴露直接引起肝胆固醇合成功能增强有关，两种发生机制均涉及肝胆固醇合成酶3-羟基-3-甲基戊二酸单酰辅酶 A 还原酶（HMGCR）编码基因启动子区的组蛋白乙酰化修饰变化（Xu et al.，2018；Hu et al.，2019）。

7.3.1.4　内分泌系统疾病

Pdx1 在胰腺发育和胰岛 β 细胞分化、成熟过程中有重要作用，抑制 *Pdx1* 表达可导致 1 型糖尿病的发生。在子宫动脉结扎法建立的 IUGR 大鼠模型中发现，IUGR 胎鼠胰岛 β 细胞的 *Pdx1* 基因通过募集 HDAC1 和其他辅抑制子，使接近 *Pdx1* 启动子区域高度乙酰化的 H3 和 H4 去乙酰化；出生之后持续出现 H3K4 去甲基化和 H3K9 甲基化，同时伴随胰岛 β 细胞 *Pdx1* 基因表达的永久性降低（Park et al.，2008）。作者团队近期研究发现，AT2R 组蛋白乙酰化降低介导了孕期地塞米松暴露所致成年子代大鼠胰岛 β 细胞功能和糖耐量异常（Kou et al.，2020）。

已知母源性糖皮质激素是胎儿多器官发育的基础，而肾上腺作为 HPA 轴的终末效应器官，可通过负反馈调节自身甾体合成功能，以维持机体内环境的糖皮质激素稳态。作者团队近期系列研究提示，孕期咖啡因暴露可增强母体肾上腺甾体合成功能（*StAR* 基因启动子区 DNA 低甲基化/基因高表达）（Ping et al.，2012），并开放胎盘糖皮质激素屏障（11β-HSD2 表达降低），导致宫内母源性糖皮质激素过暴露（Xu et al.，2012a）。宫内高水平的糖皮质激素可通过影响转录激活因子 SF1 的基因启动子区 DNA 甲基化/组蛋白乙酰化及基因表达（Ping et al.，2014）来抑制胎肾上腺皮质发育，导致子代出生后肾上腺功能稳态改变，表现为 HPA 轴低基础活性但高应激敏感性（Xu et al.，2012a），由此增加了子代成年后多疾病的易感性（Zhang et al.，2014a；汪晖和焦哲潇，2017；Chen et al.，2019）。

7.3.1.5　泌尿系统疾病

RAS 表达改变还可导致先天性肾病和尿路异常。在离体培养的小鼠胚胎后肾中，研究者证实 HDAC 通过表观遗传机制调控多种 RAS 的 mRNA 表达，这对维持肾结构的完整性至关重要。胎源性慢性肾病的发生机制还可能与 DNA 甲基化改变有关，Pham 等（2003）在大鼠 IUGR 模型中观察到，肾中促凋亡相关基因肿瘤蛋白 53 基因（*p53*）的启动子区以及 5～8 外显子的数个 CpG 位点存在低甲基化，可促进 *p53* 表达，这可能是 *p53* 表达增加导致 IUGR 大鼠中肾小球数量减少的分子机制之一。作者团队研究发现，孕期乙醇暴露可致子代大鼠肾 *AT2R* 基因启动子区 H3K27ac 水平及基因表达水平在出生前后持续降低（Zhu et al.，2018）；孕期咖啡因暴露所致胎鼠肾足细胞发育不良从宫内持续到成年，与 *Klf4* 基因启动子区 H3K9ac 水平及基因表达水平降低有关（Zhu et al.，2019）；近期在孕期地塞米松暴露模型中发现，胎鼠肾 miR-135a 表达水平升高并可持续到成年，提示非编码 RNA 可能参与足细胞发育。

7.3.1.6 生殖系统疾病

睾丸发育不良是一种与环境有关的雄性生殖发育障碍，其发生与基因缺陷及多态性、不良生活方式、环境内分泌干扰物暴露有关。流行病学调查发现，睾丸发育不良综合征具有胎儿起源。大量研究表明，孕期内源性、外源性糖皮质激素暴露可影响子代睾丸的结构和功能发育。作者团队的研究表明，孕期外源物（咖啡因、乙醇、尼古丁和地塞米松）暴露可致子代睾丸发育不良，包括睾酮合成功能降低（Zhang et al.，2020；Pei et al.，2019a；Liu et al.，2019，2018；刘敏等，2018）。作者团队近期研究发现，孕期外源物（如咖啡因、尼古丁、乙醇、地塞米松）暴露均可引起子代睾丸形态发育异常、雄激素合成功能障碍以及成年后生精功能减弱等，其发生既与母源性糖皮质激素过暴露有关（Pei et al.，2019a；Liu et al.，2019），也与外源物的直接作用有关（Zhang et al.，2020；Liu et al.，2018），且均存在关键基因启动子区的组蛋白乙酰化修饰异常。

孕期不良环境可通过 DNA 甲基化影响生殖系统功能，如孕期雄激素暴露可能导致子代卵巢异常、黄体数量减少、无效卵泡数量增多。与卵泡、女性生殖器和生殖细胞发育密切相关的基因呈现甲基化异常状态（Cruz et al.，2014）。作者团队前期研究证实，孕期多种外源物暴露可引起雌性子代卵巢甾体合成功能障碍。其中，地塞米松暴露所致卵巢雌激素合成功能的抑制存在跨代遗传效应，与宫内激活 GR 引起 miR-320a-3p 表达持续降低有关（Lv et al.，2018；Gong et al.，2021）；尼古丁通过其受体可降低卵巢 P450 芳香化酶基因启动子区组蛋白乙酰化（H3k9ac/H3K27ac）水平及基因表达水平（Fan et al.，2019）。

7.3.2 糖皮质激素通过表观遗传修饰编程胎源性疾病易感

越来越多的研究提示，糖皮质激素是宫内胎儿发育编程改变的主要诱导因子（Zhang et al.，2014a；汪晖和焦哲潇，2017；Chen et al.，2019）。在宫内生理状况下，糖皮质激素由 11β-HSD1 还原活化而被 11β-HSD2 氧化灭活，且糖皮质激素与 11β-HSD 之间存在正反馈调节，由此可不断提高胎血基础糖皮质激素水平，

从而促进胎儿发育。然而，研究已证明，孕期不良环境会导致胎儿肝和腓肠肌中
11β-HSD2 的表达量降低，而血糖皮质激素水平、11β-HSD1 及 GR 表达量增加
（Fernandez-Twinn et al.，2006）。其主要机制是恶劣的孕期外部环境能够改变胎
盘 11β-HSD2 编码基因启动子区的表观遗传修饰（如 DNA 甲基化增加），从而导
致该基因低表达。在对孕期大鼠的慢性抑制性刺激中，11β-HSD2 编码基因启动子
区特异性位点的高甲基化及其 mRNA 低表达，伴随着 DNMT3a 表达的显著升高
（Jensen Pena et al.，2012）。作者团队的研究也证实，孕期乙醇和尼古丁暴露，胎
盘 11β-HSD2 编码基因启动子区的 H3K9ac 水平降低而 H3K9me2 水平增加，影响
11β-HSD2 的表达（Yu et al.，2018；Zhou et al.，2018）。所以，孕期不良环境通
过改变 11β-HSD2 编码基因表达，削弱胎盘对于母源性糖皮质激素的屏障作用，
使胎儿过暴露于母源性糖皮质激素，导致胎儿低出生体重和多组织器官发育不良。

　　大量研究表明，糖皮质激素可通过多种方式导致目的基因发生表观遗传修饰
改变，包括 DNA 甲基化、组蛋白修饰和非编码 RNA（如 miRNA），由此在胎源
性疾病的宫内编程机制中发挥重要作用。糖皮质激素可以通过对 miRNA 表达的
动态调节，改变与脑组织相关的基因表达，从而编程子代抑郁样行为，如通过
miR219 调节 N-甲基-D-天冬氨酸受体表达进而调节兴奋突触可塑性（Wibrand et
al.，2010）。孕期母源性糖皮质激素过暴露会影响 IGF2 基因甲基化水平（Greene et
al.，2013），从而导致 IGF2 基因的异常表达，这些被认为是引发胎源性糖尿病的
重要原因。作者团队的系列研究也证实（图 7-1），孕期外源物（以咖啡因为例）
暴露可引起胎儿母源性糖皮质激素过暴露，引发全身多组织器官重要基因表观遗

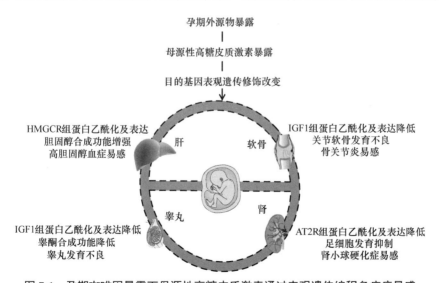

图 7-1　孕期咖啡因暴露下母源性高糖皮质激素通过表观遗传编程多疾病易感

HMGCR. 3-羟基-3-甲基戊二酸单酰辅酶 A 还原酶；IGF1. 胰岛素样生长因子 1；AT2R. 血管紧张素Ⅱ受体 2

传修饰改变，导致脏器功能异常及多疾病易感。例如，孕期咖啡因暴露所致的高血糖皮质激素，可导致关节软骨 IGF1 组蛋白乙酰化（H3K9ac 和 H3K27ac）水平及基因表达水平降低，抑制生长板软骨发育（Tan et al.，2018）；降低肾 AT2R 组蛋白乙酰化（H3K9ac）水平及基因表达水平，抑制足细胞发育（Zhu et al.，2019）；降低睾丸 IGF1 组蛋白乙酰化（H3K14ac）水平及基因表达水平，抑制睾酮合成（Pei et al.，2019a）；降低肝 Sirt1 表达水平，上调 HMGCR 组蛋白乙酰化（H3K9ac 和 H3K14ac）水平及基因表达水平，由此促进胆固醇合成（Xu et al.，2018）。

7.4 表观遗传修饰与胎儿发育毒性的多代遗传效应

多代遗传的形成，一方面是由于单代暴露于环境因子，其生殖细胞表观基因组发生改变并进行多代传递；另一方面，环境因子程序化地作用于每一代也可促进多代或跨代遗传表型的出现。由于表观遗传标志具有可逆性，且生理状况下机体为维持遗传的稳定性而产生的表观遗传标志被大规模擦除，因此以往人们普遍认为亲本的表观遗传标志会在遗传的过程中逐渐稀释。然而，越来越多的证据表明，非 DNA 序列改变导致的疾病易感也存在多代或跨代遗传现象。由于在每一次的重新编程过程中，亲本表观遗传标志的消除与重新建立存在着某种调控机制，维持着部分亲本表观遗传标志的延续，一部分基因能够"避开"表观遗传修饰重编程，使这些基因的表观遗传标志得以保留下来。因此，这些"逃脱"重编程的表观遗传标志可构成获得性表型多代遗传的基础，并通过生殖细胞实现表观遗传信息在代际间的传递。

7.4.1 DNA 甲基化与胎儿发育毒性的多代遗传效应

DNA 甲基化修饰作为一种最重要的表观遗传标志，在生理状态下可实现在代际间维持亲本的基因组印记，如 H19、IGF1 分别作为母系和父系印记基因，在子代中通过 DNA 甲基化修饰实现差异表达，并可能最终导致亲本的获得性表型在此后的数代重现。同时，越来越多的证据表明，基因组 DNA 甲基化标记在经历几代后仍能够被追踪。例如，在电刺激诱导模型中，研究人员通过使用电击等手段使实验鼠对苯乙酮产生恐惧，然后对它们进行正常饲养，结果发现小鼠精子苯乙酮受体基因的甲基化模式被改变，即使是 F_3 代也不例外（Dias and Ressler，2014）。生殖系统依赖性的甲基化建立模式提示，生殖细胞可作为甲基化记忆跨代传递的基础。例如，在受到早期环境应激的小鼠中，其基因组获得性 DNA 甲基化表型在正常饲养的 F_2 代和 F_3 代雄性后代精子中依旧存在（Franklin et al.，2010）。生活中的环境毒素也已被证实可以在生殖细胞的特定基因上改变 DNA 甲基化，并可以跨多代传播，如在 F_0 代农利灵暴露的大鼠模型中，连续三代崽鼠的精子 DNA 甲基化模式都被改变（Guerrero-Bosagna et al.，2010）。因此，基因组 DNA 甲基化在维持响应环境的表观遗传修饰和表观遗传信息的跨代传递过程中起重要作用。发育基因的表观遗传记忆逃脱 DNA 甲基化重编程为胎源性成年疾病早期编程在跨代中实现保留提供了可行的道路。

7.4.2　组蛋白修饰与胎儿发育毒性的多代遗传效应

组蛋白 H3K27 甲基化是一种广泛存在的表观遗传标志，其可以抑制或下调基因表达并存在跨代遗传效应。研究表明，可卡因暴露可致父本睾丸的精子和生精小管中 H3K27ac 改变，并且这种改变可以通过生殖细胞传递给后代（Vassoler et al.，2013）。进一步的研究提示，一系列组蛋白修饰因子也可间接影响组蛋白修饰表型的跨代传递，从而干扰机体正常的发育过程。诸如其他类似的组蛋白修饰标记也逐步被证明与异常表型的跨代传递有关。Gaydos 等（2014）的实验室利用线虫构建了一种突变模型，并运用荧光标记技术实现了对从生殖细胞（卵子、精子）到受精卵再到分裂的胚胎细胞中染色体的追踪，通过观察突变体与正常线虫交配后的染色体命运，揭示了组蛋白乙酰化通过生殖细胞传递下去的现象和机制。越来越多关于组蛋白修饰存在多代遗传的现象被发现，而生殖细胞可作为组蛋白修饰在代际间传递的纽带被证实。环境因素诱导的异常组蛋白修饰在多代传递过程中得以保留是可以实现的，这很可能是连续几代胎儿的正常发育受到影响的潜在机制。

7.4.3　非编码 RNA 与胎儿发育毒性的多代遗传效应

由于非编码 RNA 的特殊性，其一直被作为细胞内一种基因表达的瞬时调控分子，以研究其在疾病发生、发展相关信号通路中的作用。不同于 DNA 甲基化和组蛋白修饰等表观遗传形式，非编码 RNA 作为一类小分子，被认为即使能够传递给后代，其影响也极其有限。因为其在后代细胞中的含量会随着时间的推移逐渐减少，最终彻底衰竭。这种"被动"的擦除机制在很大程度上限制了这类小分子在细胞与细胞之间、亲本与后代之间表型的稳定继承。最新的研究表明，一种"主动"的"非编码 RNA 开关"可能决定着相关表观遗传记忆的传递，这种机制由可多代遗传的小 RNA 介导并决定着表观遗传记忆是否继续传递给后代，以及每种表观遗传效应将持续多长时间。同时，一些新型的非编码 RNA 的发现也为表观遗传信息的遗传研究提供了新的思路。2012 年，一种转运 RNA 衍生的小 RNA（tsRNA）在哺乳动物精子中首次被发现，由于 tsRNA 在进化上高度的保守性，其可作为一种理想的表观遗传信息媒介（Peng et al.，2012）。随后 tsRNA 在跨代传递过程中具有稳定性的证据被发现，其序列上的核酸修饰是维持稳定性的关键（Zhang et al.，2014b）。据此，tsRNA 可将表观遗传信息经配子传递到子代，因而介导了某些环境因素诱导的获得性性状。例如，高脂饮食父系小鼠的成熟精子中就存在 tsRNA 的高度富集，且其与正常雌鼠交配后的子代仍呈现出肥胖等代谢紊乱性状（Chen et al.，2016）。同期的另一项工作则为 tsRNA 可以通过生殖系传递提供了直接证据（Sharma et al.，2016）。非编码 RNA 作为表观遗传领域新的研究重点，其调控编码基因的机制受到科学家的认可和重视，越来越多的证据也提示其在环境获得性表型跨代传递中有重要作用。例如，miRNA320a-3p/Runx2 信号编程介导了孕期地塞米松暴露诱导的雌性仔鼠卵巢雌激素合成抑制的跨代遗传（Gong et al.，2021）。

7.5 研 究 展 望

如图 7-2 所示，表观遗传调控参与了生物体早期发育及成年期疾病发生的过程，甚至可以在多代中进行传递。作者团队前期研究证明了孕期外源物（如咖啡因、尼古丁、乙醇、地塞米松）暴露会引起一系列的宫内编程改变，最终可能引发子代多疾病易感，其影响在脱离外源物影响的多代后代中亦可被发现。但亲本通过生殖细胞传递的异常表观遗传标志是如何逃脱重编程并在代际间传递过程中

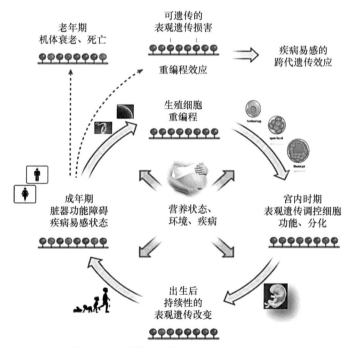

图 7-2 表观遗传修饰改变与胎儿发育毒性

保留下来的仍需深入研究，其具体的分子机制也尚未完善。DNA 甲基化、组蛋白修饰、非编码 RNA 等可能构成了表观遗传信息（获得性表型）跨代传递的主要媒介。表观遗传修饰相对于基因突变具有可逆性和易受内分泌干扰物、饮食因素及行为因素影响而改变的特点，然而其在疾病诊治方面的应用目前还停留在肿瘤、老年性疾病等少数几个研究领域。孕期不良环境引发后代成年疾病易感的表观遗传机制的建立，为这类疾病的早期诊断提供了潜在的思路和理论基础。同时在现有的表观遗传学诊断和治疗手段的基础上，进一步拓宽其应用领域，积极寻找新的预防、诊断相关疾病的生物标志物，并建立发育毒性的早期评价系统，用于指导优生优育、疾病综合防治以提高人口素质是我们前进的方向。

参 考 文 献

刘敏, 张棋, 裴林国, 等. 2018. 中华生殖与避孕杂志, 38(1): 69-75.

汪晖, 焦哲潇. 2017. 中国药理学与毒理学杂志, 1(5): 12-27.

Abdalla H, Yoshizawa Y, Hochi S. 2009. J Reprod Dev, 55(4): 356-360.

Burdge G C, Slater-Jefferies J, Torrens C, et al. 2007. Br J Nutr, 97(3): 435-439.

Ceccatelli S, Bose R, Edoff K, et al. 2013. J Intern Med, 273(5): 490-497.

Chen L L, Yang L. 2015. RNA Biol, 124: 381-388.

Chen Q, Yan M, Cao Z, et al. 2016. Science, 351(6271): 397-400.

Chen Y W, He Z, Chen G H, et al. 2019. Toxicology, 428: 152308.

Cruz G, Foster W, Paredes A, et al. 2014. Journal of Neuroendocrinology, 26(9): 613-624.

Di Stefano L, Ji J Y, Moon N S, et al. 2007. Curr Biol, 17(9): 808-812.

Dias B G, Ressler K J. 2014. Nature Neuroscience, 17(1): 89-96.

Fabbri M, Garzon R, Cimmino A, et al. 2007. P Natl Acad Sci USA, 10440: 15805-15810.

Fan G L, Zhang Q, Wan Y, et al. 2019. Food Chem Toxicol, 128: 256-266.

Fernandez-Twinn D S, Ozanne S E. 2006. Physiol Behav, 88(3): 234-243.

Franklin T B, Russig H, Weiss I C, et al. 2010. Biological Psychiatry, 68(5): 408-415.

Gaydos L J, Wang W, Strome S. 2014. Science, 345(6203): 1515-1518.

Gong X H, Zhang J Z, Ge C Y, et al. 2021. Pharmacol Res, 165: 105435.

Greene N H, Pedersen L H, Liu S, et al. 2013. Int J Epidemiol, 42(1): 186-193.

Guerrero-Bosagna C, Settles M, Lucker B, et al. 2010. PLoS One, 5(9): e13100.

Guibert S, Forne T, Weber M. 2012. Genome Res, 224: 633-641.

He H Y, Luo H W, Liu L, et al. 2021. FASEB J, 35(2): e21370.

He X, Lu J, Dong W, et al. 2017. Arch Toxicol, 91(12): 3927-3943.

He Y, Wu J, Mei H, et al. 2014. Cell Prolif, 47(1): 91-104.

Hemberger M, Dean W, Reik W. 2009. Nat Rev Mol Cell Biol, 108: 526-537.

Hu S W, Liu K X, Luo H W, et al. 2019. Toxicology, 418: 11-21.

Hu S W, Yi Y W, Jiang T, et al. 2020a. Arch Toxicol, 94(9): 3201-3215.

Hu W, Wang G H, He B, et al. 2020b. Toxicology, 432: 152378.

Huang W, Zhou J, Zhang G H, et al. 2019. Biochim Biophys Acta Mol Cell Biol Lipids, 1864(12): 158524.

Itoh T, Nozawa Y, Akao Y. 2009. J Biol Chem, 284(29): 19272-19279.

Jensen Pena C, Monk C, Champagne F A. 2012. PLoS One, 7(6): e39791.

Jiang T, Hu S W, Dai S Y, et al. 2022. Cell Biol Toxicol, 38(1): 69-86.

Kohli R M, Zhang Y. 2013. Nature, 502(7472): 472-479.

Kou H, Gui S X, Dai Y G, et al. 2020. Toxicol Appl Pharmacol, 404: 115187.

Lee H A, Cho H M, Lee D Y, et al. 2012. Hypertension, 59(3): 621-626.

Li B, Zhu Y N, Chen H Y, et al. 2019. Toxicology, 411: 32-42.

Li J, Xiao H, Luo H W, et al. 2020b. Food Chem Toxicol, 140: 111279.

Li L, Hu W, Liu K X, et al. 2020a. Toxicol Appl Pharmacol, 395: 114979.

Li Q X, Wang L L, Wang Y Z, et al. 2020c. Pharmacol Res, 151: 104555.

Liu H Z, He B, Hu W, et al. 2021. Biochem Pharmacol, 185: 114420.

Liu L, Wang J F, Fan J, et al. 2016. Int J Mol Sci, 17(9): 1477.

Liu M, Chen B, Pei L, et al. 2018. Toxicology, 408: 1-10.

Liu M, Zhang Q, Pei L G, et al. 2019. Epigenetics, 14(3): 245-249.

Lu J, Jiao Z X, Yu Y, et al. 2018. Cell Death Dis, 9(6): 659.

Lv F, Wan Y, Chen Y X, et al. 2018. Endocrinology, 159(3): 1401-1415.

Mathers J C, Mckay J A. 2009. Obesity and Beyond, 646: 119-123.

Men Y, Fan Y, Shen Y, et al. 2017. Endocrinology, 1582: 402-409.

Nafee T M, Farrell W E, Carroll W D, et al. 2008. Bjog-Int J Obstet Gy, 1152: 158-168.

Nakamura Y, Inloes J B, Katagiri T, et al. 2011. Mol Cell Biol, 3114: 3019-3028.

Ni Q B, Lu K H, Li J, et al. 2018. Toxicol Sci, 164(1): 179-190.

Ni Q B, Tan Y, Zhang X R, et al. 2015. Sci Rep, 5: 14711.

Nielsen S J, Schneider R, Bauer U M, et al. 2001. Nature, 412(6846): 561-565.

Park J H, Stoffers D A, Nicholls R D, et al. 2008. J Clin Invest, 1186: 2316-2324.

Pei L G, Zhang Q, Yuan C, et al. 2019a. J Endocrinol, 242(1): M17-M32.

Pei Y, Jiao Z X, Dong W T, et al. 2019b. Food Chem Toxicol, 123: 314-325.

Peng H, Shi J, Zhang Y, et al. 2012. Cell Res, 22(11): 1609-1612.

Perroud N, Rutembesa E, Paoloni-Giacobino A, et al. 2014. World J Biol Psychiatry, 15(4): 334-345.

Pham T D, Maclennan N K, Chiu C T, et al. 2003. Am J Physiol Regul Integr Comp Physiol, 285(5): R962-R970.

Ping J, Lei Y Y, Liu L, et al. 2012. Chem Biol Interact, 195(1): 68-75.

Ping J, Wang J F, Liu L, et al. 2014. Toxicology, 321: 53-61.

Popp C, Dean W, Feng S, et al. 2010. Nature, 463(7284): 1101-1105.

Rakyan V K, Preis J, Morgan H D, et al. 2001, Biochem J, 356: 1-10.

Sharma U, Conine C C, Shea J M, et al. 2016. Science, 351(6271): 391-396.

Sohi G, Marchand K, Revesz A, et al. 2011. Molecular Endocrinology, 25(5): 785-798.

Sohi G, Revesz A, Ramkumar J, et al. 2015. Endocrinology, 156(9): 3069-3076.

Tan Y, Liu J, Deng Y, et al. 2012. Toxicology Letters, 214(3): 279-287.

Tan Y, Lu K H, Li J, et al. 2018. Toxicol Lett, 295: 229-236.

Tie K, Wu M, Deng Y, et al. 2018. Stem Cell Res Ther, 9(1): 98-112.

Tie K, Zhang X R, Tan Y, et al. 2016. FASEB J, 30(2): 785-797.

Tsai M C, Manor O, Wan Y, et al. 2010. Science, 329(5992): 689-693.

van Straten E M, Bloks V W, Huijkman N C, et al. 2010. Am J Physiol Regul Integr Comp Physiol, 2982: R275-R282.

Vassoler F M, White S L, Schmidt H D, et al. 2013. Nature Neuroscience, 16(1): 42-47.

Veiga-Lopez A, Luense L J, Christenson L K, et al. 2013. Endocrinology, 154(5): 1873-1884.

Wang J, Scully K, Zhu X, et al. 2007. Nature, 446(7138): 882-887.

Wang T, Chen M, Liu L, et al. 2011a. Toxicol Appl Pharm, 257(3): 328-337.

Wang Y F, Chen J J, Wei G F, et al. 2011b. Nucleic Acids Res, 3912: 5203-5214.

Wang Y Z, Li Q X, Zhang D M, et al. 2020. BBA-Mol Cell Res, 1867(10): 118791.

Wen Y X, Shangguan Y F, Pan Z Q, et al. 2019. Toxicol Appl Pharmacol, 363: 1-10.

Wen Y X, Shi H S, Wu Z X, et al. 2020. FASEB J, 34(9): 12834-12846.

Wibrand K, Panja D, Tiron A, et al. 2010. Eur J Neurosci, 31(4): 636-645.

Wu Z X, Pan Z Q, Wen Y X, et al. 2020. Food Chem Toxicol, 136: 111083.

Xiao D, Dasgupta C, Li Y, et al. 2014. PLoS One, 9(9): e108161.

Xiao H, Wen Y X, Pan Z Q, et al. 2019. FASEB J, 33(11): 12972-12982.

Xiao H, Wen Y, Pan Z, et al. 2018. Cell Death Dis, 9(6): 638.

Xie X, Gao Y, Zhang Y, et al. 2012. Chinese Journal of Preventive Medicine, 46(9): 840-844.

Xie Z, Zhao Z, Yang X, et al. 2018. Toxicol Appl Pharmacol, 352: 107-118.

Xu D, Luo H W, Hu W, et al. 2018. FASEB J, 32(10): 5563-5576.

Xu D, Wu Y, Liu F, et al. 2012a. Toxicol Appl Pharmacol, 264(3): 395-403.

Xu D, Zhang B, Liang G, et al. 2012b. PLoS One, 7(9): e44497.

Yan Y E, Liu L, Wang J F, et al. 2014. Toxicol Appl Pharmacol, 277(3): 231-241.

Yu F, Ping Z, Jie G, et al. 2014. Int J Biochem Cell B, 54(8): 68-77.

Yu L, Zhou J, Zhang G, et al. 2018. Toxicol Appl Pharmacol, 352: 77-86.

Zhang C, Xu D, Luo H W, et al. 2014a. Toxicology, 325: 74-84.

Zhang Q, Pei L G, Liu M, et al. 2020. Food Chem Toxicol, 135: 11057.

Zhang R P, Shao J Z, Xiang L X. 2011. J Biol Chem, 286(47): 41083-41094.

Zhang Y F, Zhang Y, Shi J C, et al. 2014b. J Mol Cell Biol, 6(2): 172-174.

Zhao Z, Qin J, Pei L G, et al. 2020. Toxicology, 442: 152533.

Zhou J, Liu F, Yu L, et al. 2018. Toxicol Appl Pharmacol, 344: 1-12.

Zhou J, Zhu C Y, Luo H W, et al. 2019. FASEB J, 33(1): 1110-1123.

Zhu Y N, Chen H Y, Zhao X Q, et al. 2019. Toxicol Lett, 314: 63-74.

Zhu Y, Zuo N, Li B, et al. 2018. Toxicology, 400-401: 9-19.

Zimmermann P, Boeuf S, Dickhut A, et al. 2008. Arthritis and Rheumatism, 58(9): 2743-2753.

（张　棋、张金智）

第 8 章

胎源性疾病的内分泌发育编程机制

摘要：机体正常发育依赖多个内分泌轴（如下丘脑-垂体-肾上腺轴、生长激素-胰岛素样生长因子 1 轴、下丘脑-垂体-性腺轴、肾素-血管紧张素系统以及下丘脑-垂体-甲状腺轴）的共同控制与协调，以适应不断变化的外界环境，从而保持内环境相对稳定。然而，越来越多的临床试验和动物实验研究提示，孕期不良环境会影响一系列内分泌轴的功能，后者的变化与出生后发育编程、稳态改变及成年疾病易感性的关系密切。在胎源性疾病发生机制的众多假说中，下丘脑-垂体-肾上腺轴相关的宫内内分泌发育编程改变是目前最为公认的机制。本章总结了各内分泌轴（包括已明确存在及可能存在的）的发育编程改变及其与胎源性疾病发生、发展的关系，同时基于作者团队前期系列研究结果，创新性地提出了胎源性疾病的糖皮质激素-胰岛素样生长因子 1 轴宫内编程机制。

引　　言

英国学者 David Barker 基于大规模的流行病学调查结果，提出了低出生体重患儿成年后代谢综合征易感及"成年疾病发育起源"假说，由此产生了"胎源性疾病（fetal-originated disease）"的概念。胎源性疾病是指配子异常和孕期不良因素所致的胎儿发育异常，其近期危害可表现为生殖功能障碍和出生缺陷，远期危害可表现为子代出生后多种疾病的易感性增加（Salam et al., 2014）。最典型的例子是1944～1945年荷兰饥荒,遭受饥荒的人群其后代存在更高的肥胖风险(Ravelli et al., 1976)。尽管流行病学调查已证实低出生体重患儿成年后代谢综合征等多种疾病的易感性增加，但其发生机制至今尚没有一个完整、系统的理论体系，目前较为公认的还是 Fowden 在 2005 年提出的"宫内内分泌发育编程"假说。

已知机体依赖多个内分泌轴和各大系统的共同控制与协调，从而保持内环境的相对稳定，使机体各器官、系统正常活动，完成生长、发育、生殖、代谢、思维、运动等生理功能，抵御内、外不良因素和病理变化的侵袭，从而维持机体的健康状态。机体内分泌轴或系统主要包括下丘脑-垂体-肾上腺（hypothalamic-pituitary-adrenal，HPA）轴、生长激素-胰岛素样生长因子 1（growth hormone-insulin-like growth factor 1，GH-IGF1）轴、下丘脑-垂体-性腺（hypothalamic-pituitary-gonadal，HPG）轴、肾素-血管紧张素系统（renin-angiotensin system，RAS）以及下丘脑-垂体-甲状腺（hypothalamic-pituitary-thyroid，HPT）轴等。然而，越来越多的临床试验和动物实验研究提示，宫内不良环境会影响一系列内分泌轴的功能，而这些内分泌轴功能的变化与出生后发育编程、稳态改变及成年疾病易感性有关。除了经典的内分泌轴与系统以外，作者团队及其他实验室提出胎儿发育过程中还存在其他内分泌轴，如糖皮质激素-胰岛素样生长因子 1（glucocorticoid-insulin-like growth factor 1，GC-IGF1）轴、神经内分泌免疫轴和下丘脑-垂体-脂肪轴，且它们之间还存在着复杂的内在联系和网络调控。本章总结了孕期不良环境导致子代各内分泌轴与系统的变化及其发育编程机制，旨在解析胎源性疾病的宫内发育起源，为探寻早期综合防治提供理论和实验依据。

8.1　胎源性疾病的发育编程

有关孕期不良环境导致低出生体重及成年疾病易感的发生机制存在多种假说，包括"宫内内分泌发育编程""线粒体功能异常和氧化应激""营养与后天发育""印记基因后天修饰"等。

8.1.1　胎源性疾病的内分泌发育编程

宫内编程改变（intrauterine programming alteration）是指机体发育早期损伤所致组织形态和功能永久改变的过程，这些组织器官功能或基因表达模式的改变，通常会从发育早期一直维持到成年，甚至整个生命过程，进而导致机体成年后的一系列效应（Meaney et al.，2007）。其中较为公认的是 Fowden 在 2005 年提出的"宫内内分泌发育编程"假说。其认为，不良宫内环境会引起胎儿 HPA 轴发育编程改变，这种改变可减慢胎儿的生长速度并增加外周组织对代谢激素的敏感性，以确保胎儿出生后在营养物质缺乏环境下能继续生存（Martin-Gronert and Ozanne，2007）。然而，子代出生后在"过营养"状态下，会出现"追赶性生长"和后期的脂肪沉积，最终会增加发展为胰岛素抵抗的风险。同时，子代出生后 HPA 轴对应激敏感性的增强，将会加快其代谢紊乱的进程，导致成年后代谢紊乱出现得更早、更重。

作者团队前期通过系列研究证实，孕期不良环境（包括外源物暴露和摄食限制）可通过兴奋母体 HPA 轴活性，并开放胎盘糖皮质激素屏障，导致宫内母源性糖皮质激素过暴露及低出生体重，出生后子代多器官发育编程、稳态改变及疾病易感的共性现象。作者团队首次在国际上提出孕期不良环境所致"宫内母源性糖皮质激素过暴露"是子代低出生体重、多器官发育编程改变及成年疾病易感的启动因素，即母源性糖皮质激素编程子代多疾病易感。作者团队全面、系统地提出了多种胎源性疾病的发生存在"两种编程"和"两次打击"机制，并指出内分泌发育编程的核心是糖皮质激素-胰岛素样生长因子 1（GC-IGF1）轴发育编程改变（Zhang et al.，2014；汪晖和焦哲潇，2017；Chen et al.，2019）。

8.1.2　宫内发育迟缓的细胞编程

宫内发育迟缓（intrauterine growth retardation，IUGR）是指宫内发育时期胎儿生长受到阻碍，生长潜能减弱，从而影响特定组织结构与功能的发育。至今，孕期不良环境下 IUGR 及多器官发育异常的分子机制尚未明确，也存在多种假说，包括"节俭表型""发育可塑性"和"预知适应性变化"等。

节俭表型（thrifty phenotype）假说最早由 David Barker 和 Hales 提出。他们认为，胎儿早期遭遇营养不良时，为适应不利的宫内环境，在短期内作出有利于自己的代偿性适应，而这些适应变为了永久的"编程"，其结果是胎儿体型变小以及某些重要内脏器官结构、功能改变，这样的个体出生后对营养富足的环境较为敏感，更易发生胰岛素抵抗。Vaag 等（2012）也指出，胎儿在发育过程中，当遇到不利的生长环境（如营养不良）时，为了维持其生存和发育，胎儿会改变自身的新陈代谢过程，将有限的能量进行重新分配，限制次要器官的能量消耗，以确保关键器官（如肝）的发育，即胎儿变得"节俭"，这种改变会持续很长时间甚至是永久性的。鉴于上述，"节俭表型"是胎儿对孕期不良环境作出的一种主动且涉及全身多组织器官的改变，这种改变虽然可以维持其宫内生存，但会导致其生命后期多种慢性疾病易感。

出生前后生长模式的"错配（mismatch）"与代谢综合征和 2 型糖尿病患病率升高之间关系密切，这种"错配"敏感性的个体差异可以部分由基因组变异解释，部分由发育可塑性解释（Hochberg et al.，2011）。从进化角度讲，早期生命中的发育可塑性使生物体能够调节其表型以便在不同环境中生长繁殖，但并不是所有环境都有发育可塑性的基础，当环境足够"恶劣"时，可能导致畸胎、疾病甚至死亡。

预知适应性变化（predictive adaptive change）也是物种适应性柔性程度的一个重要决定因素。许多生物体保持一定程度的表型可塑性，以便在不断变化的环境中充分发挥其生命潜能。在某些情况下环境变化是高度可预测的，如产妇的妊娠生理保证了胎儿的正常生长发育。这些适应性变化包括内分泌信号的改变如 HPA 轴（Douglas，2011）。在妊娠后期，促肾上腺皮质激素释放的逐渐增加加速了临产。同时，众多机制保护胚胎在发育过程中免受母体高糖皮质激素的干扰，包括胎盘上表达的糖皮质激素灭活酶 2 型 11β-羟类固醇脱氢酶（11β-HSD2）。但在某些情况下，如母亲长期应激或使用合成类糖皮质激素，这些保护机制可能是不够的。在这些情况下，胎儿过暴露于糖皮质激素可引起机体神经内分泌的变化，这些变化持续到生命后期可增加多种疾病易感性，如 2 型糖尿病。

8.2　下丘脑-垂体-肾上腺轴发育编程

HPA 轴是一个直接作用和反馈互动的集合体，由下丘脑、脑垂体以及肾上腺 3 个器官组成。其中下丘脑室旁核可合成并分泌抗利尿激素（antidiuretic hormone，ADH）以及促肾上腺皮质激素释放激素（corticotropin releasing hormone，CRH），后者可促进垂体前叶释放促肾上腺皮质激素（adrenocorticotropic hormone，ACTH），而肾上腺皮质在 ACTH 的作用下合成糖皮质激素（在人类中为皮质醇，在啮齿动物中为皮质酮），糖皮质激素又可反馈作用于下丘脑和垂体（分别抑制 CRH 和 ACTH 的分泌），形成反馈调节环路。海马则是 HPA 轴的高位调节中枢。

8.2.1　HPA 轴发育编程与胎源性疾病

不同种类哺乳动物的 HPA 轴发育不一致。例如，在灵长类动物中，肾上腺存在胎儿带，可产生脱氢表雄酮；在羊和豚鼠中，HPA 轴在胎儿时期就快速成熟；在大鼠、小鼠中，HPA 轴在出生后早期仍可发育，循环中的 ACTH 和皮质酮在此时显著升高。肾上腺是 HPA 轴的终末效应器官，是发育最早、最快的部分，在大鼠胚胎发育第 9 天即出现肾上腺-性腺原基,至第 11.5 天分离成单独的肾上腺原基，随后逐渐发育完整。糖皮质激素受体（GR）和盐皮质激素受体（MR）是 HPA 轴负反馈作用和敏感性的重要指标。

越来越多的证据表明，不良宫内环境导致的出生后多种疾病易感与 HPA 轴功能发育异常相关。IUGR 就是胎儿 HPA 轴功能紊乱的常见不良妊娠结局。孕期乙醇暴露、摄食限制、母体营养不良等所致的 IUGR 动物模型成年后通常表现为血 ACTH 或糖皮质激素浓度升高，且在应激状态下表现为下丘脑的应激过度反应、海马的负反馈迟缓（Vieau et al.，2007），成年后糖、脂代谢紊乱及多种疾病发生（Xia et al.，2020）。孕期 2,3,7,8-四氯代二苯并[b, e][1, 4]二噁英（2,3,7,8-tetrachlorodibenzo [b, e][1, 4] dioxin，TCDD）暴露可导致胎鼠体重降低，并且胎肾上腺中甾体合成关键酶类固醇合成急性调节蛋白（steroidogenic acute regulatory protein，StAR）及细胞色素 P450 胆固醇侧链裂解酶（P450scc）的表达降低。进一步研究发现，TCDD 对胎鼠肾上腺功能的影响并非源于上游垂体的调控，并证实 TCDD 对肾上腺甾体功能的影响存在性别差异（Takeda et al.，2013）。孕期低钠饮食也可导致 IUGR，如子代出生后给予高盐饮食至成年，则雄性子代表现为肾上腺血管紧张素受体（ATR）和醛固酮通路独特的 P450 醛固酮合成酶（P450aldo）表达增加，而球状带形态未见明显改变，雌性子代则表现为肾上腺 AT2R 和 P450aldo 表达降低（Mendez et al.，2012）。作者团队前期研究显示，孕期外源物（如咖啡因、尼古丁、乙醇、地塞米松）暴露、摄食限制可通过降低胎盘 11β-HSD2 的表达，削弱胎盘对母源性糖皮质激素的屏障作用，使得胎鼠过暴露于母源性糖皮质激素，导致胎鼠 HPA 轴发育抑制及 IUGR 发生（Xia et al.，2014；Zhang et al.，2013；Xu et al.，2012，2011；Liu et al.，2012）。IUGR 子代的这种改变能延续到出生后，表现为 HPA 轴低基础活性和高应激敏感性（Zhang et al.，2013；Wen et al.，2021）。

　　HPA 轴的这种改变与 GR、MR 的改变相关。大量数据表明，孕期不良环境会导致胎脑 GR 和 MR 的表达改变。作为 HPA 轴的高位调节中枢，海马可通过 GR 负反馈抑制 HPA 轴的活性。产前应激可导致幼年及成年大鼠海马 GR 表达降低（Kapoor et al.，2006），也可导致猪的子代海马 GR 结合位点减少和室旁核的负反馈作用降低，HPA 轴反应性增加。孕期给予母体合成类糖皮质激素可致子代海马、垂体的 GR 和 MR 表达降低。孕期尼古丁、咖啡因暴露也可致子代海马的 GR 和 MR 表达改变（Liu et al.，2012；Xu et al.，2012）。环境变化时，GR 和 MR 会发生改变，二者的平衡对于 HPA 轴的功能稳态具有重要意义。一旦 GR 和 MR 的平衡被打破，就会使得 HPA 轴功能异常，疾病易感性增加。研究发现，海马组织中糖皮质激素活化酶 11β-HSD1 和 GR 共存于同一个神经元内，活化 11β-HSD1 可增加海马局部糖皮质激素浓度，而糖皮质激素可通过活化 GR 诱导 11β-HSD1 活化，组成正反馈环路，由此进一步增加海马局部的糖皮质激素水平（Yang et al.，2007）。作者团队的研究也发现，孕期咖啡因、尼古丁暴露，子代海马糖皮质激素代谢灭活酶 11β-HSD2 表达降低，而糖皮质激素活化酶 11β-HSD1 表达增加，致使糖皮质激素活化系统（11β-HSD1/11β-HSD2 表达比、GR 表达）活性增强（Liang et al.，2011；Xu et al.，2012）。而在孕期外源性糖皮质激素（如地塞米松）暴露大鼠模型中发现，糖皮质激素可以通过激活 GR 促进谷氨酸向 γ-氨基丁酸（GABA）转化，引起下丘脑室旁核 GABA 传入的失衡，导致子代大鼠出生前后的 HPA 轴低基础活性（Lu et al.，2020）。提示，孕期外源物暴露所致的宫内母源性糖皮质激素过暴露以及外源性糖皮质激素高暴露，均可通过激活海马糖皮质激素活化系统，从而负反馈抑制 HPA 轴的功能发育。

8.2.2　HPA 轴与其他内分泌轴的关系

　　有文献提示 HPA 轴激活可抑制女性和男性的 HPG 轴（Berga and Loucks，

2005）。以多囊卵巢综合征为例，神经内分泌紊乱是多囊卵巢综合征病理生理学改变的一个重要部分，其中 HPA 轴和下丘脑-垂体-卵巢（hypothalamic-pituitary-ovarian，HPO）轴在雌性生殖系统中发挥至关重要的作用。高雄激素血症是多囊卵巢综合征重要的内分泌特征，正常妇女体内的雄激素主要是雄烯二酮、睾酮和脱氢表雄酮，其中脱氢表雄酮几乎全部来自肾上腺，其分泌量随肾上腺皮质激素的分泌呈昼夜波动。20%～30% 的多囊卵巢综合征患者伴有肾上腺源性的雄激素（脱氢表雄酮）过多，雄激素（脱氢表雄酮）过多可以改变 P450cl7α 的活性，促进外周皮质醇代谢，导致 ACTH 的负反馈调节障碍。

8.3　糖皮质激素-胰岛素样生长因子 1 轴/生长激素-胰岛素样生长因子 1 轴发育编程

胰岛素样生长因子 1（insulin-like growth factor 1，IGF1）在各组织器官形态和功能分化中起着决定性作用。宫内时期，胎儿循环中 IGF1 主要来自肝，参与调控全身组织器官发育，而各组织器官局部自分泌和旁分泌的 IGF1 则主要在妊娠中晚期发挥作用。出生后肝 IGF1 表达持续升高，青春期到达高峰，进而维持在一定水平，到老年期逐渐下降（Agrogiannis et al.，2014）。已知 GH-IGF1 轴由生长激素（growth hormone，GH）、IGF1 及其相应的受体、胰岛素样生长因子结合蛋白（insulin-like growth factor binding protein，IGFBP）所组成，是胚胎发育晚期及儿童时期发育的主要调控因素。然而，宫内时期胎儿体内 IGF1 的调控机制尚不明确。研究发现，糖皮质激素可调节胎儿组织形态和功能成熟，胎儿时期糖皮质激素可调控 IGF1 表达水平。作者团队基于系列研究结果，提出"GC-IGF1轴"的编程改变介导了孕期不良环境所致的子代 IUGR 发生、出生后追赶性生长及成年后多种慢性疾病易感。

8.3.1　GH-IGF1 轴发育编程与胎源性疾病

已知 GH-IGF1 轴具有广泛的生理作用，如促进细胞增殖、分化及调控物质代谢等。其中，GH 的促生长作用由 IGF1 介导，GH 可以调控 IGF1 的分泌，而 IGF1 也能够负反馈抑制 GH 的释放，由此保证机体的 IGF1 在一个合适的浓度范围内，维持正常的生长和生理反应。研究表明，IGF1 能够激活 RNA 聚合酶，调节 RNA 和 DNA 合成，促进不同类型细胞的增殖与分化。然而，出生前胎儿组织缺少 GH 受体，其生长主要依赖血 IGF1 水平。宫内时期胎血 IGF1 主要来自肝，肝 IGF1 的表达水平直接决定了胎儿出生体重、器官结构与功能发育（Agrogiannis et al.，2014）。

有文献报道，IUGR 子代体内 IGF1 编码基因纯合子片段部分丢失，造成 IGF1 缺乏；敲除肝 IGF1 或胰岛素样生长因子 1 受体（insulin-like growth factor 1 receptor，IGF1R）编码基因可显著降低胎儿出生体重和体长（Walenkamp et al.，2013）。大量研究证实，IUGR 的发生与 IGF1 水平变化关系密切，IUGR 胎儿的血 IGF1 水平明显降低。进一步研究发现，IUGR 子代出生后的追赶性生长过程中常伴随 IGF1 水平的升高，后者是引起追赶性生长的主要原因（Kamei et al.，2011），而追赶性生长可进一步加重组织器官功能异常及糖、脂代谢紊乱（Shen et al.，2014），与糖尿病、脂肪肝等疾病的发生密切相关。在小于胎龄儿中，用促生长激素释放激素刺激后其 GH 分泌反应性升高，这些子代在儿童时期 GH 分泌异常，表现为低振幅和高分泌基线，因此有学者提出 GH-IGF1 轴的编程假说。

8.3.2　GC-IGF1 轴发育编程与胎源性疾病

作者团队前期系列研究发现，孕期不良环境（如外源物暴露和摄食限制）所致的 IUGR 胎鼠存在"母源性糖皮质激素过暴露"，同时胎血和多组织局部 IGF1 水平降低；进一步研究发现，IUGR 子代出生后血皮质酮水平降低而肝 IGF1 表达增加，在高脂饮食下追赶性生长及代谢紊乱加重（Shen et al.，2014；Wang et al.，2014；Xu et al.，2015；Zhang et al.，2016）。在慢性应激下，成年子代海马和外周组织糖皮质激素代谢活化，糖、脂代谢表型出现糖皮质激素依赖性改变，表现为低糖皮质激素水平下的低血糖、高血脂，而高糖皮质激素水平下的高血糖、低血脂（Xu et al.，2012；Liu et al.，2012；Xia et al.，2014）。在代谢率高的外周组织（如肾上腺、长骨）中发现，母源性高糖皮质激素通过抑制 IGF1 的表达，而使胎肾上腺甾体合成功能抑制及血皮质酮水平降低（He et al.，2019），血皮质酮水平降低可进一步诱导骨组织 IGF1 表达升高，表现为骨长度的追赶性生长而骨量的相对不足，由此增加子代成年后骨质疏松症的易感性（Shangguan et al.，2018）；而在相对代谢率低的组织（如肾、睾丸）中，出生后的 GC-IGF1 轴编程改变可促进成年子代肾小球硬化症的发生和睾丸睾酮合成功能的抑制（He et al.，2019；Pei et al.，2019）。作者团队还发现，孕期乙醇、尼古丁暴露所致的子代 GC-IGF1 轴编程改变可通过表观遗传机制延续至 F_2 代，从而持续影响子代多代的肝脂代谢功能（Hu et al.，2020b，2020c）。以上研究表明，孕期不良环境所致的子代出生前后血糖皮质激素水平和多组织器官 IGF1 表达之间呈负相关关系，这种负相关关系所致的 IGF1 水平改变介导了子代出生后糖、脂代谢的紊乱。由此，作者团队基于前期系列研究结果，创新性地提出了"GC-IGF1 轴"的新概念，系统提出了孕期不良环境所致 IUGR 子代成年后多疾病易感的"GC-IGF1 轴"宫内编程机制，指出"GC-IGF1 轴"作为机体发育的生理代偿轴，其编程改变介导了

IUGR 子代多器官发育编程、稳态改变及成年多疾病易感。

8.4　下丘脑-垂体-性腺轴发育编程

HPG 轴由下丘脑、垂体和性腺组成。下丘脑以脉冲的方式合成并释放促性腺激素释放激素（gonadotropin releasing hormone，GnRH），GnRH 作用于腺垂体使其分泌黄体生成素（luteinizing hormone，LH）、卵泡刺激素（follicle-stimulating hormone，FSH）和催乳素。在睾丸中，LH 结合其受体刺激间质细胞分泌睾酮，FSH 在支持细胞中结合其受体刺激精子生成，并通过旁分泌调节 LH 的受体数量；在卵巢中，FSH 控制卵泡颗粒细胞生长和雌二醇分泌，而 LH 控制卵母细胞成熟、排卵和卵泡黄素化。高浓度的性激素可通过负反馈影响 GnRH 的释放，从而影响性激素的合成。

8.4.1　HPG 轴发育编程与胎源性疾病

性腺通过下丘脑和垂体负反馈调节 HPG 轴活性。性腺的发育在不同物种中也不尽相同，Zambrano 等（2014）详细总结了不同物种性腺的发育。在啮齿动物中，HPG 轴在胚胎晚期才逐渐开始建立，直到出生后早期完全建立，而在人类，胚胎时期便可完成 HPG 轴的建立。

环境可影响不同阶段的 HPG 轴，从而对成年后的生殖健康产生不同影响。动物实验表明，宫内因素和产后暴露会产生生殖障碍。产前或出生后应激可导致生殖功能的发育编程改变。人类流行病学显示，母体营养不良可使子代患多囊卵巢综合征、卵巢癌和乳腺癌的风险增加。丹麦饥荒时期出生的 IUGR 女性虽然并未出现生殖问题，但是其后代表现为低出生体重和高围产期死亡率（Lummaa and Tremblay，2003）。牛孕早期营养限制会导致子代生殖能力对环境因素敏感。绵羊孕期低热量摄入可导致雌性子代卵巢 DNA 氧化损伤（Murdoch et al.，2003），青春期推迟；而雄性子代则表现为睾丸生长受限，青春期推迟，即使青春期没有推迟的雄性子代也会表现为支持细胞数量减少，睾丸形态、精子数量和活力表现异常（Toledo et al.，2011）。大鼠孕期地塞米松暴露其子代也会出现类似的变化，成年雄性子代睾丸间质细胞睾酮分泌减少，精子参数和生殖能力下降。羊孕期倍他米松暴露其雄性成年子代表现为睾丸形态学改变，生精小管长度、间质组织量和睾丸重量显著降低；而雌性子代可表现为卵泡数量、生殖细胞数量减少和高细胞凋亡率（Poulain et al.，2012）。孕期蛋白限制可致子代出生后 21 天睾丸 P450scc 表达降低，成年后睾酮水平、精子数量和生殖能力降低。这些生殖功能的改变也可延续到 F_2 代。虽然暂时缺乏文献证实发育过程中 HPG 轴与疾病发育起源之间存在直接因果关系，但上述研究依然提示宫内时期可能存在 HPG 轴，孕期不良环境可引起子代性腺发育不良及性激素分泌异常，从而进一步导致性别分化障碍和生殖功能降低等相关功能障碍。

8.4.2 HPG 轴与其他内分泌轴的关系

HPG 轴在生理情况下存在性别差异，而这可能是由于性激素的不同作用。*CRH* 基因启动子区存在雌激素反应元件，雌激素可促进下丘脑 *CRH* 基因转录，相反，*CRH* 基因上的雄激素反应元件可抑制 *CRH* 基因的转录。对大鼠的研究表明，性激素可调节肾上腺糖皮质激素的产生，睾酮可抑制皮质酮的产生，而雌激素的作用则相反。这与性激素在下丘脑水平的调控一致。同时，去势实验表明，雌激素的缺乏会导致垂体 GR 表达的升高，以及下丘脑及垂体细胞对循环糖皮质激素的反应性增强。提示，雌激素水平降低或雄激素水平升高可抑制 HPA 轴的活性。

Whirledge 和 Cidlowski（2010）总结了糖皮质激素对卵巢功能的调控作用，主要有三个方面：①通过下丘脑和垂体影响促性腺激素的分泌来调控卵巢功能；②通过调控代谢激素和生长因子对卵巢产生影响；③通过卵巢细胞上的受体直接调控卵巢的功能。在性早熟的胎儿中可表现为孕晚期循环糖皮质激素水平升高。孕期摄食限制、热量限制和昼夜颠倒均会导致胎儿循环糖皮质激素水平升高。一过性的应激所引起的糖皮质激素水平升高可抑制生殖功能。升高的糖皮质激素会在不同层面上对 HPG 轴产生影响，如对成年雄性大鼠给予慢性糖皮质激素处理，其 GnRH 的 mRNA 水平降低，血浆 LH 浓度降低，但是 *LHβ* 基因表达没有改变。这些数据表明，糖皮质激素可抑制 LH 释放，其作用可能是通过 GnRH 介导的。新生雌性小鼠暴露于 ACTH 其发情周期延长，过暴露于糖皮质激素则性成熟推迟，怀孕率降低，产前给予糖皮质激素可致新生鼠下丘脑芳香化酶性别表达差异消失。

糖皮质激素对 HPG 轴的抑制作用很可能是由 GR 介导的，HPG 轴各个层面均高表达 GR。研究表明，糖皮质激素处理的下丘脑细胞系可抑制内源性 GnRH 的 mRNA 表达和 GnRH 启动子报告基因的转录活性。在垂体中，糖皮质激素可通过核转录以及与 GR 相互作用活化 GnRH 受体基因上的 AP1-1，促进 GnRH 受体基因的转录。睾丸的间质细胞和卵巢颗粒细胞也高表达 GR。糖皮质激素对睾丸中睾酮抑制效应的分子机制暂不明确，但研究表明糖皮质激素可抑制 StAR 和 P450scc 的表达。地塞米松通过诱导活化后的 GR 与核受体 NR4A1 结合形成无活性的复合物，证实糖皮质激素可拮抗 cAMP 诱导间质细胞的 *StAR* 基因转录，与糖皮质激素对睾丸甾体激素生成的抑制相同。在体外培养的卵巢颗粒细胞中，糖皮质激素可直接抑制卵巢细胞的甾体激素合成和减少 LH 受体数量，以及抑制 FSH

对 P450 芳香化酶的诱导作用。因此，HPA 轴通过糖皮质激素对 HPG 轴的影响是多层面的，主要是抑制性激素的合成。

8.5　肾素-血管紧张素系统发育编程

RAS 是一个重要的血压、水电解质调节系统。经典 RAS 是指由肝分泌的血管紧张素原释放入血液循环，在肾小球旁器产生的肾素作用下转化为 10 肽的血管紧张素 Ⅰ（angiotensin Ⅰ，Ang Ⅰ），Ang Ⅰ再经肺循环的血管紧张素转换酶（angiotensin converting enzyme，ACE）作用，转化为 8 肽的 Ang Ⅱ。Ang Ⅱ作用于 AT1R、AT2R，具有强烈的缩血管作用，可反馈抑制肾分泌肾素和刺激肾分泌前列腺素，使血压保持在正常水平（Irani and Xia，2011）。除了经典的 RAS（循环 RAS）之外，组织局部也存在 RAS。RAS 已增加了新的成员：ACE2 和 Ang(1-7)。ACE2 可将 Ang Ⅱ转化成 Ang(1-7)，G 蛋白偶联受体 Mas 是 Ang(1-7)的结合位点，因此 ACE2-Ang(1-7)/Mas 轴可代表 RAS 的内生拮抗通路（Santos et al.，2013）。

8.5.1　RAS 发育编程与胎源性疾病

局部 Ang 对于胚胎（胎儿）的生长、分化及发育极其重要。在大鼠中，从孕 11 天开始胎鼠就有 AT1R 和 AT2R 表达。AT1R 在人类只有一种形式，而大鼠有两种亚型：AT1Ra 和 AT1Rb（Zhou et al.，2003）。AT2R 主要表达于胎儿发育时期，在新生儿时期表达降低，主要促进血管分化和血管生成、肾小管发育及神经分化。而 Mas 在成年时期表达较高，提示 ACE2-Ang(1-7)/Mas 轴主要在出生后发挥作用，拮抗调节 RAS。RAS 在发育中的肾高表达，任何 RAS 组分的缺失都会导致肾发育不良。心脏内部也存在独立 RAS，基本表达了 RAS 的所有组分，因此 RAS 的改变对于心血管功能至关重要。

孕期不良环境可导致循环和多组织的 RAS 改变。例如，在血浆中，小于胎龄儿脐带血血浆肾素水平升高，晚孕期皮质醇注射可增加血浆 ACE 水平。临床调查显示，人类 IUGR 胎儿和新生儿，肾体积变小，肾单位减少，且这种改变可能是肾 RAS 组分改变造成的。RAS 的抑制可导致肾单位形成减少及成年后动脉高压。动物实验表明，孕期蛋白限制和胎盘障碍可导致肾形态学和肾 RAS 改变（如肾内肾素、Ang Ⅱ减少），随后 RAS 活化（如肾 ACE、AT1R 表达升高）。作者团队前期研究表明，孕期咖啡因暴露可致子代肾 AT2R 低表达，并进一步诱导肾小球硬化症发生（Ao et al.，2015）；孕期乙醇暴露导致大鼠胎肾中胶质细胞源性神经营养因子（glial cell linederived neurotrophic factor，GDNF）信号通路表达抑制，典型 RAS 中肾 AT2R 表达明显抑制，而非典型 RAS 中肾 ACE2、Mas 表达抑制，这些变化均从宫内延续至成年（Zhu et al.，2018）。出生后的 RAS

活化，可导致血浆中肾素活性增高，促使形成高血压，使用 RAS 阻断剂可减少高血压的发生，这更加说明了 RAS 在高血压宫内编程中的作用。在中枢，海马局部的 RAS 组分可调节海马发育、控制血压、调节饮水行为和盐摄取，对学习记忆和激素的释放也会有相应的作用。孕期皮质醇暴露的胎羊海马血管紧张素和 AT1R 表达上调，海马发育不成熟，提示脑中 RAS 可能参与了海马的损伤和高血压的宫内编程。作者团队前期研究显示，孕期地塞米松暴露可激活胎儿海马组织中 RAS 经典通路，导致子代成年后部分颞叶癫痫的发生，且该现象可通过表观遗传影响到 F_2 代（Hu et al.，2020a）；在骨组织中同样也存在 RAS 系统的表达，孕期外源物（咖啡因、乙醇、地塞米松、尼古丁）暴露可通过激活 RAS 经典通路导致子代出生前后成骨分化不良、成骨矿化障碍以及成年后低峰值骨量（Wen et al.，2019；Xiao et al.，2020，2019；Wu et al.，2020）。综上，孕期不良环境可能通过 RAS 妨碍多组织的正常发育，造成多组织发育不良，这种影响可能延续至出生后，导致组织局部和血液循环中 RAS 活化，促进高血压、慢性肾病、骨质疏松症以及癫痫等疾病的发生。

8.5.2　RAS 与其他内分泌轴的关系

脑中 Ang Ⅱ可刺激 ACTH 的分泌。循环中的 Ang Ⅱ可作用于室周器官，促进 CRH 的分泌。在胎儿发育时期，HPA 轴的逐渐成熟是与 ACTH、皮质醇的升高相关的。研究显示，孕期摄食限制导致心血管功能的编程与胎儿时期糖皮质激素暴露相关，且可延续到出生后。提示，RAS 可以调控糖皮质激素的分泌。同时，糖皮质激素可刺激 Ca^{2+} 进入血管平滑肌细胞，促进外周血管发生抵抗，提高 RAS 活性，导致高血压。作者团队近期发现，孕期地塞米松暴露可以导致子代成年后峰值骨量降低，并且可遗传至 F_2 代，其发生机制为地塞米松通过活化 GR 并招募 CCAAT 增强子结合蛋白 α（CCAAT enhancer binding protein α，C/EBPα）、腺病毒早期区域 1A 相关蛋白（p300）入核，共同促进 ACE 启动子区乙酰化并激活 RAS，而且上述 ACE 表观遗传修饰改变可从宫内持续至出生后，甚至 F_2 代成年，导致 RAS 持续激活并引起骨髓间充质干细胞（BMSC）成骨定向分化减少及骨形成能力降低（Xiao et al.，2018）。此外，用类固醇激素（以地塞米松最明显）处理平滑肌细胞 12 h 和 72 h，ACE 活性升高，其活性升高是由于类固醇激素提高了 ACE 的 mRNA 表达水平。综上提示，RAS 与 HPA 轴之间可相互影响、相互促进。

8.6　下丘脑-垂体-甲状腺轴发育编程

HPT 轴包括下丘脑分泌的促甲状腺激素释放激素（thyrotropin releasing

hormone，TRH）、垂体分泌的促甲状腺激素（thyroid-stimulating hormone，TSH）和甲状腺分泌的甲状腺激素。甲状腺激素包括三碘甲状腺原氨酸（triiodothyronine，T_3）和四碘甲状腺原氨酸（tetraiodothyronine，T_4），它们是胚胎生长发育特别是脑组织分化发育所必需的激素。甲状腺激素主要通过垂体和下丘脑的甲状腺激素受体发挥负反馈效应。

8.6.1　HPT 轴发育编程与胎源性疾病

一项人群研究显示，在 IUGR 胎儿大脑皮质中甲状腺激素受体的密度显著低于正常胎儿大脑（Kilby et al.，2000）。临床调查显示，IUGR 胎儿的结合 T_4 和游离 T_4 水平显著降低，TSH 水平显著升高。这种改变可以延续到出生后。早期报道显示，IUGR 新生儿基础 TSH 水平较高，但是 T_4、T_3 水平及垂体-甲状腺对 TRH 的反应性并没有显著改变。Setia 等（2007）发现，胰岛素敏感性增高时血 TSH 与 T_4 水平呈明显负相关关系。提示，甲状腺激素对 IUGR 子代成年的胰岛素敏感性存在调节作用。而胰岛素敏感性的下降是贯穿多种代谢相关疾病的主线，是代谢综合征发生的共同病理生理基础。

8.6.2　HPT 轴与其他内分泌轴的关系

HPT 轴与 HPA 轴都是应激反应的内分泌系统，二者相互调控。HPA 轴活化与 TSH 降低以及外周 T_4 向 T_3 转化抑制相关。TSH 与 ACTH 分泌之间的负相关性也提示 HPA 轴与 HPT 轴之间存在负相关性。因此，孕期胎儿血液中糖皮质激素水平升高可影响胎儿 HPT 轴发育。临床调查表明，HPA 轴和（或）HPT 轴发生改变，会导致抑郁症易感性增加（Min et al.，2012）。研究也表明，糖皮质激素可在下丘脑、垂体水平抑制 HPT 轴。例如，注射糖皮质激素可抑制下丘脑室旁核的 TRH 表达，抑制外周 T_4 向 T_3 转化，导致血 T_3 水平下降。同时，HPT 轴的产物也可影响 HPA 轴。清除甲状腺激素可导致室旁核 CRH 的 mRNA 表达水平降低。在甲状腺功能减退的雌性大鼠中，应激反应的皮质酮水平降低。束缚应激可促进下丘脑刺鼠基因相关蛋白（agouti gene-related protein，AGRP）的表达、抑制 TRH 的 mRNA 表达、下调甲状腺激素水平。甲状腺激素能促进 5-羟色胺的产生，后者被证实参与了 GR 基因启动子区的甲基化改变，提示甲状腺激素刺激 5-羟色胺的产生，从而促进海马 GR 表达。暴露于糖皮质激素的豚鼠，其仔鼠血浆甲状腺激素浓度增加，海马 GR 表达上调。提示，甲状腺激素可刺激 HPA 轴反应，参与 IUGR 的 HPA 轴宫内编程。

8.7　其他内分泌轴发育编程

除了经典的内分泌轴与系统，也有学者提出了其他可能存在的内分泌轴，如神经-内分泌-免疫轴和下丘脑-垂体-脂肪轴等。

8.7.1　神经-内分泌-免疫轴发育编程

神经系统、内分泌系统、免疫系统对于机体的稳态至关重要，这三者间存在复杂的网络调控。神经系统以其相似的配体和受体在系统内建立信号循环，在生理代谢中发挥重要作用；免疫系统可产生经典的激素，内分泌腺和神经组织也能合成和释放大量细胞因子，并且在免疫系统、神经系统和内分泌系统中均发现相应分子家族和受体存在。下丘脑分泌生长激素释放激素和催乳素释放素，这些激素作用于垂体前叶，刺激 GH 和催乳素的分泌。胸腺中的胸腺肽可刺激 GH 和催乳素从垂体前叶释放；GH 和催乳素影响胸腺发育、细胞功能及激素合成。下丘脑、垂体、胸腺可因此串联起来，故有学者提出了神经-内分泌-免疫轴的概念。

流行病学调查发现（Cromi et al.，2009），IUGR 胎儿胸腺体积显著减小。临床研究使用超声对 53 名 IUGR 胎儿进行胸腺参数测定，结果显示 IUGR 胎儿胸腺横向直径、体积、纵向直径都低于正常人群（Yang et al.，2014）。动物实验表明，孕期摄食限制可导致胎牛发生 IUGR，且表现为胸腺体积减小、皮质厚度减小、抗氧化能力降低，CD4、CD8 阳性 T 细胞数量减少，但是凋亡基因表达升高（Liu et al.，2015）。不良宫内环境导致的 IUGR 子代，胸腺细胞凋亡增加、非成熟胸腺细胞增殖减弱以及胸腺分化基因异常，进而胎儿胸腺萎缩或发育受损，出生后表现为免疫功能受损。孕期外源物暴露导致的母源性高糖皮质激素可以直接诱导胸腺细胞凋亡，抑制免疫应答；高浓度的糖皮质激素可以抑制巨噬细胞对抗原的吞噬和处理，减少淋巴细胞的增殖，增加血中 $CD4^+/CD8^+$ T 细胞的比例和减少脾中 T 细胞的数目。由上可知，若胎儿 HPA 轴处于持续激活状态，则其体内循环糖皮质激素水平升高，可产生免疫抑制作用。ACTH 的分泌增加与糖皮质激素一样存在免疫抑制效应。因此，HPA 轴对免疫系统可起到抑制效应。

8.7.2　下丘脑-垂体-脂肪轴发育编程

研究提出，脂肪可被认为是独立的内分泌器官，其可分泌多种高活性的分子：瘦素、脂联素、胰岛素、抵抗素、TNF-α、IL-6 和脂肪酶。这些脂肪细胞来源的蛋白质/细胞因子可调节代谢、免疫和血管功能。有学者检测了下丘脑-垂体所释放的激素相关受体在脂肪细胞中的表达（Schaffler et al.，2005），发现在脂肪前体细胞中存在 ACTH 受体、GH 受体、催产素受体，在成熟的脂肪细胞中存在催乳素受体、ACTH 受体、GH 受体、TSH 受体、催产素受体。瘦素可与下丘脑瘦素受体结合，调节神经内分泌功能。由于下丘脑、垂体、脂肪因子之间存在相互调控的回路，因此有学者认为下丘脑-垂体-脂肪轴是存在的，通过直接调控脂肪上的受体而发挥效应。

流行病学显示，低出生体重可导致成年肥胖及代谢综合征的发生（Merkestein et al.，2014）。孕早期饥荒导致子代出生体重降低，19 岁时肥胖率高，男性脂肪出现向心性分布，50 岁时女性体重指数（BMI）和腰围增加。IUGR 胎儿表现为身体脂肪量显著降低，提示脂肪细胞脂质的蓄积减少，但是内脏脂肪相对增加。因此，发生追赶性生长的儿童即使没有超重，也会出现脂肪量集中分布。动物实验证实，孕期不良环境会导致子代肥胖，出生后婴儿期营养过剩会促进肥胖的发生（Briana et al.，2009）。HPA 轴对下丘脑-垂体-脂肪轴的影响主要体现在糖皮质激素对脂肪细胞发育和分化的调控作用上，其作用是双向的。糖皮质激素代谢酶异常也可导致肥胖的发生，如脂肪组织中 11β-HSD1 过表达可导致肥胖和糖、脂代谢紊乱。糖皮质激素主要通过促进神经肽 Y 的分泌、引起胰岛素抵抗以及直接作用于肥胖基因转录等方式促进人脂肪细胞分泌瘦素。

8.8 研 究 展 望

宫内环境对于人体一生的内分泌功能都会造成影响，主要表现为 HPA 轴相关的神经内分泌代谢编程改变、出生后低基础活性与高应激敏感性变化、成年后多种慢性疾病易感性增加。在胚胎发育和胎儿生长过程中，存在着复杂的内分泌调节机制。孕期不良环境造成的内分泌紊乱可能形成一个不利于胎儿生长发育的内环境，胎儿因失去正常的激素调节而发育迟缓。IUGR 胎儿存在内分泌轴编程改变，这与成年后多种疾病易感相关（表 8-1）。本章总结了 IUGR 情况下各内分泌轴或系统的编程改变，发现在胎源性疾病的发生过程中，各内分泌因子改变呈网状关系并相互影响，但均以 HPA 轴内分泌因子尤其是糖皮质激素的编程改变为核心，提出以 HPA 轴为核心的神经内分泌代谢编程改变是 IUGR 胎儿胎源性疾病发生的主要机制。然而，胎儿宫内及出生后不同时期内分泌轴变化的特点、各分泌轴改变相互作用点、具体深层机制的关键之处仍有待研究。

表 8-1 宫内发育迟缓个体内分泌轴/系统的变化

内分泌轴/系统	宫内	出生后
下丘脑-垂体-肾上腺轴	抑制:肾上腺中蚩体合成关键酶 StAR 及 P450scc 表达降低	低基础活性，高应激敏感性，代谢综合征易感
生长激素-胰岛素样生长因子 1 轴	抑制:局部组织胰岛素样生长因子 1（IGF1）水平降低	IGF1 水平升高与追赶性生长相关，糖皮质激素-胰岛素样生长因子 1 轴依赖的全身糖、脂代谢改变

续表

内分泌轴/系统	宫内	出生后
下丘脑-垂体-性腺轴	抑制：生殖细胞数量减少，性激素水平降低	青春期异常，生殖能力降低
下丘脑-垂体-甲状腺轴	抑制：T_4 水平降低，甲状腺激素受体密度降低	T_3、T_4 水平降低，促甲状腺激素（TSH）水平升高，垂体对 TSH 的反应性降低，代谢综合征易感
肾素-血管紧张素系统	各脏器改变不一	肾素-血管紧张素系统活化，高血压、骨质疏松症、癫痫易感
神经-内分泌-免疫轴	抑制：免疫器官发育抑制，免疫细胞数量减少	免疫抑制
下丘脑-垂体-脂肪轴	抑制：瘦素水平降低	脂肪分布异常，肥胖易感

参 考 文 献

汪晖, 焦哲潇. 2017. 中国药理学与毒理学杂志, 1(5): 12-27.

Agrogiannis G D, Sifakis S, Patsouris E S, et al. 2014. Mol Med Rep, 10(2): 579-584.

Ao Y, Sun Z, Hu S, et al. 2015. Toxicol Appl Pharmacol, 287(2): 128-138.

Berga S L, Loucks T L. 2005. Minerva Ginecol, 57(1): 45-54.

Briana D D, Malamitsi-Puchner A. 2009. Eur J Endocrinol, 160(3): 337-347.

Chen Y W, He Z, Chen G H, et al. 2019. Toxicology, 428: 152308.

Cromi A, Ghezzi F, Raffaelli R, et al. 2009. Ultrasound Obstet Gynecol, 33(4): 421-426.

Douglas A J. 2011. Prog Neuropsychopharmacol Biol Psychiatry, 35(5): 1167-1177.

Ferrau F, Korbonits M. 2015. Eur J Endocrinol, 173(4): M133-M157.

He H Y, Xiong Y, Li B, et al. 2019. Toxicol Lett, 311: 17-26.

He Z, Lv F, Ding Y, et al. 2017. Sci Rep, 7(1): 14825.

He Z, Zhang J Z, Huang H G, et al. 2019. Toxicol Lett, 302: 7-17.

Hochberg Z, Feil R, Constancia M, et al. 2011. Endocr Rev, 32(2): 159-224.

Hu S W, Yi Y W, Jiang T, et al. 2020a. Arch Toxicol, 94(9): 3201-3215.

Hu W, Wang G H, He B, et al. 2020b. Toxicology, 432: 152378.

Hu W, Yuan C, Luo H W, et al. 2020c. Toxicol Lett, 331: 167-177.

Huang H, He Z, Zhu C, et al. 2015. Toxicol Appl Pharmacol, 288(1): 84-94.

Irani R A, Xia Y. 2011. Semin Nephrol, 31(1): 47-58.

Kamei H, Ding Y, Kajimura S, et al. 2011. Development, 138(4): 777-786.

Kapoor A, Dunn E, Kostaki A, et al. 2006. J Physiol, 572(Pt 1): 31-44.

Kilby M D, Gittoes N, McCabe C, et al. 2000. Clin Endocrinol(Oxf), 53(4): 469-477.

Liang G, Chen M, Pan X L, et al. 2011. Exp Toxicol Pathol, 63(7-8): 607-611.

Liu L, Liu F, Kou H, et al. 2012. Toxicol Lett, 214(3): 307-313.

Liu Y, He S, Zhang Y, et al. 2015. Am J Reprod Immunol, 74(1): 26-37.

Lu J, Li Q, Xu D, et al. 2020. Toxicol Lett, 331: 31-41.

Lummaa V, Tremblay M. 2003. Proc Biol Sci, 270(1531): 2355-2361.

Martin-Gronert M S, Ozanne S E. 2007. J Intern Med, 261(5): 437-452.

Meaney M J, Szyf M, Seckl J R. 2007. Trends Mol Med, 13(7): 269-277.

Mendez N, Abarzua-Catalan L, Vilches N, et al. 2012. PLoS One, 7(8): e42713.

Merkestein M, Cagampang F R, Sellayah D. 2014. Mammalian Genome, 25(9-10): 413-423.

Min W, Liu C, Yang Y, et al. 2012. Prog Neuropsychopharmacol Biol Psychiatry, 39(1): 206-211.

Murdoch W J, Van Kirk E A, Vonnahme K A, et al. 2003. Reprod Biol Endocrinol, 1: 6.

Pei L G, Zhang Q, Yuan C, et al. 2019. J Endocrinol, 242(1): M17-M32.

Poulain M, Frydman N, Duquenne C, et al. 2012. J Clin Endocrinol Metab, 97(10): E1890-E1897.

Ravelli G P, Stein Z A, Susser M W. 1976. N Engl J Med, 295(7): 349-353.

Salam R A, Das J K, Bhutta Z A. 2014. Curr Opin Clin Nutr Metab Care, 17(3): 249-254.

Santos R A, Ferreira A J, Verano-Braga T, et al. 2013. J Endocrinol, 216(2): R1-R17.

Schaffler A, Binart N, Scholmerich J, et al. 2005. Neuropeptides, 39(4): 363-367.

Setia S, Sridhar M G, Koner B C, et al. 2007. Clin Chim Acta, 376(1-2): 37-40.

Shangguan Y F, Wen Y X, Tan Y, et al. 2018. Am J Pathol, 188(12): 2863-2876.

Shen L, Liu Z, Gong J, et al. 2014. Toxicol Appl Pharmacol, 274(2): 263-273.

Takeda T, Hattori Y, Fujii M, et al. 2013. Fukuoka Igaku Zasshi, 104(4): 143-151.

Toledo F C, Perobelli J E, Pedrosa F P, et al. 2011. Reprod Biol Endocrinol, 9: 94.

Vaag A A, Grunnet L G, Arora G P, et al. 2012. Diabetologia, 55(8): 2085-2088.

Vieau D, Sebaai N, Leonhardt M, et al. 2007. Psychoneuroendocrinology, 32(Suppl 1): S16-S20.

Walenkamp M J, Losekoot M, Wit J M. 2013. Endocr Dev, 24: 128-137.

Wang L, Shen L, Ping J, et al. 2014. Toxicol Lett, 224(3): 311-318.

Wen Y X, Cheng S Y, Lu J, et al. 2021. Mol Med Rep, 25(1): 21.

Wen Y X, Shangguan Y F, Pan Z Q, et al. 2019. Toxicol Appl Pharmacol, 363: 1-10.

Whirledge S, Cidlowski J A. 2010. Minerva Endocrinol, 35(2): 109-125.

Wu Z X, Pan Z Q, Wen Y X, et al. 2020. Food Chem Toxicol, 136: 111083.

Xia L P, Jiao Z X, Pei L G, et al. 2020. Reprod Toxicol, 94: 48-54.

Xia L P, Shen L, Kou H, et al. 2014. Toxicol Lett, 226(1): 98-105.

Xiao H, Wen Y X, Wu Z X, et al. 2020. Bone, 141: 115578.

Xiao H, Wen Y, Pan Z, et al. 2018. Cell Death Dis, 9(6): 638.

Xiao H, Wen Y, Pan Z, et al. 2019. FASEB J, 33(11): 12972-12982.

Xu D, Bai J, Zhang L, et al. 2015. Toxicol Res, 4(1): 112-120.

Xu D, Chen M, Pan X L, et al. 2011. Environ Toxicol Pharmacol, 32(3): 356-363.

Xu D, Wu Y, Liu F, et al. 2012a. Toxicol Appl Pharmacol, 264(3): 395-403.

Xu D, Zhang B, Liang G, et al. 2012b. PLoS One, 7(9): e44497.

Yang R, Guo F, Liu X, et al. 2014. Chin Med J, 94(33): 2607-2609.

Yang Z, Guo C, Zhu P, et al. 2007. J Endocrinol, 195(2): 241-253.

Zambrano E, Guzman C, Rodriguez-Gonzalez G L, et al. 2014. Mol Cell Endocrinol, 382(1): 538-549.

Zhang C, Xu D, Luo H W, et al. 2014. Toxicology, 325: 74-84.

Zhang L, Shen L, Xu D, et al. 2016. Reprod Toxicol, 65: 236-247.

Zhang L, Xu D, Zhang B, et al. 2013. Arch Med Res, 44(5): 335-345.

Zhou Y, Chen Y, Dirksen W P, et al. 2003. Circ Res, 93(11): 1089-1094.

Zhu Y, Zuo N, Li B, et al. 2018. Toxicology, 400-401: 9-19.

（上官扬帆、桂淑霞）

第 9 章

糖皮质激素宫内编程胎源性疾病

摘要： 已知糖皮质激素（GC）是调节胎儿发育成熟的重要因素，也是决定胎儿出生后命运的关键。在本章中，作者团队首次通过系列研究证实，孕期不良环境可开放胎盘 GC 屏障，导致胎儿过暴露于母源性高 GC 及宫内发育迟缓（IUGR）发生，后者通过表观遗传编程机制诱导了子代各器官发育编程、稳态改变及疾病易感。进一步提出，宫内母源性高 GC 暴露是母体在孕期不良环境下促胎儿存活的"主动代偿性"反应，诱导"节俭表型"发育。作者团队创新性地提出，胎源性疾病的发生存在"两种编程"和"两次打击"，糖皮质激素-胰岛素样生长因子 1（GC-IGF1）轴介导了子代 IUGR 发生、出生后追赶性生长及成年多疾病易感，其是 IUGR 子代发育的共性代偿轴。

引　言

早在 20 世纪 90 年代初，英国学者 David Barker 就基于大规模流行病学调查结果，发现低出生体重患儿成年后代谢综合征（metabolic syndrome，MS）的发病率增加，并提出"成年疾病发育起源"假说（David Barker et al.，1993）。近三十年来，多国学者开展了大量有关孕期不良环境、胎儿出生体重变化与成年慢性疾病易感之间的相关性研究，并基于循证医学研究结果提出了人类疾病起源的新概念——"健康与疾病的发育起源（developmental origins of health and disease，DOHaD）"学说。宫内发育迟缓（intrauterine growth retardation，IUGR）是指孕期不良环境导致的胚胎（胎儿）生长发育限制，表现为多器官功能发育障碍、生长迟缓及低出生体重。IUGR 在全球发病率为 2.75%～15.53%，且发展中国家发病率高于发达国家。大量流行病学调查表明，IUGR 不仅可造成胎儿窘迫、新生儿窒息和围产儿死亡，其危害还将延续至出生后，影响子代体格和智力发育，导致其成年后多种慢性疾病的易感性增加，且具有明显的性别差异和多代遗传效应（Veenendaal et al.，2013），严重影响了人口的生存质量，也带来了一系列的家庭和社会问题。至今，IUGR 子代成年后多种慢性疾病易感的发生机制尚缺乏系统的理论体系。

近二十年来，作者团队建立了孕期外源物暴露、摄食限制所致的啮齿动物IUGR 及成年多疾病易感模型，系统研究并提出了宫内母源性糖皮质激素（glucocorticoid，GC）过暴露所致子代下丘脑-垂体-肾上腺（hypothalamic-pituitary-adrenal，HPA）轴相关的"宫内神经内分泌-代谢编程"机制，其核心是"糖皮质激素-胰岛素样生长因子 1（glucocorticoid-insulin-like growth factor 1，GC-IGF1）轴"编程改变，并进一步提出胎源性疾病发生的"两种编程"和"两次打击"机制。本章结合作者团队和国际相关研究报道，综述了孕期不良环境所致 IUGR 子代多疾病易感现象及其发生机制的最新研究进展，即"宫内母源性高 GC 编程子代多疾病易感"（Zhang et al.，2014；汪晖和焦哲潇，2017；Chen et al.，2019b），为解析"DOHaD"学说提供了有力的实验证据和理论依据。

9.1　孕期不良环境所致母源性糖皮质激素过暴露

孕期不良环境可引起多种不良妊娠结局，主要包括流产、死产、畸形、早产和宫内发育迟缓等。发育毒性是指亲代接触外源因素（包括化学、物理和生物因素）对子代造成的有害作用。IUGR 为常见的发育毒性结局，主要表现为低出生体重。

9.1.1　孕期不良环境下的母源性糖皮质激素过暴露共性现象

IUGR 的发生除了先天遗传因素外，在很大程度上是孕期不良环境所致，主要包括外源环境因素和母体因素。外源环境因素主要包括外源物暴露和微生物感染等。已证实能引起不良妊娠结局的外源物主要有以下几类：①环境毒物类，如有机挥发物、重金属、烟雾和空气污染物等；②药物类，如地塞米松、咖啡因和可卡因等；③食品及饮料类，如酒、咖啡和茶等。孕期人类免疫缺陷病毒和疟原虫感染也被证实是影响胎儿正常发育的重要因素。母体因素主要是指母体的营养状况和疾病状态。产妇的饮食既可以直接影响胎儿的生长发育，也可以通过改变胎儿内分泌系统而间接产生影响。糖类、蛋白质和脂肪三大营养素在孕期缺乏均可导致不良妊娠结局的发生。孕期不良环境也可通过引起母体的生理与病理变化（如急、慢性应激）而影响子代 HPA 轴发育。

已知宫内基础 GC（在人类中为皮质醇，在啮齿动物中为皮质酮）水平是调节胎儿组织形态和功能成熟的关键因素，生理情况下母源性 GC 参与了胎儿的早期生长和发育。然而，胎儿过高浓度的 GC 暴露则会发育异常（如 IUGR）（Fowden et al.，1998）。临床研究显示，IUGR 子代出生时脐血皮质醇浓度较正常出生体重子代升高。孕期多种不良环境如外源物暴露、饮食限制、感染、低氧和应激，可致胎血 GC 水平升高（Reynolds，2013）。临床研究和动物实验表明，母体连续使用促肾上腺皮质激素（adrenocorticotropic hormone，ACTH）或合成类 GC（如地塞米松、倍他米松），能使胎儿 GC 暴露增多，从而导致出生低体重和多器官发育不良（Newnham et al.，2002）。作者团队通过动物实验证实，孕期多种外源物（如咖啡因、尼古丁、乙醇）暴露可致胎鼠 IUGR 发生并伴有母源性 GC 过暴露（Xu et al.，2012a，2012b；Liang et al.，2011）。这些研究提示，孕期不良环境下宫内胎儿母源性 GC 过暴露是一个共性现象。

9.1.2 胎盘糖皮质激素屏障开放的分子调控机制

胎盘是维系胎儿正常发育的重要器官，是调控母源性 GC 进入胎儿的重要屏障。已发现，胎盘 GC 屏障主要与 2 型 11β-羟类固醇脱氢酶（11β-hydroxysteroid dehydrogenase type 2，11β-HSD2）的活性密切相关。11β-HSD2 是一种高亲和力的 NAD(H)依赖性脱氢酶，主要分布于胎盘、肾上腺等组织。胎盘上的 11β-HSD2 可氧化灭活母源性 GC，是保护胎儿免受母体 GC 干扰的重要调节点。当母体 GC 过多时，胎盘 11β-HSD2 可通过氧化作用灭活母体 GC，从而有效地调节胎儿组织内活性 GC 的水平及功能。作者团队首次在整体动物水平发现，孕期咖啡因、尼古丁和乙醇暴露可通过慢性应激使母体 GC 水平升高的同时抑制胎盘 11β-HSD2 的表达（而胎儿肾上腺甾体合成功能降低），导致胎儿过暴露于母源性 GC（Xu et al.，2012b；Chen et al.，2007；Liang et al.，2011）。对人类和啮齿动物的研究也表明，胎盘 11β-HSD2 的活性易受到孕期多种不良环境的影响，如饮食限制、感染、低氧和应激，孕期不良环境可导致发育中的胎儿接触过多的母源性 GC（Reynolds，2013）。这些研究均提示，孕期不良环境所致胎儿母源性 GC 过暴露与胎盘 11β-HSD2 的表达下调有关。

胎盘 GC 屏障除了 11β-HSD2 外还包括 P 糖蛋白（P-glycoprotein，P-gp）。P-gp 属于 ATP 结合盒（ATP binding cassette，ABC）转运蛋白家族。胎盘上的 P-gp 分布在面向母体合胞体滋养层顶端膜面，能逆浓度梯度将 GC 外排回母体面，从而限制 GC 进入胎盘或胎儿。研究表明，母体营养不良可使胎盘 P-gp 表达下调（Soo et al.，2012）。在人类，多药耐药基因 1（multi-drug resistance gene 1，MDR1）是编码 P-gp 所需要的，而在啮齿动物，P-gp 需要 *mdr1a* 和 *mdr1b* 编码（Li et al.，2011）。作者团队前期曾发现，当孕鼠共暴露于烟草和乙醇时，胎盘 *mdr1a* 基因的表达降低（Li et al.，2011），孕期尼古丁暴露也可抑制胎盘 P-gp 的表达（Wang et al.，2009）。近期，作者团队利用孕期咖啡因暴露所致的大鼠 IUGR 模型，发现胎盘 P-gp 的表达与 p-JNK/YB-1/P300 通路改变有关，并进一步结合临床标本证实该通路为 IUGR 患儿 P-gp 表达降低的共性调控机制（Ge et al.，2021）。

9.2 母源性高糖皮质激素与子代下丘脑-垂体-肾上腺轴编程

宫内编程（intrauterine programming）是指宫内时期胎儿遭遇不良环境，其多器官发育和功能改变，并且可以持续至出生后（Fowden et al., 2008），对多种疾病易感。至今 IUGR 子代慢性疾病易感的宫内编程机制尚未系统阐明。研究已证实，孕期不良环境可引起胎儿多种重要内分泌轴或系统发育异常，包括 HPA 轴、生长激素-胰岛素样生长因子 1 轴、下丘脑-垂体-性腺轴、下丘脑-垂体-甲状腺轴以及肾素-血管紧张素系统。越来越多的学者提出宫内 GC 水平是决定胎儿出生后命运的关键，因此 HPA 轴宫内编程改变是 IUGR 子代慢性疾病易感最可能的机制。

9.2.1 HPA 轴活性及海马调节中枢

已知 HPA 轴包括下丘脑释放的促肾上腺皮质激素释放激素（corticotrophin releasing hormone，CRH）和抗利尿激素（antidiuretic hormone，AVP）、垂体释放的 ACTH 以及肾上腺释放的 GC。HPA 轴活性主要以血 ACTH 和 GC 水平体现。肾上腺作为 HPA 轴的终末器官，以胆固醇为底物在甾体激素合成酶系统的作用下合成和分泌 GC，其中类固醇合成急性调节蛋白（steroidogenic acute regulatory protein，StAR）所参与的细胞色素 P450 胆固醇侧链裂解酶（cytochrome P450 cholesterol side chain cleavage enzyme，P450scc）催化过程是 GC 合成的限速步骤。

HPA 轴的基础活性是指 HPA 轴各脏器在机体不受外界刺激时表现出的一种活性状态。同时，HPA 轴也是机体应激反应的核心。应激状态时，刺激信号经加工整合并传递至下丘脑室旁核（paraventricular nucleus，PVN），刺激 CRH 神经元分泌 CRH 和 AVP，CRH 和 AVP 促进垂体分泌 ACTH 和肾上腺分泌 GC，最终促使机体各组织发生应激防御反应。应激产生的 GC 也可以通过与下丘脑、垂体、肾上腺等处的皮质激素受体（corticoid receptor，CR）结合，实现其对 HPA 轴多水平功能的负反馈调节作用。皮质激素受体包括盐皮质激素受体（mineralocorticoid receptor，MR）和糖皮质激素受体（glucocorticoid receptor，GR）。海马是 HPA 轴高位调节中枢的重要组分之一。海马通过 MR 和 GR 双向调控 HPA 轴活性，一方面通过 MR 维持 HPA 轴的基础活性，另一方面通过 GR 参与 HPA 轴应激反应的负反馈调节。因此，海马既可抑制 HPA 轴的应激反应，也可促使应激状态下亢进的 HPA 轴恢复至基础活性。

9.2.2 母源性高糖皮质激素编程子代 HPA 轴功能

目前有关 IUGR 子代出生后 HPA 轴基础活性变化的研究报道不尽一致。人群研究发现，如果孕期经历严重的社会心理应激（如亲友车祸、离异及破产等），则其子代成年后（24～25 周岁）基础血皮质醇水平降低（Entringer et al.，2009）；低出生体重患儿出生后，早期肾上腺皮质醇分泌异常，后期血皮质醇持续高水平。动物实验表明，妊娠早、中期用射频灯光照射怀孕的豚鼠，其 1 月龄子代基础血 GC 水平降低，2 月龄时则基础血 GC 水平高于正常水平，且粪便中 GC 含量也有类似改变；孕中期母体地塞米松（5 mg/kg）暴露可致 9 月龄恒河猴子代基础 GC 水平增加（Uno et al.，1994）。作者团队的系列研究发现（Liu et al.，2012；Xu et al.，2012a），孕期咖啡因、尼古丁暴露的 IUGR 仔鼠出生后，其血 ACTH 和 GC 水平在哺乳期内（出生后 7 天）升高，但断奶后（出生后 35 天）明显降低，之后 ACTH 和 GC 水平随时间延长而递增，出生后 100 天接近正常水平，之后超过正常水平。提示，孕期不良环境所致的 IUGR 子代出生后，HPA 轴的基础活性呈时间依赖性变化，具体表现为断奶前增高、幼年期降低、青春期追赶、成年期接近甚至超过正常水平，之后呈持续高水平 GC 状态。

9.2.2.1 子代 HPA 轴低基础活性编程

有关 IUGR 子代 HPA 轴低基础活性的宫内编程机制尚无其他实验室报道。已知宫内时期肾上腺是 HPA 轴上发育最早、最快的器官，肾上腺通过自身 GC 合成功能，调节宫内胎儿的内环境稳态和发育成熟。作者团队早期研究发现，孕中晚期多种外源物（如咖啡因、尼古丁、乙醇和地塞米松）暴露和摄食限制均可引起胎鼠 HPA 轴功能发育抑制，表现为下丘脑 CRH 和 AVP、肾上腺 StAR 和 P450scc 的表达均降低，同时肾上腺内生皮质酮减少（Xu et al.，2012，2011；Chen et al.，2007；Liang et al.，2011；Wen et al.，2021）。进一步研究发现，孕期尼古丁和乙醇暴露下的胎肾上腺甾体合成功能降低与尼古丁和乙醇的直接毒性作用有关（Yan et al.，2014；Huang et al.，2015）。其他实验室的研究也表明，孕期抑制孕鼠褪黑素的节律性分泌（恒定光源照射）或使孕鼠暴露于 2,3,7,8-四氯代二苯并[b, e][1, 4] 二噁英（2,3,7,8-tetrachlorodibenzo [b, e][1, 4] dioxin，TCDD）均可抑制胎鼠肾上腺甾体合成功能并诱导 IUGR 发生。近期，作者团队基于孕期咖啡因、乙醇暴露所致的大鼠 IUGR 模型（He et al.，2016；Huang et al.，2015）和高皮质醇处理的人胎肾上腺皮质细胞模型（He et al.，2017a）证实，宫内母源性高 GC 可浓度依赖性地抑制胎肾上腺细胞甾体合成功能，其发生机制与高 GC 诱导 GC 活化系统，导致肾上腺甾体激素从头合成途径呈低功能编程改变有关，这种改变可延续至出生后甚至一生。综上提示，孕期不良环境下的胎儿 HPA 轴功能发育是受抑制的，其发生不仅与外源物直接作用所致肾上腺甾体合成功能抑制有关，更与宫内母源性 GC 过暴露所致的间接抑制作用有关。作者团队提出，孕期外源物暴露所致的宫内母源性 GC 过暴露，既与外源物兴奋母体 HPA 轴致使血 GC 水平升高有关，也与外源物对胎盘的直接毒性造成胎盘 GC 屏障开放有关，由此产生的胎儿循环

GC 水平升高导致 IUGR 子代肾上腺甾体合成功能降低，则是其出生后糖、脂代谢改变或紊乱及代谢性疾病易感的病理生理学基础。

海马是 HPA 轴高位调节中枢。胎儿时期海马以 GR 表达为主（而非 MR），胎儿海马 GR 是高循环 GC 作用的敏感靶位。胎儿海马 GR 的出现是 HPA 轴负反馈调节功能建立的标志，其表达程度是 HPA 轴负反馈调节功能敏感性的标志。海马组织中 11β-HSD1 和 GR 共存于同一个神经元，循环 GC 可通过活化 11β-HSD1 而增加海马神经元 GC 含量，GC 也可通过活化 GR 而进一步上调 11β-HSD1 的表达，由此形成正反馈环路来增加胎儿海马局部的 GC 含量（Yang et al.，2007）。研究已证实，海马 GR 参与 HPA 轴应激反应在围产期的编程过程。前期作者团队已发现，孕期咖啡因或尼古丁暴露所致的母源性高 GC 抑制 HPA 轴功能发育的同时，胎儿海马 11β-HSD2 表达降低但 11β-HSD1 表达增加，致使 11β-HSD1/11β-HSD2 表达比及 GR 表达增加（Xu et al.，2012b，2012c）。提示，母源性 GC 过暴露可能通过抑制胎儿海马 11β-HSD2 的表达并上调胎儿海马 11β-HSD1/GR 系统活性，负反馈抑制胎儿 HPA 轴的功能发育。胎儿出生后，其海马 MR 和 GR 以互补的方式调整机体对内、外环境的适应，即 MR、GR 及下游相关分子保持着相对平衡，这种平衡对维持 HPA 轴的正常功能是至关重要的。一旦这种平衡因环境而改变，就必然会导致 HPA 轴功能紊乱，这也是慢性应激、抑郁症以及高 GC 暴露状态下的特点。作者团队研究发现（Liu et al.，2012；Xu et al.，2012a），孕期咖啡因或尼古丁暴露的子代大鼠在出生后早期（出生后 1～7 天）MR 表达表现出明显的降低趋势，并在后期（出生后 35～100 天）显著升高，同时 MR/GR 表达比升高。海马 MR 表达的这些变化与上述 HPA 轴基础活性之间呈良好的负相关关系，说明海马 MR 参与了 IUGR 子代出生后 HPA 轴负反馈调节功能的建立，以维持 HPA 轴基础活性在正常范围内。

9.2.2.2　子代 HPA 轴高应激敏感性编程

孕期不良环境可导致子代出生后出现 HPA 轴高应激敏感性。流行病学调查发现，孕期经历严重的社会心理应激，如亲友车祸、离异及破产等，其成年子代经历标准行为挑战模式和 ACTH 刺激试验后，血皮质醇水平升高（Entringer et al.，2009）。出生前外源 GC 暴露可致子代出现持久性 HPA 轴应激反应增强（Khalife et al.，2013）。动物实验也证实，IUGR 大鼠存在 HPA 轴功能异常，表现为 HPA 轴对应激的高反应性；孕期乙醇暴露可导致子代患抑郁症和焦虑症的风险升高，并伴随着 HPA 轴敏感性增强的持续性变化。作者团队研究也表明，孕期咖啡因、尼古丁和乙醇暴露的子代大鼠成年后对多种慢性应激（包括 2 周冰水游泳或 3 周不可预测性刺激）表现出高反应性（Xu et al.，2012a；Liu et al.，2012；Xia et al.，2014），这种 HPA 轴高应激敏感性可延续至 F_2 代（Luo et al.，2014；Kou et al.，2017）。

　　有关 IUGR 子代出生后高应激敏感性发生的宫内编程机制,目前尚未见其他实验室报道。已知谷氨酸(glutamic acid,Glu)和 γ-氨基丁酸(γ-aminobutyric acid,GABA)分别是哺乳动物中枢神经系统中最重要的兴奋性和抑制性神经递质,而谷氨酸脱羧酶(glutamic acid decarboxylase,GAD)是 GABA 合成限速酶,可催化 Glu 脱羧转化为 GABA,后者释放到突触间隙后与突触后膜 GABA 受体结合来发挥作用。大量研究显示,下丘脑内 Glu 和 GABA 水平的动态平衡在调节 HPA 轴活性中发挥了重要作用。由于囊泡型谷氨酸转运体 2(vesicular glutamate transporter 2,VGluT2)和 GAD65 分别介导了 Glu 的转运和 GABA 的合成,因此被视为 Glu 和 GABA 能神经元的直接标志物。作者团队发现,孕期乙醇暴露的子代无论是在宫内 HPA 轴功能发育抑制状态下,还是在出生后 HPA 轴基础或应激状态下,均存在下丘脑兴奋潜能增加,主要表现为 VGluT2/GAD65 表达比增加(Lu et al.,2015,2018);进一步研究发现,雌性胎儿海马 MR/GR 表达比降低(Lu et al.,2015),而雄性胎儿海马 GAD67 高表达(Lu et al.,2018)。这些性别差异性改变均延续至出生后,使海马对 HPA 轴的负调控功能减弱,并且海马对 HPA 轴的负调控功能减弱可能是导致子代下丘脑兴奋潜能增加及高应激敏感性的关键环节。

　　已知海马可抑制 HPA 轴的应激反应,也可促进应激状态下亢进的 HPA 轴功能恢复至基础水平。然而,海马并没有神经纤维直接投射到下丘脑,其调节作用主要是通过刺激 PVN 区周边区域的 GABA 能神经元来发动的。从海马腹侧下托发出的神经纤维通过参与 PVN-projecting 区 Glu 能信号输入,而与此部位的 GABA 形成了 Glu-GABA 突触联系,从而实现了对下丘脑 PVN 神经元活性的抑制性调节。宫内时期海马仅表达 GAD67,提示 GAD67 在平衡胎儿海马 Glu、GABA 水平及其信号输出中发挥着关键作用。已证实,海马 GAD67 表达在转录水平受到表观遗传修饰(如 DNA 甲基化和组蛋白修饰)的调控。有文献报道,GR 与 GAD67 共表达于 GABA 神经元,急、慢性 GC 处理均可上调 GAD67 表达,推测 GAD67 表达的上调可能与循环 GC 通过海马 GR 诱导表观遗传修饰酶,从而引起 GAD67 表观遗传修饰异常有关(de Souza and Franci,2013;Lu et al.,2020)。GAD67 表观遗传修饰异常可减弱下丘脑 PVN-projecting 区 Glu 能信号输入及 Glu-GABA 突触联系,降低 GABA 能神经对下丘脑 PVN 区 CRH 神经元活动的抑制,从而提高下丘脑 PVN 区的潜在兴奋性。这一改变也可延续到出生后,其是子代 HPA 轴高应激敏感性的病理生理学基础。作者团队系列研究发现(Xu et al.,2018;He et al.,2017b;Pei et al.,2019;Lu et al.,2020),孕期外源物(咖啡因、尼古丁、乙醇)暴露所致子代大鼠 HPA 轴高应激敏感性与海马局部 GAD67 启动子区低甲基化及高表达编程有关。近期在整体和细胞水平进一步证实(Lu et al.,2020),宫内母源性高水平 GC 介导了孕期乙醇暴露下的胎儿海马 GAD67 表达增加,促使 Glu

向 GABA 转化，以平衡这些外源物对海马的兴奋损伤作用，这种胎儿海马 GAD67 高表达编程可延续到出生后甚至成年，减弱了海马对 HPA 轴兴奋的负反馈调节作用，最终介导 HPA 轴高应激敏感性的发生。

9.3　母源性高糖皮质激素与子代糖皮质激素-胰岛素样生长因子 1 轴编程

IGF1 信号通路是机体内分泌调节系统的核心。IGF1 与其受体 IGF1R 结合后，一方面通过磷酸化丝裂原活化的细胞外信号调节激酶（MEK）/胞外信号调节激酶（ERK）启动丝裂原活化蛋白激酶（MAPK）促进细胞增殖和抗凋亡过程；另一方面通过磷酸化磷脂酰肌醇-3-激酶（PI3K）/Akt 调节细胞内糖、脂代谢，从而参与出生前后细胞增殖、分化及代谢等过程。已知出生后多器官 IGF1 表达主要受生长激素的调节，然而宫内时期 IGF1 是否也受到母源性 GC 的调节及其调节机制尚未见研究报道。作者团队近期基于系列研究结果，首次提出 GC-IGF1 轴编程介导了子代出生前后的生长发育，是 IUGR 子代成年慢性疾病易感的核心机制（Huang et al.，2015；Shen et al.，2014；Wang et al.，2014）。

9.3.1　胰岛素样生长因子 1 与子代生长发育

已证实从胚胎着床开始几乎所有的胚胎组织中皆可检测到 IGF1 和 IGF1R。IGF1 是胎儿发育时期诱导干细胞（包括胚胎干细胞和间充质干细胞）富集和功能分化的重要因子，在各器官发生、结构和功能分化中起着重要作用，如促进肝糖原和脂质合成、参与胰岛 β 细胞发育、促进胎儿骨骼矿化等。宫内时期，IGF1 主要来自胎儿肝，其他组织在胚胎发育中晚期才初步建立起 IGF1 自分泌、旁分泌调控途径，并在出生后逐步完善。出生后，胎儿肝 IGF1 表达持续升高并在青春期达到高峰，之后维持在一定水平，到老年才逐渐下降，这与机体的发育和成熟相吻合。胎儿出生后的血液循环 IGF1 水平对各组织局部的调控作用减弱，更多地体现为对机体代谢的调控作用。

IGF1 是孕期不良环境所致子代 IUGR 及出生后追赶性生长的主要原因。大量研究表明，宫内时期肝 IGF1 表达水平直接决定着胎儿的出生体重、器官结构与功能发育。例如，IUGR 胎儿的血 IGF1 水平降低，而敲除肝 *IGF1* 基因或 *IGF1R* 基因可显著降低胎儿的出生体重和体长；出生后出现追赶性生长的 IUGR 患儿血 IGF1 水平显著高于未出现追赶性生长的 IUGR 儿童（Ozkan et al.，1999）。提示，IGF1 水平与 IUGR 患儿出生后的追赶性生长关系密切。然而，大量文献也提示，追赶性生长可进一步加重器官功能异常及糖、脂代谢紊乱（Shen et al.，2014）。例如，IUGR

子代成年后，血 IGF1 水平持续升高，并伴随全身多组织器官的胰岛素敏感性降低和糖、脂代谢紊乱（Morrison et al.，2010）。综上，IGF1 可能是孕期不良环境下胎儿发育迟缓、出生后追赶性生长及成年代谢综合征易感的重要调控因子。

9.3.2 母源性高糖皮质激素与子代多器官胰岛素样生长因子 1 轴编程

已知母体 GC 与胎儿宫内生长关系密切。某些情况下如压力或营养不良，孕妇体内 GC 水平可能会增加，则导致其子代出生体重降低。孕期孕妇和胎儿皮质醇浓度之间存在相关性，母体 GC 的胎盘转运是胎儿循环中 GC 的主要来源（Huang et al.，2012b）。作者团队发现（Huang et al.，2015；Shen et al.，2014；Wang et al.，2014），孕期咖啡因、乙醇暴露的胎鼠和哺乳期仔鼠血皮质酮水平升高的同时，血和多个组织（如肝、肾上腺）的 IGF1 表达降低；断奶直至成年的仔鼠血皮质酮水平逐步降低的同时，血和多个组织（肝、肾上腺）的 IGF1 表达却逐步升高；断奶后给予仔鼠高脂饮食可加重血皮质酮水平降低和血/多组织 IGF1 表达增加。这种血 GC 水平和血/多组织 IGF1 表达之间的良好负向作用提示，宫内母源性高 GC 编程了胎儿多组织 IGF1 表达及其下游信号通路功能的变化，即 GC-IGF1 轴编程。

已知 GC 作用于胎儿组织 CR 不仅有赖于循环中的 GC 水平，而且与胎儿组织中介导 GC 代谢的 11β-HSD 系统有关。在生理状况下，GC 由 11β-HSD1 还原活化而经 11β-HSD2 氧化灭活，且 GC 与 11β-HSD1/2 之间存在正反馈调节（Yang et al.，2007）。已发现，MR 对 GC 的亲和力是 GR 对 GC 亲和力的 10 倍以上，低水平 GC 首先与 MR 结合，高水平 GC 只有在 MR 饱和后才能与 GR 结合。进一步研究发现，GC 可以通过 CR 与多种共转录因子（包括 C/EBP、Stat5、NF-κB、PPARγ、AP1）相互作用，调控细胞的增殖、分化及代谢过程。大量研究表明，高水平 GC 可抑制多种组织细胞内的 IGF1 表达（Inder et al.，2010）。CCAAT 增强子结合蛋白（CCAAT enhancer binding protein，C/EBP）包括 α、β 等家族成员，是协同 GC/CR 快速调控下游基因表达的重要转录因子之一。研究发现，C/EBPα 可抑制 *IGF1R* 基因表达，而敲除小鼠肝 *C/EBPβ* 基因可导致循环 IGF1 水平降低（Staiger et al.，2009）。IUGR 大鼠出生后骨骼肌 C/EBPβ 表达水平和血 IGF1 浓度均增加（Zheng et al.，2011）。这些研究提示，GC 活化系统（包括 11β-HSD/CR/C/EBP）可能参与多种胎儿组织的 GC-IGF1 轴编程过程。

为了证实 GC 活化系统介导母源性 GC 过暴露所致的多器官 GC-IGF1 编程，作者团队在孕期咖啡因或乙醇暴露所致的大鼠 IUGR 模型上系统检测了子代出生前后血皮质酮、肾上腺 GC 活化系统、IGF1 信号通路及甾体合成功能的变化（He et al.，2016；Huang et al.，2015），发现宫内母源性 GC 过暴露下，肾上腺 GC 活化系统被激活，表现为 11β-HSD1 表达增加、11β-HSD2 表达降低，致使 11β-HSD1/11β-HSD2 表达比增加，同时 MR、GR、C/EBPα 表达增加而 C/EBPβ 表达降低，但 IGF1 信号通路表达受到抑制，同时甾体激素合成酶系统表达水平降低、内生皮质酮合成减少。进一步研究发现出生后早期在 HPA 轴低基础活性（血 GC 水平降低）下，肾上腺 GC 活化系统表达受到抑制但 IGF1 信号通路增强，同时甾体激素合成酶系统的下游基因表达增加，致使内生皮质酮生成增至正常。出生后给予高脂饮食可加重子代 HPA 轴低基础活性和高应激敏感性，同时肾上腺局部伴有 GC-IGF1 轴参与的甾体合成功能改变，提示 GC-IGF1 轴编程在调节出生前后肾上腺功能发育（宫内甾体合成功能低下而出生后追赶性生长）和维持循环 GC 水平稳定方面起着重要作用（He et al.，2017a）。作者团队系列研究也发现，高 GC 及其 GC 活化系统参与了孕期外源物暴露所致其他多个胎儿组织器官的 GC-IGF1 轴编程，包括肝、长骨、肾、胰腺和睾丸等（Hu et al.，2020a，2020b；Shangguan et al.，2018；He et al.，2019a，2019b，2019c；Xiao et al.，2019；Pei et al.，2019）。

9.4　母源性高糖皮质激素编程子代多种胎源性疾病

大量流行病学调查和动物实验证实，IUGR 不仅可引起诸多不良妊娠结局，还可增加子代成年后多种慢性疾病的易感性，这些疾病包括代谢性疾病、神经精神性疾病等（Wang et al.，2014）。

9.4.1　孕期不良环境所致子代多种胎源性疾病易感

宫内环境对生命发育过程具有持久的、决定性的影响。目前认为，"宫内编程"多为机体对宫内不良环境作出的适应性反应，这些反应对处于发育期的胎儿是一种代偿保护机制，但也增加了胎儿成年后的多种疾病易感性。大量研究提示，胎儿通过减少胰岛素分泌、部分器官血管床和肾单位来适应有限的能量供应，以保证心血管和神经系统的发育。胎儿的这种改变虽然有利于适应当时的环境，但出生后早期的快速追赶性生长，导致了成年后罹患代谢综合征及多种相关疾病的风险增大。

代谢综合征（metabolic syndrome，MS）是集多种病理状态于一体的代谢紊乱症候群，包括高血压、高血糖、血脂异常和肥胖等，可直接引发多种代谢性疾病，成人代谢综合征的病理基础为胰岛素抵抗。GC 是诱导成人胰岛素抵抗和代谢性疾病发生最敏感的激素。虽然 MS 在成年或者中老年阶段才表现出明确的疾病状态，但其根源往往可追溯至儿童、婴幼儿甚至胎儿时期。流行病学调查已表明，低出生体重儿 MS 的发生率是正常体重儿的 2.5～5.7 倍（Alisi et al.，2011）。作者团队在孕期外源物（咖啡因、尼古丁、乙醇）暴露所致子代大鼠 IUGR 模型上全面证实了子代出生后 HPA 轴低基础活性和高应激敏感性变化，以及外周组织呈GC 依赖性的糖、脂代谢编程改变（Xu et al.，2012a，2012b；Liu t al.，2012；Xia et al.，2014）。这些改变与宫内 GC-IGF1 轴编程改变有关，可增加机体对环境变化因素（如高脂饮食、慢性应激）的敏感性（Li et al.，2015；He et al.，2015），这种敏感性可延续到 F_2 代（Luo et al.，2014；Kou et al.，2017；Hu et al.，2020a，2020b）。

非酒精性脂肪性肝病（non-alcoholic fatty liver disease，NAFLD）是最常见的代谢性疾病之一，NAFLD 又可分为非酒精性单纯性脂肪肝、非酒精性脂肪肝肝炎和相关肝硬化。临床证据表明，NAFLD 的发生与孕期不良环境所致的低出生体重有关。一项对 90 名意大利脂肪肝儿童的调查发现，脂肪肝儿童的 IUGR 率是平均IUGR 率的 4 倍（Nobili et al.，2007）。动物实验也证实，孕期摄食限制、缺氧等所致的 IUGR 与其成年后脂肪肝易感关系密切，并存在明显的性别差异（Magee et al.，2008）。作者团队也全面报道了孕期系列外源物（咖啡因、尼古丁、乙醇、地塞米松）暴露和摄食限制可增加子代大鼠 NAFLD 的易感性，而出生后的高脂饮食可加速 NAFLD 的发生（Wang et al.，2014；Hu et al.，2019c；Shen et al.，2014；Xu et al.，2015；Liu et al.，2021；Zhang et al.，2016a），其发生机制与宫内母源性 GC 过暴露（间接作用）或地塞米松的直接作用有关。

高胆固醇血症（hypercholesterolemia）是独立于高血压、肥胖、胰岛素抵抗等 MS 发生的重要致病基础及诊断指标。研究发现，IUGR 子代成年后血胆固醇升高，可诱发冠状动脉粥样硬化等疾病（Huang et al.，2014）。欧洲一项流行病学调查发现，低出生体重患儿在 20 岁时胆固醇水平紊乱，表现为血低密度脂蛋白-胆固醇（low density lipoprotein cholesterol，LDL-C）水平升高，而高密度脂蛋白-胆固醇（high density lipoprotein cholesterol，HDL-C）水平降低（Efstathiou et al.，2012）。作者团队系列动物实验发现，孕期外源物（如咖啡因、尼古丁、乙醇、地塞米松）暴露可导致成年子代大鼠血总胆固醇（TCH）水平升高（Xu et al.，2012a；Zhou et al.，2019；Hu et al.，2019a，2019b；Li et al.，2020b），并进一步发现这些子代大鼠出生后在高脂饮食下 LDL-C/HDL-C 比值升高（Guo et al.，2018；Zhu et al.，2019a；Qi et al.，2017），提示其患代谢性疾病的风险增加。

骨质疏松症（osteoporosis）是一种代谢性骨病，其特征是骨量下降、骨微细结构破坏。流行病学调查证实，孕期不良环境可引起子代长骨发育不良及成年后骨质疏松症易感；出生体重与老年时期骨矿物质含量（bone mineral content，BMC）呈正相关关系，与老年男性骨矿物质密度（bone mineral density，BMD）呈高度正相关关系；成人股骨颈、腰椎的 BMC 和 BMD 与出生体重呈高度正相关关系；

孕期吸烟、GC 暴露和营养限制可致子代幼年时期脊椎骨和股骨颈骨量显著减少。而出生后的慢性应激或老年状态可诱导骨质疏松症的发生（Wang and Yu，2013；Zhang et al.，2011）。作者团队系列动物实验表明，孕期多种外源物暴露可引起子代大鼠长骨长度变短、生长板形态异常（Shangguan et al.，2018；Pan et al.，2016；Zhang et al.，2016b），出生后长骨长度出现追赶性生长，但成骨细胞的分化能力及骨量仍持续低下，并在成年去势后发生骨质疏松症，骨质疏松症的发生与宫内母源性糖皮质激素过暴露诱导胎儿成骨细胞 GC-IGF1 轴表观遗传编程改变导致细胞分化相关基因表达抑制有关（Shangguan et al.，2018）。

　　骨关节炎（osteoarthritis）以关节软骨退行性病变为主要表现。系列流行病学调查发现，低出生体重的人更有可能发生髋关节、膝关节外侧骨赘及腰椎骨赘（Jordan et al.，2005），而 Sayer 等（2003）发现临床手部骨关节炎也与出生低体重相关。另一项调查显示了在 20 世纪中叶中国三年困难期间，暴露于饥荒的儿童骨关节炎患病率明显高于非暴露者，而在胎儿期间暴露于饥荒的人，其成年期骨关节炎的发生率也有一定增加（Xu et al.，2017）。提示，骨关节炎存在胎儿起源。越来越多的学者认为，骨关节炎属于 MS 范畴。作者团队首次通过系列动物实验证实，孕期外源物（如咖啡因、尼古丁、乙醇）暴露或摄食限制均可导致 IUGR 子代大鼠关节软骨发育不良，成年后骨关节炎易感（Tan et al.，2016；Tie et al.，2016；Ni et al.，2015a，2015b），出生后的高脂饮食或过度运动可诱发成年骨关节炎，其宫内编程机制主要与宫内母源性糖皮质激素过暴露诱导胎儿软骨基质合成功能持续抑制而基质降解功能出生后增强有关（Li et al.，2020c）。

　　肾小球硬化症（glomerulosclerosis）是一种以肾小球病变为主的临床病理综合征，主要以肾小球系膜细胞增殖及细胞外基质过量沉积为病理特征，是许多慢性肾小球疾病最终导致肾功能丧失的共同病理阶段。临床研究发现，肾小球硬化症的发生与 IUGR 密切相关，可能具有宫内发育起源。动物实验表明，孕期营养受限可致子代大鼠肾单位数量减少，出生后肾小球体积增大、发生肾小球硬化症及肾间质纤维化（Regina et al.，2001）；孕期低蛋白饮食可致子代肾单位数量减少，并在出生后过营养状态下出现肾小球硬化症。作者团队的动物实验也表明（Ao et al.，2015；Li et al.，2019），孕期咖啡因或尼古丁暴露可以导致胎儿肾发育不良及成年后发生肾小球硬化症，其主要与肾 AT2R 低功能编程改变有关。

9.4.2　母源性高糖皮质激素诱导胎儿节俭表型编程

　　"节俭表型"假说最早由 David Barker 和 Hales 提出（Hales and David Barker，1992）。他们认为，胎儿早期遭遇营养不良时，为适应不利的宫内环境，在短期内作出有利于自己的适应性改变，而这些适应性改变可变为永久的"编程"。其"编程"的结果是胎儿体积变小、某些重要内脏器官结构和功能改变，这样的个体出生后对营养富足的环境较为敏感，更易发生胰岛素抵抗。Vaag 等（2012）也指出，胎儿在发育过程中，当遇到不利的生长情况如营养不良时，为了维持其生存和发育，胎儿会改变自身的新陈代谢过程，将有限的能量进行重新分配，限制次要器官的能量消耗，以确保关键器官（如脑和肝）的发育，即胎儿变得"节俭"，这种改变会持续很长时间甚至是永久性的。鉴于上述，"节俭表型"编程是胎儿对孕期不良环境所作出的一种主动性且涉及全身多器官发育的改变，这种改变主要是为了维持其生存，帮助其度过危险期。

作者团队基于孕期多种外源物暴露所致大鼠 IUGR 模型并通过系列研究发现，这些 IUGR 子代宫内母源性 GC 过暴露的同时，多种组织器官的结构和功能出现明显的差异性变化，并可延续一生。例如，在宫内母源性 GC 过暴露下，胎鼠肝甘油三酯和胆固醇合成功能增强，而肾上腺甾体合成功能、关节软骨基质合成功能、长骨成骨细胞分化及肾小球足细胞发育受到抑制，研究证实这些变化主要与宫内母源性高浓度 GC 作用有关（Hu et al.，2019c，2019b；He et al.，2016，2019a，2019b，2019c；Li et al.，2020b；Shangguan et al.，2018；Zhu et al.，2019b）。作者团队认为，"节俭表型"下的胎儿重新分配能量是源于胎盘 GC 屏障的"主动打开"和母源性高 GC 为求胎儿生存而做的努力。在母源性高 GC 作用下的"第一种编程"可造成多种组织器官出现明显的功能差异性变化，以确保重要器官（如脑和肝）发育而限制次要器官能量消耗，同时 GC-IGF1 轴编程（即第二种编程）也通过抑制各组织器官 IGF1 信号通路而整体降低胎儿基础代谢率，帮助胎儿度过危险期以求得生存。然而，这种"节俭表型"发育因为有"非正常"的表观遗传修饰参与而具有宫内编程效应，能延续至出生后甚至一生。这也是 IUGR 个体出生后多组织器官损伤和相关疾病易感的遗传学基础。

9.4.3 胎源性疾病发生的"两种编程"和"两次打击"机制

宫内时期基础 GC 水平是胎儿组织形态和功能成熟的关键，而成年时期 GC 是引发胰岛素抵抗最常见、最敏感的因素。如前所述，宫内时期高 GC 是胎儿疾病编程的主要始动因素，高 GC 通过调控体内一系列神经内分泌代谢过程，引起胎儿组织结构和功能的持续性改变，因此能被 GC 影响且存在长期编程效应的下游功能靶基因是值得重点关注的（Zhang et al.，2014）。前期，作者团队在孕期外源物暴露（咖啡因、尼古丁和乙醇）和摄食限制所致的 IUGR 大鼠模型上系统证实了子代成年后多种疾病易感现象及其宫内编程机制，首次提出母源性 GC 过暴露通过"宫内神经内分泌代谢编程"造成子代出生后 HPA 轴功能异常（低基础活性和高应激敏感性）以及 GC 依赖性糖、脂代谢功能变化（Xia et al.，2014；Liu et al.，2012；Xu et al.，

2012a），并指出其核心是 GC-IGF1 轴编程（图 9-1）。这种 GC 相关的"宫内神经内分泌代谢编程"改变可增加子代出生后 HPA 轴相关疾病的易感性。

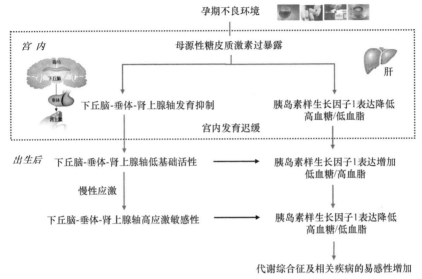

图 9-1　孕期不良环境所致的子代宫内神经内分泌代谢编程

近期，作者团队进一步提出母源性高 GC 介导孕期不良环境下子代多种疾病发生的"两种编程"和"两次打击"机制（图 9-2）："第一种编程"是指母源性高 GC 过暴露诱导子代"节俭表型"编程所致的多器官功能发育差异性变化，这些变化可延续到出生后甚至一生。其结果是：一些重要脏器的功能明显增强，如肝甘油三酯和胆固醇合成功能；另一些不重要脏器的功能明显受到抑制，如肾上腺甾体合成功能、成骨分化功能、软骨基质合成功能及肾小球足细胞发育。这些变化是母源性 GC 为保证胎儿生存而对胎儿能量进行重新分配所致，其发生机制与高 GC 激活 GR 引起多器官功能基因表观遗传修饰及基因表达改变有关。这些器官功能基因的表达改变可延续至出生后，导致相关疾病的易感性增加。"第二种编程"为多器官的 GC-IGF1 轴编程，母源性高 GC 通过激活多种胎儿组织（如肝、肾上腺）的 GC 活化系统，抑制 IGF1 相关的器官功能变化，导致宫内低 IGF1 水平而出生后高 IGF1 水平。这种 GC-IGF1 轴编程在宫内可协同多器官的"第一种编程"，降低胎儿基础代谢率，促使胎儿"节俭表型"发生；在出生后早期，这种 GC-IGF1 轴编程的存在，导致 HPA 轴低基础活性（即低 GC 水平）下的多器官高 IGF1 反应，诱导脏器功能代偿性发育，表现出追赶性生长，如肝脂代谢功能、肾上腺甾体合成功能、成骨细胞增殖功能等明显增强，由此增加了子代全身性代谢紊乱及多器官相关疾病的易感性。上述"两种编程"均与孕期不良环境（即第一次打击）有关，GC-IGF1 轴编程可增加子代对出生后环境变化因素（如过营养、高精神压力、过度运动等）的敏感性，而这些因素作为第二次打击，可加速胎源性疾病的发生或使病情加重（Li et al.，2015；Pei et al.，2017；Luo et al.，2015）。作者团队还证实，这些胎源性疾病呈现出明显的年龄和性别差异性，其发生可能主要与出生后环境变化因素性别差异性诱导肾上腺功能亢进，从而加速机体糖、脂代谢紊乱有关（Chen et al.，2018）。

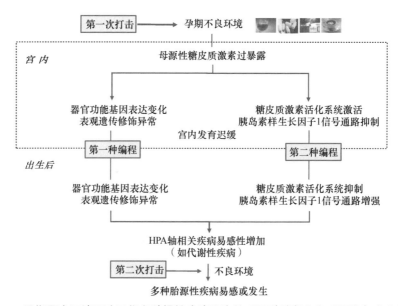

图 9-2　孕期不良环境所致子代多种慢性疾病发生的"两种编程"和"两次打击"机制

9.5　表观遗传修饰参与高糖皮质激素所致子代宫内编程

表观遗传是指 DNA 序列不发生变化但基因表达却出现了可遗传的改变。表观遗传修饰（epigenetic modification）主要包括 DNA 甲基化、组蛋白修饰及非编码 RNA 等。表观遗传修饰存在于高等真核细胞的正常发育之中，可用来解释同窝出生纯种小鼠的毛色不同、同卵双胞胎对疾病易感性的差异、克隆动物胚胎发育成个体的效率低下等遗传现象。大量研究证实孕期不良环境可通过表观遗传修饰异常，导致子代多器官发育编程改变及多代遗传。

9.5.1　表观遗传修饰参与多器官发育编程及多代遗传

环境因素对怀孕母体的影响不局限于母体本身，其效应还会波及胎儿（F_1 代）及其生殖细胞，最终影响 F_2 代使其呈现出相关表型改变。例如，Iqbal 等（2012）在孕期倍他米松暴露的豚鼠模型上观察到 F_1 代青春期和成年期均存在相似的

HPA 轴功能和行为学改变，且具有可遗传效应。作者团队前期研究也发现，孕期外源物暴露可通过母源性高 GC 引起子代 HPA 轴相关的神经内分泌代谢编程改变，且这种改变能够遗传至 F_2 代，并呈现出一定的亲缘性和性别差异（Luo et al.，2014；Kou et al.，2017）。越来越多的研究提示，宫内和出生后早期的环境能影响特定基因启动子区的 DNA 甲基化和组蛋白乙酰化状态，这种变化不仅伴随子代一生，还能稳定遗传至下一代。由于表观遗传修饰自身的不稳定性，当受到环境因素影响的个体繁衍至 F_3 代时，子代中鲜有能够稳定携带表观遗传标志的个体，因此大多数宫内编程起源疾病的研究仅持续到 F_2 代，甚至仅停留在 F_1 代。能稳定遗传至 F_3 代的实验案例少之又少。当妊娠期母亲（F_0 代）受编程因素干预后，会直接影响其胎儿（F_1 代）的发育，形成 F_2 代的精子或卵子（将来的配子）在妊娠期也直接暴露在这种不良环境中。因此，只有对后代（F_3 代及以上）的影响才能真正被认为是跨代遗传。作者团队的最新研究发现，孕期地塞米松暴露的 F_3 代成年后仍存在与 F_1 代相似的卵巢甾体激素合成酶系统表达异常（Lv et al.，2018），其发生机制与子代卵巢 GR 活化引起的 miR-320a-3p 表达降低有关（Gong et al.，2021）。

由于遗传的不稳定性，表观遗传修饰对孕期不良环境（如外源物暴露、营养失衡）非常敏感。大量研究发现，GC 相关的神经内分泌代谢编程过程中存在表观遗传修饰异常。表观遗传修饰参与了宫内多器官发育、出生后编程改变及多代遗传，在胎源性疾病的发生、发展过程中扮演了重要的角色。例如，IUGR 子代出生前后海马 GR 均表现为外显子 1 中 H3K4me3、外显子 3 中 H3K9ac 水平升高但 DNA 甲基化水平降低，从而使 GR 表达增加，GR 表达增加介导了 IUGR 相关的 HPA 轴编程（Ke et al.，2010）。Crudo 等（2012）在孕期倍他米松暴露的豚鼠模型上发现，胎鼠和新生鼠多器官（如肝、肾上腺和肾）基因组 DNA 总甲基化率及基因表达发生了变化，这种变化能够一直持续到成年期甚至传递至 F_2 代。C/EBPα 可协同 GR 发挥作用，其表达也存在表观遗传调控机制。研究发现，C/EBPα 基因启动子区 H3、H4 乙酰化修饰可促进其表达，而 H3K27me3 可抑制其表达；同时发现组蛋白脱乙酰酶 1（histone deacetylase 1，HDAC1）和沉默信息调节因子 1（silent information regulator 1，SIRT1）可通过调节 C/EBPα 的活性并与之结合来发挥调控下游基因表达的作用（Jin et al.，2010；Hu et al.，2019c）。IGF1 在 IUGR 子代出生前后的生长发育中起着重要作用，其表达也受到表观遗传修饰的调节。作者团队在孕期咖啡因暴露所致大鼠 IUGR 模型上也发现，胎儿肝组织中 IGF1 编码基因启动子区组蛋白甲基化修饰异常（如 H3K4me2 和 H3K4/H3K36me3 减少）、基因表达降低（Tan et al.，2012）。孕期蛋白摄食限制所致的幼年大鼠肝 GR 和 PPARα 编码基因启动子区总甲基化率和特定 CpG 位点甲基化模式改变可一直延续到成年，并伴有基因表达水平的持续改变。F_1 代肝这种 GR 和 PPARα 的甲基

化模式变化在 F_2 代中同样存在。在 IUGR 子代肾性高血压模型中，肾早期生长应答因子 1（Egr-1）与 11β-HSD2 编码基因启动子区结合增强，导致 SP1 与 11β-HSD2 编码基因启动子区结合抑制介导的 11β-HSD2 编码基因启动子区 DNA 甲基化增加和外显子区 H3K36me3 减弱，使 11β-HSD2 编码基因表达降低及 GC 灭活减少，促使肾功能出现编程改变（Baserga et al.，2010）。

9.5.2 糖皮质激素介导发育相关基因的表观遗传修饰

迄今为止，孕期不良环境所致器官发育编程及多代遗传的表观遗传学变化背后的机制仍不明确。作者团队研究发现，宫内外源物暴露可以直接引起 HPA 轴相关多器官重要发育功能基因的表观遗传修饰改变。例如，在胎儿海马神经元中，咖啡因能直接抑制 11β-HSD2 的表达，其机制与增加 11β-HSD2 编码基因启动子区–358～77 bp 总甲基化率及多位点甲基化率有关，由此可增强母源性 GC 过暴露所致的胎儿海马 11β-HSD1/GR 表达增加，导致 HPA 轴发育抑制（Xu et al.，2012b）；利用人肾上腺皮质细胞系证实不同浓度的尼古丁可抑制 GC 合成，其发生机制与 StAR 编码基因启动子区 Pax6 结合位点的高甲基化修饰，导致 StAR 编码基因启动子区甲基化水平增加及基因表达水平降低有关（Wang et al.，2011）；而不同浓度的咖啡因处理则可使 StAR 编码基因启动子区甲基化水平降低及基因表达水平增加，从而促进 GC 的合成（Ping et al.，2012）。

然而，越来越多的研究提示孕期不良环境所致的母源性 GC 过暴露是宫内编程的主要诱因。孕期高 GC 水平引起的宫内编程改变很可能与重要基因的表观遗传调控有关。已证实，合成类 GC 孕期暴露可致胎鼠 DNA 甲基化修饰改变（Crudo et al.，2012）。作者团队的系列研究也表明，孕期外源物暴露所致宫内胎儿母源性 GC 过暴露下，多器官发育受损并伴有多个重要发育基因的表观遗传修饰改变。例如，在孕期咖啡因、尼古丁暴露所致的大鼠 IUGR 模型上，胎儿肾上腺 SF1 及甾体激素合成酶系统表达受到抑制，其发生机制与 DNA 甲基转移酶（DNA methyltransferase，DNMT）1/3a/3b 和 HDAC1/2 表达升高、SF1 编码基因启动子区表观遗传修饰改变（组蛋白 H3K9、H3K14 去乙酰化和 DNA 甲基化）有关（Ping et al.，2014；Yan et al.，2014）。结合上述咖啡因所致胎儿肾上腺 StAR 编码基因启动子区甲基化水平降低、基因表达水平增加的直接作用结果，提示宫内胎儿肾上腺甾体合成功能的抑制可能主要源于母源性 GC 过暴露所致的表观遗传编程效应。而在肝中，作者团队证实，孕期咖啡因暴露下的母源性高 GC 可致胎儿肝胆固醇合成关键基因 3-羟基-3-甲基戊二酸单酰辅酶 A 还原酶（3-hydroxy-3-methyl-glutaryl-coenzyme A reductase，HMGCR）基因和甘油三酯合成基因脂肪酸合酶（fatty acid synthase，FASN）基因的组蛋白乙酰化水平和基因表达水平增加，这些高 GC 介导的表观遗传修饰及基因表达变化具有宫内编程效应，可一直延续到出生后甚至成年，导致子代成年后高胆固醇血症和 NAFLD 的易感性增加（Guo et al.，2018）。高 GC 还介导了子代骨、肾、睾丸等多器官发育关键基因的表观遗传修饰改变，造成这些器官的发育编程改变（Xiao et al.，2020a；Wen et al.，2020；Zhao et al.，2020；Chen et al.，2019a；Zhu et al.，2019b；Liu et al.，2019）。此外，miRNA 也参与了 GC 对下游基因的编程。例如，海马 miR-134-5p 介导了孕期地塞米松暴露子代的 SOX2 信号通路编程（Jiang et al.，2021），miR-148a 则与孕期地塞米松暴露雄性子代肝低密度脂蛋白受体（LDLR）的低表达有关（Li et al.，2020b）。以上内容提示，表观遗传修饰改变参与了母源性 GC 所致的多器官"第一种编程"。同时，作者团队的研究也证实，孕期咖啡因暴露可通过母源性高 GC 引起胎儿多个组织（如肝、长骨）中 IGF1 编码基因启动子区 H3K9ac、H3K14ac 水平及基因表达水平降低，从而引起 GC-IGF1 轴编程改变，这种 GC 依赖性 IGF1 表达编程改变可用于解释孕期多种外源物暴露下的多器官发育、宫内编程及多代遗传甚至性别差异（Chen et al.，2018；Shangguan et al.，2018）。

9.6　研究展望

随着胎源性疾病宫内编程机制研究的不断深入，转化医学也在不断推动胎源性疾病的基础研究成果向临床实践或应用转化。胎源性疾病的转化研究是为了寻找各种生物标志物；基于胎肾上腺功能改变的发育毒性早期评价系统，开展孕期有害因子评估；寻找引起胎盘 GC 屏障开放的因素，做到合理规避；基于神经内分泌代谢编程改变的孕前和孕期风险评估技术，开展出生缺陷一级、二级预防；基于神经内分泌代谢编程改变的早期诊断技术，实现胎源性代谢性疾病的早期诊治。同时，也可利用出生后早期的发育可塑性进行药物干预，以部分逆转宫内发育不良的编程改变，如出生后早期给予瘦素干预。作者团队最新研究发现，出生后早期用血管紧张素转换酶进行干预可有效逆转孕期地塞米松暴露所致的成年子代骨质疏松症易感性（Xiao et al.，2020b）。而出生后的合理饮食，既要保证快速生长发育所需的营养，也要避免过度的追赶性生长。

参 考 文 献

汪晖, 焦哲潇. 2017. 中国药理学与毒理学杂志, 1(5): 12-27.
Alisi A, Panera N, Agostoni C, et al. 2011. Int J Endocrinol, 2011: 269853.
Ao Y, Sun Z, Hu S, et al. 2015. Toxicol Appl Pharmacol, 287(2): 128-138.
Baserga M, Kaur R, Hale M A, et al. 2010. Am J Physiol Regul Integr Comp Physiol, 299(1): R334-R342.

Chen G, Yuan C, Duan F, et al. 2018. Toxicol Appl Pharmacol, 341: 64-76.

Chen H Y, Zhu Y N, Zhao X Q, et al. 2019a. Toxicol Lett, 321: 44-53.

Chen M, Wang T, Liao Z X, et al. 2007. Exp Toxicol Pathol, 59(3-4): 245-251.

Chen Y W, He Z, Chen G H, et al. 2019b. Toxicology, 428: 152308.

Crudo A, Petropoulos S, Moisiadis V G, et al. 2012. Endocrinology, 153(7): 3269-3283.

David Barker D J, Gluckman P D, Godfrey K M, et al. 1993. Lancet, 341(8850): 938-941.

de Souza L M, Franci C R. 2013. Neurosci Lett, 534: 199-204.

Efstathiou S P, Skeva I I, Zorbala E, et al. 2012. Circulation, 125(7): 902-910.

Entringer S, Kumsta R, Hellhammer D H, et al. 2009. Horm Behav, 55(2): 292-298.

Fowden A L, Forhead A J, Coan P M, et al. 2008. J Neuroendocrinol, 20(4): 439-450.

Fowden A L, Li J, Forhead A J. 1998. Proc Nutr Soc, 57(1): 113-122.

Ge C, Xu D, Yu P, et al. 2021. BMC Med, 19(1): 311-330.

Gong X H, Zhang J Z, Ge C Y, et al. 2021. Pharmacol Res, 22: 105435.

Guo Y T, Luo H W, Wu Y M, et al. 2018. Reprod Toxicol, 79: 47-56.

Hales C N, David Barker D J. 1992. Diabetologia, 35(7): 595-601.

He B, Wen Y X, Hu S W, et al. 2019a. J Endocrinol, 242(3): 211-226.

He H, Xiong Y, Li B, et al. 2019c. Toxicol Lett, 311: 17-26.

He X, Lu J, Dong W T, et al. 2017b. Arch Toxicol, 91(12): 3927-3943.

He Z, Huang H G, Liu L et al. 2016. Toxicol Res, 5: 388-398.

He Z, Li J, Luo H W, et al. 2015. Sci Rep, 5: 17679.

He Z, Lv F, Ding Y, et al. 2017a. Sci Rep, 7(1): 14825.

He Z, Zhang J Z, Huang H G, et al. 2019b. Toxicol Lett, 302: 7-17.

Hu S W, Liu K X, Luo H W, et al. 2019b. Toxicology, 418: 11-21.

Hu S W, Qin J, Zhou J, et al. 2019a. Toxicol Appl Pharmacol, 375: 46-56.

Hu S W, Xia L P, Luo H W, et al. 2019c. Toxicology, 417: 23-34.

Hu W, Wang G H, He B, et al. 2020a. Toxicology, 432: 152378.

Hu W, Yuan C, Luo H W, et al. 2020b. Toxicol Lett, 331: 167-177.

Huang C C, Shih M C, Hsu N C, et al. 2012a. Endocrinology, 153(10): 4749-4756.

Huang H, He Z, Zhu C, et al. 2015a. Toxicol Appl Pharmacol, 288(1): 84-94.

Huang J, Zhou S, Ping J, et al. 2012b. Clin Exp Pharmacol Physiol, 39(2): 357-363.

Huang Y, Li Y, Chen Q, et al. 2015b. Clin Endocrinol(Oxf), 83(1): 78-84.

Inder W J, Jang C, Obeyesekere V R, et al. 2010. Clin Endocrinol(Oxf), 73(1): 126-132.

Iqbal M, Moisiadis V G, Kostaki A, et al. 2012. Endocrinology, 153(7): 3295-3307.

Jiang T, Hu S W, Dai S Y, et al. 2021. Cell Biol Toxicol, 38(1): 69-86.

Jin J, Wang G L, Iakova P, et al. 2010. Aging Cell, 9(5): 895-910.

Jordan K M, Syddall H, Dennison E M, et al. 2005. J Rheumatol, 32(4): 678-683.

Ke X, Schober M E, McKnight R A, et al. 2010. Physiol Genomics, 42(2): 177-189.

Khalife N, Glover V, Taanila A, et al. 2013. PLoS One, 8(11): e81394.

Kou H, Shen L, Luo H W, et al. 2017. Reprod Toxicol, 74(4): 85-93.

Li B, Zhu Y N, Chen H Y, et al. 2019. Toxicology, 411: 32-42.

Li J, Luo H, Wu Y, et al. 2015. Toxicol Appl Pharmacol, 284(3): 345-353.

Li J, Xiao H, Luo H W, et al. 2020a. Food Chem Toxicol, 140: 111279.

Li L, Hu W, Liu K X, et al. 2020b. Toxicol Appl Pharmacol, 395: 114979.

Li Q X, Wang L L, Wang Y Z, et al. 2020c. Pharmacol Res, 151: 104555.

Li Y, Yan Y E, Wang H. 2011. Environ Toxicol Pharmacol, 32(3): 465-471.

Liang G, Chen M, Pan X L, et al. 2011. Exp Toxicol Pathol, 63(7-8): 607-611.

Liu H Z, He B, Hu W, et al. 2021. Biochem Pharmacol, 185: 114420.

Liu L, Liu F, Kou H, et al. 2012. Toxicol Lett, 214(3): 307-313.

Liu M, Zhang Q, Pei L G, et al. 2019. Epigenetics, 14(3): 245-249.

Lu J, Jiao Z, Yu Y, et al. 2018. Cell Death Dis, 9(6): 659.

Lu J, Li Q, Ma G Q, et al. 2020. Food Chem Toxicol, 141: 111419.

Lu J, Wen Y, Zhang L, et al. 2015. Toxicol Res, 4(5): 1238-1249.

Luo H W, Li J, Cao H, et al. 2015. Sci Rep, 5: 17746.

Luo H, Deng Z, Liu L, et al. 2014. Toxicol Appl Pharmacol, 274(3): 383-392.

Lv F, Wan Y, Chen Y X, et al. 2018. Endocrinology, 159(3): 1401-1415.

Magee T R, Han G, Cherian B, et al. 2008. Am J Obstet Gynecol, 199(3): 271.

Morrison J L, Duffield J A, Muhlhausler B S, et al. 2010. Pediatr Nephrol, 25(4): 669-677.

Newnham J P, Moss T J, Nitsos I, et al. 2002. Curr Opin Obstet Gynecol, 14(6): 607-612.

Ni Q, Tan Y, Zhang X, et al. 2015a. Sci Rep, 5(4): 14711.

Ni Q, Wang L, Wu Y, et al. 2015b. Toxicol Lett, 238(2): 117-125.

Nobili V, Marcellini M, Marchesini G, et al. 2007. Diabetes Care, 30(10): 2638-2640.

Ozkan H, Aydin A, Demir N, et al. 1999. Biol Neonate, 76(5): 274-282.

Pan Z Q, Zhang X R, Shangguan Y F, et al. 2016. Toxicol Appl Pharmacol, 305: 234-241.

Pei L G, Chao Y, Guo Y T, et al. 2017. Reprod Toxicol, 71: 150-158.

Pei Y, Jiao Z X, Dong W T, et al. 2019. Food Chem Toxicol, 123: 314-325.

Ping J, Lei Y Y, Liu L, et al. 2012. Chem Biol Interact, 195(1): 68-75.

Ping J, Wang J F, Liu L, et al. 2014. Am J Kidney Dis, 37(3): 467-476.

Qi Y J, Luo H W, Hu S W, et al. 2017. Cell Physiol Biochem, 44(2): 657-670.

Regina S, Lucas R, Miraglia S M, et al. 2001. Am J Kidney Dis, 37(3): 467-476.

Reynolds R M. 2013. Psychoneuroendocrinology, 38(1): 1-11.

Sayer A A, Poole J, Cox V, et al. 2003. Arthritis Rheum, 48(4): 1030-1033.

Shangguan Y F, Jiang H Q, Pan Z Q, et al. 2017. Cell Death Dis, 8(10): e3157.

Shangguan Y F, Wen Y X, Tan Y, et al. 2018. Am J Pathol, 188: 2863-2876.

Shen L, Liu Z F, Gong J, et al. 2014. Toxicol Appl Pharmacol, 274(2): 263-273.

Soo P S, Hiscock J, Botting K J, et al. 2012. Reprod Toxicol, 33(3): 374-381.

Staiger J, Lueben M J, Berrigan D, et al. 2009. Carcinogenesis, 30(5): 832-840.

Tan Y, Liu J, Deng Y, et al. 2012. Toxicol Lett, 214(3): 279-287.

Tan Y, Wu Y, Ni Q, et al. 2016. Br J Nutr, 116(8): 1346-1355.

Tie K, Zhang X, Tan Y, et al. 2016. FASEB J, 30(2): 785-797.

Uno H, Eisele S, Sakai A, et al. 1994. Horm Behav, 28(4): 336-348.

Vaag A A, Grunnet L G, Arora G P, et al. 2012. Diabetologia, 55(8): 2085-2088.

Veenendaal M V, Painter R C, de Rooij S R, et al. 2013. BJOG, 120(5): 548-553.

Wang J, Yu R K. 2013. Proc Natl Acad Sci USA, 110(47): 19137-19142.

Wang L L, Shen L, Ping J, et al. 2014. Toxicol Lett, 224(3): 311-318.

Wang T, Chen M, Liu L, et al. 2011. Toxicol Appl Pharmacol, 257(3): 328-337.

Wang T, Chen M, Yan Y E, et al. 2009. Environ Toxicol, 24(1): 33-42.

Wen Y X, Cheng S Y, Lu J, et al. 2021. Mol Med Rep, 25(1): 21.

Wen Y X, Shi H S, Wu Z X, et al. 2020. FASEB J, 34(9): 12834-12846.

Xia L P, Jiao Z X, Pei L G, et al. 2020. Reprod Toxicol, 94: 48-54.

Xia L P, Shen L, Kou H, et al. 2014. Toxicol Lett, 226(1): 98-105.

Xiao D, Kou H, Gui S X, et al. 2019. Front Endocrinol(Lausanne), 10: 34.

Xiao H, Wu Z X, Li B, et al. 2020a. Br J Pharmacol, 177(20): 4683-4700.

Xiao H, Xie X K, Wen Y X, et al. 2020b. Bone, 133: 115245.

Xu D, Bai J, Zhang L, et al. 2015. Toxicol Res, 4(1): 112-120.

Xu D, Chen M, Pan X L, et al. 2011. Environ Toxicol Pharmacol, 32(3): 356-363.

Xu D, Liang G, Yan Y E, et al. 2012c. Toxicol Lett, 209: 282-290.

Xu D, Wu Y, Liu F, et al. 2012a. Toxicol Appl Pharmacol, 264(3): 395-403.

Xu D, Zhang B J, Liang G, et al. 2012b. PLoS One, 7(9): e44497-e44507.

Xu D, Zhang C, He X, et al. 2018. Toxicol Lett, 283: 39-51.

Xu X, Liu L, Xie W, et al. 2017. Medicine(Baltimore), 96(13): e6496.

Yan Y E, Liu L, Wang J F, et al. 2014. Toxicol Appl Pharmacol, 277(3): 231-241.

Yang Z, Guo C, Zhu P, et al. 2007. J Endocrinol, 195(2): 241-253.

Yu Y, Shi Z K, Xu D, et al. 2020a. Reprod Toxicol, 96: 36-46.

Yu Y, Xu D, Cheng S Y, et al. 2020b. Int J Mol Med, 45(2): 365-374.

Zhang C, Xu D, Luo H W, et al. 2014. Toxicology, 325: 74-84.

Zhang L, Shen L, Xu D, et al. 2016a. Reprod Toxicol, 65: 236-247.

Zhang X R, Shangguan Y F, Ma J, et al. 2016b. Br J Pharmacol, 173(14): 2250-2262.

Zhang X, Tamasi J, Lu X, et al. 2011. J Bone Miner Res, 26(5): 1022-1034.

Zhao Z, Qin J, Pei L G, et al. 2020. Toxicology, 442: 152533.

Zheng S, Rollet M, Pan Y X. 2011. Epigenetics, 6(2): 161-170.

Zhou J, Zhu C Y, Luo H W, et al. 2019. FASEB J, 33(1): 1110-1123.

Zhu C Y, Guo Y, Luo H W, et al. 2019a. Basic Clin Pharmacol Toxicol, 124(6): 730-740.

Zhu Y N, Chen H Y, Zhao X Q, et al. 2019b. Toxicol Lett, 314: 63-74.

Zhu Y N, Zuo N, Li B, et al. 2018. Toxicology, 400(1): 9-19.

（汪　晖、郭　喻）

第10章

胎源性疾病的性别差异及其发生机制

摘要： 孕期不良环境可以通过母体-胎盘-胎儿生物学单位影响胎儿发育，造成胎儿多器官发育及相关功能调控的性别差异，最终导致出生结局及远期疾病易感的性别差异。孕期不良环境所致的胎源性疾病易感及其性别差异，不仅与胎盘性别特异性调节胎儿发育的方式关系密切，而且与胎儿下丘脑-垂体-肾上腺轴及其调节中枢海马功能发育的性别差异有关。本章强调了胎源性疾病具有性别差异性起源，系统综述了孕期不良环境导致胎盘反应性、子代海马及下丘脑-垂体-肾上腺轴发育编程改变的性别差异特征及其分子机制，可为制定病理妊娠中胎儿发育及相关胎源性疾病的个性化诊断及早期防治策略提供依据。

引　　言

胎源性疾病（fetal-originated disease）又称胎源性成年疾病，是指配子异常和孕期不良因素导致的胚胎（胎儿）发育异常，不包括遗传信息传递所致的出生缺陷。已知多种成年疾病具有胎儿起源，部分与其生命早期发育不良有关，而宫内发育迟缓（intrauterine growth retardation，IUGR）为常见的发育毒性结局。大量研究提示，孕期母体暴露于不良环境时可引起 IUGR，并导致成年后多种代谢性疾病易感。胎源性疾病是优生优育领域的重要主题，及时发现妊娠妇女的异常变化，及早发现高危人群，可避免胎源性疾病的发生。随着研究的深入，生物性别在胎源性疾病中的贡献日益得到认可和重视。研究显示，男性胎儿比女性胎儿更容易受到产前不利因素的影响，表现出更高的不良妊娠结局发生率（Orzack et al.，2015）。同时，孕期不良环境暴露对胎儿发育编程具有性别特异性的影响，导致胎源性疾病的发生时间和严重程度具有性别差异。目前性别是如何影响胎源性疾病的仍不明确，但有研究发现性别差异始于宫内时期，性染色体和性激素可能是胎源性疾病具有性别差异的决定因素。其中，胎盘作为母体与胎儿之间的关键纽带，其不同性别胎盘生长的差异参与了胎源性疾病中性别差异的发生，同时胎儿下丘脑-垂体-肾上腺（hypothalamic-pituitary-adrenal，HPA）轴及其调节中枢海马功能发育的性别差异也参与其中。本章综述了胎源性疾病及其性别差异的现象，系统综述了孕期不良环境导致胎盘反应性、子代海马及 HPA 轴发育编程性别差异的特征及其分子机制，可为制定病理妊娠中胎儿发育及相关胎源性疾病的个性化诊断及早期防治策略提供依据。

10.1　胎源性疾病及其性别差异

大量流行病学调查表明，孕期不良环境暴露的子代成年后多种慢性疾病的易感性增加，主要包括代谢性疾病和神经精神性疾病。

10.1.1　胎源性代谢性疾病及其性别差异

代谢综合征（metabolic syndrome，MS）是集多种病理状态于一体的代谢紊乱症候群，包括高血压、高血糖、血脂异常和肥胖等，可直接引发多种代谢性疾病，如脂肪肝、糖尿病、骨质疏松症及心脑血管疾病等，其共同的病理基础为胰岛素抵抗。流行病学调查表明，低出生体重儿 MS 的发生率是正常体重儿的 2.5～5.7 倍（Ford et al.，2010；Alisi et al.，2011），提示 MS 存在胎儿发育起源。越来越多的研究发现，孕期母体暴露于不良环境时可引起 IUGR，并且导致多种代谢性疾病发生，而性别差异存在于多种胎源性代谢性疾病中（Choi et al.，2007；Yang and Huffman，2013）。

肥胖（obesity）是指体内脂肪堆积过多或分布异常导致体重增加的一种状态，是一种慢性代谢性疾病。研究表明，孕期营养不良导致的低出生体重新生儿向心性肥胖的发生风险增加，且女性发生率高于男性（Yang and Huffman，2013）。流行病学调查显示，荷兰大饥荒时期暴露于饥荒的孕妇，其女性子代超重和肥胖的比例较男性高，且其女性子代成年后 MS 的发生风险升高（Lussana et al.，2008；Painter et al.，2008）；孕早期母亲营养不良的女性子代在 50 岁时体重指数（body mass index，BMI）和腰围增加，而此种现象并未在男性子代中出现（Kaati et al.，2002）。提示，孕期母体因素可导致子代肥胖的发生，且其对不同性别的子代影响不同。

非酒精性脂肪性肝病（non-alcoholic fatty liver disease，NAFLD）是最常见的代谢性疾病之一，是由多种病因引起的肝细胞脂肪变和脂肪蓄积过多的临床病理综合征。澳大利亚一项流行病学资料表明，由于男性、女性脂肪分布和脂肪细胞因子的不同，青年男性 NAFLD 的表型显于青年女性（Ayonrinde et al.，2011）。作者团队前期研究证实，孕期外源物（如咖啡因、尼古丁、乙醇）暴露和摄食限制可以导致子代大鼠发生 IUGR，子代成年后在正常饮食下出现肝脂肪沉积并在高脂饮食下 NAFLD 加重，并存在明显的性别差异（尤以雌性明显）；进一步研究发现，雌性子代表现为明显的肝脂质合成功能增强、β氧化功能降低及输出功能降低（Wang et al.，2014；Xu et al.，2015；Shen et al.，2014；Zhang et al.，2016），而雄性子代以β氧化功能降低为主，上述雌性、雄性改变均源于宫内。

糖尿病（diabetes mellitus）是一种常见的内分泌代谢性疾病，其主要病因为胰岛素绝对或相对分泌不足造成的糖、蛋白质、脂肪代谢改变及继发的水、电解质代谢紊乱。Al Salmi 等（2008）调查研究了 25～32 岁年龄段的成人，发现低出生体重的女性血糖较男性异常高，提示女性比男性患 2 型糖尿病的风险大。动物研究表明，孕期母体高脂饮食可导致成年子代胰岛素抵抗和胰岛 β 细胞功能损伤，这一现象在雄性子代更为显著，这与雄性子代胰岛氧化应激增加、血雌激素水平降低有关（Yokomizo et al.，2014）。因此，糖尿病有胎儿起源但存在明显的性别差异。上述动物实验与人群调查存在的性别差异，可能与胎源性糖尿病发生过程漫长、机制复杂、多器官（胰腺、肝等）之间存在相互作用及适应性代偿变化有关。

骨质疏松症（osteoporosis）是一种病理性骨代谢改变的疾病，表现为骨形成减少和骨吸收增加，可导致骨量丢失、骨组织微结构破坏，同时骨质脆性增加，全身各处易于骨折。已证实多种因素可以影响骨质疏松症的发生，如吸烟、饮酒、性别、年龄等。流行病学调查指出，低出生体重不仅与儿童时期骨量低下有关，而且与成年后骨质疏松症的发生有关，表明骨质疏松症具有胎儿起源（Martinez-Mesa et al.，2013）。流行病学调查显示，低出生体重的女性在不同年龄段均出现骨矿物质含量和骨矿物质密度降低（Callreus et al.，2013）。动物实验也表明，孕期不良环境所致胎盘缺陷的大鼠骨矿物质含量、骨长度及骨矿物质密度也降低，这一现象在雌性子代大鼠中更为严重（Romano et al.，2010）。提示，胎源性骨质疏松症的发生具有性别差异。

骨关节炎（osteoarthritis）是一种以关节软骨退行性病变为主要病理特征的慢性关节疾病，可发生在膝关节、髋关节、手指关节和脊柱等。骨关节炎属于代谢综合征范畴，骨关节炎的发生与代谢综合征的病理生理机制高度正相关，且骨关节炎呈多部位发生。流行病学调查发现，男性低出生体重者发生手骨关节炎的比例较正常出生体重者明显升高，女性也有类似趋势（Nelson et al.，2015）；在成人中，膝关节、髋关节、手指关节骨关节炎的发生率在女性中高于男性，并且女性在更年期骨关节炎的发生率显著增高（Srikanth et al.，2005）。作者团队前期动物实验表明，孕期外源物（尼古丁、乙醇）暴露和摄食限制可以导致雌性 IUGR 子代成年后骨关节炎易感，出生后的高脂饮食可进一步降低雌性子代大鼠关节软骨质量（Tan et al.，2016；Tie et al.，2016）。因此，骨关节炎存在宫内发育起源且具有性别差异。

10.1.2 胎源性神经精神性疾病及其性别差异

神经精神性疾病主要是一组以行为、心理活动紊乱为主的神经系统疾病。在各种生物学、心理学及社会环境因素的影响下，大脑功能失调，导致认知、情感、意志和行为等精神活动出现不同程度障碍。神经精神性疾病可分为神经衰弱、强迫症、抑郁症、孤独症等。大量研究报道，抑郁症、孤独症等具有胎儿发育起源。

抑郁症（depression）是一种以情感低落、易怒、注意力集中困难、食欲和睡眠异常为主要表现的神经症，是临床上常见的精神疾病。随着生活节奏的加快，抑郁症患者数量呈明显增加趋势。流行病学调查显示，女性抑郁症的患病率为男性的 2 倍，在被诊断为抑郁症的男性和女性中，女性的症状比男性更严重（Kornstein et al.，1995）。抑郁症的发病除了遗传、社会、心理等因素外，还与环境因素相关，包括母亲孕期环境。产前应激会改变雌性胎儿大脑中皮质醇水平和儿茶酚胺活性，导致雌性成年后抑郁症的发生更为常见（Weinstock，2007）。

孤独症（autism）也称自闭症，是广泛性发育障碍的一种亚型。孤独症起病于婴幼儿期，主要表现为不同程度的言语发育障碍、人际交往障碍、兴趣狭窄和行为方式刻板等。研究发现，孤独症发生率男性高于女性，男女之间比例约为 4∶1（Chakrabarti and Fombonne，2001；Baron-Cohen，2002）。妊娠期不良环境（如产妇压力）与子代孤独症发病风险有关，其对男性的影响明显大于女性（Bale，2016）。提示，孤独症的发病率存在性别差异。动物实验表明，孕期母体锌缺乏可以引起子代小鼠孤独症样行为的改变，如交流行为减少等，且这种行为改变在雄性子代大鼠中表现更为明显（Grabrucker et al.，2016）。人类研究和动物实验得出了统一的结论，即雄性孤独症的发病率高于雌性。

10.2 胎源性疾病性别差异的发生机制

胎盘是连接母体与胎儿的重要纽带，在应对相同宫内不良环境时，胎盘功能会发生适应性改变，以确保胎儿在宫内不良环境下尽可能正常发育。海马发育在调控学习记忆和神经行为方面发挥了决定性作用，在神经精神性疾病的性别差异中扮演着重要角色。HPA 轴发育编程改变被认为是介导代谢性疾病胎儿起源最可能的机制。因此，胎盘、海马、HPA 轴发育异常都可能是导致胎源性成年疾病性别差异的重要原因。

10.2.1 胎源性疾病性别差异的胎盘发生机制

胎盘具有适应性和可塑性。当宫内环境发生改变时，胎盘会以性别特异的方式发生功能适应，以应对母体环境改变及满足胎儿发育需求（Kalisch-Smith et al.，

2017）。胎儿发育依赖于胎盘对气体、营养物质和废物的母-胎转运。而胎盘转运效率取决于多种参数，包括交换表面积，血管间膜厚度和滋养层细胞中转运蛋白的密度。当宫内环境发生改变时，雌性胎盘会减缓脉管系统的发育，并通过提高自身适应性（如营养转运体增加）而变得更有效率（Cuffe et al.，2014；Guo et al.，2020）。而雄性胎盘虽然通过迷宫区的扩张增加了表面积，但由于没有适当的功能适应，可能影响雄性胎儿宫内发育编程。

胎盘中的免疫细胞和非免疫细胞能够分泌多种免疫相关因子，并参与胚泡植入、滋养层细胞侵袭、蜕膜形成和血流调节等多个过程。妊娠期母体患有疾病的胎盘中炎症和免疫相关基因具有性别差异性表达，主要表现为女性胎盘中促炎性细胞因子和免疫通路相关基因表达增加（Osei-Kumah et al.，2011）。研究发现，尽管女性胎盘免疫反应增强会导致母胎耐受失衡，并影响胎盘发育，但是这种更强的免疫反应性却能使其在宫内感染时具有优势（Spolarics，2007）。

胎盘能以自分泌和旁分泌的方式合成多种激素，如绒毛膜促性腺激素、孕激素、催乳素、生长激素和性激素等，这些激素对于维持妊娠和促进胎儿发育至关重要。不良环境暴露引起的胎盘内分泌功能失调可直接影响妊娠过程，并可通过调节胎盘的形态和功能发育间接影响胎儿发育。研究发现，妊娠合并先兆子痫的母血中雄激素水平升高，胎盘芳香化酶表达水平在女性胎盘中升高，而在男性胎盘中降低（Sathishkumar et al.，2012；Lan et al.，2020）。胎盘中芳香化酶的性别差异性表达可能作为一种适应策略，能够防止先兆子痫时母体循环中高水平的睾酮诱导雌性胎儿男性化。

10.2.2 胎源性疾病性别差异的海马发生机制

海马是 HPA 轴高位调节中枢，可负反馈调节 HPA 轴的基础和应激状态，以维持机体内环境的稳态。在人类神经发育的相同时期，产前受到应激的大鼠在行为和大脑形态上存在性别差异。认知缺陷在男性中更为常见，而焦虑行为在女性中更为常见。认知缺陷和焦虑与性别依赖性神经发生的减少以及前额皮质和海马形成的树突形态有关（Weinstock，2011）。研究发现，孕期应激暴露的雄性子代大鼠在迷宫实验中焦虑行为增加，而雌性则无明显异常（Brunton and Russell，2010）。作者团队前期研究也发现，孕期乙醇暴露的成年雌性子代大鼠海马脑源性神经营养因子（brain-derived neurotrophic factor，BDNF）相关通路受到显著抑制，表现为活动度降低、兴趣下降，提示其雌性子代存在一定的抑郁症倾向（Lu et al.，2018）。孕期暴露于双酚 A 的子代雄性小鼠海马神经递质和神经活性类固醇功能障碍，并表现出抑郁样行为，而雌性无明显改变（Abdou et al.，2013）。10%的孕妇会使用选择性 5-羟色胺再摄取抑制剂（selective serotonin reuptake inhibitor，SSRI）来治疗情绪障碍，而一项动物研究表明，孕期 SSRI 暴露下雄性子代海马神经发育和社会行为功能低下，而雌性未受到明显影响（Gemmel et al.，2019）。发育时期乙醇暴露对于子代神经免疫是一项重大挑战，可能导致患有酒精谱系障碍的胎儿普遍存在认知功能障碍。研究发现，孕期乙醇暴露对发育中的大脑小胶质细胞产生性别依赖效应，且雄雌大鼠子代神经免疫反应有明显的性别差异（Ruggiero et al.，2018）。以上提示，胎源性神经精神性疾病的发生与孕期不良环境所致子代海马发育异常有关。

10.2.3 胎源性疾病性别差异的 HPA 轴发生机制

下丘脑-垂体-肾上腺（HPA）轴是调节应激反应最重要的神经内分泌轴之一。胎儿 HPA 轴特别容易受到孕期不良环境的长期编程影响，这些影响可以在生物的整个生命中持续存在（García-Cáceres et al.，2010）。胎儿编程改变导致的 HPA 轴功能异常与其大脑发育受损、行为改变以及对慢性疾病（如代谢性疾病和心血管疾病）的敏感性增加有关（Moisiadis and Matthews，2014）。从胎儿发育早期到成年，性腺类固醇可以不同程度地影响 HPA 轴，导致 HPA 轴响应性的性别差异。孕期孕妇压力对 HPA 轴调节和焦虑样行为的影响可以通过性别依赖的方式传递给后代（Grundwald and Brunton，2015）。现有文献表明，雌性子代的 HPA 轴易受产前应激源的影响，雌性较雄性 HPA 轴反应性更高，这是由于循环中的雌二醇水平会提高应激激素水平（Gifford and Reynolds，2017；Oyola and Handa，2017）。重度抑郁症和心血管疾病合并症是世界范围内发病率和死亡率最高的第四大疾病，女性发病率是男性的 2 倍。重度抑郁症和心血管疾病合并症发生的性别差异可能是由胎儿编程改变引起的，其原因是孕期不良环境使胎儿母源性糖皮质激素过暴露，进而诱导胎儿 HPA 轴性别依赖性发育编程改变，从而影响成年后情绪和应激调节，以及自主神经系统和脉管系统（Goldstein et al.，2014）。总之，孕期不良环境可导致子代 HPA 轴功能发育出现性别差异，表现为雌性的应激敏感性高于雄性，进而导致 HPA 轴相关疾病的性别差异。

10.3 胎源性疾病性别差异的分子机制

目前，调控胎盘及胎儿性别差异性发育的潜在机制尚不明确。与固有性别直接相关的因素，如性染色体和性激素，可能是导致胎源性疾病具有性别差异的重要原因（Gabory et al.，2013）。此外，孕期多种不良环境能够引起母体应激，并导致胎盘和胎儿发育异常，而过暴露于母体糖皮质激素（glucocorticoid，GC）可能是其诱因。GC 通过活化糖皮质激素受体（glucocorticoid receptor，GR）来发挥生物学效应，该受体是配体依赖性转录因子核受体超家族的成员，并且已知细胞对 GC 的反应性是由不同的 GR 亚型决定的（Ramamoorthy and Cidlowski，2016）。研究发现，在 GC 过暴露下，GR 亚型的表达存在性别差异（Clifton et al.，2017；Cuffe et al.，2017）。鉴于 GC 可调控基因组中多达 20% 的编码基因，暴露于母体应激环境下的胎儿所表现出的出生结局和远期疾病易感性的性别差异现象，可能是 GR 亚型的性别特异性表达所驱动的。

10.3.1　胎盘介导胎源性疾病性别差异的分子机制

性染色体是决定哺乳动物性别差异的中心。在囊胚着床及胎儿性腺和肾上腺发育之前，雄性和雌性胚胎即表现出性别特异性表型，这只能归因于性染色体的影响。胎盘具有与胎儿相同的性别遗传信息：XX 或 XY。研究发现，X 染色体连锁基因与胎盘发育密切相关（Hemberger，2002）。并且 X 染色体中的一条常发生 X 染色体失活（X-chromosome inactivation，XCI）以及灭活逃避（Carrel and Willard，2005）。胎盘是目前已知唯一能够将已灭活的 X 染色体再次激活的组织。胎盘性别差异性发育很可能与 X 染色体发生灭活逃避，导致女性胎盘表达两倍剂量的 X-连锁基因有关。例如，X-连锁基因 *O*-连接-*N*-乙酰葡糖胺转移酶（*O*-linked *N*-acetylglucosamine transferase，OGT）基因能够在胚胎发育早期发生灭活逃避。人类和啮齿动物雄性胎盘中的 OGT 表达水平是雌性胎盘中的 1/2，并在产前应激时进一步降低，导致胎儿生长受限及神经发育疾病易感的性别差异性，并可能作为胎盘生物标志物评估产前应激子代的神经发育结局（Nugent et al.，2018）。哺乳动物的 Y 染色体也参与调控胎盘发育。研究发现，含有一条 X 染色体的胎盘比有两条 X 染色体的胎盘更大，这可能与 Y 染色体导致着床前胚胎加速发育有关，而与性腺或雄激素状态无关（Burgoyne et al.，1995；Ishikawa et al.，2003）。此外，胎盘中 Y-连锁基因具有差异表达，如 *DDX3Y*、*EIF1AY* 等参与基因转录、剪接、翻译以及组蛋白修饰（Gonzalez et al.，2018）。因此，雄性 Y 染色体连锁基因也可能通过影响胎盘发育的多个方面而导致胎盘性别差异的发生。

胎盘是妊娠期性激素的主要来源，参与胎盘血管生成，滋养层细胞增殖、分化和侵袭。虽然正常妊娠时胎盘中性激素水平是否具有性别差异尚未有报道，但妊娠期母血、脐血和羊水中性激素水平与胎儿性别有关。此外，胎盘中多种参与性激素生物合成、信号传递的蛋白质表达和活性也受到性别的影响（Ugele and Regemann，2000；Mao et al.，2010）。研究发现，复杂妊娠中胎盘性激素信号通路紊乱与芳香化酶的性别差异性表达有关（Maliqueo et al.，2017）。正常妊娠时，男性胎盘中芳香化酶水平高于女性胎盘。而母体肥胖和合并先兆子痫的女性胎盘中芳香化酶水平高于正常女性胎盘，男性胎盘中芳香化酶水平低于正常男性胎盘

（Sathishkumar et al.，2012；Maliqueo et al.，2017）。女性胎盘通过升高芳香化酶表达水平而将过多的睾酮转化为雌激素，防止母体循环中的高水平睾酮诱导女性胎儿男性化。而男性胎盘中芳香化酶水平降低可能会诱导雄激素信号通路过度活化并影响胎盘发育，导致男性胎儿低出生体重和早产。

人 GR 基因能够被选择性剪接并翻译成 5 种功能性蛋白：GRα、GRβ、GRγ、GRA 和 GRP。其中 GRα mRNA 经过选择性翻译能够形成 8 种亚型：GRα-A、GRα-B、GRα-C1、GRα-C2、GRα-C3、GRα-D1、GRα-D2、GRα-D3。GR 亚型介导了机体对 GC 的敏感性差异。人胎盘能够表达 12 种 GR 蛋白亚型。有研究发现，妊娠合并哮喘时，脐血皮质醇与胎儿体重之间性别特异的相关性不是由胎盘 GR 表达水平改变引起的，而是与胎盘中的多种 GR 亚型有关（Hodyl et al.，2010）。宫内高皮质醇环境下，男性胎盘可能通过升高细胞核中 GRβ、GRA 和 GRP 的水平而造成 GC 抵抗，而女性胎盘则通过降低 GRβ 表达水平以及促进 GRα-D3 和 GRα-C 相互作用来增强 GRα 活性，导致女性胎盘 GC 敏感性增加（Saif et al.，2014）。并且 GRα-C3 和 GRα-D3 共表达可能参与调控 GC 诱导的女性胎盘凋亡。动物研究也发现，产前外源 GC（地塞米松或倍他米松）暴露能够导致胎盘 GR 亚型发生性别差异性改变。与雄性胎盘相比，产前地塞米松暴露的雌性胎盘细胞质中的 GRα-A 和 GRP 高表达，GRα-D 低表达，从而导致雌性胎盘 GC 的敏感性增强（Cuffe et al.，2017）。这表明雄性和雌性胎盘对高水平 GC 具有不同的适应策略，这种适应策略能够导致胎盘发育的性别差异，并可能对子代宫内发育编程和远期疾病易感性产生影响。

10.3.2 海马介导胎源性疾病性别差异的分子机制

孕期母体环境的变化（包括应激、母体行为和营养等）可以影响胎儿大脑发育，导致大脑性别差异发生。X 染色体能对非整倍体和性类固醇缺乏症的大脑结构与功能产生影响。研究发现，特纳综合征（Turner syndrome）患者两侧的海马、尾状核、豆状核和底丘脑核以及顶枕区脑物质的核磁共振测量值明显小于正常对照组，提示人类 X 染色体在纹状体、间脑和大脑半球的灰质发育与衰老中起着重要作用（Murphy et al.，1993）。睾酮在芳香化酶的作用下生成雌二醇，参与了大脑性别二态性的产生。Cisternas 等（2015）利用"四核心基因型"小鼠模型，分别确定了性腺和性染色体的作用，发现性染色体决定了发育中的小鼠大脑中芳香化酶表达和性别二态性。此外，体外培养的雌性小鼠海马神经元生长速度比雄性小鼠快，这种神经发生的性别差异是由雌性神经元中高表达的神经发生因子神经原蛋白 3（neurogenin 3，Ngn3）决定的，并可能与由性染色体、神经元衍生的雌二醇和性激素的相互作用有关（Cambiasso et al.，2017）。

人类与啮齿动物的海马结构和功能在雄性、雌性中有性别差异，推测可能与性激素对海马的调节作用不同有关。在孕期，雄性子代大鼠比雌性暴露于更高水平的睾酮，这可能导致它们在海马结构和功能方面的性别差异。在出生后的第一周，雄性小鼠海马神经元生成速率比雌性小鼠大（Zhang et al.，2008）。在大脑中，睾酮可以与雄激素受体（androgen receptor，AR）结合而发挥作用，也可以经芳香化酶转化为雌激素，再与雌激素受体（estrogen receptor，ER）结合而发挥作用。雄激素及其受体在大脑区域雄性化中具有重要作用，主要包括大脑对认知的处理以及对应激的反应。小鼠的大脑皮质和海马 AR 表达具有性别差异，这可能是神经元控制不同性别之间行为和功能差异的主要原因。有研究检测了雄性、雌性小鼠大脑皮质和海马中 AR 的表达，发现在产后第 7 天雄性小鼠 AR 表达水平比雌性高（Tsai et al.，2015）。随着年龄的增长，小鼠海马和大脑皮质中 AR 增加，从而增强了神经元回路的认知功能，如学习、记忆等。同时血液循环中的雄激素通过作用于 AR，能够性别特异性地调节大脑皮质和海马的发育。因此，染色体、性激素水平及其受体表达可能影响胚胎海马发育基因表达，最终介导胎源性疾病发生的性别差异。

孕期单疗程地塞米松暴露的雌性胚胎血皮质酮浓度显著增加，且海马脑区 MR 和 GR 表达显著上调，而雄性胚胎血皮质酮水平降低，海马脑区 MR 和 GR 表达无明显改变（Dean and Matthews，1999）。而在多疗程地塞米松暴露下，雌性、雄性新生豚鼠室旁核（paraventricular nucleus，PVN）脑区促肾上腺皮质激素释放激素（corticotropin releasing hormone，CRH）水平均显著下调，但海马 MR 和 GR 表达呈性别特异性改变。其中，雌性豚鼠海马脑区 MR 表达上调，而雄性海马脑区 GR 表达显著上调（McCabe et al.，2001）。由此可见，孕期地塞米松暴露可引起子代早期发育过程中海马 MR 与 GR 表达改变。此外，有研究发现，雄性和雌性大鼠海马 GR 亚型表达具有性别差异，并且其表达变化与出生后早期个体发育过程中血浆皮质酮浓度的变化相一致（Ordyan et al.，2008）。这些研究提示，孕期不良环境对雄性、雌性子代海马 MR、GR 表达调节机制不同，并且海马对糖皮质激素的敏感性不同，其可能参与调节海马发育及相关疾病的性别差异。

10.3.3　HPA 轴介导胎源性疾病性别差异的分子机制

下丘脑神经元在神经发生过程中表现出性别差异，雌性神经元轴突较雄性神经元轴突长，Ngn3 水平较高。研究发现，性染色体能够通过调节神经发生的性别差异，参与调控下丘脑神经元的早期发育，还通过激活下丘脑神经元中的 ERα 来调控雌二醇（E2）对 Ngn3 表达的影响（Cisternas et al.，2020）。生长激素及其受体也能影响大脑发育，甚至影响认知功能和突触可塑性。在下丘脑中，女性的生长激素含量高于男性。研究发现,性染色体能够调控下丘脑中生长激素产生的性别差异(Quinnies et al., 2015)。此外,Y 染色体上的一些基因在男性大脑中表达,并可能以一种特异的方式影响大脑性别分化(Sekido, 2014)。

性激素是造成 HPA 轴功能出现性别差异的重要原因。在啮齿动物中,慢性应激引起的肾上腺糖皮质激素分泌在雌性中高于雄性;在雌性啮齿动物中,卵巢切除减少了应激引起的血 ACTH 和皮质酮(CORT)分泌,此种结果可以被雌二醇处理所逆转(Handa and Weiser, 2014)。雌激素主要通过与雌激素受体(ERα 和 ERβ)结合来发挥作用,而 ERα 和 ERβ 在 HPA 轴功能调节上具有相反的作用。雌激素对 HPA 轴功能的不同效应可能与不同 ER 亚型在脑中分布位置有关。PVN 区几乎 85% 的催乳素免疫反应神经元表达 ERβ。与 ERβ 相反,ERα 在室旁核中表达较低,而在大脑特异性和非特异性投射区域中高表达。因此,ERβ 可能是雌激素对 PVN 功能作用的调节因子。雌性动物卵巢切除后,给予 ERβ 选择性激动剂 2,3-二(4-羟苯基)丙腈,可显著降低 ACTH 和 CORT 对应激的反应(Lund et al., 2006)。性腺切除和激素替代治疗的雄鼠模型表明,雄激素可抑制 PVN 区 CRH 活性(Kalil et al., 2013)。应激可以促进性腺切除的雄鼠中 ACTH 和 CORT 的分泌,此种效果可由睾酮治疗逆转,因此雄激素可抑制 HPA 轴的功能(Bingaman et al., 1994)。此外,对 PVN 区定向使用双氢睾酮,其对 HPA 轴的抑制效应与在 PVN 以外其他组织中使用双氢睾酮的抑制效应一样,表明雄激素可能通过与大脑中多个位点区域作用来调节 HPA 轴的功能(Toufexis and Wilson, 2012)。

研究报道,孕期地塞米松暴露改变了子代下丘脑色氨酸羟化酶-2 的表达,这些改变与成年雌性后代的持续焦虑和抑郁样行为变化相关(Hiroi et al., 2016)。应激对雌性、雄性大鼠肾上腺生成的皮质酮水平的影响程度不同,雌性大鼠在应激后 CORT 增加量明显高于雄性(Figueiredo et al., 2002)。雌激素和睾酮都被证明可以调节 CORT 的水平,并且其激活 HPA 轴的程度也不同。GC 信号转导的主要调控因子之一是 GR。研究发现,产前糖皮质激素暴露对胎鼠和成年豚鼠的 HPA 轴发育有性别特异性影响(Owen and Matthews, 2003)。发育过程中 GR 和 MR 表达模式的性别差异可能导致胎儿对糖皮质激素暴露的敏感性不同。此外,孕期不良环境暴露下胎儿暴露于高水平的母源性 GC,GR 外显子 I 7 与转录因子早期生长反应因子 1(early growth response factor 1,EGR1)结合后,其 DNA 甲基化水平升高,组蛋白乙酰化水平降低;随着 EGR1 结合的减少,GR 水平降低,血浆 GC 水平在急性应激后变化更明显,这表明雌性、雄性子代对于母亲行为状况、应激的敏感性不同,通过表观遗传修饰介导了 HPA 轴功能发育的性别差异(Owen and Matthews, 2003)。以上提示,应激通过影响 HPA 轴功能来调控皮质酮水平,引起雌性、雄性子代脏器组织 GR 敏感性的不同,最终导致胎源性疾病的性别差异。

10.4　研　究　展　望

　　许多非传染性慢性疾病起源于宫内时期，并具有性别差异。本章综述了迄今为止孕期不良环境所致胎源性疾病易感的性别差异报道，系统阐明了孕期不良环境下不同性别胎盘的反应性、子代 HPA 轴及海马发育编程改变的性别差异，并探讨了性染色体、性激素信号通路以及 GR 亚型介导的 GC 敏感性在胎盘及胎儿性别差异性发育过程中的重要作用和可能机制（图 10-1），对理解胎儿发育编程、出生结局及远期危害的性别差异性具有重要启示作用。

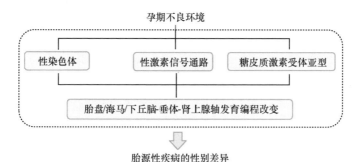

图 10-1　胎源性疾病性别差异的发生机制

参　考　文　献

Abdou H S, Villeneuve G, Tremblay J J. 2013. Endocrinology, 154(1): 511-520.

Al Salmi I, Hoy W E, Kondalsamy-Chennakesavan S, et al. 2008. Diabetes Care, 31(1): 159-164.

Alisi A, Panera N, Agostoni C, et al. 2011. Int J Endocrinol, 2011: 269853.

Ayonrinde O T, Olynyk J K, Beilin L J, et al. 2011. Hepatology, 53(3): 800-809.

Bale T L. 2016. Dialogues Clin Neurosci, 18(4): 459-464.

Baron-Cohen S. 2002. Trends Cogn Sci, 6(6): 248-254.

Bingaman E W, Magnuson D J, Gray T S, et al. 1994. Neuroendocrinology, 59(3): 228-234.

Brunton P J, Russell J A. 2010. Brain Res, 1364: 198-215.

Burgoyne P S, Thornhill A R, Boudrean S K, et al. 1995. Philos Trans R Soc Lond B Biol Sci, 350(1333): 253-260, discussion 260-1.

Callreus M, McGuigan F, Akesson K. 2013. Osteoporos Int, 24(4): 1347-1355.

Cambiasso M J, Cisternas C D, Ruiz-Palmero I, et al. 2017. J Neurogenet, 31(4): 300-306.

Carrel L, Willard H F. 2005. Nature, 434(7031): 400-404.

Chakrabarti S, Fombonne E. 2001. JAMA, 285(24): 3093-3099.

Choi G Y, Tosh D N, Garg A, et al. 2007. Am J Obstet Gynecol, 196(5): e471-e477.

Cisternas C D, Cabrera Zapata L E, Mir F R, et al. 2020. Sci Rep, 10(1): 8223.

Cisternas C D, Tome K, Caeiro X E, et al. 2015. Mol Cell Endocrinol, 414: 99-110.

Clifton V L, Cuffe J, Moritz K M, et al. 2017. Placenta, 54: 24-29.

Cuffe J S M, Saif Z, Perkins A V, et al. 2017. J Endocrinol, 234(2): 89-100.

Cuffe J S, Walton S L, Singh R R, et al. 2014. J Physiol, 592(14): 3127-3141.

Dean F, Matthews S G. 1999. Brain Res, 846(2): 253-259.

Figueiredo H F, Dolgas C M, Herman J P. 2002. Endocrinology, 143(7): 2534-2540.

Ford E S, Li C, Zhao G. 2010. J Diabetes, 2(3): 180-193.

Gabory A, Roseboom T J, Moore T, et al. 2013. Biol Sex Differ, 4(1): 5.

García-Cáceres C, Lagunas N, Calmarza-Font I, et al. 2010. Psychoneuroendocrinology, 35(10): 1525-1535.

Gemmel M, De Lacalle S, Mort S C, et al. 2019. Neuropharmacology, 144: 70-81.

Gifford R M, Reynolds R M. 2017. Early Hum Dev, 114: 7-10.

Goldstein J M, Handa R J, Tobet S A. 2014. Front Neuroendocrinol, 35(1): 140-158.

Gonzalez T L, Sun T, Koeppel A F, et al. 2018. Biol Sex Differ, 9(1): 4.

Grabrucker S, Boeckers T M, Grabrucker A M. 2016. Front Behav Neurosci, 10: 37.

Grundwald N J, Brunton P J. 2015. Psychoneuroendocrinology, 62: 204-216.

Guo J, Fang M, Zhuang S, et al. 2020. Ann Transl Med, 8(5): 233.

Handa R J, Weiser M J. 2014. Frontiers in Neuroendocrinology, 35(2): 197-220.

Hemberger M. 2002. Cytogenet Genome Res, 99(1-4): 210-217.

Hiroi R, Carbone D L, Zuloaga D G, et al. 2016. Neuroscience, 320: 43-56.

Hodyl N A, Wyper H, Osei-Kumah A, et al. 2010. Thorax, 65(8): 677-683.

Ishikawa H, Rattigan A, Fundele R, et al. 2003. Biol Reprod, 69(2): 483-488.

Kaati G, Bygren L O, Edvinsson S. 2002. Eur J Hum Genet, 10(11): 682-688.

Kalil B, Leite C M, Carvalho-Lima M, et al. 2013. Stress, 16(4): 452-460.

Kalisch-Smith J I, Simmons D G, Dickinson H, et al. 2017. Placenta, 54: 10-16.

Kornstein S G, Schatzberg A F, Yonkers K A, et al. 1995. Psychopharmacol Bull, 31(4): 711-718.

Lan K C, Lai Y J, Cheng H H, et al. 2020. Reprod Biol Endocrinol, 18(1): 12.

Lu J, Jiao Z, Yu Y, et al. 2018. Cell Death Dis, 9(6): 659.

Lund T D, Hinds L R, Handa R J. 2006. J Neurosci, 26(5): 1448-1456.

Lussana F, Painter R C, Ocke M C, et al. 2008. Am J Clin Nutr, 88(6): 1648-1652.

Maliqueo M, Cruz G, Espina C, et al. 2017. Int J Obes(Lond), 41(11): 1636-1645.

Mao J, Zhang X, Sieli P T, et al. 2010. Proc Natl Acad Sci U S A, 107(12): 5557-5562.

Martinez-Mesa J, Restrepo-Mendez M C, Gonzalez D A, et al. 2013. Osteoporos Int, 24(1): 7-18.

McCabe L, Marash D, Li A, et al. 2001. J Neuroendocrinol, 13(5): 425-431.

Moisiadis V G, Matthews S G. 2014. Nat Rev Endocrinol, 10(7): 391-402.

Murphy D G, DeCarli C, Daly E, et al. 1993. Lancet, 342(8881): 1197-1200.

Nelson F R, Zvirbulis R A, Zonca B, et al. 2015. Rheumatol Int, 35(1): 43-52.

Nugent B M, O'Donnell C M, Epperson C N, et al. 2018. Nat Commun, 9(1): 2555.

Ordyan N E, Galeeva A Y, Pivina S G. 2008. Bull Exp Biol Med, 146(2): 176-179.

Orzack S H, Stubblefield J W, Akmaev V R, et al. 2015. Proc Natl Acad Sci U S A, 112(16): E2102-E2111.

Osei-Kumah A, Smith R, Jurisica I, et al. 2011. Placenta, 32(8): 570-578.

Owen D, Matthews S G. 2003. Endocrinology, 144(7): 2775-2784.

Oyola M G, Handa R J. 2017. Stress, 20(5): 476-494.

Painter R C, Osmond C, Gluckman P, et al. 2008. BJOG, 115(10): 1243-1249.

Quinnies K M, Bonthuis P J, Harris E P, et al. 2015. Biol Sex Differ, 6: 8.

Ramamoorthy S, Cidlowski J A. 2016. Rheum Dis Clin North Am, 42(1): 15-31, vii.

Romano T, Wark J D, Wlodek M E. 2010. Bone, 47(6): 1054-1063.

Ruggiero M J, Boschen K E, Roth T L, et al. 2018. J Neuroimmune Pharmacol, 13(2): 189-203.

Saif Z, Hodyl N A, Hobbs E, et al. 2014. Placenta, 35(4): 260-268.

Sathishkumar K, Balakrishnan M, Chinnathambi V, et al. 2012. J Perinatol, 32(5): 328-335.

Sekido R. 2014. Adv Genet, 86: 135-165.

Shen L, Liu Z, Gong J, et al. 2014. Toxicol Appl Pharmacol, 274(2): 263-273.

Spolarics Z. 2007. Shock, 27(6): 597-604.

Srikanth V K, Fryer J L, Zhai G, et al. 2005. Osteoarthritis Cartilage, 13(9): 769-781.

Tan Y, Wu Y, Ni Q, et al. 2016. Br J Nutr, 116(8): 1346-1355.

Tie K, Tan Y, Deng Y, et al. 2016. Reprod Toxicol, 60: 11-20.

Toufexis D J, Wilson M E. 2012. Brain Res, 1429: 43-51.

Tsai H W, Taniguchi S, Samoza J, et al. 2015. Neurosci J, 2015: 525369.

Ugele B, Regemann K. 2000. Cytogenet Cell Genet, 90(1-2): 40-46.

Wang L, Shen L, Ping J, et al. 2014. Toxicol Lett, 224(3): 311-318.

Weinstock M. 2007. Neurochem Res, 32(10): 1730-1740.

Weinstock M. 2011. Stress, 14(6): 604-613.

Xu D, Bai J, Zhang L, et al. 2015. Toxicol Res, 4(1): 112-120.

Yang Z, Huffman S L. 2013. Matern Child Nutr, 9(Suppl 1): 105-119.

Yokomizo H, Inoguchi T, Sonoda N, et al. 2014. Am J Physiol Endocrinol Metab, 306(10): E1163-E1175.

Zhang J M, Konkle A T, Zup S L, et al. 2008. Eur J Neurosci, 27(4): 791-800.

Zhang L, Shen L, Xu D, et al. 2016. Reprod Toxicol, 65: 236-247.

（于鹏霞、陈雅文）

第 11 章

胎源性疾病的早期综合防治策略

摘要：已知孕期母体营养不良、内分泌紊乱、化学物质暴露、应用激素类药物、慢性应激等均可影响子代多组织器官发育，对子代生命早期的生长发育产生不利影响，并导致子代成年后多种胎源性疾病易感。然而，多种胎源性疾病带来的经济负担重、治疗难度大，因此早期防治尤为重要。对于宫内不良环境暴露的子代，可对多组织器官发育阶段的特异性关键基因/蛋白和异常表观遗传修饰进行早期筛选，通过检测血液或组织中标志基因的表观遗传标志，有望达到早期预警胎源性疾病的目的，同时有针对性地改善出生前后早期环境和干预生活方式，也有助于减缓胎源性疾病的发生。本章结合国际上胎源性疾病的相关诊断、治疗研究进展以及作者团队最新的研究成果，综述了胎源性疾病的早期综合防治策略，为胎源性疾病的防治研究提供了理论依据和新思路。

引　　言

近三十多年来，多国学者开展了大量有关孕期不良环境、胎儿出生体重与成年慢性疾病之间的相关性研究，提出人类疾病起源的新概念——"健康与疾病的发育起源（developmental origins of health and disease，DOHaD）"。已知孕期母体营养不良、内分泌紊乱、化学物质暴露、精神状况不佳、应用激素类药物、慢性应激等都可影响子代多组织器官发育，导致其成年后多种慢性疾病的易感性增加（Salam et al.，2014）。胎源性疾病的致病因素多样，除遗传因素外，孕期母体健康状况（如母体疾病、营养状况和子宫功能等）和外源环境暴露（如环境毒物、药物、不良饮食等）皆是子代宫内发育不良及出生后多种慢性疾病易感的诱因，其发病机理复杂，涉及多个组织脏器（如海马、肝、骨、软骨、肾等）。随着胎源性疾病的病理生理过程、宫内编程机制研究的逐步深入，胎源性疾病的早期预警和综合防治成了新的研究热点。然而，孕期不良环境所致子代成年发病后的治疗成本高、难度大，且目前研究发现该类疾病可能具有多代遗传效应，更为胎源性疾病的有效治疗设置了极大的难题。因此，胎源性疾病的早期预防和干预显得尤为重要。本章结合胎源性疾病的发病机制，综述了胎源性疾病的早期综合防治策略，为该疾病的防治研究提供了理论依据和新思路。

11.1　出生缺陷的孕前与产前综合防治

对于孕期不良环境所致子代宫内发育迟缓（intrauterine growth retardation，IUGR），进而发生子代成年慢性疾病的易感，早期发现宫内胎儿发育异常、早期预警成年疾病易感具有重要意义。

11.1.1　宫内发育迟缓的早期诊断技术

IUGR 是最常见的不良妊娠结局之一。大量流行病学调查表明，IUGR 不仅可造成胎儿窘迫、新生儿窒息和围产儿死亡，其危害还将延续至出生后，最终造成成年后多种慢性疾病的易感性增加，其中包括代谢性疾病和神经精神性疾病等。

IUGR 一般依据妊娠病史、物理检查和生化检查指标综合诊断。

筛查妊娠高危因素包括母体因素和胎儿因素两部分。其中，高龄妊娠、吸烟、既往 IUGR 或死胎史、凝血倾向、吸食毒品、孕期不当服药是母体方面的主要高危因素，而染色体异常、先天畸形、双胎、多胎、宫内感染等则是胎儿方面的主要高危因素。

物理检查主要通过产前超声确认。①普通二维超声检查（又称 B 超）：常用的产前辅助检查，可直接在超声下测量胎头、躯体、四肢等部位的大小、长短，主要依据估测的体重、腹围、双顶径、头围、股骨长、全子宫容积、头围与腹围比值等指标进行 IUGR 的临床诊断。对于高危妊娠产妇，腹围低于平均标准值的10%，预测小于胎龄儿可达 80%敏感性及 70%特异性（Li et al.，2009）。②多普勒超声：利用彩色-多普勒超声波探测技术，检测子宫动脉和胎儿大脑中动脉血流有助于鉴别出 IUGR。胎盘血流供应不足引起的 IUGR 与子宫血流阻力增加有关，检测指标为子宫动脉搏动指数或血流阻力。胎儿大脑中的动脉是大脑威利斯环（Willis circle，又称大脑动脉环）的主要分支，运输大脑 80%的血液。正常妊娠时，大脑中动脉/脐动脉血流比值＞1，而发生 IUGR 时，大脑中动脉血流阻力下降，大脑中动脉/脐动脉血流比值＜1。③三维超声检查：可对胎儿体表结构及体内结构进行表面重建、三维成像，从整体上对胎儿形体结构进行观察，清晰展示胎儿头面部及四肢等部位的细微结构，并可根据胎儿的实时活动图像判断其发育情况，为胎儿研究及畸形诊断提供了重要信息。

生化检查是通过绒毛膜穿刺术和羊膜腔穿刺术进行检测。绒毛取样只能用于妊娠早期，而羊膜腔穿刺则多限于妊娠中期。妊娠中期，孕妇甲胎蛋白、血清绒毛膜促性腺激素及游离雌三醇主要作为唐氏综合征及妊娠高血压的检测指标，但对于辅助诊断 IUGR 也有一定的意义（Morris et al.，2008）。当胎盘血运不足时，胎盘绒毛血供减少，绒毛变性坏死，同时促使新的绒毛滋养层细胞不断形成，使血绒毛膜促性腺激素水平升高。妊娠中期，当胎儿体重与正常平均体重相差 10%以上、游离雌三醇低于 0.75 nmol/L 时，即可辅助诊断 IUGR。

11.1.2　优生优育与出生缺陷的三级预防

出生缺陷（birth defect）也称先天异常，是指由胚胎发育紊乱引起的形态、结构、功能、代谢、精神、行为等方面的异常。据报道，全世界每年出生缺陷儿约790 万，出生缺陷种类在 7000 种以上；每年至少有 330 万 5 岁以下儿童死于出生缺陷，约 320 万存活出生缺陷儿终生残疾。我国每年有 1500 万～2000 万婴儿出生，其中 1.3%有明显的出生缺陷，即患先天畸形、生理缺陷或代谢异常。从这些庞大的数字可知，出生缺陷给国家、社会、家庭造成了巨大的经济负担，对国家人口素质及社会文明发展造成了极大的影响，严重阻碍了社会的进步。因此优生优育与出生缺陷的三级预防尤为重要（表 11-1）。

表 11-1　出生缺陷的三级预防措施

预防措施类别	目的效果	手段措施
一级预防	预防发生	孕前检查
	降低出生缺陷可能性	孕期准备
二级预防	避免出生	孕期筛查
	预防出生缺陷	营养干预
	降低部分出生缺陷率	
三级预防	避免致残	免费治疗
	及时控制治疗	公益救助
	减轻疾病负担	

出生缺陷一级预防措施：孕前和孕期保健指南指出，孕前（指怀孕前三个月）和孕期保健是降低孕产妇死亡和出生缺陷的重要措施。主要包括健康教育指导（涉及计划妊娠、合理并有针对性地补充营养、合理用药、心理、生活行为方式等方面）、常规保健（评估高危因素和常规身体检查）和辅助检查（必查和备查项目）。孕前优生健康检查是出生缺陷一级预防的重要环节。现阶段我国大部分地区对孕前保健认知度不高，一级预防是从源头上降低出生缺陷的有效方法。

出生缺陷二级预防措施：指通过孕期筛查和产前诊断，识别严重出生缺陷胎儿，早期发现从而早期干预，以减少出生缺陷儿的出生。孕期出生缺陷筛查是一项预防出生缺陷儿出生的有效方法。减少出生缺陷儿的出生，主要通过加强孕产期保健和孕期营养指导，如近几年推广的育龄期妇女在孕前、孕早期补充叶酸或相关营养药，可以预防神经管畸形。产前诊断主要包括羊膜腔穿刺、染色体核型分析和羊水细胞培养等诊断技术。

出生缺陷三级预防措施：在新生儿期对新生儿通过特殊的血生化检查，早期发现出生缺陷儿，提前干预减少伤残，提高出生缺陷儿的生活质量。目前广泛开展的苯丙酮尿症新生儿筛查，一旦查出即可进行早期、有效的治疗。对于新生儿的甲状腺功能低下筛查、听力障碍筛查、先天性心脏病筛查等也是行之有效的出生缺陷预防补救方式。早期发现出生缺陷儿、早期进行干预治疗，可有效降低新生儿死亡率。做到"早发现、早治疗、早康复"，减少出生缺陷儿的出生和死亡，最终提高出生人口素质。

11.1.3　母体外周血早期预警技术

新陈代谢是机体的基本特性之一，通常处于动态平衡中。大多数疾病可引起体内代谢产物水平发生变化，因此，可将疾病发生时产生特殊变化的代谢产物作为"生物标志物"，通过检测代谢产物水平来辅助临床诊断和治疗。已知母体-胎盘-胎儿（羊水）在妊娠时期形成了一个生物学单位，胎盘具有一般生物膜的特性，胎儿体内很多内源性小分子代谢产物均可通过胎盘渗入母体血浆（Duttaroy，2009）。因此，检测母体血浆中小分子代谢产物的差异性变化，有可能反映 IUGR 胎儿代谢变化，其可作为 IUGR 的诊断依据。研究人员利用表观遗传标志来特异性检测母体血浆中的胎儿 DNA，表明胎儿 DNA 在无创性产前诊断中具有应用可行性（Tsui et al.，2010）。

11.2　胎源性疾病出生后早期综合防治

对于已发生孕期不良因素暴露的子代，根据现有研究如预测其成年后慢性疾病易感的可能性较大，就可对其出生后早期进行干预，极大限度地降低其成年后患病的风险。

11.2.1　出生后早期营养干预

营养因素在生长发育过程中至关重要。IUGR 患儿在出生后早期容易发生喂养困难，导致能量和营养素摄入量不足，出现体重增长速度缓慢、器官成熟减缓、机体抵抗力减弱等。因此，积极探索合理的营养模式，制定适宜的能量和营养素摄入标准，促进其生长发育，就变得尤为重要。由于多数低出生体重儿能在出生后两周或三周内恢复至正常体重，因此对生后 4 周体重还未恢复至正常的新生儿应引起重视，并应考虑改善营养支持。通常认为，早产儿适量的营养需要量是达到妊娠晚期胎儿体重增长速度[14～18 g/(kg·d)]所需要的营养摄入量[蛋白质 1.8～2.0 g/(kg·d)和脂肪 1.4～1.9 g/(kg·d)]。早产儿蛋白质的合成既不是利用体内蛋白质的水解，也不是通过增加糖氧化，而是直接利用摄入的氨基酸。因此早产儿需要供给充足的蛋白质，尤其是必需氨基酸。蛋白质摄入不足可能会对神经系统的远期发育产生不利影响，如中枢神经和感觉神经损害、认知发育落后、智力低下等。直接增加早产儿的蛋白质摄入主要依靠肠外营养干预。从出生后的第一天开始，约 3 g/(kg·d)的氨基酸类肠外营养能满足其对氨基酸的需求。

对于宫内暴露于不良环境后的个体，出生后注意合理饮食，既要保证生长发育所需的营养，又需避免过营养后的追赶性生长，这些有利于我们后期对多种胎源性疾病的预防、干预治疗及其成年发病后并发症的预防，对指导优生优育、提高人民的生活质量具有指导意义。对大鼠的研究已证明，牛磺酸（氨基磺酸）补充剂可缓解高脂饮食诱发的肝脂质积聚。断奶后给予婴儿鱼油可逆转母亲低蛋白饮食引起的一些不良反应，降低血清甘油三酯水平和避免后代肝脂肪变性。此外，一系列相关问题如低出生体重儿的喂养策略、静脉营养、最适饮食、特殊营养素及辅食添加的有利作用、最佳发育速率等，尚需深入研究。

11.2.2 出生后早期丰富环境

丰富环境（rich environment）指的是非生物刺激与社会刺激的复杂结合，包括社会交往、感觉、食物、躯体运动 4 个方面。早期丰富环境对动物和儿童远期学习记忆、性格特征、情绪能力有积极影响。早产儿的早期丰富环境干预，可在一定程度上稳定其呼吸、心率、吸吮和睡眠。研究发现，早期丰富环境可促进新生鼠学习记忆，改善宫内缺血、缺氧性脑损伤大鼠的脑功能，早期丰富环境促进脑发育和改善脑功能的作用，与其增加海马和额叶神经元神经生长相关蛋白的表达、减少神经元凋亡、提高脑源性神经营养因子（brain-derived neurotrophic factor，BDNF）的水平等有关（Sale et al.，2004）。有实验证实，丰富环境通过影响 BDNF 的基因转录而调节大脑皮质 BDNF 水平。BDNF 启动子 4 参与调节 BDNF 的基因转录、表达，与大鼠抑郁症状有关，但是敲除 BDNF 启动子 4 导致的海马 BDNF 水平下降、神经再生障碍和抑郁症状可通过丰富环境得以改善（Jha et al.，2011），因此，环境因素对未成熟脑的发育过程有着深刻的影响。此外，丰富环境具有调节下丘脑-垂体-肾上腺（hypothalamic-pituitary-adrenal，HPA）轴的功能，可促进突触发育，改善脑功能，减轻脑损伤。综上，早期丰富环境干预，对稳定早产儿早期生命体征、促进脑发育、促进精细运动发育和语言发育均有显著效果，可有效改善早产儿预后、提高生活质量、减轻社会和家庭负担。

11.2.3　胎源性疾病的早期预警技术

建立疾病的预警系统，可在早期对某种疾病的发生、流行进行预警，以便及时采取有效的措施。出生缺陷已成为影响我国人口素质提高的重大疾病，建立出生缺陷预警系统势在必行。但由于出生缺陷的种类繁多，病因尚未明确，致病机制复杂，因此针对病因的干预措施受到限制。选择可能导致出生缺陷的危险因素，包括内环境因素和外环境因素等指标作为预警信号，建立出生缺陷危险因素干预预警系统，将为降低出生缺陷发生率、提高出生人口素质提供有效帮助。

宫内时期，肾上腺的正常发育和基础水平的糖皮质激素是调节胎儿组织结构和功能成熟的关键因素（Fowden and Forhead，2004）。作者团队研究发现，孕期不良环境可打开胎盘糖皮质激素屏障，使胎儿过暴露于母源性高糖皮质激素，从而导致胎儿多组织发育相关基因发生编程改变和 IUGR，最终导致子代成年后多种慢性疾病的易感性增加。临床研究显示，IUGR 子代出生时脐血皮质醇浓度较正常出生体重子代升高。孕期多种不良环境（如外源物暴露、饮食限制、感染、低氧和应激）可致胎血糖皮质激素水平升高（Kirsten et al.，2013；Morrison et al.，2012）。临床研究和动物实验表明，母体连续使用促肾上腺皮质激素（adrenocorticotropic hormone，ACTH）和合成类糖皮质激素（如地塞米松、倍他米松）可使胎儿糖皮质激素暴露增多，从而导致胎儿低出生体重和器官发育不良（Marciniak et al.，2011）。作者团队通过动物实验证实，孕期多种外源物（如咖啡因、尼古丁、乙醇、地塞米松）暴露可致母源性皮质酮过暴露及胎鼠 IUGR 发生（Liu et al.，2012；Xu et al.，2011）。以上研究均提示，母源性糖皮质激素过暴露是孕期多种不良环境所致 IUGR 发生的共同机制。子代出生前糖皮质激素过暴露可导致成年子代持久性的 HPA 轴功能异常，HPA 轴呈现低基础活性和高应激敏感性改变（Zhang et al.，2014；Xu et al.，2012），而 HPA 轴的功能异常与机体的病理状态密切相关。研究发现，心血管疾病（Quax et al.，2013）、2 型糖尿病和代谢综合征（Gragnoli，2014）等多种疾病状态下均存在 HPA 轴功能异常。宫内糖皮质激素的升高可导致多个内分泌轴功能编程异常，与成年后多种慢性疾病易感密切相关。因此，母血糖皮质激素水平可能作为早期预警胎源性疾病的重要指标。

已有研究表明，IUGR 子代出生前糖、胆固醇、甘油三酯及氨基酸等代谢表型异常，这与成年后代谢综合征的患病风险相关。Gupta 等（2007）对 600 名 5～16 岁儿童的研究发现，IUGR 儿童具有较高的空腹血糖、胰岛素水平及胰岛素抵抗表现。有学者在孪生子研究模型中发现，IUGR 是糖耐量异常的一个高危因素，提示不良的宫内环境与出生后糖代谢异常及胰岛素抵抗有关（Bork-Jensen et al.，2015）。

作者团队研究发现，在孕期乙醇暴露的大鼠模型中，IUGR 子代大鼠成年高脂饮食后血总胆固醇水平升高，代谢综合征易感性增加（Xia et al.，2020，2014）。研究发现，无论是在 IUGR 人群脐带血或脑组织中，还是在动物 IUGR 子代血中，都出现了乳酸水平的一致性升高（Andescavage et al.，2015；Holzmann et al.，2012）。另有研究报道，IUGR 脐带血以及母血尿酸水平也明显升高（Nanning et al.，2016；Mert et al.，2012）。作者团队近期通过孕期地塞米松暴露所致的大鼠 IUGR 模型发现 10 种差异代谢产物在雌性、雄性子代中都发生了改变，其中乳酸、2-甲基丁酰肉碱、乙酰肉碱、尿酸、血小板活化因子、脑磷脂、11-脱氧皮甾醇、麦角硫因和茶碱水平在雌性与雄性子代中呈一致性改变；而鞘氨醇水平在雌性中下调，在雄性中上调。推测雌性、雄性改变一致的差异代谢产物可能是孕期地塞米松暴露所致子代 IUGR 发生的早期生物标志物。因此，这些差异代谢产物改变也可能是疾病早期预警的潜在生物标志物（Chen et al.，2019；Zheng et al.，2016；Theodoridis et al.，2012）。

研究证实，不良的宫内环境和外界刺激可通过改变表观遗传修饰影响子代生命早期及其成年后发育过程，从而增加其神经系统疾病、内分泌系统疾病、心血管系统疾病等慢性疾病的易感性。动物研究发现，孕期甲基汞暴露可致啮齿动物 BDNF 启动子IV区组蛋白 H3 脱乙酰化（Shirayama et al.，2002），进而改变染色质结构并减少 BDNF 基因表达，导致雄性仔鼠产生抑郁样行为。胰十二指肠同源异形基因 1（pancreatic duodenal homeobox gene 1，Pdx1）对胰腺的早期发育、细胞分化及功能都有重要的调控作用，在子宫动脉结扎所致的 IUGR 大鼠模型中发现，IUGR 胎鼠胰岛 β 细胞的 Pdx1 基因通过募集组蛋白脱乙酰酶 1（histone deacetylase 1，HDAC1），使接近 Pdx1 基因启动子区域高度乙酰化的组蛋白 H3 和 H4 去乙酰化；子代出生之后持续出现 H3K4 去甲基化和 H3K9 甲基化，同时伴随胰岛 β 细胞 Pdx1 基因表达的永久性降低（Park et al.，2008），最终导致胰岛β细胞数量减少和胰腺功能障碍。围产期尼古丁处理可能通过降低血管紧张素II受体 1（angiotensin II receptor 1，AT1R）基因启动子区的 DNA 甲基化而增强成年子代大鼠血管 AT1R 的 mRNA 水平，同时通过增加 AT2R 的基因启动子区甲基化而降低成年子代大鼠 AT2R 的表达，并最终引起大鼠血管发育异常（Xiao et al.，2014）。不良环境所致表观遗传修饰持续变化可能介导了出生后疾病的发生，因此，部分功能基因表观遗传修饰改变可能成为某些疾病早期预警的生物标志物。

综上，孕期母体的血糖皮质激素水平、差异改变的母血代谢谱成分以及部分功能基因的表观遗传修饰改变都可能作为胎源性疾病的早期预警标志物。

11.2.4 胎源性疾病的早期诊断技术

胎源性疾病的早期诊断困难，因此探寻建立可能的早期诊断技术显得尤为重要。研究表明，脐带血胰岛素样生长因子 2（insulin-like growth factor 2，IGF2）基因启动子区的异常 DNA 甲基化与超重或肥胖相关（Perkins et al.，2012）。Godfrey 等（2011）报道，在脐带组织中类视黄醇 X 受体 α 基因启动子区的单 CpG 位点的甲基化状态改变与儿童期肥胖密切相关。临床研究报道，IUGR 脐血干细胞中，肝细胞核因子 4α（HNF4α）基因启动子区发生 DNA 甲基化修饰改变，该基因是导致幼年速发型糖尿病的重要因素（Einstein et al.，2010）。研究发现，孕早期暴露于不良环境可致 PRKCB、NCOR2 和 Smad3 基因甲基化和转录失调，这些 Notch 信号通路与脂肪合成基因可能成为子代出生后肝相关慢性疾病易感的早期诊断标志物（Heo et al.，2016）。已知 DNA 甲基化差异在组织器官稳定存在（Ma et al.，2014），如果早期生活环境诱导基因表观遗传修饰改变，那么这些发生改变的表观遗传标志物可以在相应的组织检测出。例如，hsa-miR-99a 参与心脏畸形，并且其表达可以在胎儿发育期间显著上调，其可作为监测心肌发育和胎儿冠心病的非侵袭性生物标志物（Kehler et al.，2015）。以上研究提示，组织器官相关特异基因的表观遗传修饰改变可能作为相应组织器官胎源性疾病的早期诊断参考指标。

11.2.5　胎源性疾病的药物早期防治

研究发现，暴露于叶酸拮抗剂的孕妇可出现严重先兆子痫，导致 IUGR 甚至胎儿死亡的风险大大增加（Honein et al.，2001），因此孕期补充叶酸至关重要。流行病学调查表明，孕期从饮食或营养补充剂摄入叶酸量小于或等于 240 μg，可致低出生体重的风险加倍（Scholl et al.，1996）。针对希腊克里特地区孕期女性的调查发现，每天摄入 500 μg 叶酸可有效降低妊娠早中期早产风险。已有的研究表明，低出生体重和 IUGR 是成年疾病早期编程的危险因素（Papadopoulou et al.，2013），孕前补充叶酸可减少低出生体重和 IUGR 的发生风险。研究发现，在母体蛋白质限制大鼠模型中补充富含甘氨酸或叶酸的饮食，可防止胎肝糖皮质激素受体（glucocorticoid receptor，GR）和过氧化物酶体增殖物激活受体 α（PPARα）低甲基化（Lillycrop et al.，2005）；哺乳期为母鼠提供足量的叶酸饮食，可逆转孕期低蛋白质饮食所造成的胎肝 GR 和 PPARα 基因启动子区甲基化修饰异常（Ke et al.，2010）。

当归注射液及其单体成分阿魏酸钠是中药当归水煮醇沉后提取的水溶性成分，具有活血化瘀、调经止痛之功效。作者团队研究发现，当归注射液具有减少氧自由基产生和加速氧自由基清除等作用，因而能对抗脂质过氧化，在防止 IUGR 发生方面有一定效果（Li et al.，2011）。研究发现，孕期母体营养不良、先兆子痫与 IUGR 的发生有关，主要表现为子代氧化应激损伤（Yung et al.，2008）。维生素 C 是一种水溶性维生素，在组织细胞中具有维持抗氧化系统、对抗氧自由基和活性氧（reactive oxygen species，ROS）的作用，而维生素 E 是一种脂溶性维生素，能够预防脂质过氧化，可作为自由基链反应的抑制剂。孕期给予维生素 C 和维生素 E，其给药剂量与胎儿出生体重、长度呈正相关关系（Lee et al.，2004）。在糖尿病诱导的胎儿 IUGR 模型中，孕期补充维生素 C 和维生素 E 可降低子代氧化应激水平，防止 IUGR 发生（Ornoy et al.，2009）。

　　研究发现，断奶后给予子代鱼油能逆转母亲低蛋白饮食引起的不良反应，降低子代血清甘油三酯水平，缓解肝脂肪变性。此外，产妇膳食干预可以减轻女性子代的焦虑并改变其社会行为。作者团队前期研究发现，孕期地塞米松暴露可以通过增加血管紧张素转换酶（angiotensin converting enzyme，ACE）的 H3K27ac 水平，持续激活 RAS 介导的子代峰值骨量降低，峰值骨量降低具有代际遗传效应（Xiao et al.，2018）。近期进一步研究发现，出生后早期干预 ACE 可有效逆转孕期地塞米松暴露所致的子代峰值骨量降低及成年后骨质疏松症的发生（Xiao et al.，2020）。

　　已有研究探索了表观遗传修饰异常在宫内或子代出生后早期发育过程中的可逆性。Weaver 等（2004）发现，雌性大鼠哺乳期对子代进行舐毛和梳理的行为，可改变子代海马 *GR* 基因启动子区甲基化状态，而使用表观遗传修饰酶抑制剂则可逆转子代海马 *GR* 基因启动子区甲基化改变。已知组蛋白乙酰转移酶和组蛋白脱乙酰酶在组蛋白乙酰化作用以及染色质结构维持和调控基因转录中起关键作用。组蛋白脱乙酰酶抑制剂被证明在染色质修饰治疗心血管疾病和其他疾病上具有潜在希望（Zhao et al.，2012）。这些表观遗传修饰相关酶可能是胎源性疾病治疗中药物的潜在靶标。虽然目前尚无明确针对胎源性疾病的治疗药物，但从已有的研究可见，维生素类营养制剂、改善胎盘血运的中成药组分以及表观遗传修饰酶抑制剂都有可能成为胎源性疾病早期治疗的潜在药物。作者团队最新研究发现，出生后早期干预 ACE 表达可有效逆转孕期地塞米松暴露所致的骨质疏松症。

　　综上所述，结合现有的研究结果，胎源性疾病的早期综合防治策略如下（图 11-1）。

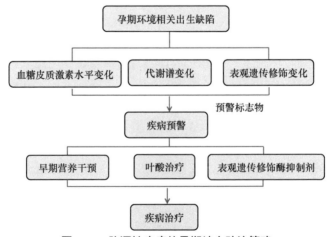

图 11-1　胎源性疾病的早期综合防治策略

11.3　研　究　展　望

基于对孕期不良环境暴露的评估，开展出生缺陷的三级预防，早期确定高危人群能接受的营养或生活方式的干预，提供有效的预防性治疗策略，将为胎源性疾病的防治提供重要的参考依据。目前仍未发现能有效预警和治疗胎源性疾病的方法，其主要原因可能是胎源性疾病的病因复杂、病理机制尚未完全明确。随着胎源性疾病宫内编程机制研究的不断深入，转化医学也在不断推动胎源性疾病的基础研究成果向临床实践或应用转化。在疾病发生的早期，通过检测血液或组织标志基因的改变，探寻各种预警生物标志物用于疾病早期诊断，或在发育早期可塑性的关键时间窗进行干预，筛选有效的治疗靶标预防和治疗胎源性疾病，将是未来主要的研究方向。

参　考　文　献

Andescavage N, Limperopoulos C, Evangelou I, et al. 2015. J Neonatal Perinatal Med, 8(3): 269-273.

Bork-Jensen J, Scheele C, Christophersen D V, et al. 2015. Diabetologia, 58(2): 363-373.

Chen G H, Zhang Q, Ai C, et al. 2019. Toxicology, 427: 152302.

Duttaroy A K. 2009. Prog Lipid Res, 48(1): 52-61.

Einstein F, Thompson R F, Bhagat T D, et al. 2010. PLoS One, 5(1): e8887.

Fowden A L, Forhead A J. 2004. Reproduction, 127(5): 515-526.

Godfrey K M, Sheppard A, Gluckman P D, et al. 2011. Diabetes, 60(5): 1528-1534.

Gragnoli. 2014. Appl Clin Genet, 7: 43-53.

Gupta M, Gupta R, Pareek A, et al. 2007. Indian Pediatr, 44(3): 177-184.

Heo H J, Tozour J N, Delahaye F, et al. 2016. Aging Cell, 15(5): 964-972.

Holzmann M, Cnattingius S, Nordström L. 2012. BJOG, 119(10): 1265-1269.

Honein M A, Paulozzi L J, Mathews T J, et al. 2001. JAMA, 285(23): 2981-2986.

Jha S, Dong B, Sakata K. 2011. Transl Psychiatry, 1: e40.

Ke X, Schober M E, McKnight R A, et al. 2010. Physiol Genomics, 42(2): 177-189.

Kehler L, Biro O, Lazar L, et al. 2015. Biomed Rep, 3(6): 869-873.

Kirsten T B, Lippi L, Bevilacqua E, et al. 2013. PLoS One, 8(12): e82244.

Lee B E, Hong Y C, Lee K H, et al. 2004. Eur J Clin Nutr, 58(10): 1365-1371.

Li C, Gou W, Han Z. 2009. Chin J Integr Trad West Med, 29(1): 68-71.

Li Y, Yan Y, Wang H. 2011. Environ Toxicol Pharmacol, 32(3): 465-471.

Lillycrop K A, Phillips E S, Jackson A A, et al. 2005. J Nutr, 135(6): 1382-1386.

Liu L, Liu F, Kou H, et al. 2012. Toxicol Lett, 214(3): 307-313.

Ma B, Wilker E H, Willis-Owen S, et al. 2014. Nucleic Acids Res, 42(6): 3515-3528.

Marciniak B, Patro-Malysza J, Poniedzialek-Czajkowska Z, et al. 2011. Curr Pharm Biotechnol, 12(5): 750-757.

Mert I, Oruc A S, Yuksel S, et al. 2012. J Obstet Gynaecol Res, 38(4): 658-664.

Morris R K, Cnossen J S, Langejans M, et al. 2008. BMC Pregnancy Childbirth, 8: 33.

Morrison J L, Botting K J, Soo P S, et al. 2012. J Pregnancy, 2012: 839656.

Nannig P M, Cubillos C M, Jara C T, et al. 2016. Rev Chil Pediatr, 87(4): 250-254.

Ornoy A, Tsadok M A, Yaffe P, et al. 2009. Reprod Toxicol, 28(4): 521-529.

Papadopoulou E, Stratakis N, Roumeliotaki T, et al. 2013. Eur J Nutr, 52(1): 327-336.

Park J H, Stoffers D A, Nicholls R D, et al. 2008. J Clin Invest, 118(6): 2316-2324.

Perkins E, Murphy S K, Murtha A P, et al. 2012. J Pediatr, 161(1): 31-39.

Quax R A, Manenschijn L, Koper J W, et al. 2013. Nat Rev Endocrinol, 9(11): 670-686.

Salam R A, Das J K, Bhutta Z A. 2014. Curr Opin Clin Nutr Metab Care, 17(3): 249-254.

Sale A, Putignano E, Cancedda L, et al. 2004. Neuropharmacology, 47(5): 649-660.

Scholl T O, Hediger M L, Schall J I, et al. 1996. Am J Clin Nutr, 63(4): 520-525.

Shirayama Y, Chen A, Nakagawa S, et al. 2002. J Neurosci, 22(8): 3251-3261.

Theodoridis G A, Gika H G, Want J E, et al. 2012. Anal Chim Acta, 711: 7-16.

Tsui D W, Chiu R W, Lo Y D. 2010. Chimerism, 1(1): 30-35.

Weaver I C, Cervoni N, Champagne F A, et al. 2004. Nat Neurosci, 7(8): 847-854.

Xia L P, Jiao Z X, Pei L G, et al. 2020. Reprod Toxicol, 94: 48-54.

Xia L P, Shen L, Kou H, et al. 2014. Toxicol Lett, 226(1): 98-105.

Xiao D L, Dasgupta C, Li Y, et al. 2014. PLoS One, 9(9): e108161.

Xiao H, Wen Y, Pan Z, et al. 2018. Cell Death Dis, 9(6): 638.

Xiao H, Xie X K, Wen Y X. 2020. Bone, 133: 115245.

Xu D, Chen M, Pan X, et al. 2011. Environ Toxicol Pharmacol, 32(3): 356-363.

Xu D, Wu Y, Liu Y S, ct al. 2012. Toxicol Appl Pharmacol, 264(3): 395-403.

Yung H, Calabrese S, Hynx D, et al. 2008. Am J Pathol, 173(2): 451-462.

Zhang C, Xu D, Luo H, et al. 2014. Toxicology, 325: 74-84.

Zhao L, Chen C N, Hajji N, et al. 2012. Circulation, 126(4): 455-467.

Zheng P, Chen J J, Zhou C J, et al. 2016. Transl Psychiatry, 6(11): e955.

（铁　楷、黎　伟）

第 12 章

孕期烟雾（尼古丁）暴露所致的
子代发育毒性及多疾病易感

　　摘要： 吸烟是影响孕妇和胎儿健康的危险因素。尼古丁是烟雾中主要有毒物质之一，可通过影响母体、胎盘、胎儿自身而产生发育毒性。孕期尼古丁暴露不仅可导致子代宫内发育迟缓，并且其不良影响会延续到出生后甚至成年，造成子代成年后代谢综合征及多种相关代谢性疾病易感性增加。目前孕期烟雾（尼古丁）暴露与子代成年后代谢性疾病易感之间的内在联系尚不清楚，母源性糖皮质激素诱导的"神经内分泌代谢编程改变"可能是其主要的宫内发生机制，作者团队研究提示下丘脑-垂体-肾上腺轴、糖皮质激素-胰岛素样生长因子 1 轴和肾素-血管紧张素系统等多个内分泌系统的宫内编程改变可能参与其中，且孕期尼古丁暴露所致子代成年后代谢性疾病发生存在"两种编程"和"两次打击"机制。本章总结了孕期烟雾（尼古丁）暴露所致子代成年后代谢性疾病易感的影响因素及其相关机制，为探寻该类疾病的胎儿起源及实现其早期防治提供了新的方向。

引　　言

　　近年来，国内外学者开展了大量有关孕期不良环境、子代出生体重与成年慢性疾病之间的循证研究，提出了人类疾病起源的新概念——"健康与疾病的发育起源（developmental origins of health and disease，DOHaD）"学说。宫内编程（intrauterine programming）是指宫内时期多种损伤所致组织形态和功能出现永久性改变的过程。目前对于 DOHaD 学说的解释较为公认的是"宫内内分泌发育编程"假说（Fowden et al.，2005，2004），认为不良的宫内环境会引起胎儿多种内分泌轴发育改变，通过限制胎儿生长并增加其外周组织对代谢激素的敏感性，以最大化利用能量并确保胎儿存活。胎儿出生后在过营养环境下会出现"追赶性生长"和后续的脂肪沉积，进而增加发展为胰岛素抵抗及代谢综合征（metabolic syndrome，MS）的风险。该假说虽然从内分泌发育编程的角度对胎源性成年 MS 的起源作出了一定合理的解释，但未完整、系统地阐述宫内不良环境因素是如何影响胎儿重要组织器官的功能发育及其成年后胎源性代谢性疾病易感的机制的，也缺乏足够、具体的实验结果作为支撑。

孕期烟雾暴露是引起不良宫内环境的确切因素之一，同时也是严重的公共卫生问题。流行病学调查研究证实，孕期烟雾暴露可导致子代低出生体重，低出生体重可增加子代成年后 MS 及多种代谢性疾病的易感性（Ko et al.，2014；Silveira and Horta，2008）。尼古丁是烟雾中的主要成分之一，其具有较高的脂溶性，可通过多种途径（母体、胎盘和胎儿自身）影响胎儿发育。作者团队基于近几年系列动物实验结果和相关研究领域的最新报道，总结了孕期烟雾（尼古丁）暴露所致子代胎源性代谢性疾病易感现象，并提出了其发生机制与孕期烟雾（尼古丁）暴露所致母源性糖皮质激素（glucocorticoid，GC）过暴露引起"宫内神经内分泌代谢编程改变"有关（Liu et al.，2012；Xu et al.，2012）。近期又进一步提出孕期尼古丁暴露相关的代谢性疾病胎儿起源的"两种编程"和"两次打击"机制（Xu et al.，2015，2013）。这些研究总结和新学术观点为系统解析 DOHaD 学说提供了实验和理论依据。

12.1　孕期烟雾暴露与子代发育毒性

发育毒性（developmental toxicity）是指亲代接触外源因素对子代造成的有害作用，主要表现为致畸、功能不全或异常、生长迟缓甚至死亡。越来越多的证据表明，孕期烟雾（尼古丁）暴露对子代具有发育毒性，不仅可引起自发性流产、生长迟缓等多种不良妊娠结局，还可引起子代出生后的体格、智力发育落后以及成年后的多种代谢性疾病易感。

12.1.1　孕期烟雾暴露的主要有害物质及其不良妊娠结局

世界卫生组织（WHO）2011 年的全球烟草流行报告显示，孕期吸烟人数的总体规模仍呈逐年增长趋势。20%～50%的妇女在妊娠期间吸烟，其中 25%～29% 的孕妇在整个妊娠期持续吸烟，即使不吸烟的孕妇也有约 50%处于被动吸烟状态，因此孕妇主动或被动接触香烟的概率非常大。孕期烟雾暴露不仅对主动吸烟者有较大影响，对被动吸烟者的危害可能更甚。已知，环境中的香烟烟雾主要由吸烟者口鼻吐出的主流烟雾和香烟点燃时从旁侧释放的侧流烟雾所构成。侧流烟雾中尼古丁、氨、一氧化碳等有害物质的含量比主流烟雾高出 2.5 倍，因而主要接受侧流烟雾的被动吸烟者会更易受到危害。

孕妇和胎儿是最敏感、最易受到不良环境影响的人群。流行病学与临床数据表明，孕妇烟雾暴露可发生多种不良妊娠结局，包括自然流产、早产、死产的危险性增加（Lintsen et al.，2005；Venners et al.，2004）；其子代出生后容易患婴儿猝死综合征和成年后代谢性疾病、神经精神性疾病及免疫性疾病（Haghighi et al.，2013；Power et al.，2010；Syme et al.，2010）。虽然母亲吸烟可在整个妊娠期影响胎儿发育，但对胎儿体重影响最大的是孕后期，尤其是每天吸烟超过 8～10 支的重度吸烟者，而出生体重降幅最大的情况发生在较低水平的烟雾暴露。研究报道，在孕后期孕妇每天每吸一支烟可使胎儿体重降低约 27 g（Bernstein et al.，2005）。作者团队通过系列动物实验也证实，妊娠期烟酒混合暴露、被动吸烟均引起胎鼠低出生体重、出生后体格及神经发育异常（Yan et al.，2005；Li and Wang，2004）。

烟草在燃烧过程中会产生 4000 多种已知化学物质，其中约有 70 种致癌，数百种有毒。尼古丁由于其亲脂性，可积累于母乳和羊水中，或通过胎盘导致胎儿和新生儿暴露。在妊娠期，重度吸烟者每天可消费 25 支及以上的香烟，一支香烟中含有>1.2 mg 的尼古丁。尼古丁具有生殖和发育毒性，是扰乱胚胎发育的主要致畸因子之一。对大多数女性来说，尼古丁依赖是她们持续吸烟行为的重要原因。事实上，大多数与戒烟相关的不良生理症状都归因于尼古丁戒断。因此，尼古丁替代疗法作为一种戒烟手段被广泛应用，并被认为对那些依赖性强且无法戒烟的孕妇是有益的，因为母亲和胎儿只接触到一种化学物质而不是香烟烟雾中发现的数千种化学物质。目前口香糖、鼻腔喷雾剂和含片形式的尼古丁替代疗法被归类为妊娠 C 类药物，而经皮尼古丁贴剂被归类为 D 类。英国药品安全委员会和药品卫生监督管理局等机构推荐尼古丁替代疗法应用于不能使用非药理学手段戒烟的孕妇，并且尼古丁替代疗法的使用率逐年稳步上升，这使得关于孕期尼古丁暴露的胎儿发育毒性的研究更有意义。

除此以外，烟草在燃烧过程中也会释放一氧化碳、苯并芘、甲醛、氰化钾等有毒物质，这些有毒物质暴露不仅会增加亲代不孕不育的风险、延迟女性受孕时间、降低男性精液质量和增加生精细胞突变频率，而且会导致子代自然流产、早产和低出生体重等。烟草中还含有镉、汞、铅、砷等多种有害金属，对孕妇及胎儿也会产生多种不良影响。

12.1.2　孕期烟雾暴露所致子代代谢综合征及相关疾病易感

宫内发育迟缓（intrauterine growth retardation，IUGR）是指孕期各种不良因素导致的胚胎（胎儿）生长发育限制，主要表现为低出生体重、发育受限及器官功能障碍、生长迟缓，IUGR 是最常见的发育毒性结局之一。MS 是以向心性肥胖、糖尿病或糖调节受损、高血压、血脂异常为主要表现，以胰岛素抵抗为共同病理生理基础,以多种代谢性疾病合并出现为临床特点的一组临床症候群。据调查,MS 在美国成人中的患病率为 34.3%～38.5%,而在拉丁美洲和巴西,患病率分别为 24.9% 和 29.6%。其中,IUGR 患儿成年期发生 MS 的概率是正常胎儿的 2.5 倍(Silveira and Horta,2008)。越来越多的证据提示,IUGR 与成年期 MS 相关表征的发生、发展,如增加心血管疾病风险,出现胰岛素抵抗、高血压、血脂异常、糖耐量减低等持久性 IUGR 相关代谢紊乱有关(图 12-1)。虽然已经明确吸烟与 IUGR 发生有关,但尼古丁与 IUGR 之间的关系并不明确。两项随机对照试验发现,与服用安慰剂的吸烟者相比,使用尼古丁口香糖或尼古丁贴剂的妇女其子代出生体重显著增加。相反,来自 2004 年妊娠风险评估监测系统的数据表明,与非吸烟者相比,孕期自我报告使用尼古丁替代疗法的妇女,其子代低出生体重的风险增加了 2 倍。而吸烟者与不吸烟者相比,其子代低出生体重的风险增加了 1.3 倍。因此,很难确定尼古丁在母亲吸烟相关的低出生体重中的作用,因为尼古丁不是烟草烟雾中的唯一成分。即使是使用尼古丁替代疗法的妇女,其尼古丁暴露剂量相较于实际吸烟者而言可能较低。在这一方面,动物实验因其处理因素单一,结果更加具有参考意义。作者团队前期的研究发现,孕期尼古丁暴露下的子代出生体重显著降低,IUGR 发生率增加,这些子代伴随着 MS 样表型,表现为糖、脂代谢功能的改变;在给予高脂饮食后出现多器官脂肪沉积、结构损伤和功能异常,并由此导致成年后 MS 易感(Xu et al.,2013,2012;Liu et al.,2012)。提示,孕期尼古丁暴露下的 IUGR 子代成年后患 MS 的风险增加。

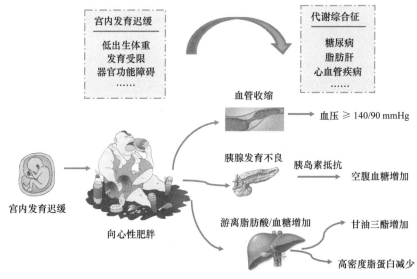

图 12-1　宫内发育迟缓与代谢综合征

　　孕期烟雾暴露还可导致成年子代多种组织器官（如脂肪组织、胰腺、肝和骨关节）发生代谢相关疾病的风险增加。最近的流行病学研究表明，母亲吸烟与子代随后的肥胖、高血压和 2 型糖尿病有密切的关系（Montgomery and Ekbom，2002；Power et al.，2010）。肥胖（尤其是向心性肥胖）是 MS 重要的临床表现之一，胰岛素抵抗和高胰岛素血症可能是其共同的发病机制。动物研究表明，胎儿单独接触尼古丁可能会导致出生后代谢改变，与肥胖、2 型糖尿病和高血压有关。例如，在孕期，尼古丁可通过改变早期脂肪生成而增加子代大鼠肥胖的易感性，其成年期总脂肪、内脏脂肪、机体总蛋白量增加，孕期尼古丁暴露的子代可能通过改变控制体重的内分泌自我平衡而导致肥胖发生，同时这一过程还伴随甲状腺功能减退和血管病变发生的风险（Oliveira et al.，2009；Gao et al.，2005）。孕期不良环境所致的 IUGR 还存在胰腺发育损伤、胰岛β细胞数目及功能改变的永久性编程现象，这种不可逆的变化可能诱发子代在生命中后期的糖耐量异常并增加患 2 型糖尿病的风险（Warner and Ozanne，2010）。流行病学调查资料表明，孕期吸烟可增加子代患 2 型糖尿病的风险（Montgomery and Ekbom，2002）。动物实验研究表明，孕期或围产期给予尼古丁可影响大鼠胰腺发育和胰岛β细胞功能，减少胰岛的大小和数目，抑制胰岛发育相关基因和胰岛素基因的表达（Somm et al.，2008）。脂肪肝是由多种病因引起的肝细胞脂肪变和脂肪蓄积过多的临床病理综合征。一项人群研究显示，IUGR 个体发生儿童脂肪肝的概率比正常儿童高 4 倍（Fraser et al.，2007）。作者团队前期研究也发现，孕期尼古丁暴露可导致子代出生后高脂饮食诱导的非酒精性单纯性脂肪肝发生（Xu et al.，2015；Liu et al.，2012）。同时，孕期尼古丁暴露的 IUGR 子代存在糖、脂代谢紊乱及高胆固醇血症易感（Hu et al.，2020；Zhou et al.，2019；Zhu et al.，2019）。传统观点认为，骨关节炎为老年退行性疾病，但新学术观点提示骨关节炎属于 MS 范畴。流行病学发现，早期生活因素与成人骨关节炎有关，低出生体重儿成年后患骨关节炎的风险增加（Hussain et al.，2015；Clynes et al.，2014）。作者团队在孕期尼古丁暴露所致 IUGR 的大鼠模型上证实 IUGR 子代成年后骨关节炎的易感性增加，提出其发生机制与尼古丁对关节软骨发育的直接毒性作用和母源性 GC 过暴露所致软骨细胞胰岛素样生长因子 1（insulin-like growth factor 1，IGF1）信号通路低功能编程及软骨基质合成减少的间接作用有关（Chen et al.，2019；上官杨帆等，2015；Deng et al.，2013，2012）。进一步发现，宫内母源性高 GC 也可引起软骨局部的胆固醇流出系统障碍及成年后高胆固醇血症下的胆固醇沉积，最终导致成年子代骨关节炎易感（Tie et al.，2016b）。

12.2　孕期尼古丁暴露所致子代代谢性疾病易感的影响因素

　　孕期母体-胎盘-胎儿作为一个完整的生物学单位，在胚胎（胎儿）的生理发育和病理变化中起着重要作用。孕期尼古丁暴露不仅可以通过影响母体或胎盘功能而影响胚胎（胎儿）发育，还因其脂溶性较高，易通过胎盘进入胎儿体内而直接影响胚胎（胎儿）发育。

12.2.1 母体因素

吸烟时，尼古丁可通过肺部小气道和肺泡，被迅速吸收入血。血液中的尼古丁可迅速分布于肝、肾、肺等组织。吸烟后的血浆尼古丁浓度增加，可高达 100 ng/mL，骨骼肌中尼古丁的浓度可接近血液浓度。尼古丁与脑组织亲和力高，与不吸烟者相比，吸烟者的尼古丁受体浓度增加（Perry et al.，1999）。尼古丁易通过胎盘进入羊水、脐带和胎儿循环中，胎血中尼古丁浓度较母体血高 15%（Koren，1995）。研究发现，与不吸烟者相比，吸烟者的尼古丁清除率明显变慢。吸烟导致的尼古丁半衰期延长以及胎血中尼古丁浓度增加，可能是造成尼古丁在孕妇体内产生累积效应的原因（Benowitz et al.，2009）。在人体内，70%～80%的尼古丁代谢成可替宁，该过程主要受细胞色素 P450 和细胞质醛氧化酶调节。可替宁的半衰期长达 15～20 h，胎血中的可替宁浓度比母体血高 10 倍。尼古丁代谢受到众多因素的影响，包括年龄、性别和遗传。尼古丁主要通过肾小球滤过和肾小管分泌而排泄。动物实验发现，慢性尼古丁暴露可破坏孕期大鼠母体系统性和肾适应能力，其机制可能与松弛素受体和肾诱导型一氧化氮合酶表达减少有关（Ferreira et al.，2016）。

下丘脑-垂体-肾上腺（hypothalamic-pituitary-adrenal，HPA）轴在出生前、后应激防御反应中发挥着重要作用。HPA 轴既是环境因素影响的靶点，又是生命早期生活事件和成年后健康之间的调节者。GC 是 HPA 轴的终末效应因子，生理水平 GC 的合成与分泌对维持妊娠有着重要意义。母体血 GC 水平升高是孕期母体应激诱导胎儿发育毒性的重要内分泌机制。一项为期 40 年的前瞻性研究发现，孕期吸烟的母亲血皮质醇水平升高，研究人员还提出孕期 GC 编程女性成年子代尼古丁依赖（Stroud et al.，2014）。也有研究表明，尼古丁可通过上调烟碱型乙酰胆碱受体（nicotinic acetylcholine receptor，nAChR）水平，使母体垂体的促肾上腺皮质激素（adrenocorticotropic hormone，ACTH）释放增多，肾上腺类固醇合成急性调节蛋白（steroidogenic acute regulatory protein，StAR）和细胞色素 P450 胆固醇侧链裂解酶（cytochrome P450 cholesterol side chain cleavage enzyme，P450scc）的表达增加（Matta et al.，1998）。作者团队前期研究发现（Feng et al.，2014；Xu et al.，2012；Chen et al.，2007），孕期尼古丁暴露使母鼠肾上腺 StAR 和 P450scc 表达增加的同时，胎鼠肾上腺 StAR 和 P450scc 表达降低，而胎盘 GC 代谢灭活酶——2 型 11β-羟类固醇脱氢酶（11β-hydroxysteroid dehydrogenase type 2，11β-HSD2）表达降低。提示，孕期尼古丁暴露通过应激反应诱导母体肾上腺甾体激素合成，同时削弱胎盘 GC 屏障作用，使胎儿过暴露于高浓度母源性 GC，后者可进一步抑制胎儿自身的 GC 合成功能。

12.2.2　胎盘因素

胎盘作为连接母体和胎儿的中介对胎儿发育至关重要。研究表明，吸烟者的胎盘会过早出现老化（如单位面积上合胞体芽和细胞凋亡比例增加）和广泛退行性病变（如绒毛膜胶原量和滋养层细胞基底膜厚度增加）（Ashfaq et al.，2003）。进一步研究发现，孕期烟雾暴露可增加胎盘滋养层厚度和绒毛间充质胶原蛋白含量，并减少胎盘血管形成（Kuhl，1998）。Jauniaux 和 Burton（2007）综述了吸烟对胎盘功能的影响，发现吸烟使胎盘 nAChR、肿瘤抑制蛋白、缺氧诱导因子和血管内皮生长因子表达增加，也使胎盘 11β-HSD2 和 92 kDa 胶原Ⅳ表达降低。

生理情况下，母源性 GC 参与了胎儿的早期生长发育过程。然而，宫内母源性 GC 过暴露与子代出生后多种慢性疾病的易感性增加有关，这种母源性 GC 过暴露主要由胎盘 P-糖蛋白（P-glycoprotein，P-gp）和 11β-HSD2 功能降低所介导。P-gp 作为 ABC 转运家族的一员，在胎盘细胞合胞体滋养层中高表达。P-gp 能将多种外源物逆向转运出细胞，从而减少胚胎（胎儿）暴露于多种有毒外源物，因此对胎儿有保护作用。研究发现，吸烟虽然不改变人类胎盘上 P-gp 的表达，但可抑制大鼠胎盘 P-gp 的表达（Li et al.，2011）。作者团队前期研究证实，孕期烟雾（尼古丁）暴露可影响大鼠胎盘上多种与外源物代谢密切相关的 CYP 同工酶表达，使 P-gp 表达明显降低（Wang et al.，2009；王婷等，2007）；烟雾暴露的同时给予十字花科蔬菜的主要成分吲哚 3-原醇，可进一步降低胎鼠出生体重，推测可能与吲哚 3-原醇抑制胎盘 P-gp 的转运功能有关（Yan et al.，2006）。11β-HSD2 编码基因是发育相关重要基因，11β-HSD2 是一种高亲和力的 NAD(H)依赖性脱氢酶，通过氧化代谢可灭活母源性 GC，保护胎儿免受母体 GC 干扰，因此也具有 GC 屏障作用。研究证实，胎盘 11β-HSD2 的活性易受到孕期多种不良环境（如外源物暴露、饮食限制、感染、低氧和应激）的影响（Reynolds，2013）。已发现，烟草烟雾中镉可降低胎盘 11β-HSD2 的表达和活性（Yang et al.，2006）。作者团队前期也证实，孕期尼古丁暴露可通过抑制胎盘 11β-HSD2 的表达，开放胎盘 GC 屏障，导致胎儿过暴露于母源性 GC（Xu et al.，2012；Chen et al.，2007）；近期在整体和细胞水平进一步证实，尼古丁可通过表观遗传机制调节胎盘 11β-HSD2 编码基因表达（Zhou et al.，2018）。

综上，孕期烟雾（尼古丁）暴露不仅可以引起胎盘形态学改变，而且可以影响胎盘的多种功能，从而使胎儿暴露于不良的宫内环境，引起其发育异常。

12.2.3 胎儿自身因素

尼古丁因高亲脂性而易经胎盘进入胎儿体内，但由于胎儿肝尚未发育成熟，尼古丁代谢相关酶活性较低，因此其代谢能力较弱。这种易进入、难排出的特性极易引起尼古丁在胎儿体内蓄积。作者团队发现，2 mg/(kg·d)尼古丁孕中晚期暴露的母鼠和胎鼠平均血尼古丁浓度分别为 5.39 μmol/L 和 3.71 μmol/L（即胎血尼古丁浓度为母血的 68.8%），而蓄积在胎儿体内的尼古丁可对多种胎组织功能产生直接损害作用，包括抑制胎肾上腺的 GC 合成、降低胎软骨细胞的基质表达、改变胎海马兴奋性神经递质与抑制性神经递质的平衡状态。已知类固醇生成因子 1（steroidogenic factor 1，SF1）在肾上腺皮质的形态发生和甾体合成基因的转录调控方面均发挥着重要作用，所有甾体激素合成酶基因启动子区均存在 SF1 的识别序列。作者团队在人胎肾上腺细胞中，证实尼古丁可直接抑制 SF1 和 StAR 的基因表达而抑制皮质醇的合成（Yan et al.，2014；Wang et al.，2011）。尼古丁对胎软骨细胞和骨髓间充质干细胞的 IGF1 信号通路及下游蛋白多糖合成有明显的抑制作用（Deng et al.，2013，2012）。已知谷氨酸脱羧酶 67（glutamic acid decarboxylase 67，GAD67）是介导兴奋性神经递质谷氨酸（glutamic acid，Glu）转变为抑制性神经递质γ-氨基丁酸（γ-aminobutyric acid，GABA）的重要转化酶。作者团队发现，经尼古丁处理的胎鼠海马 H19-7 细胞中 GAD67 表达呈浓度依赖性增加，并伴有 GAD67 编码基因启动子区总甲基化率及 DNA 甲基转移酶 1（DNA methyltransferase 1，DNMT1）表达的降低（He et al.，2017）。

12.3 孕期烟雾（尼古丁）暴露所致子代代谢性疾病易感的宫内编程机制

尽管大量研究已证实，孕期烟雾（尼古丁）暴露可致子代 IUGR、出生后 MS 及成年后多种代谢性疾病的易感性增加，然而其发生机制至今尚未系统阐明。大量研究提示，胎儿多个内分泌轴或系统，如 HPA 轴、GC-IGF1 轴、肾素-血管紧张素系统、下丘脑-垂体-性腺轴和下丘脑-垂体-甲状腺轴等发育编程改变可能参与其中，其中 HPA 轴宫内编程改变是最主要的机制。

作为 HPA 轴的终末效应器官，肾上腺在宫内时期的正常发育是决定胎儿成熟和出生后命运的关键。宫内基础 GC 水平是促进胎儿组织形态和功能成熟的关键，而成年 GC 又与胰岛素抵抗关系密切。越来越多的文献提示，内源性 GC 是胎儿发育的重要触发激素，对于胎儿重要脏器的成熟起着决定性作用。但发育中的胎儿暴露于过量的 GC 或暴露时间不对，胎儿多器官的基因表达会发生改变，同时器官的发育轨迹也会发生改变，并最终导致成年后生理功能的异常，在某些环境（如应激、高脂饮食）下甚至会造成机体病理性改变。近十年来，作者团队基于全面、系统的动物实验结果，提出孕中晚期尼古丁暴露所致的母源性 GC 过暴露介导了子代大鼠 MS 及代谢性疾病易感的"宫内神经内分泌代谢编程"机制，并指出其核心机制可能是 GC-IGF1 轴宫内编程改变（郭自景等，2015；Xu et al.，2015，2013，2012；Liu et al.，2012）。

12.3.1　HPA 轴宫内编程机制

HPA 轴是由下丘脑、垂体和肾上腺三者组成的复杂集合，其主要成分包括下丘脑释放的促肾上腺皮质激素释放激素（corticotropin releasing hormone，CRH）、垂体释放的 ACTH 和肾上腺释放的 GC 及其各自的受体。海马作为 HPA 轴的重要调控中心，既参与了静息状态下对 HPA 轴昼夜节律的调节，也参与了应激状态下对 HPA 轴的负反馈调节。越来越多的研究证实，孕期不良环境暴露所诱导的 HPA 轴永久性改变可能是影响子代长期健康的重要不利因素，而 HPA 轴的宫内编程改变被认为是发生胎源性慢性疾病最可能的机制。作者团队系列研究已证实（Xu et al.，2013，2012；Liu et al.，2012），孕期尼古丁暴露可通过母源性 GC 过暴露或尼古丁的直接效应，来影响胎海马及 HPA 轴相关多个脏器（如下丘脑、肾上腺）的功能发育，导致子代出生后出现 HPA 轴低基础活性和高应激敏感性的宫内编程改变。

12.3.1.1　宫内 HPA 轴低基础活性编程

HPA 轴是环境因素的敏感靶位之一。在胎儿发育的关键时期，任何环境因素的异常都有可能对胎儿 HPA 轴的功能发育产生深远影响。研究证实（Glover et al.，2010），不良的宫内环境可导致成年子代 HPA 轴低基础活性，提示 HPA 轴低基础活性可能源于宫内。作者团队在前期研究（Xu et al.，2012）中观察了孕期尼古丁暴露下胎鼠 HPA 轴各水平基因表达的变化，发现下丘脑 CRH、肾上腺 StAR/P450scc 的表达皆显著降低，说明胎鼠 HPA 轴的功能发育受到抑制，胎肾上腺甾体合成能力降低。在细胞水平证实（Yan et al.，2014；Wang et al.，2011），尼古丁可直接抑制肾上腺甾体合成功能，其发生机制与尼古丁引起肾上腺细胞 SF1 和 StAR 表观遗传修饰（如组蛋白乙酰化和 DNA 甲基化）异常有关。对于孕期尼古丁暴露所致 IUGR 仔鼠（Liu et al.，2012），作者团队分别检测了出生后 1 天、7 天、35 天、60 天和 100 天（分别相当于人的孕晚期、新生儿期、儿童期、青年期和成年期）的 HPA 轴活性（包括血 ACTH 和皮质酮浓度），发现仔鼠 HPA 轴活性呈现出先高后低的现象，成年期经历追赶性生长后 HPA 轴活性仍明显较低。作者团队推测，这种出生后早期的 HPA 轴活性升高可能与母源性高 GC 快速撤离诱导子代 HPA 轴功能反跳性、一过性增强有关，最终由于宫内 HPA 轴低功能发育编程而导致出生后子代 HPA 轴基础活性持续降低。

海马损伤参与了 HPA 轴宫内低功能编程。海马是对 GC 最为敏感且易损的神经靶位，具有丰富的盐皮质激素受体（mineralocorticoid receptor，MR）和糖皮质激素受体（glucocorticoid receptor，GR）。MR 对 GC 的亲和力明显高于 GR，低浓度的 GC 首先与 MR 结合，只有较高浓度时（如应激状态或昼夜节律分泌高峰）才与 GR 结合（Joëls，2018）。MR、GR 的作用有所不同，MR 的激活能够维持海马神经元的兴奋性，而 GR 的过度激活将引发海马神经元的损伤（Reynolds et al.，2001）；MR 主要参与 HPA 轴基础活性的维持，而 GR 主要通过负反馈参与应激反应（Galeeva et al.，2010）。此外，脑内 GC 激活相应受体也受到 GC 代谢酶 11β-HSD1、11β-HSD2 的受体前调节。11β-HSD1 是存在于大多数细胞中的一种还原酶，可以催化活性 GC 的生成；而如前所述，11β-HSD2 通过氧化代谢起着灭活 GC 的作用。海马组织中 11β-HSD1 和 GR 共存于同一个神经元内，GC 可诱导 11β-HSD1 活性增强和表达增加，产生更多具有生物活性的 GC 与低亲和力的 GR 结合。过度活化的 GR 可损伤海马神经元，从而影响海马的功能。作者团队研究发现（Xu et al.，2012），孕期尼古丁暴露所致的母源性高 GC 可显著促进胎海马 11β-HSD1 和 GR 的表达。提示，孕期尼古丁暴露下胎海马局部 GC 活化代谢增强，由此可致海马局部活性 GC 水平升高，后者通过激活海马 GR 而负反馈抑制胎儿 HPA 轴的功能发育。

12.3.1.2 宫内 HPA 腺轴高应激敏感性编程

孕期外源物暴露可致 HPA 轴编程改变，孕期外源物暴露通过改变母体状态、破坏胎盘屏障或者直接作用于胎儿自身来影响胎儿 HPA 轴发育（Zhang et al.，2014）。已有文献报道，孕期暴露于合成类 GC 可致子代出生后 HPA 轴对应激敏感性增强（Davis et al.，2011）。作者团队前期在孕期尼古丁暴露的大鼠模型上发现母体来源的内源性 GC 过暴露现象（Xu et al.，2012；Chen et al.，2007），并在子代成年后，给其慢性应激以期观察 HPA 轴活性的变化。结果显示（Xu et al.，2013；Liu et al.，2012），与应激前相比，慢性应激后的成年大鼠血 ACTH 和皮质酮水平升高。由此证实，孕期尼古丁暴露的成年子代大鼠存在 HPA 轴高应激敏感性。

Glu 和 GABA 分别是哺乳动物中枢神经系统中最重要的兴奋性和抑制性氨基酸能神经递质。已有大量研究显示，下丘脑内 Glu 和 GABA 水平的动态平衡在调节 HPA 轴活性中发挥了重要作用，如向动物脑室内或下丘脑室旁核内注射 Glu 可刺激 ACTH 和皮质酮分泌；慢性应激反应中下丘脑室旁核内小细胞神经元 GABA 能神经支配减弱，可降低 GABA 对 CRH 神经元的抑制作用，最终导致 HPA 轴活性增加。由于囊泡型谷氨酸转运体 2（vesicular glutamate transporter 2，VGluT2）和 GAD67 分别介导了 Glu 的转运和 GABA 的合成，其在全脑的分布与 Glu 和 GABA 能神经元相似，因此被视为 Glu 和 GABA 能神经元的直接标志物。作者团队研究发现，与应激前相比，慢性应激后的孕期尼古丁暴露雌性、雄性成年子代均出现下丘脑 VGluT2 表达和 VGluT2/GAD67 表达比增加；进一步研究发现，宫内也存在下丘脑 VGluT2/GAD67 表达比增加（He et al.，2017）。提示，孕期尼古丁暴露所致成年子代的 HPA 轴高应激敏感性与宫内下丘脑局部潜在兴奋性增强有关，这些增强改变可一直延续到出生后，介导了子代 HPA 轴高应激敏感性的发生。

　　海马不仅是 HPA 轴应激反应的高位调节中枢，也是应激损伤的敏感部位。研究证实，海马在抑制 HPA 轴应激反应中起着非常重要的作用（Jankord and Herman，2008）。刺激海马可抑制应激诱导的皮质酮分泌；相反，损伤整个海马或海马背侧，则 HPA 轴对多种应激源的敏感性增强，血浆 GC 水平升高。研究发现，损害大鼠海马腹侧下托不影响其肾上腺皮质激素释放的快速负反馈抑制作用，但下丘脑室旁核神经元的 CRH 活性增加，提示海马对 HPA 轴的抑制作用可能是通过调节下丘脑室旁核活动而实现的（Herman et al.，1998）。胎海马可表达 GAD67，GAD67 在海马 Glu 与 GABA 的动态平衡中发挥着关键作用。海马 GAD67 的表观遗传修饰改变可影响 GAD67 的转录、表达。作者团队研究证实（Lu et al.，2018），宫内母源性高 GC 可以损伤胎海马功能，引起 GR 和 GAD67 表达增加，使其对 HPA 轴的负反馈调控功能减弱。Satta 等（2008）研究发现，尼古丁可下调海马 DNMT1 的表达并降低 GAD67 编码基因启动子区甲基化水平，从而促进 GAD67 的表达。近期作者团队研究也证实（He et al.，2017），孕期尼古丁暴露下，尼古丁可通过 nAChR 直接降低胎海马 GAD67 编码基因启动子区甲基化水平而促进 GAD67 的表达，从而促进 Glu 向 GABA 的转化，以平衡宫内海马的兴奋状态，这些改变可延续到出生后，表现为子代海马 GAD67 的持续高表达。同时，尼古丁可以通过下调 BDNF 通路从而增强 Glu 的兴奋性毒性，使 GAD67 的表达出现代偿性上调（Pei et al.，2019），由于后者减弱了海马对 HPA 轴兴奋的负反馈调节作用，最终介导了 HPA 轴高应激敏感性的发生。

12.3.2　GC-IGF1 轴宫内编程机制

　　IGF1 信号通路是机体内分泌调节系统的核心，参与调节出生前后各组织细胞的增殖、分化及代谢过程。宫内时期，IGF1 是诱导干细胞富集和功能分化的重要因子，肝 IGF1 的表达水平直接决定胎儿出生体重、器官结构和功能发育。出生后，肝 IGF1 表达持续升高，到青春期达到高峰并维持在一定水平，到老年期逐渐下降。研究证实，IUGR 胎儿的血和肝组织 IGF1 水平是降低的，而出生后的追赶性生长常伴随血和肝组织 IGF1 水平的升高（Tosh et al.，2010）。提示，肝 IGF1 信号通路功能变化是引起 IUGR 及出生后追赶性生长的主要原因。

研究表明，高水平 GC 可抑制多种组织和细胞内 IGF1 的表达（Hyatt et al.，2007）。作者团队的系列研究证实，孕期尼古丁暴露下胎血皮质酮水平升高，而与此相对应的血和肝 IGF1 水平降低（Xu et al.，2012）；子代出生后，在正常饮食下血皮质酮水平降低的同时肝 IGF1 表达增加，高脂饮食下血皮质酮水平的降低和肝 IGF1 表达的增加更为明显（Xu et al.，2015；Liu et al.，2012）。这种血 GC 和肝 IGF1 表达水平之间的反向变化，提示机体血 GC 与多组织（主要是肝）IGF1 之间的负性调控机制可能存在轴向关系（即 GC-IGF1 轴）。作者团队推测，GC-IGF1 轴可能是机体发育与成熟的生理调控轴，其也介导了宫内不良环境下胎儿代谢率适应性降低和出生后的代偿性追赶作用。

有关宫内 GC-IGF1 轴建立的分子调节机制尚未见研究阐明。如前所述，GC 作用于胎组织皮质激素受体，不仅有赖于循环中的 GC 水平，而且与胎组织中 GC 代谢酶 11β-HSD1、11β-HSD2 的活性有关。生理状况下，GC 由 11β-HSD1 还原活化而被 11β-HSD2 氧化灭活。皮质激素受体包括 GR 和 MR，其是一类配体依赖性的核转录因子。细胞内 MR 与 GC 的亲和力比 GR 高 10 倍，低水平 GC 首先与 MR 结合，只有高水平 GC 才能在 MR 饱和后与 GR 结合。已发现，肝 11β-HSD1/GR 表达对妊娠后期高水平的血 GC 尤为敏感。提示，11β-HSD/GR 系统可能参与了孕期尼古丁暴露下的母源性高 GC 对胎组织 IGF1 的转录表达调控。作者团队前期研究也证实，孕期尼古丁暴露下的母源性高 GC，一方面通过激活胎海马 11β-HSD1/GR 表达，来负反馈抑制 HPA 轴的功能发育；另一方面通过激活外周组织（包括肝、骨骼肌）11β-HSD1/GR 的表达，来抑制 IGF1 和胰岛素信号通路，但诱导脂联素和瘦素信号通路，从而导致 GC 依赖性的糖、脂代谢的宫内编程改变（Xu et al.，2012）。这些改变延续到出生后，表现为 HPA 轴低基础活性（低 GC）下的 IGF1 表达增加（伴随糖代谢增强而脂代谢减弱）和 HPA 轴高应激敏感性（高 GC）下的 IGF1 表达抑制（伴随糖代谢减弱而脂代谢增强）（Xu et al.，2015；Liu et al.，2012）。由此，作者团队提出，孕期尼古丁暴露所致子代 MS 及相关疾病易感的核心机制是 GC-IGF1 轴宫内编程改变（图 12-2）。

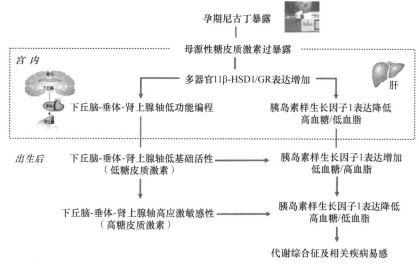

图 12-2　孕期尼古丁暴露所致子代代谢综合征及相关疾病易感的糖皮质激素-胰岛素样生长因子
1 轴宫内编程改变机制

11β-HSD2. 2 型 11β-羟类固醇脱氢酶；GR. 糖皮质激素受体

12.3.3　肾素-血管紧张素系统宫内编程机制

　　肾素-血管紧张素系统（renin-angiotensin system，RAS）是一个多级酶联反应系统。血管紧张素原在肾素的作用下转化为血管紧张素（angiotensin，Ang）Ⅰ，Ang Ⅰ经血管紧张素转换酶（angiotensin converting enzyme，ACE）降解为 Ang Ⅱ，后者主要通过血管紧张素Ⅱ受体 1（angiotensin Ⅱ receptor 1，AT1R）和 AT2R 来发挥作用。宫内时期 RAS 的功能主要由 AT2R 介导，出生后则主要由 AT1R 介导。AT1R 主要表现为促细胞增殖作用，而 AT2R 则表现为促细胞分化作用；AT1R 可促进血管内皮细胞增殖，而 AT2R 则表现为抑制血管发生。RAS 不仅参与体液-电解质平衡及血压调节的生理与病理过程，还参与多种心血管疾病（如高血压、心源性休克、心脏病）、代谢性疾病（如糖尿病、MS）和肾病（如肾小球硬化症）的发生。

　　研究发现，孕期尼古丁暴露通过 AT2R 介导的信号通路来改变成年子代大鼠的血管功能，从而导致雄性子代患高血压的风险增加（Xiao et al.，2008）。母亲暴露于尼古丁可降低新生儿和成年子代 AT2R 的表达，AT2R 表达降低可能在肾和心血管发育异常的胎儿起源中起到关键作用。作者团队研究发现，孕期尼古丁暴露可使胎肾 AT1R 和 AT2R 表达下调，进而抑制神经胶质细胞源性的神经营养因子及其受体通路的基因表达，造成胎肾发育不良；出生后在高 IGF1 的追赶性生长作用下，肾 AT1R 和 AT1R/AT2R 表达比升高、细胞增殖增加，最终导致成年后的肾小球硬化症（Sun et al.，2015）。这些结果表明，孕期尼古丁暴露可诱导 RAS

宫内编程改变，增加子代出生后患多种慢性疾病的风险。

12.4 孕期烟雾（尼古丁）暴露所致子代代谢性疾病易感的表观遗传机制

表观遗传学（epigenetics）是指 DNA 序列不发生变化但基因表达出现了可遗传的改变。表观遗传修饰存在于高等真核细胞的正常发育之中，其中 DNA 甲基化是哺乳动物基因表达调控的主要表观遗传修饰形式之一，在个体发育和表型传递过程中发挥重要作用。研究发现，孕期吸烟可致胎盘上多基因如 NR3C1、11β-HSD 等出现 DNA 甲基化修饰改变（Maccani and Maccani，2015）。胎盘 NR3C1 基因 DNA 甲基化可影响子代皮质醇水平，该基因的 DNA 甲基化状态与 GR 表达相关。作者团队近期的研究结果也表明（Zhou et al.，2018），尼古丁可使胎盘细胞的 11β-HSD2 表达降低，这与 H3K9ac 水平降低和 H3K9me 水平增加有关。

孕期吸烟也会导致胎儿体内生长和发育通路中多个关键基因发生 DNA 甲基化改变。尼古丁可通过兴奋 nAChR 增加 Ca^{2+} 内流，从而激活下游 cAMP 反应元件结合蛋白（cAMP response element binding protein，CREB），下调小鼠脑神经中 DNMT1 的表达，间接调控 DNA 甲基化（Satta et al.，2008）。胚胎发育时期 SF1 启动子区存在组织特异性的 DNA 甲基化，其甲基化状态与 SF1 表达相关，进一步提示 SF1 表观遗传修饰改变可能影响甾体激素合成酶系统的表达（Hoivik et al.，2008）。作者团队在人胎肾上腺细胞水平也证实，尼古丁通过增加 StAR 编码基因启动子区–377 位点甲基化频率来抑制 StAR 表达，这种甲基化修饰及表达改变在细胞水平可持续 5～10 代（Wang et al.，2011）；尼古丁也可以通过降低 SF1 组蛋白去乙酰化水平，抑制胎肾上腺甾体激素合成酶系统表达及内生皮质酮生成（Yan et al.，2014）；阴阳子 1（YY1）组蛋白去乙酰化也参与尼古丁所致的胎肾上腺 StAR 表达降低（Liu et al.，2016）。研究报道，尼古丁可选择性激活 $α_4β_2$ nAChR 和上调 GABA 能神经元中 GAD67 的表达，抑制 DNMT1 的表达并降低 GAD67 编码基因启动子甲基化水平（Maloku et al.，2011）。作者团队在孕期尼古丁暴露模型上也证实，尼古丁可降低胎鼠和成年大鼠海马在–1019～–689 区的 GAD67 编码基因启动子总甲基化率，同时伴随有 $α_4β_2$ nAChR 表达的增加和 DNMT1 表达的降低（He et al.，2017）。近期作者团队还发现（Xie et al.，2018），孕期尼古丁暴露可抑制子代大鼠关节软骨基质合成，并且这种作用具有可遗传性，其发生机制与宫内尼古丁和高水平皮质酮抑制转化生长因子 β 通路上相关基因启动子区不同位点的组蛋白乙酰化修饰有关，有趣的是，延续到 F2 代并与基因表达一致的组蛋白乙酰化修饰变化主要来源于高水平皮质酮的作用。同时，孕期尼古丁暴露还可以通过影响 Sox9 编码基因启动子区 H3K9ac 和 H3K14ac 水平来影响基因表达，抑制软骨细胞分化（Tie et al.，2018）。

12.5　孕期烟雾（尼古丁）暴露所致子代代谢性疾病发生的"两种编程"和"两次打击"机制

　　如前所述，作者团队已证实，孕期尼古丁暴露可导致 IUGR 子代成年后 MS 及其他多种代谢性疾病的易感性增加，其发生机制与 HPA 轴相关的宫内神经内分泌代谢编程改变有关。近期，作者团队通过大量数据证实，这些 IUGR 子代出生后，多种环境因素改变可诱导或加速其不同代谢性疾病的发生。例如，出生后早期给予较长时间高脂饮食（模拟儿童时期高营养状态），子代可出现非酒精性脂肪性肝病、高胆固醇血症、肾小球硬化症和软骨质量降低（Zhou et al.，2019；Tie et al.，2016a；Xu et al.，2015；Sun et al.，2015）；出生后高脂饮食和慢性应激联合作用，子代可出现明显的糖、脂代谢表型异常和多器官功能损伤（Xu et al.，2013）；子代成年后较长时间的过度运动可诱发骨关节炎（Tie et al.，2016b）。由此，作者团队提出了孕期尼古丁暴露所致子代代谢性疾病发生的"两种编程"和"两次打击"机制。

　　以孕期尼古丁暴露所致子代非酒精性脂肪性肝病发生的"两种编程"和"两次打击"为例（图 12-3）。作者团队提出，"第一种编程"是宫内母源性 GC 过暴露诱导的胎肝细胞脂质从头合成增强，具体表现为转录因子固醇调节元件结合

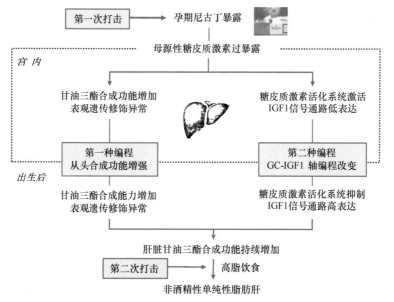

图 12-3　孕期尼古丁暴露所致子代非酒精性脂肪性肝病的"两种编程"和"两次打击"假说

蛋白 1c 及相关脂质合成关键酶——脂肪酸合酶、乙酰辅酶 A 羧化酶 α 的表达增加，而调节脂质输出的关键酶甘油三酸酯转运蛋白表达降低，这些酶的编码基因的表达改变可能与表观遗传修饰异常有关，并可一直持续至出生后甚至成年时期；"第二种编程"是宫内母源性 GC 过暴露诱导的 GC-IGF1 轴编程改变，具体表现为宫内低水平 IGF1 诱导的 IUGR 发生及出生后高水平 IGF1 相关的追赶性生长。宫内这两种发育模式均与母源性高 GC 所致的"节俭表型"编程有关，是胎儿在不良宫内环境下为求得生存而采取的不同适应性变化，其中"第一种编程"为各脏器特异性编程改变，主要与各脏器主要功能有关，而"第二种编程"是胎儿在宫内不良环境下为求得生存而获得的另一种更为迅速、更为广泛的非特异性编程改变，与胎儿整体功能代偿性改变有关。

综上，"第一次打击"指的是孕期尼古丁暴露所致的母源性 GC 过暴露，可编程"节俭表型"而发生"小胎儿"事件，这种编程有利于胎儿在宫内存活，但同时也使胎儿出生后多种疾病易感。"第二次打击"是指子代出生后的各种环境改变因素，包括高营养状态、高精神压力、过度运动等，可诱发多种代谢性疾病的发生，如 MS、非酒精性脂肪性肝病和骨关节炎等。

12.6 研 究 展 望

综上所述，孕期烟雾（尼古丁）暴露可致子代 IUGR、成年后 MS 及相关代谢性疾病的易感性增加，其宫内编程机制主要与 HPA 轴功能发育异常及 GC-IGF1 轴编程改变有关，且胎源性代谢性疾病的发生存在"两种编程"和"两次打击"机制。同时，表观遗传修饰的改变在孕期尼古丁暴露所致子代 MS 及相关代谢性疾病易感中的作用也日益显现。随着对孕期烟雾（尼古丁）暴露所致子代代谢性疾病易感机制研究的深入，人们试图通过转化医学来推动其从基础研究走向临床实践或应用，包括开展有害因素评估、开发早期预警技术以及探寻早期防治靶标。在过去几年中，作者团队利用基于核磁共振的代谢组学技术，探寻 IUGR 孕前风险评估的生物标志物，证实孕期尼古丁暴露的母血及胎血代谢谱呈 GC 特征性改变（Feng et al.，2014），提出母体血 GC 及其小分子代谢产物有可能作为内暴露标志物用于 IUGR 孕前风险评估；作者团队也在积极寻找防止孕期烟雾暴露所致 IUGR 发生的有效药物，已证实中药当归有效单体成分阿魏酸钠可有效减轻孕期烟酒混合暴露所致的 IUGR 发生（Li et al.，2011；鄢友娥和汪晖，2004）。

参 考 文 献

郭自景, 徐丹, 罗瀚文, 等. 2015. 中国药理学与毒理学杂志, 29(2): 277-283.

上官杨帆, 汪晖, 谭杨, 等. 2015. 华中科技大学学报(医学版), 44(6): 648-651.

王婷, 汪晖, 廖长秀, 等. 2007. 中国药理学与毒理学杂志, 21(1): 59-63.

鄢友娥, 汪晖. 2004. 中国临床药理学与治疗学杂志, 9(3): 302-304.

Ashfaq M, Janjua M Z, Nawaz M. 2003. J Ayub Med Coll Abbottabad, 15(3): 12-15.

Benowitz N L, Hukkanen J, Jacob P. 2009. Handb Exp Pharmacol, 192: 29-60.

Bernstein I M, Mongeon J A, Badger G J, et al. 2005. Obstet Gynecol, 106(5 Pt 1): 986-991.

Chen B, Lu K H, Ni Q B, et al. 2019. Toxicol Lett, 314: 18-26.

Chen M, Wang T, Liao Z X, et al. 2007. Exp Toxicol Pathol, 59(3-4): 245-251.

Clynes M A, Parsons C, Edwards M H, et al. 2014. J Dev Orig Health Dis, 5(6): 453-458.

Davis E P, Waffarn F, Sandman C A. 2011. Dev Psychobiol, 53(2): 175-183.

Deng Y, Cao H, Cu F, et al. 2013. Toxicol Appl Pharmacol, 269(1): 25-33.

Deng Y, Li T Q, Yan Y E, et al. 2012. Biomed Mater Eng, 22(1-3): 81-87.

Feng J H, Yan Y E, Liang G, et al. 2014. Mol Cell Endocrinol, 394(1-2): 59-69.

Ferreira V M, Passos C S, Maquigussa E, et al. 2016. PLoS One, 11(2): e0150096.

Fowden A L, Forhead A J. 2004. Reproduction, 127(5): 515-526.

Fowden A L, Giussani D A, Forhead A J. 2005. Early Hum Dev, 81(9): 723-734.

Fraser A, Ebrahim S, Ben-Shlomo Y, et al. 2007. Diabetes Care, 30(11): e124, author reply e125.

Galeeva A, Pelto-Huikko M, Pivina S, et al. 2010. Vitam Horm, 82: 367-389.

Gao Y J, Holloway A C, Zeng Z H, et al. 2005. Obes Res, 13(4): 687-692.

Glover V, O'Connor T G, O'Donnell K. 2010. Neurosci Biobehav Rev, 35(1): 17-22.

Haghighi A, Schwartz D H, Abrahamowicz M, et al. 2013. JAMA Psychiatry, 70(1): 98-105.

He X, Lu J, Dong W, et al. 2017. Arch Toxicol, 91(12): 3927-3943.

Herman J P, Dolgas C M, Carlson S L. 1998. Neuroscience, 86(2): 449-459.

Hoivik E A, Aumo L, Aesoy R, et al. 2008. Endocrinology, 149(11): 5599-5609.

Hu W, Wang G H, He B, et al. 2020. Toxicology, 432: 152378.

Hussain S M, Wang Y Y, Wluka A E, et al. 2015. Arthritis Care Res(Hoboken), 67(4): 502-508.

Hyatt M A, Budge H, Walker D, et al. 2007. Endocrinology, 148(10): 4754-4760.

Jaddoe V W, Troe E J, Hofman A, et al. 2008. Paediatr Perinat Epidemiol, 22(2): 162-171.

Jankord R, Herman J P. 2008. Ann N Y Acad Sci, 1148: 64-73.

Jauniaux E, Burton G J. 2007. Early Hum Dev, 83(11): 699-706.

Joëls M. 2018. J Endocrinol, 238(3): 121-130.

Ko T J, Tsai L Y, Chu L C, et al. 2014. Pediatr Neonatol, 55(1): 20-27.

Koren G. 1995. Curr Opin Pediatr, 7(2): 128-131.

Kuhl C. 1998. Diabetes Care, 21(Suppl 2): B19-B26.

Li Y, Wang H. 2004. Pharmacol Res, 49(5): 467-473.

Li Y, Yan Y E, Wang H. 2011. Environ Toxicol Pharmacol, 32(3): 465-471.

Lintsen A M, Pasker-de Jong P C, de Boer E J, et al. 2005. Hum Reprod, 20(7): 1867-1875.

Liu L, Liu F, Kou H, et al. 2012. Toxicol Lett, 214(3): 307-313.

Liu L, Wang J F, Fan J, et al. 2016. Int J Mol Sci, 17(9): 1477.

Lu J, Jiao Z, Yu Y, et al. 2018. Cell Death Dis, 9(6): 659.

Maccani J Z, Maccani M A. 2015. Adv Genomics Genet, (5): 205-214.

Maloku E, Kadriu B, Zhubi A, et al. 2011. Neuropsychopharmacology, 36(7): 1366-1374.

Matta S G, Fu Y, Valentine B M, et al. 1998. Psychoneuroendocrinology, 23(2): 103-113.

Montgomery S M, Ekbom A. 2002. BMJ, 324(7328): 26-27.

Oliveira E, Moura E G, Santos-Silva A P, et al. 2009. J Endocrinol, 202(3): 397-405.

Pei Y, Jiao Z X, Dong W T, et al. 2019. Food Chem Toxicol, 123: 314-325.

Perry D C, Dávila-García M I, Stockmeier C A, et al. 1999. J Pharmacol Exp Ther, 289(3): 1545-1552.

Power C, Atherton K, Thomas C. 2010. Atherosclerosis, 211(2): 643-648.

Reynolds R M, Walker B R, Syddall H E, et al. 2001. J Clin Endocrinol Metab, 86(1): 245-250.

Reynolds R M. 2013. Psychoneuroendocrinology, 38(1): 1-11.

Satta R, Maloku E, Zhubi A, et al. 2008. Proc Natl Acad Sci U S A, 105(42): 16356-16361.

Silveira V M, Horta B L. 2008. Rev Saude Publica, 42(1): 10-18.

Somm E, Schwitzgebel V M, Vauthay D M, et al. 2008. Endocrinology, 149(12): 6289-6299.

Stroud LR, Papandonatos G D, Shenassa E, et al. 2014. Biol Psychiatry, 75(1): 47-55.

Sun Z X, Hu S S, Zuo N, et al. 2015. Toxicol Res, 4(4): 1045-1058.

Syme C, Abrahamowicz M, Mahboubi A, et al. 2010. Obesity(Silver Spring), 18(5): 1021-1025.

Tie K, Tan Y, Deng Y, et al. 2016a. Reprod Toxicol, 60: 11-20.

Tie K, Wu M, Deng Y, et al. 2018. Stem Cell Res Ther, 9(1): 98.

Tie K, Zhang X, Tan Y, et al. 2016b. FASEB J, 30(2): 785-797.

Tosh D N, Fu Q, Callaway C W, et al. 2010. Am J Physiol Gastrointest Liver Physiol, 299(5): G1023-G1029.

Venners S A, Wang X B, Chen C Z, et al. 2004. Am J Epidemiol, 159(10): 993-1001.

Wang T, Chen M, Liu L, et al. 2011. Toxicol Appl Pharmacol, 257(3): 328-337.

Wang T, Chen M, Yan Y E, et al. 2009. Environ Toxicol, 24(1): 33-42.

Warner M J, Ozanne S E. 2010. Biochem J, 427(3): 333-347.

Xiao D, Xu Z, Huang X, et al. 2008. Hypertension, 51(4): 1239-1247.

Xie Z, Zhao Z, Yang X, et al. 2018. Toxicol Appl Pharmacol, 352: 107-118.

Xu D, Bai J, Zhang L, et al. 2015. Toxicol Res, 4(1): 112-120.

Xu D, Liang G, Yan Y E, et al. 2012. Toxicol Lett, 209(3): 282-290.

Xu D, Xia L P, Shen L, et al. 2013. Acta Pharmacol Sin, 34(12): 1526-1534.

Yan Y E, Liu L, Wang J F, et al. 2014. Toxicol Appl Pharmacol, 277(3): 231-241.

Yan Y E, Wang H, Feng Y H. 2005. Acta Pharmacol Sin, 26(11): 1387-1394.

Yan Y E, Wang H, Wang T, et al. 2006. Exp Toxicol Pathol, 58(1): 39-47.

Yang K, Julan L, Rubio F, et al. 2006. Am J Physiol Endocrinol Metab, 290(1): E135-E142.

Zhang C, Xu D, Luo H W, et al. 2014. Toxicology, 325: 74-84.

Zhou J, Liu F, Yu L, et al. 2018. Toxicol Appl Pharmacol, 344: 1-12.

Zhou J, Zhu C, Luo H, et al. 2019. FASEB J, 33(1): 1110-1123.

Zhu CY, Guo Y, Luo H W, et al. 2019. Basic Clin Pharmacol Toxicol, 124(6): 730-740.

（张　棋、肖　浩、汪　晖）

第 13 章

孕期酒精（乙醇）暴露所致的
子代发育毒性及多疾病易感

摘要： 乙醇具有胎儿发育毒性。孕期乙醇暴露可致子代宫内发育迟缓及成年后神经精神性疾病、代谢综合征及相关疾病等发病率增高，但其宫内发生机制尚缺乏系统的实验研究和完整的理论体系作支撑。本章结合国际上最新研究进展和作者团队系列研究报道，创新性地提出：孕期乙醇暴露可诱导子代宫内发育迟缓发生、出生后多器官发育编程改变及成年后相关疾病易感，其发生机制主要与宫内母源性糖皮质激素过暴露诱导胎儿下丘脑-垂体-肾上腺轴与多器官糖皮质激素-胰岛素样生长因子 1 轴等内分泌轴编程改变有关，并进一步提出乙醇相关胎源性疾病的发生存在"两种编程"和"两次打击"机制。

引　言

20 世纪 90 年代 David Barker 基于大规模流行病学调查结果，发现低出生体重患儿成年后的冠心病、高血压、高脂血症、肥胖等的发病率增加，并基于此提出成年疾病的宫内发育起源学说（Barker，1993，1994，1995，1997，1998，2004a，2004b，2004c，2005，2006，2007）。近十年来，国内外学者进一步开展了大量有关孕期不良环境、胎儿出生体重与成年慢性疾病之间的相关性研究，提出人类疾病起源的新概念——"健康与疾病的发育起源（developmental origins of health and disease，DOHaD）"。随着 DOHaD 学说研究的不断深入，疾病的宫内编程概念随之被提出并不断完善。目前的观点认为，下丘脑-垂体-肾上腺（hypothalamic-pituitary-adrenal，HPA）轴宫内编程异常介导了孕期多种不良环境所致的宫内发育迟缓（intrauterine growth retardation，IUGR）子代成年后神经精神性疾病和代谢性疾病易感的发育起源（Zhang et al.，2014a）。《自然》（*Nature*）期刊中的系列综述进一步提出，母源性糖皮质激素（glucocorticoid，GC）编程胎儿疾病（Moisiadis and Matthews，2014a，2014b）。然而，目前尚无系统完整的实验或完整的理论来阐述宫内编程的具体过程及特征。

饮酒是日常常见生活行为。调查发现，年轻女性的饮酒率逐年增加（Alati et al.，2014）；孕期乙醇暴露（prenatal ethanol exposure，PEE）率亦有逐年增加趋势（Fernández et al.，2019）；在欧美发达国家，12.4%～53.9%的孕妇饮酒，3.4%～26%的孕妇酗酒（Zimatkin et al.，2006）。孕期饮酒除了对母体造成损伤以外，还可对胎儿造成严重损害。研究表明，PEE 不仅是引起胎儿发育毒性的确切诱因，而且涉及子代远期一系列发育相关的健康问题和疾病易感（Liang et al.，2007；Chen and Nyomba，2003）。作者团队首次发现，PEE 激活母体 HPA 轴活性的同时抑制胎儿 HPA 轴发育（Liang et al.，2011；Shen et al.，2014）。进一步研究证实，PEE 可致子代大鼠成年后 MS 及相关疾病的易感性增加，其胎源性疾病的发生与 PEE 下母源性高 GC 过暴露所致子代多器官功能异常有关的"两种编程"和"两次打击"有关（Shen et al.，2014；Xia et al.，2014，2020；Hu et al.，2020，2019；Lu et al.，2020，2015；Wu et al.，2020；Chen et al.，2020；Ni et al.，2019，2015a；Zhang et al.，2019；He et al.，2019，2015；Liu et al.，2019；Xiao et al.，2019；Huang et al.，2015；Yu et al.，2020a，2020b）。

本章内容在总结作者团队及其他实验室工作的基础上，围绕 PEE 与子代成年 MS 及相关代谢性疾病发生的关系，以"两种编程"和"两次打击"为核心的神经内分泌代谢编程理论展开探讨，以加深对乙醇发育毒性及其远期危害的理解，解析国际热点问题 DOHaD 学说，为有效防治乙醇发育毒性相关胎源性疾病提供实验与理论依据。

13.1　孕期乙醇暴露所致子代发育毒性的近期和远期危害

孕妇在知情或不知情的情况下接触乙醇机会增多，如各种护肤品、香精、油墨、染料、脱漆剂、黏合剂等溶剂，汽油、橡胶、塑料、人造纤维、洗涤剂等制造原料，果啤、豆腐乳、糖浆、米酒等食品及各种蔬菜上的残留农药，还有 75% 酒精、免洗手消等含酒精消毒剂等医用及生活药品。大量的研究表明，孕期接触乙醇除了危害孕妇自身的健康以外，对胎儿也会造成严重的结构和功能损害。孕期饮酒对胎儿造成的损害根据其发生时间、效应的不同，可大致分为近期危害和远期危害，其中胎儿时期的损害即妊娠不良结局，称为近期危害，而对出生后子代的危害即胎源性疾病，则称为远期危害。

13.1.1　PEE 所致子代发育毒性的近期危害

孕期饮酒可导致流产，母亲饮酒量越大、时间越长则自发流产的可能性越大，一周内饮酒多于 3 天则增加幅度更为显著（Avalos et al., 2014; Ammon et al., 2009; Henriksen et al., 2004; Rasch, 2003; Armstrong et al., 1992）。PEE 引起的发育毒性除了流产外，IUGR 也是最为常见和重要的发育毒性结局。IUGR 是指孕期不良环境导致的胚胎（胎儿）生长发育限制，主要表现为多器官功能发育障碍、生长迟缓及低出生体重（Zhang et al., 2014a; Fowden and Forhead, 2004）。研究显示，孕期过量饮酒是胎儿发生 IUGR 的确切危险因素（Lundsberg et al., 1997; Shu et al., 1995; Larroque et al., 1993; Peacock et al., 1991）。流行病学研究提示，具有孕期饮酒习惯的妇女，其子代出生体重显著低于对照组（Aliyu et al., 2009）。Kleiber 等（2013）发现，在小鼠神经发育时期给予两次急性乙醇暴露，可抑制子代脑细胞增殖、迁移、分化、通信及神经传导等功能（Kleiber et al., 2013）。作者团队的研究结果也提示，孕中晚期 6.4 g/(kg·d)的乙醇暴露可显著降低子代小鼠出生体重，IUGR 率可高达 80%（Liang et al., 2011）。作者团队还发现，PEE 的大鼠胎鼠出现海马、下丘脑、肾上腺、软骨及长骨等多器官发育异常（Pan et al., 2016; Huang et al., 2015; Ni et al., 2015a, 2015b; Lu et al., 2015; Shen et al., 2014）。

13.1.2　PEE 所致子代发育毒性的远期危害

研究显示，出生体重和子代患 MS 的危险性之间存在"U"形相关性，出生体重过轻或过重均可增加成年疾病的发生率，尤以 IUGR 明显（Warner and Ozanne, 2010）。大量流行病学调查表明，IUGR 不仅可造成胎儿窘迫、新生儿窒息和围产儿死亡，其危害还将延续至出生后，引起子代体格和智力发育迟缓，造成成年后 MS 及多种代谢性疾病的易感性增加（Painter et al., 2008; Nomura et al., 2007）。Gupta 等（2007）对 600 名 5～16 岁的儿童研究发现，IUGR 儿童具有较高的空腹血糖、胰岛素水平及胰岛素抵抗表现。Nusken 等（2008）也发现，IUGR 仔鼠出现糖耐量减低、高胰岛素血症等糖代谢异常，以及血甘油三酯（triglyceride, TG）、总胆固醇（total cholesterol, TCH）和瘦素水平升高等脂代谢紊乱的表现。

PEE 所致的近期危害往往容易引起重视，而远期危害由于其发生的隐匿性，往往被人们忽略，但其危害往往是更为长久和持续的。由于 IUGR 与多种成年慢性疾病密切相关，因此 PEE 所造成的远期危害也多与 IUGR 密切相关，并与 IUGR 子代健康问题相吻合，如胎儿酒精综合征（fetal alcohol syndrome, FAS）、成年神经精神性疾病、代谢综合征（metabolic syndrome, MS）及相关疾病易感等（Chen and Smith, 1979; Chen and Nyomba, 2003, Esquifino et al., 1986; Lewis et al., 2012; Shen et al., 2014; Fraser et al., 2007, Pruett et al., 2013）。作者团队近期的动物实验证实，PEE 的子代成年后多种代谢性疾病易感性增加（Ni et al., 2015a; Pan et al., 2016; Shen et al., 2014; Xia et al., 2014）；进一步研究发现，PEE 可诱导成年子代大鼠在高脂饮食下出现追赶性生长、HPA 轴低基础活性及高应激敏感性，进而引起子代大鼠糖、脂代谢紊乱，子代表现出典型的 MS 表征（He et al.，2015；Lu et al.，2015；Xia et al.，2014）。

糖尿病是以慢性血糖升高为特征的代谢性疾病。越来越多的研究发现，糖尿病发生与孕期不良环境因素暴露有关（Iliadou et al.，2004；Hales et al.，1991）。PEE 可导致胰腺的发育和功能受到不可逆的损伤，造成胰岛 β 细胞增殖减少、凋亡增加以及胰岛素分泌能力下降，导致糖耐量减低及 2 型糖尿病发生（Dobson et al.，2014，2012；Ting and Lautt，2006；Chen and Nyomba，2003）。作者团队的研究也表明，PEE 的子代大鼠在正常饮食情况下即可出现血糖水平的升高，在高脂饮食下血糖、血胰岛素水平及胰岛素抵抗指数则进一步增加（Shen et al.，2014；Xia et al.，2014），其发生机制可能与宫内低 IGF1 表达介导的胰腺胰岛素合成功能降低、出生后高 IGF1 表达介导的胰腺功能追赶性生长有关（Xiao et al.，2019）。

作为 MS 肝表现的 NAFLD，其与 PEE 之间存在密切联系。临床试验和动物实验证据表明 NAFLD 的发生与低出生体重有关（Rueda-Clausen et al.，2011；Fraser et al.，2007）。如上所述，PEE 作为 IUGR 的确切诱因，同样也被证实与子代 NAFLD 的发生密切相关。作者团队的研究发现，PEE 的 IUGR 雌性子代大鼠在高脂饮食下出现体重追赶性生长、血液高胰岛素样生长因子 1（insulin-like growth factor 1，IGF1）及甘油三酯水平、肝脂质及肝糖原合成增强等表现，最终出现典型的 NAFLD 表现；进一步研究发现，PEE 所致雌性子代肝脂质合成增强主要与宫内甘油三酯从头合成相关酶的高表达编程改变有关（Shen et al.，2014）。作者团队也发现，PEE 所致成年子代大鼠 NAFLD 易感性存在明显的性别差异，雌性子代大鼠以肝甘油三酯合成功能增强编程改变为主，而雄性子代大鼠以肝氧化功能抑制的编程改变为主。这种性别差异在孕期咖啡因和尼古丁暴露的动物模型上均可看到。

骨质疏松症是一种系统性代谢性骨病，其特征是骨量下降、骨的微细结构被破坏，最终引起骨的脆性增加。现有的研究提示，出生体重与老年时期的骨矿物质含量正相关，且与老年男性的骨密度之间存在高度正相关（Chen et al.，2013）。提示，IUGR 胎儿成年或老年后长骨质量可能明显低于正常出生体重者，这显然增加了 IUGR 胎儿成年后骨质疏松症的发病风险。作者团队的研究也表明，PEE 可引起 IUGR 子代大鼠长骨发育迟缓，表现为软骨内成骨迟缓，初级骨化中心、次级骨化中心发育延迟（Pan et al.，2016），这与 Simpson 等（2005）的研究结果一致；作者团队进一步发现，这些 IUGR 子代存在骨质疏松症易感，且其发生机制与宫内母源性高 GC 所致骨局部肾素-血管紧张素系统（renin-angiotensin system，RAS）慢性激活有关（Wu et al.，2020）。

传统观念认为，骨关节炎是一种以关节软骨退行性病变为主要病理特征的慢性关节疾病。然而，近期越来越多的学者提出（Katz et al.，2010；Velasquez and Katz，

2010），骨关节炎属于 MS 范畴，MS 相关的多种脂质和体液因子介导了骨关节炎的发生、发展。流行病学资料显示（Jordan et al.，2005；Sayer et al.，2003），低出生体重者成年后发生骨关节炎的比例较高，这与 Jornayvaz 等（2016）发现低出生体重者成年后 MS 易感相关的结果吻合，提示骨关节炎属于 MS 范畴并存在胎儿起源（Aigner and Richter，2012）。研究表明，软骨质量的高低与骨关节炎的发生存在明显的相关性（Dahlberg，2012；Cubukçu et al.，2005），宫内关节软骨发育异常可能是低出生体重者成年后骨关节炎易感的重要原因之一（Pitsillides and Beier，2011）。作者团队首次证实，PEE 子代关节软骨质量在出生前后持续降低，与关节软骨局部 IGF1、TGF-β 信号通路出现低功能编程有关（Ni et al.，2018；Ni et al.，2015），而出生后的高脂饮食可致子代血胆固醇水平升高和关节软骨局部胆固醇沉积，可进一步诱发骨关节炎（Ni et al.，2015）。

13.2　孕期乙醇暴露所致发育毒性的作用特征

PEE 所致的子代发育毒性在一定范围内存在剂量-效应关系和时间特征性变化。

13.2.1　PEE 所致子代发育毒性的剂量-效应关系

流行病学调查表明，FAS 患儿的母亲平均每周消耗 13.6 瓶酒精饮料，相当于 3.0～4.3 g/kg 的乙醇剂量（Hoyme et al.，2016），孕期低至 350 mg/(kg·d)的乙醇暴露即可引起 FAS（Willhite et al.，1988）。研究发现，常人饮用 3～5 瓶酒精软饮料后，平均血液乙醇浓度为 33 mmol/L，而不同程度酗酒者的血液乙醇浓度为 20～170 mmol/L（Gohlke et al.，2005；Pantazis et al.，1992）。作者团队的实验结果表明，孕期乙醇摄入量为 4 g/(kg·d)时，母鼠和胎鼠血清乙醇浓度分别为 87 mmol/L 和 58 mmol/L（Shen et al.，2014），与人类饮酒者血液乙醇浓度相近，胎儿和母体血液中乙醇浓度相近的原因是乙醇可直接透过胎盘屏障。Simpson 等（2005）研究发现，对孕鼠进行等热量但乙醇热量来源不同（即乙醇剂量不同）的饲料喂养后，乙醇大剂量组出现显著的体重、体长降低及长骨骨化抑制，但在小剂量组则仅观察到长骨骨化的延迟。提示，孕妇饮酒量越大，对于胎儿的发育毒性作用越大。

尽管如此，对于孕期少量饮酒对胎儿的危害，不同的研究结果得到的结论不尽相同。传统流行病学研究提示，孕期少量饮酒对胎儿的影响极小或观察不到其对子代的影响（Kelly et al.，2012；Robinson et al.，2010）。但 Ron 和 Messing（2013）则认为，这些阴性结果可能来自实验设计的不严谨，而对子代的观察时间较短、检测指标不全面同样可能影响对孕期饮酒危害的评价。另外，由于不同个体对于乙醇的代谢率不同，慢代谢的孕妇体内乙醇峰值更高、残留时间更长，即使少量饮酒也可能对胎儿造成严重影响（Gray，2013）。Lewis 等（2012）的研究也佐证了 Ron 和 Messing 的分析，他们对 15 000 名孕妇进行了检测和调查，将少量饮酒孕妇分为乙醇代谢酶缺陷组和正常组，在孕期饮酒量相当的情况下，乙醇代谢酶缺陷组孕妇的孩子在 8 岁时智商测定值低于乙醇代谢酶正常组孕妇的孩子。提示，孕期饮酒对胎儿的危害不仅与饮酒量的多少有关，还与孕妇乙醇代谢类型相关，母体乙醇代谢酶的缺陷可加重母体饮酒对胎儿的毒害。

13.2.2 PEE 所致子代发育毒性的时间-效应关系

孕期饮酒对胎儿造成的危害除了与胎儿的乙醇暴露量有关，还与乙醇暴露时间有关。大量、长时间的乙醇暴露可直接损伤胎儿组织，尤其是在胎儿发育早期，可引起流产、死胎以及畸形。孕早期的饮酒往往是由于孕妇对怀孕事件的不知晓。Fish 等（2016）研究发现，在孕早期给予怀孕小鼠两次 2.8 g/kg 乙醇急性处理后，子代小鼠小脑、海马、纹状体、胼胝体的外形较对照组有所改变，且子代雄性小鼠在迷宫中活动增多、环境丰富偏好减弱，子代雌性小鼠探索性行为增强、转笼跑步活动减少。Diaz 等（2016）也发现，孕中期（孕 12 天或 15 天）急性乙醇暴露可致子代神经行为学异常，但存在时间、种属及性别上的差异，在 Long-Evans 雄鼠和 Sprague Dawley 雌鼠中表现更为典型。提示，孕早期的乙醇暴露可致子代神经发育异常，子代进一步表现为神经行为学异常。

在孕中晚期，由于对怀孕的知晓，孕妇大量饮酒的现象并不多见，然而长期、少量饮酒的孕妇却并不少见。大量研究表明，孕期慢性乙醇暴露可引起严重的胎儿发育毒性（如 IUGR 等），其中尤以神经系统的损害明显。Dettmer 等（2003）的研究提示，孕期慢性乙醇暴露可对子代豚鼠大脑皮层谷氨酸门控离子通道组成中的 N-甲基-D-天冬氨酸受体 2B（N-methyl-D-aspartate receptor 2B，NR2B）产生长期的抑制效应，并上调谷氨酸受体（glutamate receptor，GluR）2 和 3 亚基的表达，而这些改变可能与 PEE 豚鼠子代的神经行为学改变相关。Bailey 等（2001）的研究提示，孕期慢性乙醇暴露可上调子代豚鼠大脑皮层 γ-氨基丁酸 A（GABA-A）受体的表达水平。Iqbal 等（2004）也证实，孕期慢性乙醇暴露可致成年子代豚鼠的海马 GABA-A 受体 β-2/3 亚基水平降低，并影响其空间学习能力，进一步推测其与 PEE 引起的 FAS 及 PEE 的远期危害有关。作者团队研究发现，孕中晚期慢性乙醇暴露可致子代大鼠 IUGR 及成年后代谢相关疾病的易感性增加，且具有明显的性别差异（Shen et al.，2014；He et al.，2015；Xia et al.，2014；Liang et al.，2011）。

总之，孕期饮酒无论少量还是大量、急性还是慢性，均可造成子代远期危害，子代主要表现为神经行为学异常及代谢性疾病易感。孕早期乙醇暴露可导致子代神经系统结构发育异常，而孕中晚期乙醇暴露的危害则更多地体现在子代功能异常层面。

13.3　孕期乙醇暴露所致子代发育毒性的直接和间接诱因

乙醇作为小分子化合物，既可直接通过胎盘屏障作用于胎儿组织，引起胎儿发育毒性，也可通过干预母体及胎儿内分泌系统而间接调控胎儿发育。

13.3.1　乙醇所致子代发育毒性的直接作用

在成人中，被摄取的乙醇 90%～98% 在肝内被代谢，剩下的 2%～10% 随尿及呼出气而被排泄。而乙醇及其主要代谢产物乙醛均为小分子亲水性化合物，可直接透过胎盘屏障进入胎儿体内。研究显示，孕晚期胎羊及新生羊肝醇脱氢酶（alcohol dehydrogenase，ADH）活性仅为成年个体的 7%，胎盘醇脱氢酶活性甚至更低（Cumming et al.，1985）。Pikkarainen 和 Raiha（1967）对人体的研究也提示，尽管孕 2 月时可检测到胎儿肝 ADH 活性，但其活性仅为成人的 3%～4%；随着胎龄的增加，ADH 活性呈现逐渐升高的趋势，但始终低于成人。作者团队研究发现，孕中晚期给予 4 g/(kg·d) 乙醇时，孕鼠和胎鼠血液乙醇浓度分别为 87 mmol/L 和 58 mmol/L（Shen et al.，2014）。由于胎儿肝中乙醇代谢功能尚未发育完善，因此在乙醇浓度相差不大的情况下，发育中的胎儿实际乙醇代谢负担可能远远高于成人，即胎儿更易受到乙醇的毒性作用。

已知乙醇摄入后，一方面，可经肝 ADH 或 CYP2E1 代谢成为乙醛，后者经线粒体产生多种氧化应激因子，使体内还原型谷胱甘肽（GSH）明显减少，进一步引起脂质过氧化、DNA 损伤、线粒体通透性改变、caspase-3 通路激活，最终引起细胞凋亡；另一方面，体内乙醇的蓄积也可直接作用于机体而产生毒性（Reis et al.，2015；Chen et al.，2010）。例如，Dobson 等（2012，2014）发现乙醇不仅可抑制神经嵴细胞的发育，引起心脏发育缺陷，导致主动脉肺动脉隔缺陷等，还可以导致子代胰岛细胞凋亡增加、胰腺发育障碍、胰岛素分泌功能异常，降低胰岛细胞对高糖的反应性。此外，乙醇还可通过氧化应激途径，通过抑制 Wnt/β-catenin 通路进而引起骨髓间充质干细胞（bone marrow derived stroma cell，BMSC）分化抑制及长骨发育障碍（Chen et al.，2010），或诱导胎儿组织神经元细胞的死亡，导致神经元细胞数目、形态及大小的改变，线粒体形态异常，并出现能量代谢障碍（Reis et al.，2015）。综上提示，乙醇及其代谢产物可直接导致多组织脏器的发育毒性。

13.3.2　母源性高糖皮质激素参与乙醇所致子代发育毒性

PEE 对胎儿的影响除了前述的乙醇直接毒性作用外，尚与乙醇诱导的母源性 GC 过暴露有关。尽管目前的研究均显示，PEE 可增加母体及胎儿的血液乙醇水平，但目前尚未见直接比较不同剂量乙醇孕期暴露对胎儿血清 GC 水平的影响。尽管动物模型有所差异，但综合现有的文献数据提示，孕期乙醇摄入剂量越大，母体和胎儿 GC 水平越高（Lan et al.，2015；Ngai et al.，2015；Hewitt et al.，2014；Shen et al.，2014；Liang et al.，2011）。

宫内时期，基础水平的 GC（人为皮质醇、啮齿动物为皮质酮）是调节胎儿发育成熟的重要因素，也是决定胎儿出生后命运的关键，其中母体 GC 是维持胎儿 GC 水平的主要来源。研究发现，IUGR 子代出生时脐血皮质醇浓度增加，孕期多种有害因素可导致胎血 GC 升高，并引起胎儿发育异常。已有大量文献提示，母源性高 GC 编程胎儿疾病易感（Moisiadis and Matthews，2014a；Zhang et al.，2014a），其发生机制与胎盘屏障打开有关（图 13-1）。作者团队前期的研究也证实，PEE 的 IUGR 子代胎鼠血皮质酮水平显著高于对照组，同时母鼠 HPA 轴活性增加，胎肾上腺甾体合成功能受到抑制，而胎盘 GC 屏障酶——2 型 11β-羟类固醇脱氢酶（11β-hydroxysteroid dehydrogenase type 2，11β-HSD2）和 P-糖蛋白（P-glycoprotein，P-gp）表达降低，提示胎鼠存在母源性 GC 过暴露现象（Shen et al.，2014；Liang et al.，2011；Li et al.，2011）。作者团队还发现，乙醇可抑制胎盘 cAMP/PKA 通路，进而上调早期生长反应因子 1（early growth response factor 1，EGR1）的表达，诱导 11β-HSD2 编码基因启动子区组蛋白 H3K9 高甲基化、低乙酰化修饰改变，最终抑制 11β-HSD2 的表达（Yu et al.，2018）；进一步研究发现，胎鼠的下丘脑室旁核（PVN）区神经元活性降低、肾上腺 IGF1 信号通路表达降低、肝 TG 合成酶表达增加、骨-软骨界面破骨细胞分化抑制等（Lu et al.，2015；Huang et al.，2015；Shen et al.，2014；Pan et al.，2016），推测这些变化皆主要与母源性高 GC 有关（Liang et al.，2011）。这些研究均提示，母源性 GC 过暴露可能是 PEE 所致子代 IUGR 发生的另一重要机制，可能与宫内"节俭表型"编程有关，且与乙醇的宫内直接毒性作用存在一定的协同效应。

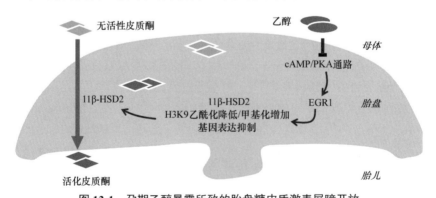

图 13-1　孕期乙醇暴露所致的胎盘糖皮质激素屏障开放

11β-HSD2. 2 型 11β-羟类固醇脱氢酶；cAMP/PKA. 环腺苷酸/蛋白激酶 A；EGR1. 早期生长反应因子 1

13.4　孕期乙醇暴露所致子代多种疾病易感的宫内编程机制

宫内编程（intrauterine programming）是发育过程中胎儿在内源性激素作用下所发生的正常且必需的事件（Zhang et al.，2014a）。宫内编程改变是指胎儿由于受到损伤刺激后在宫内所发生的形态和功能改变，这种改变可持续至出生后，从而造成多种疾病的易感性增加。随着 DOHaD 理论研究的不断深入，目前的观点认为，IUGR 子代成年后代谢性疾病易感存在"宫内神经内分泌代谢编程"机制。PEE 对生命发育过程的影响是持久的。作者团队前期已证实，PEE 与后天代谢性疾病易感之间存在明确的相关性（Shen et al.，2014；Xia et al.，2014）。结合作者团队的工作，进一步提出了 PEE 所致子代成年后代谢性疾病发生的"两种编程"和"两次打击"机制。

13.4.1　胎儿母源性糖皮质激素过暴露

以往研究大多认为乙醇的发育毒性与其对胎儿组织的直接毒性作用相关。然而，近年来 PEE 引起的宫内母源性 GC 过暴露现象（Liang et al.，2011）越来越受到研究人员的重视。GC 是由肾上腺皮质中束状带分泌的一类甾体激素，具有调节糖、脂肪和蛋白质的生物合成和代谢的作用。宫内 GC 水平是调节胎儿组织形态和功能成熟的关键，但胎儿过高浓度的 GC 暴露则会发育异常（Liang et al.，2011；Fowden et al.，1998；Xia et al.，2014）。

胎盘是维系胎儿正常发育的重要器官。11β-HSD2 是一高亲和力的 NAD(H) 依赖性脱氢酶。胎盘上的 11β-HSD2 可氧化灭活过多的母源性 GC，是保护胎儿免受母体 GC 干扰的重要调节点（Holmes et al.，2006；Seckl et al.，2000；Edwards et al.，1996）。作为胎盘上的 GC 屏障酶，11β-HSD2 在母体 GC 过多时可通过氧化作用灭活 GC，从而有效地调节胎儿组织内活性 GC 的水平及功能。因此，胎血 GC 水平的升高可能主要与胎盘 GC 屏障的异常开放有关。对人类和啮齿动物的研究表明，胎盘 11β-HSD2 的活性易受到孕期多种不良环境的影响，11β-HSD2 的活性受限会导致发育中的胎儿接触过多的母源性 GC（Reynolds，2013；Morrison et al.，2012）。研究显示，饮酒者血清及尿液中皮质醇浓度显著高于未饮酒者（Stalder et al.，2010；Thayer et al.，2006）。作者团队也通过动物实验证实，PEE 可通过应激反应升高母体 GC 水平，同时抑制胎盘 11β-HSD2 的表达，导致胎儿暴露于过多的母源性 GC 而诱发 IUGR（Liang et al.，2011）。

胎盘 ATP 结合盒（ATP binding cassette，ABC）转运蛋白通过排出外源物和内源代谢产物来保护胎盘和胎儿组织。在面向母体的胎盘合胞体滋养层顶端膜面表达的药物外流性转运蛋白中，最丰富的是 ABCB1/MDR1，即 P-gp（Han et al.，

2018）。P-gp 构成了胎盘上另一种 GC 屏障。P-gp 能逆浓度梯度将 GC 外排回母体面，限制了 GC 进入胎盘细胞和 GC 跨胎盘进入胎儿，从而减少了胎儿暴露于母源性 GC（Han et al.，2018）。作者团队前期研究显示，当孕期共暴露于尼古丁和乙醇时，胎盘中 MDR1A 水平显著降低，且单纯 PEE 即可使胎盘 P-gp 表达下调（Li et al.，2011）。提示，胎盘 P-gp 表达及功能抑制也可能参与 PEE 所致的胎盘 GC 屏障打开。

13.4.2 HPA 轴编程

下丘脑-垂体-肾上腺（HPA）轴是机体重要的神经内分泌调控轴，在出生前后应激防御应答中发挥着重要作用。HPA 轴的器官组成主要包括下丘脑、垂体和肾上腺，广义情况下还包括上游的高位调节中枢——海马及下游的各个效应器官，其主要的效应因子包括下丘脑释放的促肾上腺皮质激素释放激素（corticotropin releasing hormone，CRH）和精氨酸升压素（arginine vasopressin，AVP）、垂体释放的促肾上腺皮质激素（adrenocorticotropic hormone，ACTH）、肾上腺释放的 GC 及其各自的受体。应激状态时，刺激信号经加工整合并传递至下丘脑 PVN，刺激 CRH 神经元分泌 CRH 和 AVP，后者促进垂体 ACTH 和肾上腺 GC 的分泌，最终促使机体各组织发生应激防御反应。

应激产生的 GC 主要通过与下丘脑、垂体、肾上腺等处的皮质激素受体结合，实现其对 HPA 轴功能多水平的负反馈调节。海马是 HPA 轴高位调节中枢的重要组分之一。海马通过糖皮质激素受体（glucocorticoid receptor，GR）和盐皮质激素受体（mineralocorticoid receptor，MR）双向调控 HPA 轴的活性，一方面通过 MR 维持 HPA 轴的基础活性，另一方面通过 GR 参与 HPA 轴应激反应的负反馈调节。海马既可抑制 HPA 轴的应激反应，也可促进应激状态下亢进的 HPA 轴功能恢复至基础水平。大量的研究发现，PEE 可致子代 HPA 轴基础活性及应激敏感性发生改变，表现为宫内至出生后早期的 HPA 轴低基础活性及高应激敏感性（Lu et al.，2015；Glover et al.，2010；Weinberg et al.，2008；Zhang et al.，2005；Seckl，2004）。作者团队研究进一步提示，PEE 子代出生后的 HPA 轴编程改变是下丘脑兴奋性反应与海马负调控失衡所致（Lu et al.，2020，2018），具体表现为海马形态与功能发育出现持续改变，MR/GR 表达比失衡，谷氨酸/GABA 能神经元传入失衡（Lu et al.，2020，2018）。

13.4.2.1 PEE 与 HPA 轴低基础活性编程

研究提示，PEE 子代大鼠成年后 HPA 轴呈现低基础活性（Glover et al.，2010；Weinberg et al.，2008；Zhang et al.，2005；Seckl，2004）。作者团队前期研究也发

现（Huang et al.，2015；Lu et al.，2015），PEE 所致的 IUGR 仔鼠出生后血 ACTH 和皮质酮水平低于对照，同时胎鼠肾上腺功能低下，表现为类固醇合成急性调节蛋白（steroidogenic acute regulatory protein，StAR）和细胞色素 P450 胆固醇侧链裂解酶（cytochrome P450 cholesterol side chain cleavage enzyme，P450scc）表达降低，并且宫内编程效应可延续到出生后甚至成年。

已知谷氨酸（Glu）和 GABA 分别是下丘脑中最重要的兴奋性和抑制性氨基酸能神经递质。当机体受到应激刺激时，突触前 Glu 释放增加并通过 Glu-GABA 突触传递诱发 GABA 的释放，以保持体内神经递质的平衡状态，防止过度兴奋（Herman et al.，2002）。谷氨酸脱羧酶（glutamic acid decarboxylase，GAD）在维持中枢兴奋性/抑制性神经递质平衡中发挥了重要作用。GAD 有两种亚型，即 GAD65 和 GAD67。GAD65 以合成囊泡中的 GABA 为主要功能；而 GAD67 能合成更多的 GABA，参与细胞质和囊泡中的 GABA 合成，是 GABA 神经元的标志物。出生后，下丘脑 GAD65 在生理状态下发挥主要作用，而 GAD67 则在应激及病理状态下发挥主要作用，并可代偿 GAD65 的作用。GC 水平增加时可通过 GR 直接作用于 GABA 能神经元，上调其 GAD67 的表达（Wu et al.，2007；de Souza and Franci，2013）。作者团队的研究发现，PEE 的子代成年后，下丘脑的 CRH 和 AVP 表达下调，而 PVN 区 GAD67 表达上调，同时投射至 PVN 区的 Glu 能神经元数目及其神经递质 Glu 含量减少，而 GABA 能神经元数目及其神经递质 GABA 含量增加（Lu et al.，2020，2018）；进一步研究发现，胎鼠下丘脑 GAD67 表达上调，同时 Glu 能神经元活性减弱而 GABA 能神经元活性增强，抑制性受体（GABA-A-β1R、GABA-A-β2R）表达不同程度的上调（Lu et al.，2020，2018）。提示，PEE 下的母源性高 GC，通过上调胎鼠下丘脑局部 GAD67 的表达，促进 Glu 向 GABA 转化，导致投射至 PVN 区的 Glu/GABA 能神经元发育失衡并延续至出生后，表现为下丘脑 CRH 和 AVP 表达下调，由此介导了 HPA 轴（主要是下丘脑）的低基础活性。

宫内肾上腺发育异常也参与了 PEE 所致的子代大鼠 HPA 轴低基础活性。文献提示，胎肾上腺可通过自身的甾体合成功能来调节宫内内环境稳态和胎儿发育成熟（Marciniak et al.，2011），因此胎儿时期肾上腺的正常发育及其分泌的基础 GC 浓度是决定胎儿成熟和出生后命运的关键。研究发现，IUGR 子代存在肾上腺功能发育抑制，进而可能引起 HPA 轴低活性编程改变，这与 PEE 所致幼年期 HPA 轴低基础活性表现相符（Weinberg et al.，2008）。作者团队也发现，PEE 的胎鼠肾上腺形态发育异常、转录激活因子类固醇生成因子 1（steroidogenic factor 1，SF1）及甾体激素合成酶系统表达降低、内生皮质酮减少，这些 IUGR 子代正常饮食至成年后，其肾上腺 SF1 及甾体激素合成酶系统表达仍以降低为主（Huang et al.，2015）。提示，PEE 的子代大鼠肾上腺甾体合成功能低下具有宫内编程效应，推测其发生与宫内母源性 GC 过暴露有关（Huang et al.，2015）。

海马作为高位调节中枢，在 HPA 轴功能发育中起着重要作用。胎海马 GR 是循环 GC 作用的敏感靶位；胎海马 GR 的出现是 HPA 轴负反馈调节功能建立的标志，其表达程度是 HPA 轴负反馈调节功能敏感性的标志。已知海马中 11β-HSD1 和 GR 共存于同一个神经元内，循环 GC 可通过活化 11β-HSD1 来增加海马局部 GC 含量，GC 也可以通过活化 GR 进一步上调 11β-HSD1，由此组成正反馈环路来增加海马局部的 GC 含量（Carter et al.，2009；Tasker and Herman，2011；Wada and Breuner，2010）。研究发现，海马 GR 通过负调控下丘脑 CRH 来参与 HPA 轴应激反应在围产期的编程过程（Meaney et al.，2007）。子代出生后，其海马 MR 和 GR 通常以互补的方式调整机体对内、外环境的适应，即 MR、GR 及下游相关分子保持着相对均衡，这种均衡对 HPA 轴的正常功能至关重要（Galeeva et al.，2010；Wada and Breuner，2010）。一旦这种平衡被打破，就会出现 HPA 轴功能障碍，这是海马对慢性应激或抑郁的典型反应。作者团队前期研究发现，PEE 子代大鼠宫内和成年时期海马 GR 表达升高、NR2B 表达增强，同时 MR/GR 表达比降低，并伴有海马神经元异常，尤其是齿状回亚区（Lu et al.，2020，2018，2015）。提示，PEE 所致子代海马 MR 和 GR 表达的编程改变可能是 HPA 轴基础活性改变的重要原因之一。

综上，PEE 下宫内母源性高 GC 所致的子代 HPA 轴及其高位调节中枢海马的功能编程改变，是其出生后 HPA 轴低基础活性的重要原因。

13.4.2.2　PEE 与 HPA 轴高应激敏感性编程

对应激反应的敏感性改变是 HPA 轴功能异常的主要表现之一。越来越多的研究证实，HPA 轴的高应激敏感性与子代成年后代谢性疾病、神经精神性疾病的发生密切相关，是胎源性成年 MS 及相关疾病（如糖尿病、NAFLD）易感最主要的机制，也是系列情感障碍疾病（如抑郁症、精神分裂症等）神经生物学的共同发病机理（Phillips et al.，2005；Weinberg et al.，2008；Bao et al.，2008；Cohen et al.，2009；Schutter，2012）。大量研究提示，PEE 可编程性改变子代 HPA 轴的应激敏感性（Weinberg et al.，2008），但其具体机制尚未见阐明。

已知 HPA 轴的活性主要受到下丘脑 PVN 区神经内分泌小细胞的活性调控。当暴露于应激刺激时，神经内分泌小细胞分泌 CRH 和 AVP，以启动机体的应激反应，随后 CRH 和 AVP 刺激垂体的 ACTH 分泌，后者进一步促使肾上腺分泌 GC。作者团队前期研究发现，基础状态下 PEE 子代成年大鼠血 ACTH 和皮质酮水平均低于对照组，但给予慢性应激后显著高于对照组，并伴随更高的 ACTH 和皮质酮增加率（Xia et al.，2014）。提示，PEE 子代存在 HPA 轴高应激敏感性，这与前期其他实验室和临床的报道（Weinberg，1993；Zhang et al.，2005；Weinberg et al.，2008；

Gangisetty et al.，2014）一致。关于 PEE 所致 HPA 轴高应激敏感性的编程机制尚未见其他实验室报道。作者团队研究发现（Lu et al.，2020，2018），PEE 子代无论是在宫内 HPA 轴功能发育抑制状态下，还是在成年 HPA 轴低基础活性和高应激敏感性的情况下，下丘脑 PVN 均存在兴奋性潜能增加的现象，具体表现为兴奋性神经递质谷氨酸转运体——囊泡型谷氨酸转运体 2（VGluT2）表达升高，而抑制性神经递质 GABA 合成酶——GAD65 表达降低，致使 VGluT2/GAD65 表达比增加。提示，PEE 可永久性改变子代下丘脑 PVN 的调定点与敏感度，引起子代 HPA 轴高应激敏感性变化。

下丘脑 PVN 的活性和功能状态主要受到高位调节中枢——海马的调控。海马不仅可以抑制 HPA 轴的应激反应，还可以促进应激状态下亢进的 HPA 轴恢复到基础水平（Tasker and Herman，2011）。海马上分布着大量 GC 受体——MR 和 GR。MR 对 GC 的亲和力是 GR 的 10 倍以上（Kozlovsky et al.，2009）。当机体内 GC 水平较低时，海马局部 GC 几乎全部与 MR 结合，以调控 HPA 轴的基础活性，GR 处于空载状态；当机体内 GC 水平升高，使得 MR 处于饱和状态时，GC 与海马 GR 结合，GR 的兴奋可引起 Glu 释放增加（Treccani et al.，2014），进一步通过 Glu-GABA 突触联系介导 Glu-GABA 途径，将兴奋投射至下丘脑的 GABA 能神经元，从而抑制 PVN 区 CRH 神经元，发挥负调控作用，导致过度活化的 HPA 轴恢复至基础状态（Sapolsky and Meaney，1986；Matthews，2002）。因此，海马 MR/GR 表达比的平衡对于 HPA 轴活性具有重要的调节作用（Krishnamurthy et al.，2013），直接决定了海马 VGluT2/GAD65 表达比的平衡。由于海马与下丘脑之间存在谷氨酸能和 GABA 能神经投射纤维，海马 VGluT2/GAD65 表达比的平衡又进一步调控下丘脑 VGluT2/GAD65 表达比的平衡，最终影响下丘脑局部的兴奋潜能（Krishnamurthy et al.，2013；Bao et al.，2008）。作者团队研究发现，PEE 胎鼠的海马超微结构损伤，GR 表达增加而 MR/GR 表达比显著降低，且伴随 VGluT2/GAD65 表达比升高；而出生后给予高脂饮食的 PEE 雌性子代大鼠在慢性应激前、后海马 GR 表达均高于对照组，且慢性应激后，相比于对照组，海马 MR/GR 表达比进一步降低、下丘脑 VGluT2/GAD65 表达比进一步升高，同时海马 DG、CA3 区呈现不同程度的细胞排列紊乱、核深染、皱缩等病理改变加重（Lu et al.，2020，2018）。这些结果提示，PEE 所致的胎海马结构和功能异常，可降低胎海马对下丘脑的负调控作用，致使下丘脑局部兴奋潜能增强。上述改变可持续至成年后，在慢性应激作用下海马局部损伤加重，从而进一步降低对 HPA 轴的负调控作用，最终导致下丘脑过度兴奋，引起 HPA 轴高应激敏感性发生。

作为 HPA 轴的高位调节中枢，海马 GR 也是对 GC 最易感的神经靶位。长期过量的 GC 可过度活化海马 GR 引起 Ca^{2+} 内流，从而介导局部神经元的退行性改变（De Quervain et al.，2009；Liao et al.，2014），其中海马 CA3 区锥体神经元和

DG 区颗粒细胞最易受损（Arbel et al.，1994；De Kloet et al.，1998）。研究发现，N-甲基-D-天冬氨酸受体（N-methyl-D-aspartate receptor，NMDAR）可能作为 GR 的下游，参与神经元的退行性改变（Komatsuzaki et al.，2012），而 NR2A 和 NR2B 被认为是功能性 NMDAR 通道的主要类型（Chen et al.，2008）。已知 NR2B 参与中枢神经系统损伤的信号级联过程。过度兴奋的 NR2B 可增加神经元的 Ca^{2+} 渗透性，引起 Ca^{2+} 超载触发多种细胞内代谢过程，导致大脑中的神经元细胞退行性改变（Lipton，2006；Lujan et al.，2012）。研究报道，GR 激动剂地塞米松可上调 NR2B 的表达及其磷酸化水平，并具有时间依赖性，而 GR 拮抗剂米非司酮则显著下调其表达（Zhang et al.，2014b）。作者团队的研究发现，PEE 子代大鼠无论是在胚胎时期还是出生后，其海马 NR2B 的表达均显著高于对照，且在慢性应激后进一步升高（Lu et al.，2020，2018）。提示，母源性高 GC 所致的 NR2B 高表达可能参与了 PEE 所致的胎海马功能编程，导致子代成年后 HPA 轴的负调控机制异常，从而导致 HPA 轴高应激敏感性。

13.4.3　GC-IGF1 轴编程

IGF1 及其下游信号通路作为内分泌调节系统的核心，参与调节宫内时期各组织的发育、分化及代谢过程（Randhawa and Cohen，2005；Roberts et al.，2008；Netchine et al.，2009）。IGF1 与其受体 IGF1R 结合后，一方面激活 MEK/ERK 通路，调控细胞增殖和抗细胞凋亡；另一方面激活 PI3K/Akt 通路，调节细胞糖、脂代谢（Girnita et al.，2014）。

13.4.3.1　肝 IGF1 信号通路与 IUGR

研究发现，尽管在所有胚胎组织中均可检测到 IGF1 的表达（Agrogiannis et al.，2014），但胎儿时期 IGF1 主要来自肝，再通过血液循环调控全身组织和器官，而其他组织局部的 IGF1 自分泌及旁分泌调控机制在胚胎发育中晚期才初步建立，出生后逐步完善。肝 IGF1 或 IGF1R 编码基因敲除或变异可显著降低胎儿出生体重和体长（Walenkamp et al.，2006，2013；Wallborn et al.，2010）。因此，宫内时期肝 IGF1 的表达水平直接决定着胎儿的出生体重、器官结构和功能发育。出生后，肝 IGF1 表达持续升高，青春期达到高峰，之后维持在一定水平，到老年才逐渐下降，这与机体的发育和成熟相吻合。出生后的血液循环 IGF1 水平对各组织局部的调控作用减弱，更多地体现为对代谢的调控作用。研究证实，IUGR 胎儿的血 IGF1 水平降低，出生后出现追赶性生长的 IUGR 儿童血 IGF1 水平显著高于未出现追赶性生长的 IUGR 儿童（Gicquel and Le Bouc，2006；Kenyon，2001；Mahajan et al.，2006）。大量文献提示，追赶性生长可进一步加重器官功能异常及糖、脂代谢紊乱，提示 IGF1 水平与宫内 IUGR 发生及出生后追赶性生长相关的糖、脂代谢紊乱关系密切。作者团队研究证实，PEE 子代的肝 IGF1 及其下游信号通路基因的表达在宫内时期降低而在出生后增加，这介导了成年子代非酒精性脂肪性肝病和高胆固醇血症易感的宫内编程（Shen et al.，2014；Hu et al.，2019，2020）。

13.4.3.2　PEE 子代的 GC-IGF1 轴编程

GC 是促进胎儿成熟的关键激素，而 IGF1 则是促进胎儿生长的重要细胞因子。理论上，个体成熟的过程应伴随着个体生长的抑制。大量研究表明，高 GC 可抑制多种组织细胞内 IGF1 的表达（Hyatt et al.，2007；Inder et al.，2010）。作者团队的系列研究证实，PEE 下胎鼠血皮质酮水平升高，而与此相对应的血和肝 IGF1水平降低；出生后，仔鼠的血皮质酮水平降低，而同时血和肝 IGF1 水平升高；高脂饮食下子代血皮质酮水平进一步降低，体重出现追赶性生长的同时，血和肝IGF1 水平进一步升高（Shen et al.，2014）。与之相似（Huang et al.，2015），作者团队的研究还发现，PEE 下雄性 IUGR 子代大鼠胎血皮质酮水平升高的同时，肾上腺局部 IGF1 及其下游信号通路、甾体激素合成酶系统表达降低；这些 IUGR子代大鼠出生后，在血皮质酮水平降低的同时，肾上腺 IGF1 及其下游信号通路、甾体激素合成酶系统表达水平出现代偿性增加。这种血 GC 和组织 IGF1 表达水平之间的负向改变提示，机体血 GC 与组织 IGF1 之间的负性调控机制可能存在轴向关系（即 GC-IGF1 轴），GC-IGF1 轴可能是调控机体发育与成熟的生理轴，介导了宫内不良环境下机体的适应性变化和代偿性作用。

节俭表型（thrifty phenotype）是胎儿对不良宫内环境适应的结果，是指胎儿组织结构、功能和代谢的适应性变化，以及营养和能量的重新分配，以保证重要组织器官的正常发育和功能，进而使胎儿在不利环境中得以生存，这样的个体在成年后营养富足的环境下更易患病。作者团队基于前期研究提出，PEE 下，一方面乙醇可直接进入胎儿体内，对多种（胚）胎组织造成直接的损伤；另一方面为了维持胎儿生存和发育，在母体高浓度 GC 条件下胎盘 11β-HSD2 及 P-gp 表达降低，胎盘 GC 屏障打开，母源性 GC 进入胎儿体内，GC 通过调控多种胚胎组织的 IGF1 水平，来改变胎儿的新陈代谢过程，并将生长资料重新分配，确保关键器官（如脑和肝）的发育，而抑制非关键器官（如软骨、肾上腺、肾等）的发育，即胎儿变得"节俭"。

个体出生后，随着母源性高 GC 的撤离，其肝 IGF1 表达持续升高，同时各组织脏器的 IGF1 表达系统逐渐完善，并建立起完整的自分泌与旁分泌系统。尽管个体出生后其体内由肝分泌的 IGF1 总量远大于其他组织或脏器的合成与分泌量，但目前的观点认为，个体出生后（尤其成年后）各组织自分泌与旁分泌的 IGF1在局部组织细胞的增殖、凋亡与功能调控中起着主要作用（Locatelli and Bianchi，

2014）。作者团队的研究也发现，PEE 所致的 IUGR 子代大鼠出生后相当长时间内肝及血 IGF1 水平显著高于对照组（Shen et al.，2014），其间血生长激素（growth hormone，GH）水平却持续低于对照组。也就是说，出生后乙醇撤退后，肝 IGF1 表达的过度增加是 IUGR 子代出生后在营养条件好的情况下出现追赶性生长的主要因素，而不是传统的生长激素介导的 IGF1 轴改变。有趣的是，尽管 PEE 所致的 IUGR 子代出现 GC-IGF1 轴编程改变，并且 GC-IGF1 轴编程改变介导了低出生体重和出生后体重追赶性生长，但肝糖、脂代谢功能基因表达的改变却持续存在，并不随 GC-IGF1 轴的改变而改变。基于此，作者团队提出，PEE 所致的各器官功能改变（可能增强或减弱）并持续至成年的这一现象，即为 PEE 所致的"第一种编程"，主要是母源性高 GC 对不同器官主要功能个性化编程所致，是"节俭表型"在各脏器局部差异性编程的具体体现；而 GC-IGF1 轴介导的多器官功能编程改变则为"第二种编程"，主要介导了 PEE 子代 IUGR 的发生及出生后多器官功能的代偿性改变（图 13-2）。

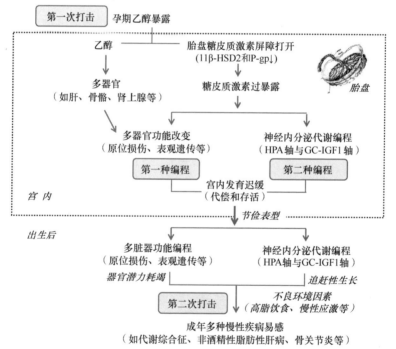

图 13-2 孕期乙醇暴露所致子代成年疾病易感的"两种编程"和"两次打击"机制

11β-HSD2. 2 型 11β-羟类固醇脱氢酶；P-gp. P-糖蛋白；HPA 轴. 下丘脑-垂体-肾上腺轴；GC-IGF1 轴. 糖皮质激素-胰岛素样生长因子 1 轴

作者团队前期研究还发现（Xia et al.，2014；He et al.，2015），PEE 所致的 IUGR 子代出生后在过营养状态下仍存在 HPA 轴低基础活性和高应激敏感性，且外周糖、脂代谢表型呈 GC 依赖性变化，表现为低血 GC 下的低血糖和高血脂、高血 GC 下的高血糖和低血脂。这些结果提示，PEE 是子代承受的"第一次打击"，一方面通过调动胎儿营养及能量重新分配，确保胎儿存活，最终导致重要脏器（如肝）功能持续增强而外周脏器（如骨）功能持续抑制；另一方面 GC-IGF1 轴作为代偿机制，参与了 GC 对宫内胎儿整体发育的编程调控和出生后的追赶性生长。而追赶性生长是 IUGR 子代成年后代谢紊乱及疾病易感的可能机制之一。PEE 所致的 IUGR 子代出生后，机体通过重新调动、再分配营养与能量，触发追赶性生长，以弥补宫内时期的多器官发育不良，但同时也导致了机体代谢功能的进一步编程改变，加重组织器官形态异常及糖、脂代谢紊乱，并加速机体功能潜能的耗竭，由此增加代谢性疾病（如高胆固醇血症、非酒精性脂肪性肝病、骨关节炎等）的易感性（Tosh et al.，2010；Kamei et al.，2011；Shen et al.，2014；He et al.，2019；Hu et al.，2019，2020；Ni et al.，2019；Xiao et al.，2019；Yu et al.，2020a，2020b；Xia et al.，2020；Wu et al.，2020；Chen et al.，2020）。出生后若出现环境因素改变或不良生活习惯如高脂饮食（Xia et al.，2014）或慢性应激（Xia et al.，2014，2020），即所谓的"第二次打击"，则可诱发多种代谢性疾病的发生（图 13-2）。

13.5　孕期乙醇暴露所致子代发育毒性的性别差异及可能机制

尽管乙醇发育毒性在雌性、雄性动物上均有报道，尤其是 PEE 所致的 HPA 轴高应激敏感性在雌性、雄性动物中表现非常一致，但众多的研究依然提示，PEE 所致发育毒性的表现存在模型的性别差异。例如，雌性动物明显较雄性动物对急性或短期应激更敏感（Taylor et al.，1982；Weinberg，1988；Kelly et al.，1991；Kim et al.，1999），而雄性动物则对长期慢性应激或寒冷刺激更敏感（Weinberg，1992a）；PEE 子代中雌性动物对环境的反应能力明显低于对照组（Weinberg，1992b）。尽管雌、雄生而有别，但目前观点认为，乙醇发育毒性的性别差异机制尚可能涉及下丘脑-垂体-性腺（HPG）轴发育异常及其与 HPA 轴、GC-IGF1 轴的相互作用等。

13.5.1　PEE 子代存在 HPG 轴发育异常

大量研究表明，PEE 可诱导雌性、雄性动物的 HPG 轴发育异常和成熟延迟（Boggan et al.，1979；Lan et al.，2009）。在雌性动物中，PEE 所致的 HPG 轴发育延迟主要表现为青春期延迟、阴道发育异常（如张开延迟、阴道内皮细胞分化异常）、雌激素合成与分泌异常、性行为改变等（Esquifino et al.，1986；Creighton-Taylor and Rudeen，1991；Wilson and Handa，1997）；而在雄性动物中，PEE 则可导致睾丸的发育异常，主要表现为睾丸间质细胞数量减少、生精小管内空泡形成、睾酮合成和分泌抑制、黄体生成素敏感性降低、雄性雌性化及成年后 HPG 轴中枢敏感性降低、性行为异常及性功能低下等（Chen and Smith，1979；Parker et al.，1984；Udani et al.，1985；Rudeen，1986；Rudeen et al.，1986；McGivern，1987）。HPG 轴可通过与其他内分泌轴的相互作用来调控机体的生长发育和功能代谢，因此性腺发育对于胎儿宫内及出生后的发育和成熟具有重要意义。PEE 所致的雌性与雄性 HPG 轴发育异常可能是其所致成年多种疾病性别差异的病理生理学基础。

13.5.2　HPG 轴与 GC-IGF1 轴的相互作用

如上所述，GC-IGF1 轴编程是 PEE 所致多组织发育毒性及成年代谢性疾病易感的重要机制之一。HPG 轴与 GC-IGF1 轴相互作用可能介导了 PEE 所致发育毒性的性别差异。

研究表明，HPG 轴可从 HPA 轴的各个组织层面去调控其功能状态（Weinberg et al.，2008）。由于雌性动物生理皮质酮浓度高于雄性，且皮质酮释放速度及对皮质酮和 ACTH 的反应性均高于雄性，因此雌性动物的 HPA 轴较雄性动物更容易被激活，尤其是在发情前期，雌性动物体内雌激素水平达到峰值，这增加了 HPA 轴活性，其应激敏感性进一步增强（Young，1995，1996）。雌二醇对 HPA 轴的调控可能始于下丘脑 PVN 区 CRH 神经元（Weinberg et al.，2008），但孕酮则与雌二醇竞争性调控 HPA 轴活性，仅当孕酮处于极低水平时，雌激素对 HPA 轴的调控才会显现（Young，1995，1996）。目前认为，这两者对雌性动物 HPA 轴的调控靶点均为 GR（Handa et al.，1994a）。由于睾酮对 HPA 轴的抑制作用，雄性动物生理 GC 浓度、GC 释放速度以及对 GC 反应性均较低，因此雄性动物的 HPA 轴应激敏感性较雌性更低（Viau，2002）。睾酮对 HPA 轴作用的起始点在纹状体和杏仁核（Handa et al.，1994b；Williamson et al.，2005）。睾丸切除可增加 CRH 的 mRNA 水平，并增加机体对应激的反应性，而睾酮替代治疗则可恢复 HPA 轴正常的 CRH 水平和应激敏感性（Handa et al.，1994b；Young，1996）。

HPA 轴也可影响 HPG 轴的功能发育。例如，摘除孕鼠肾上腺可显著降低母体皮质酮水平，进而导致雄性胎鼠睾酮峰值降低（Sinha et al.，1997），提示 GC 对于胎鼠睾丸发育具有重要意义。GC 也能在 HPG 轴的三个水平上影响其功能，包括抑制下丘脑促性腺激素释放激素（gonadotropin releasing hormone，GnRH）分泌、干扰 GnRH 诱导的垂体 LH 释放和改变促性腺激素对性腺甾体激素分泌的刺激作用（Ahmed et al.，2014）。正是由于存在上述 HPG 轴与 HPA 轴的相互作用，PEE 所致的 HPG 轴发育异常很可能通过改变其与 HPA 轴的互作，进而参与 HPA 轴的宫内编程，胎源性疾病才会出现明显的性别差异。作者团队也正在开展相关的研究，旨在探讨 PEE 所致的 HPA 轴与 HPG 轴互作紊乱与成年代谢性疾病易感的关系。

　　与 GC 一样，IGF1 也是 HPG 轴发育的重要调控因子（Yuan et al.，2012，2014；Ahmed et al.，2014）。作者团队的研究发现，PEE 胎鼠血皮质酮水平升高，肝和肾上腺 IGF1 的表达降低（Shen et al.，2014；Huang et al.，2015），同时伴随睾丸或卵巢 IGF1 的低表达（Liu et al.，2019；Ni et al.，2019）。提示，IGF1 参与了 PEE 所致的雌性和雄性动物生殖器官发育不良，进而影响 HPG 轴的功能发育。同时，大量研究提示，雌二醇或睾酮可调控包括肝在内的全身多种组织 IGF1 表达水平。这些均提示，HPG 轴与 IGF1 的相互作用也参与 PEE 所致发育毒性的性别差异。

13.6　表观遗传学在 PEE 诱导宫内发育编程中的重要作用

　　表观遗传学是指表观遗传修饰改变对表观基因组基因表达的调节，这种调节不依赖基因序列的改变且可遗传。DNA 甲基化、组蛋白修饰和 miRNA 是对环境刺激因素变化的反映，这些表观遗传学因素相互作用可调节基因表达并控制细胞表型（Arney and Fisher，2004；McGowan and Roth，2015）。目前的观点认为，表观遗传学改变参与成年疾病的宫内发育起源，并可能是介导宫内环境因素所致胎儿改变延续至出生后甚至下一代的重要途径（Moisiadis and Matthews，2014a，2014b）。

　　研究显示，PEE 可诱导胎儿多器官细胞的表观遗传修饰（Perkins et al.，2013；Ungerer et al.，2013）。Garro 等（1991）发现，孕中期给予孕鼠两次急性乙醇暴露可致子代小鼠广泛的 DNA 低甲基化修饰，且乙醇暴露子代小鼠体内 DNA 甲基转移酶（DNMT）活性明显低于对照。Liu 等（2009）基于全胚胎培养技术发现，胚胎发育早期即神经发育时期的乙醇暴露，可导致脑组织发育相关基因的 DNA 低甲基化或高甲基化改变，并进一步导致胚胎神经管延迟闭合，且这些甲基化改变主要发生在 7 号、10 号及 X 染色体上，所涉及的目的基因参与的细胞功能包括生长、发育、凋亡及代谢等。Hicks 等（2010）也在神经干细胞模型上发现，乙醇处理可通过诱导细胞周期相关基因发生 DNA 甲基化修饰，进而延迟其细胞周期，而细胞周期的延迟可进一步引起细胞增殖和分化的抑制，最终导致子代脑组织细胞数量减少、脑功能发育异常，这与 Reis 等（2015）报道 PEE 所致的海马组织神经元数量减少相吻合。有趣的是，Otero 等（2012）发现，孕 4～9 天乙醇暴露可致子代大鼠额叶皮质及海马组织 DNA 甲基化水平广泛、持续地升高。Perkins 等（2013）也发现，PEE 可致子代大鼠海马组织 DNMT 活性明显升高，但不影响其组蛋白乙酰转移酶（histone acetyltransferase，HAT）活性，且 PEE 可降低子代海马组织 DNMT1、DNMT3a 以及 MeCP2 的基因表达水平。Moisiadis 等（2014b）

通过综述大量文献提出，孕期母源性 GC 过暴露所致的子代多组织发育异常可能主要由广泛的 DNA 甲基化修饰所介导。

组蛋白修饰、miRNA 等也可能参与 PEE 所致的发育毒性作用。Veazey 等（2013）发现，孕 7 天给予一次急性乙醇暴露后，子代小鼠脑组织出现明显的染色质重塑，包括 H3K9me2、H3K27me3 和 H3K9ac。Zhang 等（2015）发现，PEE 子代海马组织囊泡型谷氨酸转运体 2（vesicular glutamate transporter 2，VGluT2）mRNA 表达上调，与其基因低甲基化修饰及组蛋白 H3K4me3 有关，同时还发现子代海马 VGluT2 在蛋白质水平表达下降，其机制可能与 miR-467b-5p 结合 VGluT2 3′ UTR 有关。另有研究显示，PEE 子代小鼠心脏 HAT 活性升高、H3K14ac 水平升高。并且，PEE 的 C57BL/6J 小鼠子代脑组织中 miR-302c 表达上调，其通过抑制 *Ccdc6* 基因表达，进一步参与 FAS 的发生（Mantha et al.，2014）。

也有证据显示，印记基因缺失也可能是 PEE 子代发育异常的机制。例如，Dean 等（1998）在培养的胚胎干细胞中发现，*Igf2*、*H19*、*Igf2r* 及 *Zrsr1* 等印记基因出现 DNA 甲基化改变，在由这些细胞得到的 13～14 天胎鼠上也可观察到相似改变，并有畸变印记基因的表达，提示这些印记基因缺失的影响从胚胎早期持续到植入后期。上述研究表明，印记基因对胚胎植入前的环境非常敏感。Haycock 和 Ramsay（2009）的研究也支持了上述的印记基因假说。他们的研究表明，胚胎植入前乙醇暴露的妊娠中期小鼠胎盘上父源性等位基因 *H19* 发生了 DNA 甲基化改变。

综上，表观遗传修饰（尤其是 DNA 甲基化）参与了 PEE 所致的子代发育毒性。但由于目前的研究多为观察性研究，证据等级有限，因此表观遗传学在 PEE 所致子代发育毒性中的作用尚有待进一步验证。

13.7　孕期乙醇暴露所致子代胰岛素抵抗现象

如前所述，众多研究均提示 PEE 可致子代代谢性疾病易感。然而，PEE 所致的成年子代代谢性疾病中是否存在胰岛素抵抗，各实验室结果不尽相同。Yao 等发现，PEE 可致子代雌性、雄性大鼠糖耐量减低，并伴随肝胰岛素抵抗，表现为肝糖原合成增加、糖原合成基因高表达、胰岛素通路基因表达降低（Yao and Nyomba，2008；Yao et al.，2013）。Probyn 等（2013）则发现，PEE 雌性、雄性子代在孕 20 天时血糖水平均下降，雄性子代在出生后 30 天时基础血糖、血胰岛素水平及胰岛 β 细胞数量均正常，在糖耐量试验中则表现为高胰岛素血症、高胰岛素峰值，雌性子代则表现为血糖清除率增高，他们认为 PEE 所致子代糖代谢异常存在性别差异，即雄性子代可能存在胰岛素抵抗现象，而雌性子代则可能存在胰岛素敏感。Ting 和 Lautt（2006）通过综述文献发现，乙醇暴露所致的糖耐量异常可能与肝胰岛素增敏物（hepatic insulin sensitizing substance，HISS）有关，急性乙醇暴露通过阻断胰岛素诱导的 HISS 激活，剂量依赖性地诱导胰岛素抵抗；而慢性乙醇暴露则可诱导胰岛素敏感。流行病学研究也提示，乙醇暴露与糖耐量改变可能呈倒"U"形关系。研究显示，IUGR 子代成年后糖耐量异常与胰腺发育不良、胰岛 β 细胞数目和功能的永久性编程改变有关，这种不可逆的变化最终诱发子代在生命中后期的糖耐量异常和 2 型糖尿病的发生风险（Warner and Ozanne，2010）。

近年来，越来越多的证据和观点将胰岛 β 细胞功能受损视作 2 型糖尿病尤其是胎源性 2 型糖尿病发生、发展的必要条件（Jimenez-Chillaron et al.，2005；Muoio and Newgard，2008）。Dobson 等（2012）发现，慢性乙醇暴露可致子代雌性、雄性大鼠胰岛脂肪沉积增加、胰岛 β 细胞数量下降、胰岛素表达降低。为了代偿胰岛 β 细胞功能受损，机体在生长和发育时期出现胰岛素抵抗的可能性较小，反而更可能出现胰岛素敏感。作者团队也观察到，PEE 所致的 IUGR 大鼠 24 周龄时胰岛素耐量增加，表现为胰岛素敏感（Xiao et al.，2019）。另有研究发现，IUGR 个体成年后糖稳态表型异常和代谢能力减弱，这种糖代谢稳态和功能异常具有明显的年龄进程性特征，如成年期仅表现出轻微糖耐量减低，老年期才会出现较为严重的高血糖症（Arantes et al.，2002）。Ozanne（2001）综述大量文献后也发现，IUGR 动物糖耐量存在一个年龄依赖的、由增强到减弱的动态变化过程。作者团队前期研究也提示，PEE 所致的子代 IUGR 大鼠出现追赶性生长，成年后在慢性应激状态下出现血糖水平和胰岛素抵抗指数增加，表现为糖尿病易感（Xia et al.，2014）。

综上，作者团队认为，PEE 所致的子代糖耐量改变与乙醇暴露剂量、暴露时间以及子代性别、年龄等均有关系。尽管如此，各家报道结果不尽相同，但 PEE 的成年子代在正常情况下往往表现出血糖及血胰岛素水平趋于正常，或存在胰岛素敏感以代偿宫内胰岛发育不良；而当子代年龄增加或接受"第二次打击"（如高糖、高脂饮食摄入或慢性应激等）时，则往往出现胰岛素抵抗及糖代谢紊乱。

13.8　研　究　展　望

综上所述，PEE 所致的子代代谢性疾病易感主要与宫内神经内分泌代谢编程改变有关。基于系列研究，作者团队提出，PEE 所致成年子代多种代谢性疾病的发生存在"两种编程"（宫内"节俭表型"下各器官特异性功能改变和 GC-IGF1 轴编程改变）和"两次打击"（PEE 和出生后环境变化因素）机制。尽管如此，PEE 所致的胎儿宫内及出生后不同时期的神经内分泌代谢编程改变、性别差异、表观遗传和跨代遗传等关键点也不是十分清楚。同时，由于 PEE 的时间、剂量及物种等存在差异，现有的研究结果尚存在众多的不一致。因此，更为系统的研究应该是今后很长一段时间内急需的。

随着胎源性疾病研究的不断深入，转化医学也在不断推动胎源性疾病基础研究成果向临床实践或应用的转化。胎源性疾病的转化研究重点在于探讨其起源机制，并寻找可能的生物标志物，以用于早期预警或干预治疗。但由于目前PEE 所致发育毒性及成年代谢性疾病易感的分子机制尚不清楚，目前所确立的靶点均存在较大的局限性。随着机制研究的不断深入以及实验技术的不断发展，越来越多的可靠靶点将会被发掘。因而，基于宫内神经内分泌代谢编程改变的早期诊断，可能实现代谢性疾病的早期预警及防治。另外，由于婴幼儿在生长和发育时期存在较好的可塑性，适当的药物或行为干预可能有助于逆转 PEE 所致的发育编程改变，进而降低成年代谢性疾病易感的风险。当然，由于乙醇发育毒性被越来越多的实验数据所证实，因此加强育龄期妇女生殖卫生宣传和教育，做好孕期乙醇发育毒性的一级预防，可从根本上预防乙醇暴露的发育毒性及其远期危害。

参 考 文 献

Agrogiannis G D, Sifakis S, Patsouris E S, et al. 2014. Mol Med Rep, 10(2): 579-584.

Ahmed A A, Ma W, Ni Y, et al. 2014. Anim Reprod Sci, 146: 193-201.

Aigner T, Richter W. 2012. Nat Rev Rheumatol, 8: 70-72.

Alati R, Betts K S, Williams G M, et al. 2014. JAMA Psychiatry, 71(8):952-7.

Aliyu M H, Wilson RE, Zoorob R, et al. 2009. Nicotine Tob Res, 11: 36-43.

Ammon A L, Kaskutas L A, Block G, et al. 2009. Am J Obstet Gynecol, 201: 561-563.

Arantes V C, Teixeira V P, Reis M A, et al. 2002. J Nutr, 132: 3030-3035.

Arbel I, Kadar T, Silbermann M, et al. 1994. Brain Res, 657: 227-235.

Armstrong B G, McDonald A D, Sloan M. 1992. Am J Public Health, 82: 85-87.

Arney K L, Fisher A G. 2004. J Cell Sci, 117: 4355-4363.

Avalos L A, Roberts S C, Kaskutas L A, et al. 2014. Subst Use Misuse, 49: 1437-1445.

Bailey C D, Brien J F, Reynolds J N. 2001. J Neurosci, 21: 4381-4389.

Bao A M, Meynen G, Swaab D F. 2008. Brain Res Rev, 57: 531-553.

Barker D J. 1993. Br Heart J, 69: 195-196.

Barker D J. 1994. J R Coll Physicians Lond, 28: 544-551.

Barker D J. 1995. BMJ, 311: 171-174.

Barker D J. 1997. Eur Heart J, 18: 883-884.

Barker D J. 1998. Clin Sci(Lond), 95: 115-128.

Barker D J. 2004a. J Epidemiol Community Health, 58: 114-115.

Barker D J. 2004b. Acta Paediatr Suppl, 93: 26-33.

Barker D J. 2004c. Philos Trans R Soc Lond B Biol Sci, 359(1449): 1359-1366.

Barker D J. 2005. Horm Res, 64(Suppl 3): 2-7.

Barker D J. 2006. Clin Obstet Gynecol, 49: 270-283.

Barker D J. 2007. J Intern Med, 261: 412-417.

Boggan W O, Randall C L, Dodds H M. 1979. Res Commun Chem Pathol Pharmacol, 23: 117-125.

Carter R N, Paterson J M, Tworowska U, et al. 2009. J Neuroendocrinol, 21: 879-887.

Chen H Y, Zhu Y N, Zhao X Q, et al. 2020. Toxicol Lett, 321: 44-53.

Chen H, Miller S, Lane R H, et al. 2013. Am J Perinatol, 30: 261-266.

Chen J J, Smith E R. 1979. Horm Behav, 13: 219-231.

Chen J R, Lazarenko O P, Shankar K, et al. 2010. J Bone Miner Res, 25: 1117-1127.

Chen L, Nyomba B L. 2003. Metabolism, 52: 454-462.

Chen M, Lu T J, Chen X J, et al. 2008. Stoke, 39: 3042-3048.

Cohen M, Brown D R, Myers M M. 2009. Acta Paediatr, 98: 1183-1188.

Creighton-Taylor J A, Rudeen P K. 1991. Alcohol Clin Exp Res, 15: 1031-1035.

Cubukçu D, Ardiç F, Karabulut N, et al. 2005. Clin Rheumatol, 24: 336-341.

Cumming M E, Ong B Y, Wade J G, et al. 1985. Dev Pharmacol Ther, 8: 338-345.

Dahlberg L. 2012. Ann Rheum Dis, 71: 1-3.

De Kloet E R, Vreugdenhil E, Oitzl M S, et al. 1998. Endocr Rev, 19: 269-301.

De Quervain D J, Aerni A, Schelling G, et al. 2009. Front Neuroendocrinol, 30: 358-370.

de Souza L M, Franci C R. 2013. Neurosci Lett, 534: 199-204.

Dean W, Bowden L, Aitchison A, et al. 1998. Development, 125: 2273-2282.

Dettmer T S, Barnes A, Iqbal U, et al. 2003. Alcohol Clin Exp Res, 27: 677-681.

Diaz M R, Mooney S M, Varlinskaya E I. 2016. Behav Brain Res, 310: 11-19.

Dobson C C, Mongillo D L, Brien D C, et al. 2012. Nutr Diabetes, 2: e57.

Dobson C C, Thevasundaram K, Mongillo D L, et al. 2014. Alcohol, 48: 687-693.

Edwards C R, Benediktsson R, Lindsay R S, et al. 1996. Steroids, 61: 263-269.

Esquifino A I, Sanchis R, Guerri C. 1986. Neuroendocrinology, 44: 483-487.

Fernández M S, Carrizo J, Plaza W, et al. 2019. Alcohol, 75: 39-46.

Fish E W, Holloway H T, Rumple A, et al. 2016. Behav Brain Res, 311: 70-80.

Fowden A L, Forhead A J. 2004. Reproduction, 127: 515-526.

Fowden A L, Li J, Forhead A J. 1998. Proc Nutr Soc, 57: 113-122.

Fraser A, Ebrahim S, Ben-Shlomo Y, et al. 2007. Diabetes Care, 30: e124-e125.

Galeeva A, Pelto-Huikko M, Pivina S, et al. 2010. Vitam Horm, 82: 367-389.

Gangisetty O, Bekdash R, Maglakelidze G, et al. 2014. PLoS One, 9: e113228.

Garro A J, McBeth D L, Lima V, et al. 1991. Alcohol Clin Exp Res, 15(3): 395-398.

Gicquel C, Le Bouc Y. 2006. Horm Res, 65(Suppl 3): 28-33.

Girnita L, Worrall C, Takahashi S, et al. 2014. Cell Mol Life Sci, 71: 2403-2427.

Glover V, O'Connor T G, O'Donnell K. 2010. Neurosci Biobehav Rev, 35: 17-22.

Gohlke J M, Griffith W C, Faustman E M. 2005. Toxicol Sci, 86(2): 470-484.

Gray R. 2013. BJOG, 120: 1039-1041.

Gupta M, Gupta R, Pareek A, et al. 2007. Indian Pediatr, 44: 177-184.

Hales C N, David Barker D J, Clark P M, et al. 1991. BMJ, 303: 1019-1022.

Han L W, Gao C, Mao Q. 2018. Expert Opin Drug Metab Toxicol, 14(8): 817-829.

Handa R J, Burgess L H, Kerr J E, et al. 1994a. Horm Behav, 28: 464-476.

Handa R J, Nunley K M, Lorens S A, et al. 1994b. Physiol Behav, 55: 117-124.

Haycock P C, Ramsay M. 2009. Biol Reprod, 81: 618-627.

He H Y, Xiong Y, Li B, et al. 2019. Toxicol Lett, 311: 17-26.

He Z, Li J, Luo H, et al. 2015. Sci Rep, 5: 17679.

Henriksen T B, Hjollund N H, Jensen T K, et al. 2004. Am J Epidemiol, 160: 661-667.

Herman J P, Tasker J G, Ziegler D R, et al. 2002. Pharmacol Biochem Behav, 71: 457-468.

Hewitt A J, Dobson C C, Brien J F, et al. 2014. Alcohol, 48: 477-481.

Hicks S D, Middleton F A, Miller M W. 2010. J Meurochem, 114: 1767-1780.

Holmes M C, Abrahamsen C T, French K, et al. 2006. J Neurosci, 26: 3840-3844.

Hoyme H E, Kalberg W O, Elliott A J, et al. 2016. Pediatrics, 138(2): e20154256.

Hu S W, Qin J, Zhou J, et al. 2019. Toxicol Appl PHarmacol, 375: 46-56.

Hu W, Yuan C, Luo H W, et al. 2020. Toxicol Lett, 331: 167-177.

Huang H, He Z, Zhu C, et al. 2015. Toxicol Appl Pharmacol, 288: 84-94.

Hyatt M A, Budge H, Walker D, et al. 2007. Endocrinology, 148: 4754-4760.

Iliadou A, Cnattingius S, Lichtenstein P. 2004. Int J Epidemiol, 33: 948-953.

Inder W J, Jang C, Obeyesekere V R, et al. 2010. Clin Endocrinol(Oxf), 73: 126-132.

Iqbal U, Dringenberg H C, Brien J F, et al. 2004. Behav Brain Res, 150: 117-125.

Iranmanesh A, Veldhuis J D, Johnson M L, et al. 1989. J Androl, 10: 54-63.

Jimenez-Chillaron J C, Hernez-Valencia M, Reamer C, et al. 2005. Diabetes, 54: 702-711.

Jordan K M, Syddall H, Dennison E M, et al. 2005. J Rheumatol, 32: 678-683.

Jornayvaz F R, Vollenweider P, Bochud M, et al. 2016. Cardiovasc Diabetol, 15: 73.

Kamei H, Ding Y, Kajimura S, et al. 2011. Development, 138: 777-786.

Katz J D, Agrawal S, Velasquez M. 2010. Curr Opin Rheumatol, 22: 512-519.

Kelly S J, Mahoney J C, Rich A, et al. 1991. Physiol Behav, 49: 751-756.

Kelly Y J, Sacker A, Gray R, et al. 2012. J Epidemiol Community Health, 66: 41-48.

Kenyon C. 2001. Cell, 105: 165-168.

Kim C K, Giberson P K, Yu W, et al. 1999. Alcohol Clin Exp Res, 23: 301-310.

Kleiber M L, Mantha K, Stringer R L, et al. 2013. J Neurodb Disord, 5: 6.

Komatsuzaki Y, Hatanaka Y, Murakami G, et al. 2012. PLoS One, 7: e34124.

Kozlovsky N, Matar M A, Kaplan Z, et al. 2009. Eur Neuropsychopharmacol, 19: 759-771.

Krishnamurthy S, Garabadu D, Joy K P. 2013. Neuropharmacology, 75: 62-77.

Lan N, Chiu M P, Ellis L, et al. 2015. Neuroscience, 14: 32-34.

Lan N, Yamashita F, Halpert A G, et al. 2009. Alcohol Clin Exp Res, 33: 1075-1088.

Larroque B, Kaminski M, Lelong N, et al. 1993. Am J Epidemiol, 137: 941-950.

Lewis S J, Zuccolo L, Davey S G, et al. 2012. PLoS One, 7: e49407.

Li Y, Yan Y E, Wang H. 2011. Environ Toxicol Pharmacol, 323: 465-71.

Liang G, Chen M, Pan X L, et al. 2011. Exp Toxicol Pathol, 63(7-8): 607-611.

Liang J, Suryanarayanan A, Abriam A, et al. 2007. J Neurosci, 27(45): 12367-12377.

Liao X M, Yang X D, Jia J, et al. 2014. Hippocampus, 24: 528-540.

Lipton S A. 2006. Nat Rev Drug Discov, 5: 160-170.

Liu M, Zhang Q, Pei L G, et al. 2019. Epigenetics, 14(3): 245-249.

Liu Y, Balaraman Y, Wang G, et al. 2009. Epigenetics, 4: 500-511.

Locatelli V, Bianchi V E. 2014. Int J Endocrinol, 2014: 235060.

Lu J, Jiao Z, Yu Y, et al. 2018. Cell Death Dis, 9(6): 659.

Lu J, Li Q, Ma G Q, et al. 2020. Food Chem Toxicol, 141: 111419.

Lu J, Wen Y, Zhang L, et al, 2015. Toxicol Res, 2015: 1238-1249.

Lujan B, Liu X, Wan Q. 2012. Int J Physiol Pathophysiol Pharmacol, 4: 211-218.

Lundsberg L S, Bracken M B, Saftlas A F. 1997. Ann Epidemiol, 7: 498-508.

Mahajan S D, Aalinkeel R, Singh S, et al. 2006. J Matern Fetal Neonatal Med, 19: 615-623.

Mantha K, Laufer B I, Singh S M. 2014. Dev Neurosci, 36: 29-43.

Marciniak B, Patro-Małysza J, Poniedziałek-Czajkowska E, et al. 2011. Curr Pharm Biotechnol, 12: 750-757.

Matthews S G. 2002. Trends Endocrinol Metab, 13: 373-380.

McGivern R F. 1987. Neurotoxicol Teratol, 9: 23-26.

McGowan P O, Roth T L. 2015. Dev Psychopathol, 27(2): 637-648.

Meaney M J, Szyf M, Seckl J R. 2007. Trends Mol Med, 13(7): 269-277.

Moisiadis V G, Matthews S G. 2014a. Nat Rev Endocrinol, 10: 391-402.

Moisiadis V G, Matthews S G. 2014b. Nat Rev Endocrinol, 10: 403-411.

Morrison J L, Botting K J, Soo P S, et al. 2012. J Pregnancy, 2012: 839656.

Muoio D M, Newgard C B. 2008. Nat Rev Mol Cell Biol, 9: 193-205.

Netchine I, Azzi S, Houang M, et al. 2009. J Clin Endocrinol Metab, 94: 3913-3921.

Ngai Y F, Sulistyoningrum D C, O'Neill R, et al. 2015. Am J Physiol Regul Integr Comp Physiol, 309: R613-R622.

Ni Q, Lu K, Li J, et al. 2018. Toxicol Sci, 164(1): 179-190.

Ni Q, Tan Y, Zhang X, et al. 2015a. Sci Rep, 5: 14711.

Ni Q, Wang L, Wu Y, et al. 2015b. Toxicol Lett, 238: 117-125.

Ni Y, Xu D, Lv F, et al. 2019. J Endocrinol, 243: 43-58.

Nomura Y, Wickramaratne P J, Pilowsky D J, et al. 2007. Compr Psychiatry, 48: 470-478.

Nusken K D, Dotsch J, Rauh M, et al. 2008. Endocrinology, 149: 1056-1063.

Ong K. 2005. Endocr Dev, 8: 34-53.

Otero N K, Thomas J, Saski CA, et al. 2012. Alcohol Clin Exp Res, 36: 1701-1709.

Ozanne S E. 2001. Br Med Bull, 60: 143-152.

Painter R C, Osmond C, Gluckman P, et al. 2008. BJOG, 115: 1243-1249.

Pan Z, Zhang X, Shangguan Y, et al. 2016. Toxicol Appl Pharmacol, 305: 234-241.

Pantazis N J, Dohrman D P, Luo J, et al. 1992. Alcohol, 9(3): 171-180.

Parker S, Udani M, Gavaler J S, et al. 1984. Neurobehav Toxicol Teratol, 6: 289-293.

Peacock J L, Bl J M, Erson H R. 1991. J Epidemiol Community Health, 45: 159-163.

Perkins A, Lehmann C, Lawrence R C, et al. 2013. Int J Dev Neurosci, 31: 391-397.

Phillips D I, Bennett F I, Wilks R, et al. 2005. Paediatr Perinat Epidemiol, 19: 294-302.

Pikkarainen P, Raiha N C. 1967. Pediatr Res, 1: 165-168.

Pitsillides A A, Beier F. 2011. Nat Rev Rheumatol, 7: 654-663.

Probyn M E, Parsonson K R, Gardebjer E M, et al. 2013. PLoS One, 8: e59718.

Pruett D, Waterman E H, Caughey A B. 2013. Obstet Gynecol Surv, 68: 62-69.

Qiu X S, Huang T T, Deng H Y, et al. 2005. Mol Genet Metab, 86: 84-90.

Randhawa R, Cohen P. 2005. Mol Genet Metab, 86(1-2): 84-90.

Rasch V. 2003. Acta Obstet Gynecol Sc, 82: 182-188.

Reis K P, Heimfarth L, Pierozan P, et al. 2015. Alcohol, 49: 665-674.

Reynolds R M. 2013. Psychoneuroendocrinology, 38: 1-11.

Rico H, Gomez-Castresana F, Cabranes JA, 1985. Calcif Tissue Int, 37: 585-587.

Roberts C T, Owens J A, Sferruzzi-Perri A N. 2008. Placenta, 29(Suppl A): S42-S47.

Robinson M, Oddy W H, McLean N J, et al. 2010. BJOG, 117: 1139-1150.

Ron D, Messing R O. 2013. Curr Top Behav Neurosci, 13: 87-126.

Rudeen P K, Kappel C A, Lear K. 1986. Drug Alcohol Depend, 18: 247-252.

Rudeen P K. 1986. Neurosci Lett, 72: 363-368.

Rueda-Clausen C F, Dolinsky V W, Morton J S, et al. 2011. Diabetes, 60: 507-516.

Sapolsky R M, Meaney M J. 1986. Brain Res, 396: 64-76.

Sayer A A, Poole J, Cox V, et al. 2003. Arthritis Rheum, 48: 1030-1033.

Schutter D J. 2012. Med Hypotheses, 79: 779-783.

Seckl J R, Cleasby M, Nyirenda M J. 2000. Kidney Int, 57: 1412-1417.

Seckl J R. 2004. Eur J Endocrinol, 151(Suppl 3): U49-U62.

Shen L, Liu Z, Gong J, et al. 2014. Toxicol Appl Pharmacol, 274: 263-273.

Shu X O, Hatch M C, Mills J, et al. 1995. Epidemiology, 6: 115-120.

Simpson M E, Duggal S, Keiver K. 2005. Bone, 36: 521-532.

Sinha P, Halasz I, Choi J F, et al. 1997. Endocrinology, 138: 4792-4797.

Stalder T, Kirschbaum C, Heinze K, et al. 2010. Biol Psychol, 85: 357-360.

Tasker J G, Herman J P. 2011. Stress, 14: 398-406.

Taylor A N, Branch B J, Cooley-Matthews B. 1982. Psychoneuroendocrinol, 7: 49-58.

Thayer J F, Hall M, Sollers J R, et al. 2006. Int J Psychophysiol, 59: 244-250.

Ting J W, Lautt W W. 2006. Pharmacol Ther, 111: 346-373.

Tosh D N, Fu Q, Callaway C W, et al. 2010. Am J Physiol Gastrointest Liver Physiol, 299: G1023-G1029.

Treccani G, Musazzi L, Perego C, et al. 2014. Mol Psychiatry, 19: 433-443.

Udani M, Parker S, Gavaler J, et al. 1985. Alcohol Clin Exp Res, 9: 355-359.

Ungerer M, Knezovich J, Ramsay M. 2013. Alcohol Res, 35: 37-46.

Veazey K J, Carnahan M N, Muller D, et al. 2013. Alcohol Clin Exp Res, 37: 1111-1122.

Velasquez M T, Katz J D. 2010. Metab Syndr Relat Disord, 8: 295-305.

Viau V. 2002. J Neuroendocrinol, 14: 506-513.

Wada H, Breuner C W. 2010. Dev Neurobiol, 70: 853-861.

Walenkamp M J, Losekoot M, Wit J M. 2013. Endocr Dev, 24: 128-137.

Walenkamp M J, van der Kamp H J, Pereira A M, et al. 2006. J Clin Endocrinol Metab, 91: 3062-3070.

Wallborn T, Wuller S, Klammt J, et al. 2010. J Clin Endocrinol Metab, 95: 2316-2324.

Warner M J, Ozanne S E. 2010. Biochem J, 427: 333-347.

Weinberg J, Sliwowska J H, Lan N, et al. 2008. J Neuroendocrinol, 20: 470-488.

Weinberg J. 1988. Alcohol Clin Exp Res, 12: 647-652.

Weinberg J. 1992a. Alcohol, 9: 219-223.

Weinberg J. 1992b. Alcohol, 9: 427-432.

Weinberg J. 1993. Ann N Y Acad Sci, 697: 86-96.

Willhite C C, Hendrickx A G, Burk D T, et al. 1988. Teratology, 37: 609-611.

Williamson M, Bingham B, Viau V. 2005. Prog Neuropsychopharmacol Biol Psychiatry, 29: 1239-1248.

Wilson M E, Handa R J. 1997. Alcohol, 14: 497-501.

Wu H, Jin Y, Buddhala C, et al. 2007. Brain Res, 1154: 80-83.

Wu Z X, Pan Z Q, Wen Y X, et al. 2020. Food Chem Toxicol, 136: 111083.

Xia L P, Jiao Z X, Pei L G, et al. 2020. Reprod Toxicol, 94: 48-54.

Xia L P, Shen L, Kou H, et al. 2014. Toxicol Lett, 226(1): 98-105.

Xiao D, Kou H, Gui S X, et al. 2019. Front Endocri, 10: 34.

Yao X H, Nguyen H K, Nyomba B L. 2013. PLoS One, 8: e59680.

Yao X H, Nyomba B L. 2008. Am J Physiol Regul Integr Comp Physiol, 294: R1797-R1806.

Ylikahri R H, Huttunen M O, Harkonen M, et al. 1978. J Clin Endocrinol Metab, 46: 715-720.

Young E A. 1995. Crit Rev Neurobiol, 9: 371-381.

Young E A. 1996. Mol Psychiatry, 1: 313-319.

Yu L, Zhou J, Zhang G, et al. 2018. Toxicol Appl Pharmacol, 352: 77-86.

Yu Y, Shi Z K, Xu D, et al. 2020a. Reprod Toxicol, 96: 36-46.

Yu Y, Xu D, Cheng S Y, et al. 2020b. Int J Mol Med, 45: 365-374.

Yuan R, Gatti D M, Krier R, et al. 2014. J Gerontol A Biol Sci Med Sci, 12: 333-352.

Yuan R, Meng Q, Nautiyal J, et al. 2012. Proc Natl Acad Sci U S A, 109: 8224-8229.

Zhang C R, Ho M F, Vega M C. et al. 2015. Epigenetics Chromatin, 8: 40.

Zhang C, Xu D, Luo H, et al. 2014a. Toxicology, 325: 74-84.

Zhang G H, Zhou J, Huang W, et al. 2019. Toxicology, 424: 152237.

Zhang J, Zhang W, Sun Y, et al. 2014b. Mol Biol Rep, 41: 4053-4061.

Zhang W, Peng C, Zheng M, et al. 2014c. Toxicol Lett, 228: 140-146.

Zhang X, Sliwowska J H, Weinberg J. 2005. Exp Biol Med(Maywood), 230: 376-388.

Zimatkin S M, Pronko S P, Vasiliou V, et al. 2006. Alcohol Clin Exp Res, 30(9): 1500-1505.

（文印宪、倪曲波、汪　晖）

第 14 章

孕期营养不良所致的子代发育毒性及多疾病易感

摘要： 孕期营养不良与成年代谢性疾病易感密切相关。孕期营养不良可致子代宫内发育迟缓，导致成年代谢综合征及神经精神性疾病等发病率增高，但其宫内发生机制尚缺乏系统的实验研究和理论基础。本章结合国际上最新进展和作者团队系列研究报道，提出孕期营养不良通过母源性糖皮质激素过暴露，诱导子代宫内发育迟缓发生、出生后多器官发育编程及成年相关疾病易感，其发生机制主要与宫内循环高水平糖皮质激素诱导胎儿下丘脑-垂体-肾上腺轴编程改变有关，并进一步提出孕期营养不良所致的胎源性疾病发生的表观遗传编程机制。

引　言

流行病学研究显示，在 1944～1945 年荷兰大饥荒期间出生的女性子代较正常女性子代身材矮小，而此期间出生的男性子代发生肥胖和慢性代谢性疾病的概率增大（Painter et al.，2008），可见亲代营养不良可对子代生长发育造成损害，并且成年后代谢性疾病的易感性增加。早在 20 世纪 90 年代初，英国学者 David Barker 就基于大规模流行病学调查结果，发现低出生体重儿成年后代谢综合征（metabolic syndrome，MS）的发病率增加，并进一步提出"成年疾病胎儿起源"假说。大量研究证明，孕期营养不良可致宫内发育迟缓（intrauterine growth retardation，IUGR）及低出生体重，导致成年代谢性疾病及神经精神性疾病等发病率增高，但其宫内发生机制尚缺乏系统的实验研究和理论。本章结合国际上最新研究进展和作者团队系列研究报道提出，孕期营养不良导致的宫内母源性糖皮质激素（glucocorticoid，GC）过暴露，可诱导胎儿 IUGR 发生及出生后多器官发育编程及相关疾病易感，其发生机制主要与宫内循环高水平 GC 诱导胎儿下丘脑-垂体-肾上腺（hypothalamic-pituitary-adrenal，HPA）轴编程改变有关，并进一步提出胎源性疾病的表观遗传编程机制。

14.1　孕期营养不良所致子代发育毒性的近期和远期危害

孕期营养不良指的是在怀孕期间母体摄食总量受限、蛋白限制或热量限制等，产妇的饮食可以通过营养物质的量直接影响胎儿的生长发育，也可以通过母体内分泌系统间接对胎儿造成伤害。胎儿是孕期营养不良最敏感的人群，孕期营养不良对胎儿造成的损害根据其发生时间、效应的不同，可大致分为近期危害和远期危害，其中对胎儿时期的危害称为近期危害，而对出生后子代的危害则称为远期危害。

14.1.1　孕期营养不良所致子代发育毒性的近期危害

孕期营养不良导致胎儿营养供应受限，对其生长发育及生命后期的健康具有深远的影响（Symonds et al.，2009）。IUGR 是最为常见和重要的孕期营养不良近期危害表现之一。IUGR 是指孕期不良环境导致的胚胎或胎儿生长发育限制，主要表现为多器官功能发育障碍、生长迟缓及低出生体重（Zhang et al.，2014）。流行病学研究显示，孕期营养不良是胎儿发生 IUGR 的危险因素之一（Painter et al.，2008）。Schlabritz-Loutsevitch 等（2004）利用狒狒妊娠模型研究了孕妇营养不良对胎儿发育的影响，发现在狒狒妊娠 30～165 天进行摄食总量限制，其雌、雄性子代体重都低于正常饮食摄入者所生子代，且孕期营养不良的狒狒子代出现肾、脑（Cox et al.，2006）、肝（Kamat et al.，2011）等多器官发育异常。肌纤维的形成始于胚胎期，次生肌纤维的形成在妊娠中期结束（Thame et al.，2000）。研究发现，在反刍动物妊娠早期的肌肉发生时，胎儿营养不良可使其肌纤维形成减少并且肌纤维总量降低（Thame et al.，2000）。提示，妊娠早期严重的母体营养不良会影响子代肌纤维数量和骨骼肌发育。综上，宫内时期的营养不良在多种哺乳动物中均可导致子代 IUGR 发生，并且使子代的多器官发育及功能受损。

14.1.2　孕期营养不良所致子代发育毒性的远期危害

流行病学调查表明，在 1944～1945 年荷兰大饥荒期间出生的男性子代发生肥胖和慢性代谢性疾病的概率增大，提示孕期营养不良可致子代成年疾病易感（Painter et al.，2008）。同时，大量流行病学调查也表明，IUGR 不仅可造成胎儿窘迫、新生儿窒息和围产儿死亡，其危害还将延续至出生后，引起子代体格和智力发育障碍，成年后 MS 及多种代谢性疾病的易感性增加（Nomura et al.，2007）。Gupta 等（2007）对 600 名 5～16 岁的儿童研究发现，IUGR 儿童具有较高的空腹血糖、胰岛素水平及胰岛素抵抗表现。研究发现，IUGR 仔鼠出现糖耐量减低、高胰岛素血症等糖代谢异常，以及血甘油三酯、总胆固醇水平上升等脂质代谢紊乱的表现（Zhang et al.，2013）。可见，IUGR 与多种成年慢性疾病密切相关（图 14-1）。因此孕期营养不良所造成的远期危害，如成年后 MS、糖尿病、非酒精性脂肪性肝病（non-alcoholic fatty liver disease，NAFLD）、心血管疾病、精神分裂症等易感，也多与 IUGR 密切相关（Choi et al.，2011）。

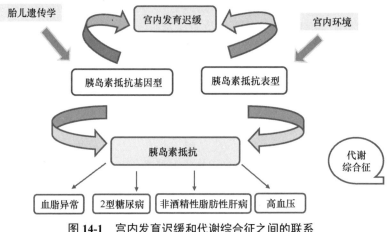

图 14-1　宫内发育迟缓和代谢综合征之间的联系

糖尿病是以慢性血糖升高为特征的代谢性疾病。越来越多的研究发现，糖尿病发生与孕期不良环境因素暴露有关。动物研究表明，孕期营养不良狒狒的后代表现出青春期前糖尿病前期状态（Fall et al.，1998）。对啮齿动物和反刍动物的研究表明，孕期营养不良导致母源性胎循环 GC 水平增加，磷酸烯醇丙酮酸羧化激酶-1（phosphoenolpyruvate carboxykinase-1，PEPCK-1）基因转录激活，造成子代大鼠成年后高血糖易感（Armitage et al.，2005）。作为 MS 肝表现的 NAFLD，其与孕期营养不良之间存在密切联系。实验证据表明，NAFLD 的发生可能与低出生体重有关（Shen et al.，2014；Wang et al.，2014）。作者团队前期研究发现，孕期营养不良限制所致的 IUGR 仔鼠出生后在高脂饮食下出现追赶性生长，成年仔鼠处于高代谢状态、低 GC 水平和高胰岛素样生长因子 1（insulin-like growth factor 1，IGF1）水平，伴随肝糖、脂代谢紊乱（如糖异生增加、脂质合成增加、脂质输出减少和脂质氧化减少），并出现 NAFLD；进一步研究发现，孕期营养不良所致子代肝脂质合成增加，主要与宫内甘油三酯从头合成酶高表达编程改变有关（Zhang et al.，2016）。IUGR 诱导 MS 的机制虽然仍不清楚，但增加的胰岛素抵抗似乎起着关键作用。可能是由于"节俭表型"导致的胎儿重编程，也有可能是建立了一个独立于宫内环境的胰岛素抵抗基因型，使得 IUGR 时胰岛素抵抗增加，造成疾病易感（Alisi et al.，2011）。

心血管疾病与孕期营养不良之间也存在密切联系。在美国、南非、加勒比海、印度和澳大利亚的弱势人群中进行了一系列的研究，发现宫内营养不良人群的子代患心血管疾病的风险更大，在童年时期，表现出心脏形态学改变、亚临床心脏纵向功能障碍和动脉重塑、内皮功能受损和颈动脉僵硬度增加等趋势（Wang et al.，2012）。动物研究表明，孕期营养不良导致胎儿生长受限，大鼠的 IGF1 水平下降，细胞周期调控基因表达下调并伴随着体内凋亡诱导剂的增加，IGF1 水平下降通过抑制细胞增殖或增加细胞凋亡而减少心肌细胞数量（Ozaki et al.，2001）。提示，孕期营养不良诱导心脏中的基因表达变化以减少出生时心肌细胞数量并损害心脏能量代谢和适应力，增加心脏对生命后期疾病的易感性。研究表明，高血压和心血管功能障碍可能与母体蛋白营养不良有关（Siddique et al.，2014）。

精神分裂症是一种以精神病症状为特征的疾病，如妄想、幻觉以及其他方面的缺陷。目前大多数研究者认为，精神分裂症是一神经发育障碍性疾病。流行病学显示（Kleven and Bellinger，2015），在妊娠早期严重暴露于饥荒的出生队列在成年期患精神分裂症的风险急剧增加。

14.2　孕期营养不良导致母源性糖皮质激素过暴露

GC 是由肾上腺皮质中束状带分泌的一类甾体激素，具有调节糖、脂肪和蛋白质的生物合成和代谢的作用。宫内 GC 水平是调节胎儿组织形态和功能成熟的关键，但胎儿过高浓度的 GC 暴露则可引起发育异常。大量研究表明，孕期营养不良会引起母源性 GC 过暴露，这很可能是引起子代 IUGR 发生的启动因素（Moisiadis and Matthews，2014）。

14.2.1　母体环境与孕期营养不良

母体环境主要是指母体的营养状况和疾病状态。孕妇的饮食既可以通过营养物质的量直接影响胎儿的生长发育，也可以通过胎儿内分泌系统间接对其产生影响。三大营养素包括糖类、蛋白质和脂肪，在孕期缺乏任意一种营养素均可导致不良妊娠结局（Diderholm，2009），同时母亲的饮食会改变子代循环系统内的代谢产物组成，导致血清内代谢产物的明显变化。研究发现，在囊胚形成时，从低蛋白饮食模型和正常蛋白饮食模型大鼠收集和分析子宫内液显示，至少对氨基酸而言，低蛋白饮食后其浓度的降低是明显的，表明母亲的饮食活动可以改变子宫内液营养成分（Eckert et al.，2012）。事实上，在低蛋白饮食后血清和子宫内液中共有的和独有的支链氨基酸都被耗尽，并在低蛋白饮食模型囊胚中也发现了几种氨基酸的变化（Eckert et al.，2012）。此外，对低蛋白饮食模型囊胚中哺乳动物雷帕霉素靶蛋白复合物 1（mTORC1）的定量分析揭示下游效应物 S6 核糖体蛋白（翻译活化剂和调节剂）的活性显著降低。总的来说，孕妇低蛋白饮食可以改变子宫内液的营养成分，并且囊胚可以通过减弱 mTORC1 信号转导的感应来识别这种信号，使胚胎"感知"母体营养状况，从而影响胎儿的发育（Eckert et al.，2012）。

14.2.2 孕期营养不良与胎盘功能

胎盘作为妊娠期特有器官，其正常结构和功能对胎儿发育具有关键作用。各种导致胎盘功能不足引起母-胎间物质交换障碍的因素均可直接影响胎儿生长发育（Girnita et al.，2014）。研究发现，孕期营养不良可能通过影响胎盘的正常结构及功能而导致胎儿生长受限。通过孕期蛋白饮食限制（8%蛋白）建立营养不良条件，构建胎儿生长受限大鼠模型，发现胎盘部位滋养层细胞 IGF1 及胰岛素样生长因子结合蛋白 3（IGFBP3）的表达下调，这可能影响胎盘的正常结构发育（Gadd et al.，2000）。在早期胎盘植入和形成过程中，滋养层细胞侵袭子宫底蜕膜及肌层、完成子宫螺旋动脉重塑，对胎盘形成有重要作用，涉及多个重要蛋白及细胞因子，其中基质金属蛋白酶 2（matrix metalloproteinase 2，MMP2）是参与滋养层细胞侵袭的重要酶类之一，通过降解细胞外基质、破坏基底膜、促进血管表面生长因子生成等，促进滋养层细胞侵袭与胎盘血管重塑（Roberts et al.，2008）。通过不同浓度的胎牛血清限制干预人绒毛膜滋养层细胞模拟整体实验，发现胎牛血清限制下调了人滋养层细胞 IGF1 表达，其还可能通过介导细胞 MMP2 低表达而抑制滋养层细胞的侵袭能力（Roberts et al.，2008）。

研究表明，妊娠伴随着母体和胎儿对能量和氧气的高需求，因此可能增加氧化应激。与低蛋白饮食增加孕妇的氧化应激相比，对照饮食的母体胎盘对氧化应激非常敏感。妊娠初期胎盘氧分压的变化有助于维持在胎儿快速生长阶段发生的代谢率增加，并且与循环活性氧（reactive oxygen species，ROS）增加和抗氧化酶系统（如过氧化氢酶、谷胱甘肽过氧化物酶和超氧化物歧化酶）表达增加有关，这些反应有助于防止氧化应激的增加。研究显示，母体蛋白限制增加了胎盘中氧化应激标志。提示，母体营养素的缺乏可改变胎盘功能和增加氧化损伤，由此可能导致胎儿子宫内生长发育受限（Jones et al.，2013）。

14.2.3 孕期营养不良所致母源性糖皮质激素过暴露

已知宫内基础 GC（在人类中为皮质醇、在啮齿动物中为皮质酮）水平是调节胎儿组织形态和功能成熟的关键，但过高 GC 浓度的暴露可引起胎儿发育异常（如 IUGR）。胎盘在整个孕期承担着重要的代谢与排泄功能，是维系胎儿正常发育的重要器官。胎盘上 2 型 11β-羟类固醇脱氢酶（11β-hydroxysteroid dehydrogenase type 2，11β-HSD2）可氧化灭活过多的母源性 GC，保护胎儿免受母体 GC 的干扰（Chapman et al.，2013）。对人群和啮齿动物的研究表明，啮齿动物 11β-HSD2 活性易受到孕期不良环境（如外源物暴露、饮食限制、感染、低氧和应激）的影响，孕期不良环境可导致发育过程中的胎儿接触过多的母源性 GC。前期研究发现，孕期营养不良，则胎盘 11β-HSD2 的基因表达显著降低（Valtat et al.，2011）。同时还发现，随着营养不良程度的增加，胎儿血 GC 浓度相对于对照组逐步升高（Palanker et al.，2009）。作者团队研究发现，孕期营养不良胎鼠的血皮质酮浓度显著高于对照组。对啮齿动物和反刍动物的研究也表明，母亲营养不良，则胎儿循环 GC 水平增加。在孕期营养不良的非人灵长类动物狒狒模型中（Kuo et al.，2017）也观察到胎儿的循环 GC 水平增加。这些研究均提示，孕期营养不良伴有宫内母源性 GC 过暴露，而这很可能是子代 IUGR 发生的启动因素。

14.3　孕期营养不良所致下丘脑-垂体-肾上腺轴相关神经内分泌编程改变

至今，孕期营养不良所致的子代成年后多种慢性疾病易感及其发生机制尚缺乏完整、系统的理论体系。越来越多的文献提示，不良宫内环境会引起胎儿某些重要内分泌轴（如 HPA 轴）的发育改变，后者可减慢胎儿生长速度而引起 IUGR，并增加胎儿外周组织对代谢激素的敏感性，以确保胎儿出生后在营养物质缺乏的情况下能生存（Zhang et al.，2013，2016）。大量的流行病学证据提示，孕期营养不良可引起子代 IUGR 及成年后多种慢性疾病的易感，其中母源性 GC 过暴露是始动因素，HPA 轴编程改变是效应因素，表观遗传学在其中也起着重要作用（Palanker et al.，2009）（图 14-2）。

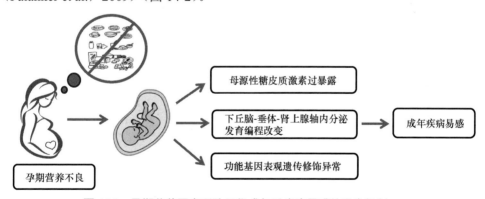

图 14-2　孕期营养不良所致子代成年后疾病易感的发生机制

14.3.1　孕期营养不良所致 HPA 轴低基础活性

宫内编程是指宫内发育时期遭受的损伤导致组织结构与功能永久改变的过程。HPA 轴是机体应激反应的重要神经内分泌轴，也是宫内时期易受损伤的重要靶位（Xiong and Zhang，2013）。越来越多的学者认识到，HPA 轴的编程改变是介导 MS 胎儿起源最可能的机制，并与成年多种慢性疾病的易感性增加有关（Kanaka-Gantenbein，2010）。孕期营养不良可通过影响胎儿 HPA 轴及其高位调节中枢海马的发育，而使子代出生后 HPA 轴编程改变。研究证实，不良宫内环境易使胎儿 HPA 轴发育编程改变，主要表现为出生后 HPA 轴低基础活性（Zhang et al.，2013，2016；Wen et al.，2021）。肾上腺作为 HPA 轴的终末效应器官，其分泌的 GC 对维持妊娠、促进胎儿生长和神经系统发育有着重要意义。胎肾上腺也可以通过自身的甾体合成功能来调节其宫内内环境稳态和发育成熟，因此宫内时期肾上腺的正常发育及基础 GC 水平是胎儿成熟的关键。

作者团队前期研究也发现，孕期营养不良的胎鼠肾上腺功能低下，主要表现为类固醇合成急性调节蛋白（StAR）表达下降，另外 IGF1R 和蛋白激酶 B1（PKB1）的表达也均显著降低（He et al.，2017）。孕期营养不良情况下胎肾上腺甾体合成功能的编程改变可能是其子代出生后 HPA 轴低基础活性宫内发育起源的重要原因，这种改变还能延续到出生后甚至成年（He et al.，2017）。作者团队对胎儿 HPA 轴关注的同时，还发现具有 HPA 轴调控作用的下丘脑功能也发生改变，即下丘脑中代表兴奋性神经纤维投射数量的前额皮质囊泡型谷氨酸转运体 2（VGluT2）和代表抑制性神经纤维投射数量的谷氨酸脱羧酶 65（GAD65）的表达水平，在摄食限制雄性胎鼠中均显著高于对照组，在摄食限制雌性胎鼠中均显著低于对照组（He et al. 2018；Wen et al. 2021）。然而，摄食限制雄、雌性胎鼠的 VGluT2/GAD65 表达比均显著高于对照组（Zhang et al.，2013）。提示，摄食限制胎鼠自身 HPA 轴虽然受到抑制，但其下丘脑室旁核区仍存在潜在的兴奋能力。然而，下丘脑受体层面的表达结果却并不一致，表现为兴奋性的谷氨酸受体 1 和谷氨酸受体 2B 表达降低；抑制性的 γ-氨基丁酸（GABA）受体表达与 GAD65 表达一致，在摄食限制雄性中升高，在雌性中降低。这种投射纤维数量改变与受体表达改变的不一致性原因尚不明确，有待进一步研究（Davis et al., 2011）。

14.3.2 孕期营养不良所致 HPA 轴高应激敏感性

应激敏感性的改变是 HPA 轴功能异常的主要表现之一。越来越多的研究提示，孕期不良环境可编程性地改变子代 HPA 轴应激敏感性。然而，其宫内发生机制并不清楚。下丘脑室旁核是 HPA 轴活性的重要控制部位。应激刺激时，下丘脑室旁核促肾上腺皮质激素释放激素和血管升压素分泌增加，从而激活 HPA 轴功能。而下丘脑谷氨酸（Glu）和 GABA 动态平衡在调节 HPA 轴活性中发挥了重要作用（Moisiadis and Matthews，2014）。应激刺激时，谷氨酸能神经纤维传入刺激下丘脑的室旁核（PVN）神经元的促肾上腺皮质激素释放激素（CRH）神经元可以激活 HPA 轴，突触前 Glu 活性增加，并通过 Glu-GABA 突触传递诱发 GABA 释放，以保持局部氨基酸平衡状态，从而防止下丘脑过度兴奋（Tasker and Herman，2011）。由于 VGluT2 和 GAD65 分别介导 Glu 转运和 GABA 合成，其在全脑分布，与 Glu 能神经元和 GABA 能神经元相似且表达稳定，因此被分别视为 Glu 能神经元和 GABA 能神经元的标志物（Massó et al.，2018）。基于此，VGluT2/GAD65 表达比被认为是判断下丘脑局部兴奋性的重要指标。

作者团队研究发现，孕期摄食限制的雌性胎鼠出现显著的下丘脑超微结构损伤，且伴随下丘脑血管升压素表达水平的持续降低，而高脂饮食饲养这些孕期摄食限制的雌性仔鼠至成年时，其血清促肾上腺皮质激素、促肾上腺皮质激素释放激素 mRNA 表达水平均较对照组低（He et al.，2018；Wen et al.，2021）。提示，孕期摄食限制所致的 IUGR 雌性胎鼠下丘脑 HPA 轴功能发育不良可持续到成年。作者团队研究还发现，慢性应激后，孕期摄食限制的雌性胎鼠下丘脑 CRH 的表达较刺激前水平显著升高，且血管升压素表达水平也较对照组显著升高。提示，孕期摄食限制的雌性胎鼠 HPA 轴应激敏感性较对照组显著增加。尽管如此，孕期摄食限制的子代胎鼠下丘脑 VGluT2/GAD65 表达比也显著高于对照组；孕期摄食限制的雌性子代成年后，不可预测的慢性刺激前、后下丘脑 VGluT2/GAD65 表达比均显著高于对照组，且孕期摄食限制组在不可预测的慢性刺激后糖皮质激素水平显著高于慢性刺激前的水平（Zhang et al.，2013；He et al. 2018；Wen et al.，2021）。提示，孕期摄食限制可致胎鼠下丘脑局部兴奋性增强，这一改变存在宫内编程效应，并延续至成年，表现为慢性应激下的 HPA 轴高应激敏感性变化。作者团队研究发现，在孕期摄食限制所致的宫内母源性高 GC 作用下，盐皮质激素受体（mineralocorticoid receptor，MR）很快饱和，并激活糖皮质激素受体（glucocorticoid receptor，GR），激活的 GC-GR 复合体与 DNA 甲基转移酶（DNA methyltransferase，DNMT）启动子区的糖皮质激素反应元件（GRE）结合，可上调 DNMT 的表达。而 DNMT 的过度激活可引起脑源性神经营养因子（brain-derived neurotrophic factor，BDNF）启动子区 DNA 甲基化和组蛋白乙酰化，从而抑制 BDNF 的表达（Ren et al.，2018），导致海马突触可塑性受损（Fritsch et al.，2010），引起神经元功能发育异常，进而影响海马对 HPA 轴的负反馈调控作用，致使下丘脑局部兴奋性潜能增加。这些改变可延续到出生后，表现为慢性应激下的 HPA 轴高应激敏感性。其中，海马结构损伤和调控功能的编程异常可能是介导子代 HPA 轴高应激敏感性的重要机制。

14.4　孕期营养不良所致子代发育毒性及胎源性疾病易感的表观遗传机制

目前的观点认为，随着表观遗传调控在发育过程中的动态变化，表观基因组显示出其不稳定性质，使其能够对环境压力因素（包括孕期营养不良）作出反应和适应。表观遗传修饰如 DNA 甲基化、组蛋白修饰和微 RNA（microRNA，miRNA）是对环境刺激因素变化的反映，这些表观遗传学因素相互作用可调节基因表达并控制细胞表型。表观遗传学改变参与成年疾病的宫内发育起源，并可能是介导宫内环境因素所致胎儿改变并延续至出生后甚至下一代的重要途径（Mantha et al.，2014）。研究已证实，宫内不良环境可致子代 HPA 轴功能发育受损且可持续至下一代（Aiken and Ozanne，2014）。这些表观遗传性状有可能导致几代人群表型的改变，这种遗传可能加剧目前在人群中观察到的表型，如肥胖和糖尿病的易感性增加（Aiken and Ozanne，2014）。在动物模型中人们也观察到孕期营养不良导致子代糖代谢异常的可遗传现象。例如，孕期营养不良会影响大鼠子代（F_1 代）的胰岛素敏感性和胰岛 β 细胞的功能；即使子代出生后不良因素已去除，该影响也仍会遗传至第二代（F_2 代），表现为胰岛 β 细胞数量减少、糖耐量减低等"糖尿病样反应"（Hanafi et al.，2016）。据报道，孕期营养不良可能改变 IUGR 的 F_1 代雄性成熟精子中表观遗传标志（如 DNA 甲基化），这些精子后来被传递给后代（IUGR 的 F_2 代），影响其代谢表型的发展（Radford et al.，2014）。另外，绵羊孕期营养不良可导致胎羊下丘脑基因的表观遗传变化，最终影响子代出生后的食物摄入和能量消耗；母体维生素 B 和甲硫氨酸供应的限制导致胎羊肝中 CpG 岛甲基化改变，且成年后代体重和肥胖发生率增加（Yamada et al.，2011）。孕期营养不良也可以影响组蛋白共价修饰，且与 DNA 甲基化相比更为敏感（Suter et al.，2011）。综上，表观遗传修饰（尤其组蛋白修饰）参与了孕期营养不良所致的发育毒性。但由于目前的研究多数证据有限，因此表观遗传学在孕期营养不良所致发育毒性的地位尚有待进一步验证。

14.5 孕期营养不良所致成年疾病易感的性别差异

孕期营养不良与成年疾病易感性别差异的现象已得到越来越广泛的重视。研究发现，孕期营养不良导致发育过程中的胎儿过度暴露于 GC 被认为是关键的潜在机制，因此，研究人员提出母体 HPA 轴活性和（或）胎盘 GC 代谢、敏感性和转移的变化介导胎儿 GC 暴露增加，并且 HPA 轴活性的改变与一系列心血管疾病、感染和炎症疾病的易感性有关。鉴于这些疾病的表现存在显著的性别差异，HPA 轴在人类早期编程的性别差异中起着重要作用。

14.5.1 孕期营养不良所致成年疾病易感的性别差异现象

代谢性疾病相关的流行病学调查发现了女性对早期环境更为敏感的现象。荷兰大饥荒时期，出生前暴露于饥荒的女性，其超重和肥胖的比例较男性更高，中国三年困难时期，出生前暴露于饥荒的成年女性（而非男性）被发现患 MS 的风险升高（Painter et al.，2008）。有研究发现，母体低蛋白饮食，雄、雌性子代中肝脂质过氧化和 ROS 产生增加；雄、雌性子代肝中抗氧化酶的变化不同。成年大鼠中存在抗氧化性别差异，同时雌性大鼠的肝和心脏维生素 E 浓度高于雄性，但肝谷胱甘肽过氧化物酶和肌肉维生素 C 浓度较低（Borras et al.，2007）。另有研究发现，蛋白限制饮食会增加雄性而不是雌性后代的甘油三酯水平；另外，蛋白限制母体的雄性（但非雌性）后代的肝 ROS 水平增加，其原因可能是线粒体是细胞中氧自由基的主要来源（Roghair et al.，2009；Chaudhari et al.，2014）。来自雌性大鼠的线粒体具有更高水平的还原型谷胱甘肽（Chaudhari et al.，2014）。细胞水平的抗氧化蛋白包括过氧化氢酶、谷胱甘肽过氧化物酶、过氧化物氧还蛋白、超氧化物歧化酶和硫氧还蛋白在性代谢组织中以性依赖性方式进行调节，该方式可能导致雌性比雄性具有更强的抗氧化应激能力（Roghair et al.，2009）。作者团队前期研究发现，孕期摄食限制雄、雌鼠相对于各自的正常对照组，其表型大体一致，如孕期摄食限制子代成年后出现 HPA 轴低基础活性和高应激敏感性，以及糖、脂代谢血表型和相关基因表达的改变等（He et al.，2018；Wen et al.，2021）。然而，出生前营养不良也许对雌性的影响更大，表现为：孕期摄食限制雌鼠出现追赶性生长的时间早于雄鼠（分别为出生后第 4 周和第 8 周）；慢性应激前，孕期摄食限制雄鼠血 GC 水平与对照组差异不明显，但雌鼠血 GC 水平升高，孕期摄食限制雄鼠血胰岛素浓度降低而雌鼠血胰岛素浓度稍许升高；慢性应激后，孕期摄食限制雌鼠血脂水平升高而雄鼠血脂水平降低，雌鼠主要神经内分泌代谢器官细胞的脂质沉积也更为明显（He et al.，2018；Wen et al.，2021）。

14.5.2　孕期营养不良所致成年疾病易感性别差异的可能机制

前期报道发现，出生体重低于孕龄个体的性激素水平低于出生体重适应孕龄个体。雌激素会干扰 GC 依赖的 HPA 轴负反馈环路，而雄激素却可以增强 GC 负反馈的调节作用（Vanbillemont et al.，2010）。雌激素和雄激素对 HPA 轴这种不同的调节作用，会影响外周糖、脂代谢，最终造成糖、脂代谢有性别差异的结局。有报道指出，两性之间 HPA 轴活动的差异存在于早期生活中并在青春期被放大（Koss and Gunnar，2018）。因此，它可能与性激素的差异有关，这些差异可能在宫内形成或由早年逆境形成，而不是与性别相适应的外在因素有关。HPG 轴和 HPA 轴在各个水平之间存在显著的互作。另有研究观察到，HPA 轴反应性的性别差异（女性高于男性）可能与雌二醇上调促肾上腺皮质激素释放激素和血管升压素有关，而睾酮具有相反的作用。性激素浓度在生命早期暂时升高，至青春期停止升高（Hanson and Gluckman，2014）。然而，这种旨在短期存活的适应性似乎会增加生命后期的疾病风险（Kuzawa and Thayer，2011）。综上，孕期营养不良所致子代成年疾病易感的性别差异可能涉及 HPG 轴发育异常及其与 HPA 轴的相互作用。

14.6　研　究　展　望

综上所述，孕期营养不良所致的子代代谢性疾病易感主要与血液循环高水平 GC 介导的宫内神经内分泌代谢编程改变有关。基于此，作者团队提出，孕期营养不良所致子代成年多种代谢性疾病的发生存在宫内编程机制。尽管如此，但是孕期营养不良所致的胎儿宫内及出生后不同时期的神经内分泌代谢编程改变、性别差异、表观遗传和跨代遗传等关键点仍不是十分清楚。同时，不同的营养不良类型及物种等存在差异，现有的研究不够全面。因此，更为系统的研究应该是今后很长一段时间内所需要的。由于孕期营养不良的危害被越来越多的实验数据所证实，因此加强对育龄期妇女的饮食营养宣传和教育，做到科学合理的饮食，可以从根本上预防孕期营养不良的近期及远期危害。

参　考　文　献

Aiken C E, Ozanne S E. 2014. Hum Reprod Update, 20(1): 63-75.

Alisi A, Panera N, Agostoni C, et al. 2011. Int J Endocrinol, 2011: 269853.

Armitage J A, Taylor P D, Poston L. 2005. J Physiol, 565(Pt 1): 3-8.

Borras C, Gambini J, Vina J. 2007. Front Biosci, 12: 1008-1013.

Chapman K, Holmes M, Seckl J. 2013. Physiol Rev, 93(3): 1139-1206.

Chaudhari H N, Kim S W, Yun J W. 2014. Free Radic Res, 48(5): 587-598.

Choi J, Li C, McDonald T J, et al. 2011. Am J Physiol Regul Integr Comp Physiol, 301(3): R757-R762.

Cox L A, Schlabritz-Loutsevitch N, Hubbard G B, et al. 2006. J Physiol, 572(Pt 1): 59-66.

Davis E P, Waffarn F, Sandman C A. 2011. Dev Psychobiol, 53(2): 175-183.

Diderholm B. 2009. Indian J Med Res, 130(5): 612-617.

Eckert J J, Porter R, Watkins A J, et al. 2012. PLoS One, 7(12): e52791.

Fall C H, Stein C E, Kumaran K, et al. 1998. Diabet Med, 15(3): 220-227.

Fritsch B, Reis J, Martinowich K, et al. 2010. Neuron, 66(2): 198-204.

Gadd T S, Aitken R P, Wallace J M, et al. 2000. J Reprod Fertil, 118(2): 407-416.

Girnita L, Worrall C, Takahashi S, et al. 2014. Cell Mol Life Sci, 71(13): 2403-2427.

Gupta M, Gupta R, Pareek A, et al. 2007. Indian Pediatr, 44(3): 177-184.

Hanafi M Y, Saleh M M, Saad M I, et al. 2016. Mol Cell Biochem, 412(1-2): 269-280.

Hanson M A, Gluckman P D. 2014. Physiol Rev, 94(4): 1027-1076.

He B, Xu D, Zhang C, et al. 2018. Toxicol Res(Camb), 7(2): 293-306.

He Z, Lv F, Ding Y, et al. 2017. Arch Med Res, 48(6): 488-497.

Jones M L, Mark P J, Waddell B J. 2013. Reproduction, 146(6): 539-547.

Kamat A, Nijland M J, McDonald T J, et al. 2011. Reprod Sci, 18(4): 398-405.

Kanaka-Gantenbein C. 2010. Ann N Y Acad Sci, 1205: 99-105.

Kleven G A, Bellinger S A. 2015. Dev Psychobiol, 57(4): 435-446.

Koss K J, Gunnar M R. 2018. J Child Psychol Psychiatry, 59(4): 327-346.

Kuo A H, Li C, Huber H F, et al. 2017. J Physiol, 596(23): 5777-5790.

Kuzawa C W, Thayer Z M. 2011. Epigenomics, 3(2): 221-234.

Mantha K, Laufer B I, Singh S M. 2014. Dev Neurosci, 36(1): 29-43.

Martinez D, Pentinat T, Ribo S, et al. 2014. Cell Metab, 19(6): 941-951.

Massó A, Sánchez A, Bosch A, et al. 2018. Mol Psychiatry, 23(9): 1937-1947.

Moisiadis V G, Matthews S G. 2014. Nat Rev Endocrinol, 10(7): 391-402.

Mowlavi A, Pham S, Lee R, et al. 2012. Aesthet Surg J, 32(5): 547-551.

Nomura Y, Wickramaratne P J, Pilowsky D J, et al. 2007. Compr Psychiatry, 48(5): 470-478.

Ozaki T, Nishina H, Hanson M A, et al. 2001. J Physiol, 530(Pt 1): 141-152.

Painter R C, Osmond C, Gluckman P, et al. 2008. BJOG, 115(10): 1243-1249.

Palanker L, Tennessen J M, Lam G, et al. 2009. Cell Metab, 9(3): 228-239.

Panagiotakopoulos L, Neigh G N. 2014. Front Neuroendocrinol, 35(3): 285-302.

Radford E J, Ito M, Shi H, et al. 2014. Science, 345(6198): 1255903.

Rando O J, Simmons R A. 2015. Cell, 161(1): 93-105.

Ren X, Xiao X, Wang B, et al. 2018. J Central South Univ(Med Ed), 43(4): 415-420.

Roberts C T, Owens J A, Sferruzzi-Perri A N. 2008. Placenta, 29(Suppl A): S42-S47.

Roghair R D, Segar J L, Volk K A, et al. 2009. Am J Physiol Regul Integr Comp Physiol, 296(3): R651-R662.

Schlabritz-Loutsevitch N E, Hubbard G B, Dammann M J, et al. 2004. J Med Primatol, 33(3): 152-162.

Shen L, Liu Z, Gong J, et al. 2014. Toxicol Appl Pharmacol, 274(2): 263-273.

Siddique K, Guzman G L, Gattineni J, 2014. Reprod Sci, 21(12): 1499-1507.

Suter M, Bocock P, Showalter L, et al. 2011. FASEB J, 25(2): 714-726.

Symonds M E, Sebert S P, Budge H. 2009. Proc Nutr Soc, 68(4): 416-421.

Tasker J G, Herman J P. 2011. Stress, 14(4): 398-406.

Thame M, Osmond C, Wilks R J, et al. 2000. Hypertension, 35(2): 662-667.

Valtat B, Dupuis C, Zenaty D, et al. 2011. Diabetologia, 54(2): 350-359.

Vanbillemont G, Lapauw B, Bogaert V, et al. 2010. J Clin Endocrinol Metab, 95(4): 1587-1594.

Wang L, Shen L, Ping J, et al. 2014. Toxicol Lett, 224(3): 311-318.

Wang P X, Wang J J, Lei Y X, et al. 2012. PLoS One, 7(11): e49720.

Xiong F, Zhang L. 2013. Front Neuroendocrinol, 34(1): 27-46.

Yadav A, Radhakrishnan A, Bhanot G, et al. 2015. G3(Bethesda), 5(5): 699-709.

Yamada M, Wolfe D, Han G, et al. 2011. Congenit Anom(Kyoto), 51(4): 167-173.

Zhang L, Shen L, Xu D, et al. 2016. Reprod Toxicol, 65: 236-247.

Zhang L, Xu D, Zhang B, et al. 2013. Arch Med Res, 44(5): 335-345.

Zhang W, Peng C, Zheng M, et al. 2014. Toxicol Lett, 228(3): 140-146.

（文印宪、石化松）

第 2 部分

疾病的胎儿起源

第 15 章

肾上腺发育编程与胎源性疾病易感

摘要：宫内基础糖皮质激素水平是决定胎儿组织成熟及出生后命运的关键。肾上腺作为糖皮质激素的合成和分泌器官，对于机体的生长发育至关重要。研究发现，孕期不良环境可致胎儿肾上腺发育不良及功能低下，并可一直延续到出生后甚至成年。而肾上腺作为胎源性疾病发生的核心器官，其发育编程对子代健康及胎源性疾病影响深远，主要表现为出生后下丘脑-垂体-肾上腺轴低基础活性和高应激敏感性，而糖皮质激素-胰岛素样生长因子 1 轴负向编程改变作为代偿机制介导其中，并进一步导致子代成年后多种慢性疾病易感。迄今孕期不良环境所致子代肾上腺发育毒性及其宫内编程机制尚未完全阐明。本章综述了近年来孕期不良环境所致子代肾上腺发育毒性及其宫内编程机制的研究进展，这对于解析胎源性疾病的宫内发育起源具有十分重要的意义。

引　言

近 20 年来，国内外学者开展了大量有关孕期不良环境、胎儿低出生体重与成年慢性疾病之间的相关性研究，提出了人类疾病起源的新概念——"健康与疾病的发育起源"（developmental origins of health and disease，DOHaD）。胎儿发育编程已成为了解整个生命周期健康发育编程的重要理论（Fleming et al.，2018）。然而，胎儿发育易受机体内、外环境刺激的影响。孕期不良环境可导致胎儿宫内发育迟缓（intrauterine growth retardation，IUGR）。大量研究表明，IUGR 不仅可造成胎儿窘迫、新生儿窒息和围产儿死亡，并且这种危害还能延续至出生后，导致成年后多种慢性疾病的易感性增加（Moisiadis and Matthews，2014a，2014b）。肾上腺作为胎源性疾病发生的核心器官，是下丘脑-垂体-肾上腺（hypothalamic-pituitary-adrenal，HPA）轴的终末效应器官，也是 HPA 轴上发育最早和最快的一部分，负责机体多种甾体激素的合成，对维持妊娠、促进胎儿生长和神经系统发育有着重要意义，而且对胎儿出生后的生长发育和机体功能也有十分重要的作用

（Busada and Cidlowski，2017）。宫内时期肾上腺功能的发育状况和基础糖皮质激素（glucocorticoid，GC）水平，不仅决定了胎儿组织成熟，更是胎儿出生后命运的关键影响因素（Reynolds，2013）。本章结合本实验室和国际相关研究报道，综述了孕期不良环境导致子代肾上腺发育毒性及其宫内编程机制的研究进展，为有效评估孕期有害因素、探寻胎源性疾病的早期防治策略提供了实验和理论依据。

15.1 肾上腺的形态与功能发育

孕期不良环境下宫内胎肾上腺形态和甾体合成功能低下，而在出生后早期出现快速的追赶性生长。

15.1.1 肾上腺的形态发育

已知肾上腺的发育源于宫内并一直持续到出生后。对比研究发现，人类胎儿肾上腺与成人肾上腺的形态有一定的差异。其最初可被识别的形式为妊娠第 4 周的肾上腺性腺原基（adreno-gonadal primordium，AGP）；妊娠第 6 周，源自神经嵴的嗜铬细胞通过胎儿肾上腺皮质迁移并最终分化为肾上腺髓质；妊娠第 8 周，胎儿肾上腺经过发育得到内、外两个不同的区域（Ishimoto and Jaffe，2011），内部是由大型嗜酸性粒细胞组成的胎儿带（fetal zone），外部是由小而密集堆积的嗜碱性粒细胞组成的永久带（definitive zone）；妊娠第 9 周，肾上腺性腺原基被肾上腺囊完全包围，呈封闭状态（Lalli，2010）；妊娠中期（16～20 周）时，胎儿带显著扩大，随着妊娠的发展，永久带细胞内脂质增加，具有合成甾体激素的能力；妊娠 24 周后（Lodish，2017），在胎儿带和永久带之间出现异于二者形态的另一个区带——过渡带（transitional zone），该带在妊娠后期可能具有合成类固醇的能力；妊娠 30 周时，永久带形成类似于成人肾上腺的皮质球状带，而过渡带形成类似于成人肾上腺的束状带（Mesiano and Jaffe，1997）；新生儿期，胎儿带逐渐萎缩、退化演变为网状带，永久带和过渡带不断增殖、增厚。啮齿动物肾上腺发育与人类虽然不同，但其基本发育过程和发育相关重要基因基本一致（Mazilu and McCabe，2011）。

孕期不良环境下肾上腺是否还会按照生理轨迹发育呢？临床研究表明，孕妇使用合成类 GC 治疗时，通过二维超声检查可观察到胎肾上腺体积显著减小，胎儿带生长延迟（Iijima et al.，2010；Karsli et al.，2017）。相关病理解剖发现，IUGR 患儿肾上腺较正常出生体重儿小，在新生儿期死亡的 IUGR 患儿肾上腺可见出血、空泡样变（Quintos and Boney，2010）。提示，孕期不良环境下人胎肾上腺形态呈抑制性发育。作者研究团队在孕期暴露于外源物（如咖啡因、乙醇、尼古丁）和摄食限制所致的母源性 GC 过暴露大鼠模型上均发现，胎鼠肾上腺皮质部变薄，而在成年时期增生接近正常（Chen et al.，2007；Huang et al.，2015；He et al.，2017a，2017b；Chen et al.，2018）。与之相似，在孕期用地塞米松处理的大鼠子代出生后 6 个月，肾上腺重量和球状带、束状带、网状带的体积趋于正常（Waddell et al.，2010）。有研究发现，孕期应激可致子代大鼠出生后肾上腺皮质/髓质比增加（Liaudat et al.，2015）。提示，孕期不良环境可致胎仔肾上腺形态呈抑制性发育，而在出生后肾上腺皮质部形态呈现追赶性发育，并在成年后接近正常。

15.1.2　肾上腺的功能发育

肾上腺的功能发育是一个根据机体生长所需而动态变化的过程。研究发现，在妊娠 6～8 周时，人类胎儿肾上腺皮质细胞已具备合成甾体激素的功能（McNutt and Jones，1970）；妊娠 8～10 周时，位于胎儿带的 17α-羟化酶（CYPc17）开始表达并调控产生雌激素的前体——脱氢表雄酮（dehydroepiandrosterone，DHEA），且在妊娠中晚期 DHEA 合成功能增强（Kaludjerovic and Ward，2012）以维持正常妊娠；妊娠约 12 周到达性别分化的关键时间窗，孕早期在 3β-羟类固醇脱氢酶（3β-hydroxysteroid dehydrogenase，3β-HSD）的作用下生成的皮质醇负反馈调节 HPA 轴，抑制雄激素合成，防止女性胎儿男性化（Johnston et al.，2018）；妊娠晚期，肾上腺皮质分泌盐皮质激素的能力相比于妊娠早期大大增强（Mesiano and Jaffe，1997）。

临床研究发现，孕妇长期或高剂量摄入强的松龙和甲泼尼龙治疗肾上腺衰竭或其他自身免疫性疾病时，这些药物可通过胎盘屏障进入胎儿体内，导致胎儿肾上腺甾体合成功能抑制（Homar et al.，2008；Kurtoglu et al.，2011），出生后第 3 天 IUGR 新生儿血皮质醇水平明显低于正常新生儿（Khan et al.，2011）。孕期暴露于倍他米松可抑制胎儿的应激反应，致使其出生后肾上腺应激反应能力受损（Davis et al.，2004）。而在产前应用地塞米松促进胎肺成熟时，不适当的疗程和剂量会引起早产和 IUGR 新生儿肾上腺功能低下（Ng et al.，1997，1999）。此外，IUGR 新生儿生长至青春期，由于机体对肾上腺雄激素和皮质醇代谢产物的排泄能力受损，肾上腺皮质功能发育不成熟，新生儿成年后在急性应激和患病时出现肾上腺皮质功能不全（Jensen et al.，2007；Meuwese et al.，2010）。动物实验表明，在孕期倍他米松暴露的羊模型和地塞米松暴露的大鼠模型中，胎肾上腺皮质甾体激素合成酶系统表达降低，并延续至出生后（Sloboda et al.，2007；Xu et al.，2011）。作者团队也发现，在孕期咖啡因摄入的 IUGR 胎鼠模型中，肾上腺内生皮质酮、醛固酮含量以及甾体激素合成酶系统表达水平均降低，可一直延续至出生后早期（Chen et al.，2018）；在孕期乙醇摄入所致大鼠 IUGR 模型中也发现了类似现象

（Huang et al.，2015）。提示，孕期不良环境所致子代大鼠肾上腺甾体合成功能低下可一直延续到出生后甚至成年。

15.2   肾上腺发育不良的病因及发生机制

孕期不良环境可引起子代肾上腺发育毒性，其毒性效应的产生可以通过不同机制干扰个体肾上腺的正常发育，既包括细胞自噬与内质网应激、代谢活化损伤等直接作用，也包括母源性 GC 介导的间接效应及表观遗传修饰异常等。

15.2.1   细胞自噬与内质网应激

已知细胞自噬既是一个生理过程，也是一个病理过程，主要包括自噬体发生、形成、运输与融合及溶酶体的裂解 4 个阶段。自噬与胎儿发育密切相关，同时其还可介导外源物暴露所致的胎儿器官发育毒性。目前，大部分的研究支持自噬是机体的一种保护机制。作者研究团队发现，孕期乙醇暴露可以导致胎鼠肾上腺甾体合成功能抑制，而自噬增强在其中起代偿保护作用，可能与宫内母源性 GC 暴露有关（Huang et al.，2018）。在细胞水平，用熊果酸处理肾上腺嗜铬细胞瘤细胞 PC-12 后，出现明显的细胞毒性，且细胞内泛素化的蛋白质 P62 积累、LC3-II/LC3-I 表达比增加，表明熊果酸可诱导细胞自噬；进一步研究发现，熊果酸对 PC-12 细胞的毒性作用是通过损害自噬进程而产生的（Jung et al.，2018）。可见，细胞自噬功能受损与肾上腺发育毒性密切相关。

内质网是细胞内一种重要的单层膜性细胞器，主要作用是参与细胞内蛋白质的修饰、折叠和 Ca^{2+} 的贮存、释放。多种生理、病理因素可诱导细胞发生内质网应激。当机体接触毒物时，诱发的内质网应激可导致细胞内未折叠或错误折叠的蛋白质蓄积，损伤细胞功能，破坏机体内质网稳态，从而导致暂时或持久性的病理反应。用不同浓度的尼古丁处理绵羊肾上腺细胞，其类固醇合成急性调节蛋白（steroidogenic acute regulatory protein，StAR）的折叠、活性及胆固醇摄入受影响，因此类固醇激素的产生减少，肾上腺甾体合成功能受到抑制（Bose et al.，2007）。作者团队研究发现，孕期地塞米松暴露的子代大鼠肾上腺出现内质网应激，进而导致肾上腺甾体合成功能障碍。提示，内质网应激可能参与肾上腺发育毒性的发生。

15.2.2   外源物的代谢活化损伤

外源物进入机体后，经生物转化作用，大部分转变为无毒的、亲水性强的代谢产物，被机体排出体外。然而，有些外源物本身无毒，进入机体后经过机体的生物转化作用,却生成了有毒的代谢产物或中间体,而对机体造成损伤,称为代谢活化损伤。作者团队研究表明,人胎儿肾上腺皮质细胞中存在 CYP1A、CYP2B/2C 和 CYP3A 等代谢酶,在细胞水平给予 3-甲基胆蒽、苯巴比妥或地塞米松后,人原代胎肾上腺皮质细胞中皮质醇、醛固酮和孕酮的合成受到干扰,可能是外源物代谢相关的 CYP450 同工酶激活在起作用(Wang et al.,2006,2008)。提示,外源物的代谢活化损伤是导致肾上腺发育毒性的重要机制之一。

15.2.3　糖皮质激素介导的效应

除了外源物对肾上腺发育的直接损伤外,孕期外源物暴露所致的母体应激状态也可引起母体和胎儿体内的 GC 水平改变。已知 GC 对胎儿生命发育过程具有持久性、决定性的影响。越来越多的研究发现,出生前、后的 GC 水平可影响子代肾上腺发育,甚至具有编程效应。GC 与糖皮质激素受体(glucocorticoid receptor,GR)结合后,一方面可直接调控基因表达,另一方面可通过招募转录因子以及相关表观遗传酶共同调控基因表达(Kassel and Herrlich,2007)。作者团队前期研究发现,在孕期咖啡因暴露所致的大鼠 IUGR 模型上观察到宫内存在母源性 GC 过暴露,其可激活肾上腺 GR,增强肾上腺 DNA 甲基转移酶 1(DNA methyltransferase 1,DNMT1)、DNMT3a、组蛋白脱乙酰酶 1(histone deacetylase 1,HDAC1)、HDAC2 的表达,致使胎肾上腺类固醇生成因子 1(steroidogenic factor 1,SF1)基因启动子区的总甲基化率升高、H3K9ac 和 H3K14ac 水平降低,从而抑制甾体激素合成酶系统的表达和皮质酮的生成(Ping et al.,2014)。此外,胰岛素样生长因子 1(insulin-like growth factor 1,IGF1)信号通路作为内分泌调节系统的核心,参与调节宫内时期各组织的发育、分化及代谢过程。研究提示 IGF1 信号通路也参与了肾上腺皮质细胞的增殖过程。作者团队通过体内、外实验证实,孕期咖啡因暴露下大鼠胎仔血高水平皮质酮(而非咖啡因)可增强胎肾上腺 GC 激活系统表达,抑制肾上腺 IGF1 表达、细胞增殖及甾体合成功能,进而抑制胎肾上腺结构与功能发育(He et al.,2019)。综上,孕期接触外源物所致的高水平 GC 可调控子代肾上腺发育,介导肾上腺发育毒性的发生。

15.2.4　表观遗传修饰异常

Bogdarina 等(2010)研究发现,孕期地塞米松暴露可直接作用于子代大鼠目的基因启动子区糖皮质激素反应元件(glucocorticoid response element,GRE),引起目的基因启动子区去甲基化,如肾上腺血管紧张素 II 受体 1b(angiotensin II receptor 1b,AT1bR)的基因启动子区 CpG 残基去甲基化,进而上调 AT1bR 的表达,同时伴随雄性子代血压升高。作者团队近期在孕期地塞米松暴露所致的大鼠

IUGR 模型中也发现，地塞米松可激活肾上腺 GR 并招募 HDAC4，降低 StAR 的基因启动子区组蛋白乙酰化水平，导致胎肾上腺甾体合成功能抑制并延续至出生后，甚至具有跨代遗传效应。在孕期尼古丁暴露所致的大鼠 IUGR 模型中，作者团队观察到胎肾上腺甾体合成功能受抑制，当用尼古丁处理胎肾上腺皮质细胞 NCI-H295A 时，发现细胞 SF1 的基因启动子区 H3K9ac 和 H3K14ac 水平显著降低，从而抑制 SF1 的基因表达，进一步降低皮质醇合成水平（Yan et al.，2014）；在 pHFAC 及 NCI-H295R 两种肾上腺皮质细胞中，尼古丁可诱导 StAR 的基因启动子中 Pax6 结合序列–377 核苷酸位点的 CpG 甲基化来介导肾上腺发育毒性，且这些现象在细胞水平可持续 5～10 代（Wang et al.，2011）。综上，外源物可通过表观遗传修饰异常引起子代肾上腺发育不良。

15.3　肾上腺发育的宫内编程机制

文献提示，孕期不良环境可编程胎儿发育，对生命发育过程具有持久的、决定性的影响，甚至编程成年疾病（Moisiadis and Matthews，2014a，2014b）。越来越多的研究发现，孕期不良环境所诱导的适应性表型变化将影响子代肾上腺发育，其机制主要包括甾体激素从头合成低功能发育编程、糖皮质激素-胰岛素样生长因子 1（GC-IGF1）轴编程等（Xu et al.，2012a；Ping et al.，2014；He et al.，2017）。

15.3.1　甾体激素从头合成低功能发育编程

StAR 是肾上腺甾体合成过程中限速酶的关键调节因子，负责调控了皮质酮合成过程中的胆固醇转运（Stone and Hechter，1954），对维持肾上腺甾体合成功能及机体 GC 水平稳定至关重要（Huang et al.，2015；Wu et al.，2015；Liu et al.，2016；He et al.，2017）。作者团队前期发现，GC 在编程肾上腺早期发育的过程中可引起一系列的表观遗传修饰，包括 DNA 高甲基化、组蛋白去乙酰化（Yang et al.，2011；Liu et al.，2016）。已知 GC 主要通过与 GR 结合来调控基因表达。GR 是核受体家族成员之一，与 GC 结合并活化，入核后形成二聚体，并与目的基因上的 GRE 结合，此过程可以通过招募转录因子（如 NF-κB、AP-1、C/EBPα 和 Sp1 等）以及相关表观遗传酶（如 CBP/p300）共同调控基因的表达（Kassel and Herrlich，2007）。作者团队在孕期地塞米松暴露的大鼠模型中发现，地塞米松可激活 GR 并招募 HDAC，降低 StAR 的基因启动子区组蛋白乙酰化水平，导致肾上腺甾体合成功能抑制，这种作用可延续至出生后。作者团队还发现，地塞米松对肾上腺发育有直接毒性作用，孕期地塞米松暴露的胎鼠存在母源性低 GC 暴露，后者通过 GRα/miR-370-3p/Sirt3 通路介导雄性大鼠子代出生前、后肾上腺 IGF1 的基因启动子区 H3K27ac 水平及基因表达水平持续降低，导致出生后肾上腺甾体合成功能持续抑制（Chen et al.，2021）。除了组蛋白共价修饰和非编码 RNA 外，DNA 甲基化也介导了肾上腺发育毒性的发生。作者团队近期在孕期咖啡因暴露所致母源性 GC 过暴露的大鼠模型中发现，胎血高水平 GC 可激活 GR，激活的 GR 一方面通过上调 miRNA let-7c 的表达而抑制 StAR 的表达，另一方面通过下调 CCCTC 结合因子（CCCTC binding factor，CTCF）的表达而促进 DNMT3a 的表达，导致 H19 差异甲基化区域/印记调控区域甲基化水平增加，降低 H19 的表达；H19 因与 miRNA let-7c 的“分子海绵作用”被削弱，从而间接促进 miRNA let-7c 对 StAR 表达的抑制作用，最终导致肾上腺功能异常（He et al.，2021）。作者团队在孕期地塞米松暴露的大鼠模型中还发现，F_3 代成年后仍存在与 F_1 代相似的肾上腺甾体激素合成酶系统表达异常，且也与 H19/miRNA let-7c 轴调控机制有关，这种跨代遗传效应的发生机制与生殖细胞中印记基因的表观遗传修饰异常有关。以上提示，孕期不良环境能通过改变表观遗传修饰而引起子代肾上腺甾体激素合成功能编程改变，甚至影响多代。

15.3.2　糖皮质激素-胰岛素样生长因子 1 轴发育编程

已知 IGF1 是介导机体对早期发育内、外环境改变适应性反应的主要调节因子（Klammt et al.，2008）。IGF1 在细胞的增殖、分化、迁移及存活，乃至组织器官生长、个体发育等生命活动调节中均发挥着重要作用。宫内期间，胎儿 IGF1 水平与胚胎发育程度直接相关（Coppola et al.，2009）。有研究证实，IGF1 及其受体 IGF1R 广泛表达于肾上腺皮质，可通过磷酸化的磷脂酰肌醇-3-激酶/蛋白激酶通路，调节 SF1 及相关甾体激素合成酶系统的表达，从而促进甾体激素的合成（Sirianni et al.，2007；Pitetti et al.，2013）。宫内环境所致胎血 GC 水平的变化可引起 IGF1 水平的改变（Fowden，2003）。作者团队发现，孕期外源物（咖啡因、乙醇）暴露的胎鼠和仔鼠血皮质酮水平升高的同时，血和多个组织（如肝、肾上腺）的 IGF1 水平降低；而断奶后直至成年的仔鼠血皮质酮水平逐步降低的同时，血和多个组织（肝、骨骼、肾上腺）的 IGF1 水平逐步升高（Huang et al.，2015；Ni et al.，2015；Tie et al.，2016；He et al.，2017；Tan et al.，2018；Zhou et al.，2018）；出生后给予高脂饮食可加重血皮质酮水平的降低和血/多组织 IGF1 水平的升高（Xu et al.，2013；Zhang et al.，2016）。这种血 GC 水平和多组织 IGF1 水平之间的良好负向作用，提示宫内母源性高 GC 编程了胎儿多组织 IGF1 表达及其下游信号通路的功能变化，即 GC-IGF1 轴编程，这种编程改变作为代偿机制，可负反馈调节肾上腺的结构与功能发育，致使肾上腺局部存在异于 HPA 轴上游的高敏感性功能变化（Huang et al.，2015；He et al.，2017）。

为了证实孕期 GC 暴露所致肾上腺 GC-IGF1 轴编程改变的分子机制，作者团队检测了孕期外源物（咖啡因、乙醇）暴露下子代出生前后血皮质酮水平和肾上腺局部 GC 活化系统（包括 11β-HSD/GR/C/EBPα）、IGF1 信号通路及甾体激素合成酶系统的表达，发现宫内血皮质酮水平升高的同时，胎肾上腺局部 GC 活化系统激活但 IGF1 信号通路表达抑制，伴随甾体激素合成酶系统表达及内生皮质酮水平降低。然而，出生后早期在血皮质酮水平降低的同时，GC 活化系统抑制但 IGF1 信号通路增强，同时甾体激素合成酶系统表达增加，致使内生皮质酮水平增至正常（Huang et al.，2015）。而出生后给予高脂饮食，可加重子代 HPA 轴的低基础活性和高应激敏感性，同时肾上腺局部出现 GC-IGF1 轴依赖性的甾体合成功能改变（He et al.，2017b）。进一步在细胞水平发现，高浓度皮质醇可增强肾上腺皮质细胞 GC 活化系统活性，抑制 IGF1 表达及甾体激素合成功能（He et al.，2019）。提示，GC-IGF1 轴负向编程可导致出生时早期母体 GC 撤离后的肾上腺 GC 活化系统灭活，而 IGF1 信号通路功能的增强促进了肾上腺功能的追赶性发育，增加了代谢综合征及其相关疾病的易感性。

15.4　肾上腺稳态改变与胎源性疾病易感

孕期不良环境可致子代肾上腺发育编程及稳态改变，进一步导致机体 GC 分泌紊乱及成年后多种疾病的易感性增加。

15.4.1　肾上腺低基础活性与胎源性疾病

越来越多的研究发现，孕期用药可致子代出生后肾上腺基础活性呈现阶段性变化。作者团队早期研究发现，孕中晚期暴露于多种外源物（如咖啡因、尼古丁、乙醇和地塞米松）均可抑制胎鼠 HPA 轴功能发育，表现为下丘脑 CRH 和 AVP、肾上腺 StAR 和 P450scc 的表达均降低，同时肾上腺内生皮质酮含量减少（Chen et al.，2007；Liang et al.，2011；Xu et al.，2011，2012b）。进一步研究发现，孕期尼古丁暴露下胎肾上腺甾体合成功能的降低与尼古丁的直接作用有关（Yan et al.，2014）。近期，作者团队基于孕期外源物（咖啡因、乙醇）暴露所致的大鼠 IUGR 模型（Huang et al.，2015）和用高皮质醇处理的人胎肾上腺皮质细胞模型证实，宫内母源性高 GC 可浓度依赖性地抑制胎肾上腺甾体合成功能，其发生机制与高 GC 诱导 GC 活化系统激活，导致肾上腺甾体合成功能编程改变有关，这种程序性的改变可延续至出生后甚至多代（He et al.，2017b，2019，2021）。

人群研究发现，孕期经历严重的社会心理应激（如亲友车祸、离异及破产等），其子代成年后（24～25 周岁）基础血皮质醇水平低于正常（Entringer et al.，2009）。

动物实验表明，在孕早、中期用射频灯光照射怀孕的豚鼠，其 1 月龄子代基础血 GC 水平降低，而 2 月龄时高于正常水平，且粪便中 GC 含量也有类似改变（Schopper et al.，2012）。作者团队的系列研究也发现，孕期咖啡因、尼古丁暴露所致的 IUGR 子代出生后，其肾上腺的基础活性呈时间特征性变化，具体表现为断奶前增高、幼年期降低、青春期追赶、成年期接近甚至超过正常水平，之后呈持续高 GC 状态（Xu et al.，2012a；Liu et al.，2012）。孕期用药可引起肾上腺基础活性的变化，从而导致 GC 水平紊乱及相关疾病的易感性增加。

15.4.2　肾上腺高应激敏感性与胎源性疾病

孕期不良环境可导致子代出生后肾上腺呈高应激敏感性变化（Kapoor et al.，2006；Glover et al.，2010；Davis et al.，2011）。流行病学调查发现，母亲孕期经历严重的社会心理应激（如亲友车祸、离异及破产等），其成年子代在接受一个标准化的行为挑战案例和促肾上腺皮质激素（adrenocorticotropic hormone，ACTH）刺激试验后，血皮质醇水平升高（Entringer et al.，2009）。出生前外源性 GC 暴露可使子代在应激后肾上腺应激反应持久性增强（Davis et al.，2011；Erni et al.，2012；Khalife et al.，2013）。动物实验也证实，IUGR 大鼠肾上腺存在对应激的高反应性（Marciniak et al.，2011）；孕期乙醇暴露可导致子代大鼠抑郁症和焦虑症，并伴随着 GC 反应性持续增强（Hellemans et al.，2010）；孕期鸦片暴露可致子代大鼠 HPA 轴对免疫应激因子和社会应激因子的反应性异常，并伴随着成年期行为学异常（Hamilton et al.，2005）。作者团队研究也表明，孕期外源物（咖啡因、尼古丁及乙醇）暴露的成年子代在多种慢性应激（包括 2 周冰水游泳或 3 周不可预测性刺激）后，肾上腺表现出高反应性，血皮质酮水平持续升高（Xu et al.，2012a；Liu et al.，2012；Xia et al.，2014）。

孕期不良环境下子代大鼠肾上腺甾体合成功能低下从宫内延续至出生后甚至成年，而在高脂饮食下出现高应激敏感性变化（He et al.，2017b），同时，肝等外周组织出现 GC 依赖性的糖、脂代谢紊乱（Hu et al.，2020）；另外，各器官的 GC 活化系统增强，抑制 IGF1 相关的器官功能变化，可致宫内低 IGF1 水平而出生后高 IGF1 水平。这种 GC-IGF1 轴编程可促使宫内胎儿"节俭表型"发育，帮助胎儿度过危险期以求得生存，在出生后早期诱导器官功能代偿性发育，子代表现出追赶性生长，如肝脂代谢功能、成骨细胞增殖功能等明显增强，由此增加 IUGR 子代全身性代谢紊乱及多器官相关疾病如非酒精性脂肪性肝病、高胆固醇血症、糖尿病、骨关节炎和骨质疏松症等的易感性（Ma et al.，2014；Shen et al.，2014；Wang et al.，2014）。综上，肾上腺宫内发育不良与出生后追赶性生长可进一步诱导和加剧各器官功能发育与全身发育的不协调性，最终导致子代成年后多种慢性疾病易感。

15.4.3 肾上腺功能存在性别差异

孕期相同的环境暴露对男性和女性后代慢性疾病的发生、发展和结局存在不同的影响(van Abeelen et al., 2011; Waddell and McCarthy, 2012)。肾上腺是孕期不良环境下宫内编程改变的重要靶点。孕期不良环境导致子代肾上腺功能和敏感性变化存在明显的性别差异(Pinheiro et al., 2011; Arnetz et al., 2015)。作者团队前期研究发现,孕期咖啡因暴露的成年子代在正常饮食、高脂饮食下肾上腺 GC 活化系统和 IGF1 信号通路存在明显的性别差异,表现为雄性 GC 活化系统相关基因表达降低和 IGF1 信号通路增强,而雌性则呈相反情况(He et al., 2017b)。已知肾上腺所分泌的 GC 是一种重要的调节因子,可参与调节机体糖、脂、蛋白质代谢,在代谢综合征及相关疾病(如肥胖、高血压、血脂异常、胰岛素抵抗)的发展中发挥重要作用(Goodwin and Geller, 2012)。此外,大量研究表明,许多代谢性疾病,如非酒精性脂肪性肝病、心血管疾病和高血压等的发生、发展存在显著的性别差异(O'Regan et al., 2004; Ayonrinde et al., 2011; Ojeda et al., 2014; Dasinger and Alexander, 2016)。以上研究提示,由肾上腺发育不良引起的 GC 水平的性别差异介导了雌、雄性子代胎源性疾病的不同发生风险。

15.5　研　究　展　望

孕期不良环境可导致子代肾上腺形态与功能改变,其发生机制主要与细胞自噬与内质网应激、代谢活化损伤等直接作用,以及 GC 介导的间接效应和表观遗传修饰异常有关。此外,表观遗传修饰介导的 StAR 功能编程参与了子代肾上腺从宫内至出生后甚至跨代的发育编程改变;胎肾上腺 GC 活化系统增强介导的 GC-IGF1 轴编程改变,参与了胎肾上腺出生前功能发育抑制和出生后的代偿性增强,出生后的追赶性生长可进一步介导成年后多种慢性疾病的易感性。随着胎源性疾病宫内编程机制研究的不断深入,转化医学也在不断推动胎源性疾病的基础研究成果向临床实践或应用转化。我们可以针对肾上腺发育编程及稳态改变的机制及靶标,探寻胎源性疾病的早期综合防治策略,包括开展有害因素评估、建立早期预警及干预技术。

参　考　文　献

Arnetz L, Rajamand Ekberg N, Brismar K, et al. 2015. Endocr Connect, 4(2): 92-99.

Ayonrinde O T, Olynyk J K, Beilin L J, et al. 2011. Hepatology, 53(3): 800-809.

Bogdarina I, Haase A, Langley S, et al. 2010. PLoS One, 5(2): e9237.

Bose M, Debnath D, Chen Y, et al. 2007. J Mol Endocrinol, 39(1): 67-79.

Busada J T, Cidlowski J A. 2017. Curr Top Dev Biol, 125: 147-170.

Chen G, Yuan C, Duan F, et al. 2018. Toxicol Appl Pharmacol, 341: 64-76.

Chen M, Wang T, Liao Z X, et al. 2007. Exp Toxicol Pathol, 59(3-4): 245-251.

Chen Y W, Xia X, Fang M, et al. 2021. Sci Total Environ, 797: 149084.

Coppola D, Ouban A, Gilbert-Barness E. 2009. Fetal Pediatr Pathol, 28(2): 47-54.

Dasinger J H, Alexander B T. 2016. Clin Sci(Lond), 130(5): 337-348.

Davis E P, Townsend E L, Gunnar M R, et al. 2004. Psychoneuroendocrinology, 29(8): 1028-1036.

Davis E P, Waffarn F, Sandman C A. 2011. Dev Psychobiol, 53(2): 175-183.

Entringer S, Kumsta R, Hellhammer D H, et al. 2009. Horm Behav, 55(2): 292-298.

Erni K, Shaqiri-Emini L, La Marca R, et al. 2012. Front Psychiatry, 3: 104.

Fleming T P, Watkins A J, Velazquez M A, et al. 2018. Lancet, 391(10132): 1842-1852.

Fowden A L. 2003. Placenta, 24(8-9): 803-812.

Glover V, O'Connor T G, O'Donnell K. 2010. Neurosci Biobehav Rev, 35(1): 17-22.

Goodwin J E, Geller D S. 2012. Pediatr Nephrol, 27(7): 1059-1066.

Hamilton K L, Harris A C, Gewirtz J C, et al. 2005. Neurotoxicol Teratol, 27(1): 95-103.

He Z, Lv F, Ding Y, et al. 2017a. Arch Med Res, 48(6): 488-497.

He Z, Lv F, Ding Y, et al. 2017b. Sci Rep, 7(1): 14825.

He Z, Zhang J, Chen G, et al. 2021. Sci Total Environ, 792: 148440.

He Z, Zhang J, Huang H, et al. 2019. Toxicol Lett, 302: 7-17.

Hellemans K G, Verma P, Yoon E, et al. 2010. Alcohol Clin Exp Res, 34(4): 633-645.

Homar V, Grosek S, Battelino T. 2008. Neonatology, 94(4): 306-309.

Hu W, Yuan C, Luo H, et al. 2020. Toxicol Lett, 331: 167-177.

Huang H, He Z, Zhu C, et al. 2015. Toxicol Appl Pharmacol, 288(1): 84-94.

Huang H, Liu L, Li J, et al. 2018. Toxicology and Applied Pharmacology, 345: 36-47.

Iijima S, Uga N, Ohzeki T. 2010. Am J Perinatol, 27(6): 485-491.

Ikeda Y, Swain A, Weber T J, et al. 1996. Mol Endocrinol, 10(10): 1261-1272.

Ishimoto H, Jaffe R B. 2011. Endocr Rev, 32(3): 317-355.

Jensen R B, Vielwerth S, Larsen T, et al. 2007. J Clin Endocrinol Metab, 92(4): 1353-1357.

Johnston Z C, Bellingham M, Filis P, et al. 2018. BMC Med, 16(1): 23.

Jung J, Seo J, Kim J, et al. 2018. Anticancer Res, 38(2): 847-853.

Kaludjerovic J, Ward W E. 2012. J Nutr Metab, 2012: 837901.

Kapoor A, Dunn E, Kostaki A, et al. 2006. J Physiol, 572(Pt 1): 31-44.

Karsli T, Strickland D, Livingston J, et al. 2017. J Matern Fetal Neonatal Med, 32(3): 377-383.

Kassel O, Herrlich P. 2007. Mol Cell Endocrinol, 275(1-2): 13-29.

Khalife N, Glover V, Taanila A, et al. 2013. PLoS One, 8(11): e81394.

Khan A A, Rodriguez A, Kaakinen M, et al. 2011. Paediatr Perinat Epidemiol, 25(1): 20-36.

Klammt J, Pfaffle R, Werner H, et al. 2008. Trends Endocrinol Metab, 19(6): 197-205.

Kurtoglu S, Sarici D, Akin M A, et al. 2011. J Clin Res Pediatr Endocrinol, 3(3): 160-162.

Lalli E. 2010. Best Pract Res Clin Endocrinol Metab, 24(6): 853-864.

Liang G, Chen M, Pan X L, et al. 2011. Exp Toxicol Pathol, 63(7-8): 607-611.

Liaudat A C, Rodriguez N, Chen S, et al. 2015. Biotech Histochem, 90(6): 432-438.

Liu L, Liu F, Kou H, et al. 2012. Toxicol Lett, 214(3): 307-313.

Liu L, Wang J F, Fan J, et al. 2016. Int J Mol Sci, 17(9): 1477.

Lodish M. 2017. Endocrinol Metab Clin North Am, 46(2): 419-433.

Ma N, Nicholson C J, Wong M, et al. 2014. Toxicol Appl Pharmacol, 275(1): 1-11.

Marciniak B, Patro-Malysza J, Poniedzialek-Czajkowska E, et al. 2011. Curr Pharm Biotechnol, 12(5): 750-757.

Mazilu J K, McCabe E R. 2011. Mol Genet Metab, 104(1-2): 72-79.

McNutt N S, Jones A L J. 1970. Lab Invest, 22(6): 513-527.

Mesiano S, Jaffe R B. 1997. Endocrine Reviews, 18(3): 378-403.

Meuwese C L, Euser A M, Ballieux B E, et al. 2010. Eur J Endocrinol, 163(4): 681-689.

Moisiadis V G, Matthews S G. 2014a. Nat Rev Endocrinol, 10(7): 391-402.

Moisiadis V G, Matthews S G. 2014b. Nat Rev Endocrinol, 10(7): 403-411.

Ng P C, Wong G W, Lam C W, et al. 1997. J Clin Endocrinol Metab, 82(11): 3548-3552.

Ng P C, Wong G W, Lam C W, et al. 1999. Arch Dis Child Fetal Neonatal Ed, 80(3): F213-F216.

Ni Q, Tan Y, Zhang X, et al. 2015. Sci Rep, 5: 14711.

O'Regan D, Kenyon C J, Seckl J R, et al. 2004. Am J Physiol Endocrinol Metab, 287(5): E863-E870.

Ojeda N B, Intapad S, Alexander B T. 2014. Acta Physiol(Oxf), 210(2): 307-316.

Ping J, Wang J F, Liu L, et al. 2014. Toxicology, 321: 53-61.

Pinheiro C R, Oliveira E, Trevenzoli I H, et al. 2011. Horm Metab Res, 43(10): 693-701.

Pitetti J L, Calvel P, Romero Y, et al. 2013. PLoS Genet, 9(1): e1003160.

Quintos J B, Boney C M. 2010. Curr Opin Endocrinol Diabetes Obes, 17(1): 8-12.

Reynolds R M. 2013. Psychoneuroendocrinology, 38(1): 1-11.

Schopper H, Palme R, Ruf T, et al. 2012. Gen Comp Endocrinol, 176(1): 18-27.

Shen L, Liu Z, Gong J, et al. 2014. Toxicol Appl Pharmacol, 274(2): 263-273.

Sirianni R, Chimento A, Malivindi R, et al. 2007. Cancer Res, 67(17): 8368-8377.

Sloboda D M, Moss T J, Li S, et al. 2007. Am J Physiol Endocrinol Metab, 292(1): E61-E70.

Stone D, Hechter O. 1954. Arch Biochem Biophys, 51(2): 457-469.

Tan Y, Lu K, Li J, et al. 2018. Toxicol Lett, 295: 229-236.

Tie K, Zhang X, Tan Y, et al. 2016. FASEB J, 30(2): 785-797.

van Abeelen A F, de Rooij S R, Osmond C, et al. 2011. Placenta, 32(9): 694-698.

Waddell B J, Bollen M, Wyrwoll C S, et al. 2010. J Endocrinol, 205(2): 171-178.

Waddell J, McCarthy M M. 2012. Curr Top Behav Neurosci, 9: 341-360.

Wang H, Huang M, Peng R X, et al. 2006. Acta Pharmacol Sin, 27(8): 1093-1096.

Wang H, Ping J, Peng R X, et al. 2008. Acta Pharmacol Sin, 29(2): 231-238.

Wang L, Shen L, Ping J, et al. 2014. Toxicol Lett, 224(3): 311-318.

Wang T, Chen M, Liu L, et al. 2011. Toxicol Appl Pharmacol, 257(3): 328-337.

Wu D M, He Z, Ma L P, et al. 2015. Toxicol Appl Pharmacol, 285(2): 89-97.

Xia L P, Shen L, Kou H, et al. 2014. Toxicol Lett, 226(1): 98-105.

Xu D, Chen M, Pan X L, et al. 2011. Environ Toxicol Pharmacol, 32(3): 356-363.

Xu D, Wu Y, Liu F, et al. 2012a. Toxicol Appl Pharmacol, 264(3): 395-403.

Xu D, Xia L P, Shen L, et al. 2013. Acta Pharmacol Sin, 34(12): 1526-1534.

Xu D, Zhang B, Liang G, et al. 2012b. PLoS One, 7(9): e44497.

Yan Y E, Liu L, Wang J F, et al. 2014. Toxicol Appl Pharmacol, 277(3): 231-241.

Yang G, Zou L P, Wang J, et al. 2011. Med Hypotheses, 76(2): 187-189.

Zhang L, Shen L, Xu D, et al. 2016. Reprod Toxicol, 65: 236-247.

Zhou J, Zhu C, Luo H, et al. 2018. FASEB J, 33(1): 1110-1123.

（陈雅文、夏 璇）

第 16 章

胎源性代谢综合征

摘要：代谢综合征是蛋白质、脂肪、碳水化合物等物质发生代谢紊乱的症候群，包括肥胖、高血压、糖脂代谢紊乱等，是心血管疾病的重要危险因子。随着流行病学和实验室研究的深入，越来越多的证据表明代谢综合征具有胎儿起源。然而，胎源性代谢综合征的发生机制尚不明确。本章主要针对胎源性糖脂代谢异常、高血压及肥胖的发生机制进行介绍，包括孕期多种不良环境下子代肝及胰腺糖代谢异常、肝脂代谢功能改变、肾发育编程改变介导高血压发生、多种脂肪因子对脂肪细胞的调控等。其中胰岛素样生长因子 1 对胎源性代谢综合征的发生起着关键调控作用。"两种编程"和"两次打击"作为胎源性代谢综合征的主要发生机制，为代谢综合征的早期综合防治提供了更多的思路。

引　言

代谢综合征（metabolic syndrome，MS）是多种代谢性疾病危险因素在同一个个体聚集的症候群，包括肥胖、高血压、糖脂代谢紊乱等，可造成个体对多种疾病的易感性增加，如糖尿病、冠心病、脑卒中、脂肪肝等。随着人们生活水平的提高，MS 的患病率越来越高，人们对其研究也越来越重视，但其病因和发病机制尚未完全阐明。目前认为，MS 是多基因和环境相互作用的结果，与遗传、免疫等多因素有密切关系。虽然 MS 及相关疾病在成年后才呈现明确的疾病状态，但其起源往往可追溯至青春期、儿童期，甚至胎儿时期。妊娠期不良宫内环境与胎儿发育及胎儿成年后慢性疾病易感密切相关，宫内发育迟缓患儿成年后多种慢性疾病的易感性显著增加。从宫内发育起源角度研究代谢综合征的发病机制，已经成为国际前沿和热点问题。

16.1　代谢综合征的研究现状

随着社会经济的发展和生活方式的转变，成人 MS 的发病率急剧升高。目前，成人 MS 在全世界范围内具有较高的发病率，已经对社会造成了较大的健康与经济负担。MS 已经成为一种新的慢性疾病和公共卫生焦点问题。

16.1.1　代谢综合征的定义及发病现状

MS 是蛋白质、脂肪、碳水化合物等物质发生代谢紊乱的症候群，因其被确认是心血管疾病发生的重要危险因子，并涉及多个学科问题，所以备受关注。1988 年 Reaven 将肥胖、高血糖、高血压、脂质代谢异常、高胰岛素血症等心血管疾病高危险因素发生于同一患者的现象称为 X 综合征（Reaven，1993）。1999 年世界卫生组织（World Health Organization，WHO）推荐对这种病症采用"代谢综合征（MS）"统一命名，对其进行了首次定义。2005 年国际糖尿病联盟对 MS 进行了新的定义，新的诊断标准强调以向心性肥胖为基本条件（根据腰围判断），合并以下 4 项指标中任意 2 项：①甘油三酯水平升高；②高密度脂蛋白-胆固醇水平降低；③血压升高；④空腹血糖升高，为明确有无糖尿病，强烈推荐口服葡萄糖耐量试验（oral glucose tolerance test，OGTT），但是 OGTT 在诊断 MS 时并非必需。近年来，随着人们生活水平的提高，生活节奏的加快，高脂、高热量饮食的增多以及日常锻炼的减少，MS 在全球的患病率越来越高。流行病学调查显示（Park et al.，2007），亚洲中国、韩国男性 MS 患病率为 8%~13%，女性患病率为 2%~18%，在欧洲和拉丁美洲则达到了 25%。MS 可导致 2 型糖尿病的患病危险性明显增加，同时 MS 也是心血管疾病的高危因素，可以使冠心病和脑卒中的发病率增加。

16.1.2　代谢综合征的主要发生机制

MS 的病理生理机制十分复杂，目前尚不明确。近年的研究认为，MS 主要与胰岛素抵抗（insulin resistance，IR）、肥胖、脂肪分布异常、炎症、下丘脑-垂体-肾上腺（hypothalamic-pituitary-adrenal，HPA）轴改变、遗传和环境等因素密切相关。一般认为，IR、高胰岛素血症、超重和向心性肥胖是引起血脂紊乱、高血压和高血糖的基础，是 MS 发病的重要环节，而其中内脏脂肪堆积所致的向心性肥胖，以及 IR 在 MS 的病理生理过程中起关键作用。多数学者认为，IR 是 MS 的核心，同时慢性亚临床炎症是 MS 的发病机制之一，并且慢性炎症反应可促进动脉粥样硬化进展，导致血管壁功能受损。肥胖、IR 及血脂代谢紊乱人群中的炎性因子水平较高于正常人群，可引起凝血功能异常及血液高凝状态，此发展均对血管功能产生损害。炎性因子长期过多存在，可引起胰岛细胞功能受损、脂肪细胞正常内分泌功能丧失，血管粥样硬化形成，导致高血糖、血脂紊乱及高血压的产生。

16.2　代谢综合征的宫内发育起源

由于 MS 的临床表现主要是在成年后期才被发现的，目前 MS 的主要研究仍然集中于成年后疾病的发生、发展。然而，根据越来越多的流行病学和实验室研究，更多的原因可以追寻到宫内时期。

16.2.1　流行病学证据

宫内发育迟缓（intrauterine growth retardation，IUGR）是指宫内发育时期胚胎（胎儿）的生长潜能受抑，主要表现为低出生体重。IUGR 的诊断标准是指孕周大于 37 周胎儿出生体重小于 2500g，或胎儿体重低于其孕龄平均体重的两个标准差。据统计，欧美国家 IUGR 发生率为 2.5%，中国的发生率为 3%～5%。Baker 等（1989）研究了出生体重与成年期血压、心血管疾病的关系，揭示了低出生体重的患病危险性，此后的研究进一步证实，IUGR 与 MS 相关症状的发生、发展有着密切的联系。流行病学调查证实，孕期不良环境不仅会引起 IUGR 发生，而且会导致子代成年后 MS 的易感性增加。调查表明，IUGR 胎儿出现成年 MS 的概率是正常胎儿的 2.53 倍（Silveira et al.，2008）；IUGR 胎儿在出生后早期即可有 MS 的危险迹象，如高胰岛素血症及 IR 等。这些都说明了 MS 具有胎儿起源。

16.2.2　临床与基础实验室研究

随着研究的不断深入，已经有很多动物实验表明 MS 具有胎儿起源。研究证实，胎儿时期母体有害物质的摄入，可使胎儿暴露于不良的宫内环境而导致 IUGR 发生（Ayres et al.，2011），造成子代肝代谢功能的长期改变。常见孕期不良环境模型主要包括子宫动脉结扎模型、孕期低热量模型和孕期低蛋白饮食模型等。由于宫内发育不良及出生后高脂饮食等不良因素的影响，IUGR 子代可出现 2 型糖尿病等代谢性疾病（Martin-Gronert and Ozanne，2007），这进一步加大了 MS 的易感风险（Rueda-Clausen et al.，2011）。

16.2.2.1　胎源性的血糖异常

子宫动脉结扎模型通常是在大鼠孕期第 18 天或 19 天时进行子宫动脉结扎，造成胎儿突然性的全面营养缺失和缺氧，从而引起 IUGR。虽然胎儿损伤的时长相对较短，但在子宫动脉结扎后至胎儿出生前，其血液 pH 和含氧量降低会持续 1～2 天，血糖降低会持续 2～3 天。子宫动脉结扎仔鼠出生后 7 天时空腹血糖浓度正常，但出生后 7 周时出现轻微的空腹血糖升高，出生后 26 周发展为糖尿病；子宫动脉结扎新生仔鼠即表现为葡萄糖刺激胰岛素的分泌受损，并随着年龄增长而加重，但子代大鼠对于分泌促进剂精氨酸的反应无影响（Simmons et al.，2001）。

孕期低热量模型是指仅给予孕鼠正常饲料量的 50%。孕晚期最后一周低热量大鼠模型的半数胎儿的出生体重减轻 20%，孕期低热量模型仔鼠妊娠时也发生了类似的胰岛素分泌增量不足的现象。提示，宫内低热量饮食所致的子代 IUGR 编程了靶组织对胰岛素的敏感性。然而，年龄、妊娠、刺激和高脂饮食的影响似乎会逆转这种趋势，对机体提出分泌更多胰岛素的需求，子代不能应对胰岛素增量，因而出现糖代谢失代偿、糖耐量减低等现象，甚至发生糖尿病。

孕期低蛋白饮食模型是指给予孕鼠含蛋白 6%~8% 的饮食（正常饮食蛋白含量约为 20%），并要求热量、脂肪含量与正常饮食相同。低蛋白饮食子代大鼠出生时体重更轻，青年期时糖耐量正常。然而，雄性低蛋白饮食子代遭受年龄依赖的糖耐量减低，并于 17 月龄时出现类似于人类 2 型糖尿病的症状。

16.2.2.2 胎源性的血压异常

高血压通常被认为是受遗传、环境和行为因素影响，与年龄相关的退行性病变。近年来，越来越多的证据表明，不良宫内环境对成年后高血压的发生有重要作用。美国一项调查显示，美国黑种人与原住民中婴儿低出生体重的发生率显著高于白种人，这些婴儿成年后高血压的患病率显著增加（Hughson et al.，2006）。进一步研究表明，出生体重的降低增加了高血压的发生风险，且独立于遗传、家庭环境、成人期体重指数等因素（Bergvall et al.，2007）。高血压是心脑血管疾病的重要危险因素。南卡罗来纳州的研究指出，在 3236 例高血压患者中，那些低出生体重者的血压更难以控制，即使经过治疗，低出生体重者的血压也明显高于正常出生体重者（Lackland et al.，2002）。一项瑞典回顾性流行病学调查表明，经校正孕周、性别、父母身材、收缩压等影响因素后，出生体重每增加 1 kg，10 岁儿童的收缩压可下降 1.52 mmHg。结果表明，5~13 岁儿童血压高低与出生体重呈负相关关系（Leon et al.，2005）。在不同种族和地区人群的研究中得到了相似的结果，表明低出生体重是成年期高血压发生的危险因素（Hemachandra et al.，2006）。

研究发现，孕期地塞米松暴露成年子代羊脑干、心血管中枢血管紧张素 II 受体 1（angiotensin II receptor 1，AT1R）表达显著增加，引起心血管中枢对内、外源性血管紧张素 II 的反应性增强，动脉血压显著升高（Dodic et al.，2006）。研究还发现，孕期地塞米松暴露子代肾单位数量显著减少、肾素及肾素前体表达显著上调，导致肾性高血压发生（Singh et al.，2007）。对由孕期低蛋白饮食、地塞米松和庆大霉素暴露、维生素 A 缺乏或宫内缺氧等诱导的动物模型的研究也已经证实了低出生体重和成年高血压发生的密切相关性。低出生体重和成人高血压的相关性在很大程度上可归因于 IUGR 所引起的先天性肾单位缺失。在大鼠怀孕后半期而非怀孕前半期给予低蛋白饮食，才会出现雄性子代肾单位数量减少和成年后高血压。只有在孕 15～16 天或孕 17～18 天时给予孕鼠地塞米松，其子代才会出现肾单位数量减少和成年后高血压，而在孕期的其他时间给药却无此结果。提示孕期不良因素出现的时间节点对肾病的发生、发展至关重要。

16.2.2.3　胎源性的血脂异常

研究报道，孕期烟雾暴露的子代大鼠血总胆固醇升高，并伴有高血压和高腰围的出现。动物实验也证实，宫内的不良环境造成 IUGR 胎鼠脂质代谢异常，且这种影响会延续至成年，造成其成年后 MS 易感（Papoutsi et al.，2007）。孕期饮食限制的 IUGR 子代大鼠成年后血胆固醇升高，肝胆固醇蓄积（Qu et al.，2007）。研究发现，孕期不良环境也是引起成年后高胆固醇血症的重要因素之一。孕鼠砷暴露会导致成年子代小鼠出现高血糖、高胆固醇血症和非酒精性脂肪性肝病。孕晚期地塞米松暴露可引起多个代谢相关器官组织（包括肝、胰腺、皮下脂肪组织）1 型 11β-羟类固醇脱氢酶（11β-hydroxysteroid dehydrogenase type 1，11β-HSD1）的表达及活性持续上调，继而激活组织局部糖皮质激素（glucocorticoid，GC），引起肝纤维化及脂肪蓄积。孕期摄食限制所致的 IUGR 大鼠正常饲养至 3 个月，表现出肝甘油三酯合成增强及积聚，而且这种改变具有性别差异，雄性明显而雌性基本无改变（Choi et al.，2007）。然而，在 Carhone（2012）的研究中，雌性 IUGR 大鼠在高脂饮食下表现出更为严重的肝脂肪积聚。

作者团队研究发现（Shen et al.，2014；Wang et al.，2014），孕期不良环境（如乙醇、咖啡因暴露）可损伤子代胎肝组织超微结构，使其脂质合成、输出功能发生编程改变，主要表现为雌性子代脂质合成增加而雄性脂质输出减少。出生后，给予过度营养（如高脂饮食），子代出现追赶性生长，机体调节能力不足，宫内脂质代谢的编程改变得以突显——肝脂质合成增加和输出减少，使得脂质在肝中大量蓄积而发生非酒精性脂肪性肝病（non-alcoholic fatty liver disease，NAFLD）。同时孕期咖啡因暴露所致子代大鼠高胆固醇血症存在孕期咖啡因暴露、出生后高脂饮食、不同性别之间的交互作用，高脂饮食可加重大鼠高胆固醇血症且以雌性更易感（Guo et al.，2018）。孕期营养不良的小鼠断奶后给予高脂饮食，肝脂质代谢相关基因表达改变，脂肪肝易感性增加（Bruce et al.，2009）。研究表明，孕期摄食限制的 IUGR 子代大鼠出生后成年血胆固醇升高、肝胆固醇蓄积，可能与肝胆固醇 7α-羟化酶（cholesterol 7-alpha hydroxylase，CYP7A1）表达降低有关。作者团队研究发现，在孕期乙醇暴露的大鼠模型中，IUGR 子代大鼠成年高脂饮食后血胆固醇水平增加，MS 易感性增加（Xia et al.，2014）。从上述的相关研究可以明确，血脂异常作为 MS 的重要表征之一，其宫内发育起源的发生已经得到了广泛的认可。

16.2.2.4　胎源性的肥胖

近年来，世界范围内肥胖人群急剧增加。据了解，肥胖能引起机体代谢紊乱，不但会导致糖尿病、高血压、癌症等诸多疾病，还会使人早逝。肥胖已成为世界范围内的社会和健康问题。长久以来，人们一直认为遗传因素、不合理的饮食和静坐的生活方式是导致肥胖的主要原因。然而，肥胖是由遗传和环境双重因素共同作用的复杂性疾病。由遗传因素导致的肥胖仅占肥胖人群的 40%～50%，日益增加的肥胖患病率增加了他们患心血管疾病的风险，给后代造成了重大负担。人类研究中的混杂因素限制了从这些研究中得到纯关联的任何推论，而这正是孕产妇营养过剩和肥胖的动物模型在确定潜在编程机制方面的优势。这些模型主要给予孕妇高脂肪或富含糖和脂肪的饮食，通过提高食物摄入量使子代暴露于肥胖的环境，子代成年后出现肥胖、内皮功能障碍、胆固醇升高、高血压（Li et al.，2011）。

有研究表明，母体营养过剩可增加子代肥胖风险。而低蛋白饮食模型的 IUGR 动物在出生后发育过程中更易发生肥胖（Bol et al.，2009）。低蛋白饮食模型的猪幼崽在其出生后 188 天时白色脂肪比例开始增长。有研究显示，因胎盘异常而出现的 IUGR 猪仔，在出生后 12 月龄其脂肪比例超过正常猪仔（Joy et al.，2012）。在大鼠和绵羊等动物模型中，胎盘异常可引起 IUGR 子代肥胖。孕期营养不良可以导致子代肥胖易感性增加。另外，研究还发现，子宫动脉结扎大鼠的仔鼠表现出体重追赶性生长，并于 26 周龄达到肥胖程度（Simmons et al.，2005）。发育早期暴露于双酚 A 可使雌鼠体重明显增高，并出现 IR 现象，双酚 A 暴露引起的血清瘦素水平降低是肥胖和 IR 发生的原因之一（Angle et al.，2013）。同时有研究发现，孕早期给予高蛋白膳食可通过程序性升高子代解偶联蛋白的表达，来降低子代成年肥胖的发生率（董艳梅等，2008）。肥胖的胎儿起源已经在越来越多的动物模型中被发现，孕期不良环境会进一步导致子代肥胖的发生。

16.3　胎源性代谢综合征的宫内发生机制

由于胎源性 MS 的发病机制十分复杂，目前研究主要集中在 MS 的发病因素，包括从胎源性的血糖异常、血压异常、血脂异常和肥胖等多个角度，解析胎源性 MS 的宫内发生机制。

16.3.1　胎源性血糖异常的宫内发生机制

虽然目前对于胎源性血糖异常的研究越来越多，但对其发生机制仍不清楚。其中，子宫动脉结扎仔鼠在出生后 14 天被发现其胰岛 β 细胞增殖显著低于正常仔鼠，出生后 4 周时胰岛血管密度降低及胰岛 β 细胞缺陷（Ham et al.，2009）。然而，开始于妊娠 17 天的子宫动脉结扎仔鼠在出生后 1 天胰岛 β 细胞数量减少，其原因应该是子宫动脉结扎对胰腺不同发育时期的影响不同，妊娠 17 天时引起了祖细胞向胰岛 β 细胞分化的减少，而妊娠 18 天可能影响的是胰岛 β 细胞的功能发育。子宫动脉结扎仔鼠出生后 7 周内，胰岛 β 细胞并未出现不规则形态，但 15 周后胰岛 β 细胞数量只有正常仔鼠的 50%，并随年龄增长逐渐下降。妊娠 21 天低热量模型胎鼠出生当天，胰腺重量、胰岛密度和胰岛 β 细胞数量均降低，但胰岛面积无明显变化。同时孕期低热量模型仔鼠成年后较对照组仔鼠，胰岛 β 细胞团数量和胰岛素含量降低，胰岛素释放能力显著下降。宫内高 GC 可能是低热量模型胎鼠胰腺分化抑制、胰岛 β 细胞数量减少的原因之一。作者团队研究发现，孕期地塞米松暴露可致雌性子代的胰岛 β 细胞功能障碍和糖耐量异常，其发生机制主要与出生前、后 AT2R 的基因启动子区 H3K27ac 水平降低有关（Kou et al.，2020）。孕期低热量模型妊娠 15 天时胰腺胰岛免疫组化神经元素 3 和胰十二指肠同源框因子 1（pancreatic and duodenal homeobox 1，Pdx1）阳性细胞数量减少，即胰腺祖细胞向内分泌胰岛 β 细胞分化减少，提示胰岛 β 细胞分化受损（Dumortier et al.，2007），小鼠发育过程中胰腺糖皮质激素受体（glucocorticoid receptor，GR）的失活阻止了宫内低热量所致的胰岛 β 细胞数量减少（Valtat et al.，2011）。体外胰腺发育实验也发现，GC 能损伤正常胰岛 β 细胞分化并降低 Pdx1 的表达（Gesina et al.，2006）。以上研究均提示，宫内高 GC 与胰岛 β 细胞发育存在密切联系。

胰岛素样生长因子 1（insulin-like growth factor 1，IGF1）是出生前应激子代到出生后持续一生的标记（Joss-Moore et al.，2010），是不良宫内环境诱导的 IUGR 和出生后追赶性生长的主要原因（Qiu et al.，2004）。IGF1 诱导的 IUGR 子代出生后追赶性生长时，其个体的状态与 MS 的多种特征密切相关。作者团队研究发现，孕期咖啡因暴露的子代糖耐量增加与胰岛 β 细胞质量降低有关（Kou et al.，2017）。同时 GC-IGF1 轴的宫内编程改变可能涉及孕期乙醇暴露雄性后代的出生前后胰腺发育不良和胰岛素生物合成受损（Xiao et al.，2019）。IUGR 和出生后追赶性生长均受到 GC-IGF1 轴编程的调控，子代成年后肝 IGF1 信号通路的上调能加重高脂饮食诱导的代谢紊乱。孕期不良环境下胎儿血 IGF1 水平不依赖生长激素，而是受到 GC 的调控，即低血 GC 和高血 IGF1 水平。肝的 IGF1 信号通路同样也是在胎儿时期下调，成年后上调。这种血 GC-IGF1 水平在出生前后的动态改变和同时期体重变化的相关性，揭示了子代 GC-IGF1 轴编程对不良宫内环境作出的适应性改变。近期研究不断提示，诸多成年疾病均存在发育起源，如孕期 GC 过暴露可增加子代成年后 MS 的发生率（Aranyi and Paldi，2006）。流行病学调查也提示，IUGR 胎儿成年后发生糖耐量减低和 IR 的概率增加（Nafee et al.，2008）。进一步报道显示，宫内高浓度 GC 会可能会影响胎儿糖、脂代谢编程（Reynolds，2010）。作者团队研究也发现，出生前咖啡因或尼古丁暴露可引起仔鼠 HPA 轴相关的神经内分泌代谢编程改变，这种编程改变在使血 GC 水平升高的同时，可减慢糖代谢而加快脂代谢。其潜在机制与宫内母源性高 GC 所致 IGF1/胰岛素信号通路的抑制和脂联素/瘦素信号通路的增强有关（Liu et al.，2012b；Xu et al.，2012）。

16.3.2 胎源性血压异常的宫内发生机制

肾单位数量减少是肾小球超滤的潜在危险因素之一，可导致肾性高血压和进行性肾病发生。孕期不良环境的暴露时间决定着是否会影响肾的编程性改变。胎儿暴露于不良因素后，通常肾单位数量、肾钠转运、肾素-血管紧张素系统（renin-angiotensin system，RAS）、交感神经系统和肾神经等会发生异常，而这些异常会促使高血压的发生。地塞米松暴露可引起成年子代肾 11β-HSD2 表达持续降低，进而导致肾组织局部 GC 活性持续增加，诱发盐敏感性高血压。而且，地塞米松暴露可上调肾 Na^+ 通道基因表达，进一步促进水钠潴留，引起血压持续升高（Moritz et al.，2011）。研究发现，在正常条件下，糖尿病孕妇的子代与正常孕妇的子代相比，Na^+ 排泄量相似，但是在 Na^+ 超载后，与正常孕妇的子代相比，糖尿病孕妇的子代 Na^+ 排泄量不能相应增加，高血压情况恶化（Gomcs and Gil，2011）。母体糖尿病大鼠的子代连续给予 3 天高盐饮食后，其 Na^+ 排泄量的增加显著延迟（Nehiri et al.，2008）。此外，其子代肾皮质中上皮 Na^+ 通道和钠钾 ATP 酶（Na^+/K^+-ATPase）的表达增加，但并不伴随着钠氢交换蛋白 3 或其他 Na^+ 转运体的增加，这提示远端肾单位的重吸收能力增强，可能会导致水钠潴留。

肾单位数量影响肾小球的总表面积，而肾小球的总表面积是肾小球滤过率的决定因素之一。肾小球滤过率可以调节 Na^+ 的重吸收，间接调节血压。肾单位数量的减少与后期肾小球滤过率的显著降低和高血压发生密切相关。研究表明，低出生体重个体常伴有肾损伤，以至于在出生时肾小球滤过率处于较低水平（Dötsch et al.，2009）。与非 IUGR 个体相比，早产和严重 IUGR 儿童在 7.6 岁时肾小球滤过率显著下降。一次针对 8 例研究的荟萃分析表明，低出生体重儿肾小球滤过率降低的风险是正常出生体重儿的 1.79 倍（95% CI 为 1.31～2.45）（White et al.，2009）。然而，对于孕期不良环境可使成年子代肾小球滤过率降低这一结论尚存在争议。研究表明，孕期地塞米松暴露的子代大鼠可出现肾单位数量减少和高血压，然而其 2 月龄、6 月龄时的肾小球滤过率却没有明显改变（Ortiz et al.，2003）。相类似，在子宫胎盘功能不全模型中，3 月龄子代可发展为高血压，却没有出现肾小球滤过率的降低。有学者也研究了孕期低蛋白饮食对肾小球滤过率的影响。结果发现，宫内蛋白限制的严重程度似乎可以影响子代出生后的肾小球滤过率：给予母体 8.5% 的蛋白饮食时，雄性子代在 5 月龄时的肾小球滤过率没有受到影响；孕晚期给予 5% 的蛋白饮食时，雄性子代在 4 月龄时体重校正后肾小球滤过率与对照组子代没有显著性差异；但在整个孕期给予更高程度的母体蛋白限制或热量剥夺时，成年子代大鼠可以出现体重校正后肾小球滤过率的降低（Woods et al.，2004）。因此，可以得出结论，孕期不良环境能否使子代肾小球滤过率降低可能取决于不良环境因素暴露的时间和严重程度。

16.3.3　胎源性血脂异常的宫内发生机制

作者团队研究发现，孕期咖啡因暴露子代大鼠出生后胆固醇水平增加，宫内和出生后肝羟甲基戊二酰辅酶 A 还原酶（hydroxy-methylglutaryl coenzyme A reductase，HMGCR）表达均升高，而清道夫受体 B1（scavenger receptor B1，SRB1）和低密度脂蛋白受体（low density lipoprotein receptor，LDLR）表达均降低，肝载脂蛋白 B（apolipoprotein B，ApoB）和 CYP7A1 表达在出生后升高（Xia et al.，2014），提示肝胆固醇代谢基因表达的改变参与了胎源性血脂异常的发生。进一步研究发现，可能是胎盘胆固醇转运功能降低和 GC 屏障打开，导致胎鼠血胆固醇水平降低和母源性 GC 过暴露，引起子代肝 GR 表达升高，导致胎肝胆固醇代谢基因表达出现代偿性改变（如合成增加、输出增加、逆转运减少），这种编程存在 GC 依赖性改变，且胆固醇合成功能的增强可从宫内持续至成年，最终可引起成年子代高胆固醇血症的发生（Xu et al.，2018）。在孕期尼古丁暴露所致雄性仔鼠 IUGR 和成年高胆固醇血症中，肝胆固醇合成在宫内时期降低但在成年时期增加，而肝胆固醇逆向转运在出生前后持续减少。其中涉及两种编程机制：一是高 GC 通过组蛋白乙酰化介导肝局部胆固醇逆向转运相关基因的持续低表达，二是肝 GC-IGF1 轴编程出生后胆固醇合成和输出功能增强，共同导致成年高胆固醇血症的发生（Zhou et al.，2018）。高脂饮食加重了孕期尼古丁暴露诱发子代的高胆固醇血症，同时肝胆固醇代谢基因表达存在性别差异，雌性后代更容易受到高脂饮食的影响（Zhu et al.，2019）。对孕期咖啡因暴露模型研究发现，咖啡因可以直接通过 A2AR/cAMP/PKA 信号通路增加肝胆固醇合成功能，导致出生后高胆固醇血症的发生（Hu et al.，2019）。作者团队在孕期地塞米松暴露的模型中发现，地塞米松通过活化肝 GR 增强 miR-148a 的表达，从而降低肝胆固醇逆转运功能，导致出生后高胆固醇血症的发生（Li et al.，2020）。Wolfe 等（2012）认为，沉默信息调节因子 1（silent information regulator 1，SIRT1）可能参与了 IUGR 大鼠的肝脂肪积聚，使固醇调节元件结合蛋白 1c（sterol regulatory element-binding protein 1c，SREBP1c）基因发生组蛋白去乙酰化修饰及转录抑制，而碳水化合物反应元件结合蛋白和 SREBP1 表达水平增加也与脂肪酸合酶（fatty acid synthase，FASN）基因组蛋白 H3 和 H4 乙酰化位点相关（Pegorier et al.，2004）。研究发现，母源性低蛋白饮食子代肝 HMGCR 和 CYP7A1 表达的增加与 H3 乙酰化、H3K4me3 增加而 H3K9me1、H3K27me3 降低相关，可影响胆固醇代谢

（Sohi et al.，2011）。最近的研究表明，孕期蛋白饮食限制所致 IUGR 胎鼠的肝 X 受体 α（liver X receptor α，LXRα）启动子甲基化增加而 LXRα 的表达受到抑制，然而其对出生后的影响尚未见报道。

已有文献指出，血胆固醇与血 IGF1 浓度呈正相关关系（Hirai et al.，2011）。肝 IGF1 信号通路功能变化是引起 IUGR 及出生后追赶性生长的主要诱因，IGF1 表达和血胆固醇含量在出生前后出现一致性改变。提示，IUGR 大鼠成年后胆固醇代谢紊乱可能与 IGF1 改变有关。在 IUGR 大鼠中，IGF1 水平降低与 IGF1 编码基因组蛋白乙酰化和甲基化相关。肝 IGF1R/Akt 通路活化哺乳动物雷帕霉素靶蛋白复合物 2（mammalian target of rapamycin complex 2，mTORC2），诱导 SREBP1 表达，促进脂质合成（Hagiwara et al.，2012），肝 IGF1 也可以通过 PI3K/Akt 通路影响胆固醇的合成及转化，进而影响肝胆固醇代谢，导致 IUGR 患儿出生后血胆固醇水平升高。IGF1 信号通路相关的脂质合成改变可能介导了 IUGR 子代成年后 MS 易感（Qiu et al.，2004）。

16.3.4　胎源性肥胖的宫内发生机制

在脂肪形成过程中，成纤维状的前脂肪细胞分化成富含脂滴并对胰岛素敏感的圆形脂肪细胞。整个过程的发生分为几个时期，并涉及一些关键的转录因子的参与。其中，圆形脂肪细胞被认为是脂肪形成的关键命运决定因子，高胰岛素血症也是肥胖发病机制中不可忽视的因素之一。胰岛素可促进脂肪细胞内中性脂肪的合成，抑制其分解和利用，并促进糖原合成。胰岛素水平的升高可促使葡萄糖进入细胞，促进脂肪合成，导致肥胖。研究发现，在 IUGR 子代脂肪组织中，过氧化物酶体增殖物激活受体 γ（peroxisome proliferator-activated receptor γ，PPARγ）表达的上调可促进脂肪组织摄取糖和脂质，加速肥胖的进程（Desai et al.，2008）。作者团队研究发现，孕期咖啡因暴露可以通过激活 GR-C/EBPα-SIRT1 途径而促进雌性子代大鼠肝甘油三酯的合成，增加了雌性子代大鼠对非酒精性脂肪性肝病的易感性（Hu et al.，2019b）。此外，IUGR 患儿脂肪组织中一系列与脂质合成相关的基因表达上调（Guan et al.，2005）。IUGR 子代成年后激素敏感性脂肪酶表达下调，可促进脂肪合成并减少脂肪分解。这些脂质代谢酶表达的改变在胎源性肥胖中也有一定作用。IGF1 在 IUGR 患儿追赶性生长中有着重要作用，同时在前脂肪细胞的增殖和分化中也起关键作用。IUGR 患儿出生后营养摄取增加，而脂肪细胞增殖减少，脂肪细胞开始病理性肥大、增生，脂肪组织中的间充质干细胞开始分化成其他类型的细胞，因此 IGF1 可影响脂肪细胞的增殖和分化。

16.4　胎源性代谢综合征发生的"两种编程"和"两次打击"机制

胎源性 MS 具有复杂性，受多种因素的相互影响。目前虽然对于胎源性 MS

发病机制有较多的研究，然而其具体的发生机制至今仍无定论。主要假说包括"发育可塑性"假说、"节俭表型"假说和"预知适应性"假说等。作者团队根据前期在多器官相关疾病发生的研究基础上提出了"宫内神经内分泌代谢编程学说"，主要包括"两种编程"和"两次打击"机制。

16.4.1　胎源性代谢综合征的"两种编程"机制

胎源性 MS 存在"两种编程"与"两次打击"。孕期外源物暴露导致母源性 GC 过暴露，在表观遗传调控下的代谢功能持续性增强将延续至出生后，这属于第一种编程；母源性 GC 过暴露下肝 IGF1 信号通路受到抑制，出生后 IGF1 信号通路与机体的代谢功能呈现代偿性增强，这属于第二种编程。机体在孕期外源物暴露从而经受"第一次打击"的情况下，通过"两种编程"机制对多种代谢功能进行诸多调控，其子代出生后就已处于成年 MS 易感状态。出生后由于生活条件的改善，摄入高脂饮食作为"第二次打击"，诱导了成年 MS 的发生。

第一种编程：孕期外源物暴露通过母源性 GC 或外源物的直接作用编程肝脂质代谢功能基因表达，引起其表达持续性升高或降低，导致出生后疾病发生。作者团队前期已证实孕期咖啡因、尼古丁暴露模型中，母源性 GC 可以通过表观遗传修饰改变介导子代大鼠肝胆固醇合成基因功能增强，这种增强的表型可延续至出生后，最终子代成年后胆固醇合成功能持续增强，MS 等相关疾病易感（Xu et al.，2018）。孕期不同外源物（如地塞米松、咖啡因、尼古丁）暴露也可以通过特定的信号通路影响子代肝脂质合成功能基因的表达，使胆固醇合成功能增强而代谢功能减弱，导致子代肝出现胆固醇蓄积现象。这种出生前后持续性的改变是第一种编程机制。

第二种编程为多器官 GC-IGF1 轴编程，即孕期外源物暴露可以通过母源性高 GC 激活子代器官的 GC 代谢活化系统，引起宫内子代多器官的低 IGF1 表达并抑制相关器官功能发育。这种 GC-IGF1 轴编程在宫内可协同多器官的第一种编程，降低胎儿基础代谢率，促使胎儿产生"节俭表型"；在出生后早期，诱导器官功能代偿性发育，表现出器官追赶性生长，由此增加 IUGR 子代全身性代谢紊乱及多器官相关疾病的易感性。作者团队前期已证实，孕期外源物暴露子代在母源性高 GC 下胎肝 IGF1 表达抑制和 IUGR 发生，出生后 GC 水平降低而子代肝 IGF1 表达升高，但慢性应激后（高血 GC 水平）重现了宫内母源性高 GC 下的子代肝 IGF1 表达抑制，进而诱导肝功能代偿性发育，表现为肝脂代谢功能等明显增强。这些成年子代在高脂饮食饲养后肝脂代谢功能会进一步增强（Shen et al.，2014；Wang et al.，2014）。孕期尼古丁、乙醇暴露对 F_1 代和 F_2 代大鼠的肝脂代谢功能具有长期影响，主要与糖皮质激素激活系统介导的 GC-IGF1 轴的表观遗传学编程改变有关（Hu et al.，2020a，2020b）。

16.4.2　胎源性代谢综合征的"两次打击"机制

MS 是胆固醇代谢紊乱所致疾病的典型代表，高脂血症是 MS 最主要的临床特征之一。Embleton 等（2013）对早产儿出生前后营养环境研究的介绍中提到，早产儿有营养状况不佳的风险，但若提供过量的营养，加速其追赶性生长，可能会增加长期代谢损伤的风险。因此，宫内损伤后，出生后给予子代高脂饮食，机体糖、脂代谢会受到影响，发展为成年高胆固醇血症的风险增加。宫内经历了不良环境后，机体虽然未表现出明显的疾病状态，但对外界的刺激已十分敏感。此时，若给予第二次打击，就有可能诱导其发展为疾病。高脂饮食、精神压力、性别等均是引起胎源性 MS 及相关代谢性疾病出现的已知因素。孕期外源物（如咖啡因、尼古丁、乙醇）暴露会抑制胎鼠 HPA 轴发育及相关神经内分泌代谢改变，成年子代大鼠血清促肾上腺皮质激素和皮质酮水平在基础状态下较低，但给予 2 周的冰水游泳后却显著升高，MS 及相关代谢性疾病易感性增加（Xu et al.，2015）。这些结果提示，HPA 轴低基础活性和高应激敏感性可能是 IUGR 子代成年后 MS 易感的重要原因。

作者团队研究证实，孕期外源物暴露和孕期摄食限制所致的 IUGR 胎鼠血 GC 水平增加，IGF1 水平降低，而成年后血 GC 水平降低，IGF1 水平增加，并伴有追赶性生长，这种出生前后血 GC 水平与 IGF1 水平的负相关性及出生后的体重增长是 GC-IGF1 轴编程的适应性改变，而高脂饮食可加重肝代谢性损伤。提示，孕期外源物暴露的 IUGR 子代为适应宫内不良环境，其内分泌激素 GC 和 IGF1 发生适应性改变，以保证胎儿的生长发育。IUGR 子代出生后显著的追赶性生长、脂代谢紊乱及 MS 易感可能与肝 GC-IGF1 轴编程有关（图 16-1）。

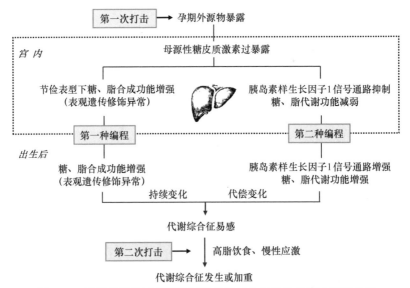

图 16-1　孕期外源物暴露所致子代代谢综合征发生的宫内编程机制

16.5　研　究　展　望

目前仍未发现能有效防治胎源性 MS 的方法，主要原因可能是其病因及病理生理机制尚未完全明了。从本章中可以看出，胎源性 MS 的发生、发展是多种因素交互作用的结果，"两次编程"和"两次打击"理论将为进一步解析胎源性 MS 的发生、发展提供理论依据。相信随着胎源性 MS 研究的深入，对胎源性 MS 的病理生理过程、诊断标准及临床意义的认识也将不断深入，将有望为胎源性 MS 相关疾病的预防提供新的思路。随着我国经济水平的提高和人民生活质量的改善，胎源性 MS 的发病率呈逐年上升的趋势。胎源性 MS 对机体的影响是十分复杂的、多方面的，可以造成全身多器官组织损伤，应引起大家的高度重视。积极采取有效的预防控制措施，预防胎源性 MS 不仅可以延缓代谢相关疾病的发展，而且可以预防和控制其相关并发症的发生、发展。

参　考　文　献

董艳梅, 孙长颢, 崔莉莉. 2008. 中华预防医学杂志, 42(1): 16-20.

Angle B M, Do R P, Ponzi D, et al. 2013. Reprod Toxicol, 42: 256-268.

Aranyi T, Paldi A. 2006. FEBS Lett, 580(28-29): 6521-6526.

Ayres C, Silveira P P, Barbieri M A, et al. 2011. J Dev Orig Health Dis, 2(3): 162-167.

Barker D J, Osmond C, Golding J, et al. 1989. BMJ, 298(6673): 564-567.

Bergvall N, Iliadou A, Johansson S, et al. 2007. Circulation, 115(23): 2931-2938.

Bol V V, Delattre A I, Reusens B, et al. 2009. Am J Physiol Regul Integr Comp Physiol, 297(2): R291-R299.

Bruce K D, Cagampang F R, Argenton M, et al. 2009. Hepatology, 50(6): 1796-1808.

Carbone D L, Zuloaga D G, Hiroi R, et al. 2012. Endocrinology, 153(1): 295-306.

Choi G Y, Tosh D N, Garg A, et al. 2007. Am J Obstet Gynecol, 196(5): 477, e1-7.

Desai M, Guang H, Ferelli M, et al. 2008. Reprod Sci, 15(8): 785-796.

Dodic M, McAlinden A T, Jefferies A J, et al. 2006. J Physiol, 571(Pt 3): 651-660.

Dötsch J, Plank C, Amann K, et al. 2009. J Mol Med(Berl), 87(9): 841-848.

Dumortier O, Blondeau B, Duvillie B, et al. 2007. Diabetologia, 50(12): 2495-2503.

Embleton N D, Wood C L, Tinnion R J. 2013. Nutrition for the Preterm Neonate: A Clinical Perspective. Berlin: Springer.

Gesina E, Blondeau B, Milet A, et al. 2006. Diabetologia, 49(12): 2939-2947.

Gomes G N, Gil F Z. 2011. Braz J Med Biol Res, 44(9): 899-904

Guan H, Arany E, van Beek J P, et al. 2005. Am J Physiol Endocrinol Metab, 288(4): E663-E673.

Guo Y, Luo H, Wu Y, et al. 2018. Reprod Toxicol, 79: 47-56.

Hagiwara A, Cornu M, Cybulski N, et al. 2012. Cell Metab, 15(5): 725-738.

Ham J N, Crutchlow M F, Desai B M, et al. 2009. Pediatr Res, 66(1): 42-46.

Hemachandra A H, Klebanoff M A, Furth S L. 2006. J Am Soc Nephrol, 17(9): 2576-2581.

Hirai H, Kanaya R, Maeda M, et al. 2011. Life Sci, 88(9-10): 425-431.

Hu S W, Liu K X, Luo H W, et al. 2019a. Toxicology, 418: 11-21.

Hu S W, Xia L P, Luo H W, et al. 2019b. Toxicology, 417: 23-34.

Hu W, Wang G H, He B, et al. 2020a. Toxicology, 432: 152378.

Hu W, Yuan C, Luo H W, et al. 2020b. Toxicol Lett, 331: 167-177.

Hughson M D, Douglas-Denton R, Bertram J F, et al. 2006. Kidney Int, 69(4): 671-678.

Joss-Moore L A, Metcalfe D B, Albertine K H, et al. 2010. J Anim Sci, 88(13 Suppl): E216-E222.

Joy S, Roman A, Istwan N, et al. 2012. Am J Perinatol, 29(8): 643-648.

Kou H, Gui S X, Dai Y G, et al. 2020. Toxicol Appl Pharmacol, 404: 115187.

Kou H, Wang G H, Pei L G, et al. 2017. Naturwissenschaften, 104(11-12): 89.

Lackland D T, Egan B M, Syddall H E, et al. 2002. Hypertension, 39(1): 179-183.

Leon D A, Koupil I, Mann V, et al. 2005. Circulation, 112(22): 3478-3485.

Li L, Hu W, Liu K X, et al. 2020. Toxicol Appl Pharmacol, 395: 114979.

Li M, Sloboda D M, Vickers M H. 2011. Exp Diabetes Res, 2011: 592408.

Liu L, Liu F, Kou H, et al. 2012a. Toxicol Lett, 214(3): 307-313.

Liu Y, Xu D, Feng J, et al. 2012b. Toxicol Appl Pharmacol, 262(2): 205-216.

Martin-Gronert M S, Ozanne S E. 2007. BJOG, 115(2): 158-168.

Moritz K M, De Matteo R, Dodic M, et al. 2011. Am J Physiol Regul Integr Comp Physiol, 301(2): R500-R509.

Nafee T M, Farrell W E, Carroll W D, et al. 2008. BJOG, 115(2): 158-168.

Nehiri T, Duong V H J, Viltard M, et al. 2008. Diabetes, 57(8): 2167-2175.

Ortiz L A, Quan A, Zarzar F, et al. 2003. Hypertension, 41(2): 328-334.

Papoutsi M, Dudas J, Becker J, et al. 2007. Cell Tissue Res, 330(2): 209-220.

Park H S, Kim S M, Lee J S, et al. 2007. Diabetes Obes Metab, 9(1): 50-58.

Pegorier J P, Le May C, Girard J. 2004. Chin Med Sci J, 19(3): 189-192.

Qiu X S, Huang T T, Deng H Y, et al. 2004. Chin Med Sci J, 19(3): 189-192.

Qu X, Lam E, Doughman Y Q, et al. 2007. EMBO Journal, 26(21): 4445-4456.

Reaven G M. 1993. Annu Rev Med, 44: 121-131.

Reynolds R M. 2010. J Steroid Biochem Mol Biol, 122(1-3): 3-9.

Rueda-Clausen C F, Dolinsky V W, Morton J S, et al. 2011. Diabetes, 60(2): 507-516.

Shen L, Liu Z, Gong J, et al. 2014. Toxicol Appl Pharmacol, 274(2): 263-273.

Silveira V M, Horta B L. 2008. Rev Saude Publica, 42(1): 10-18.

Simmons R A, Suponitsky-Kroyter I, Selak M A. 2005. J Biol Chem, 280(31): 28785-28791.

Simmons R A, Templeton L J, Gertz S J. 2001. Diabetes, 50(10): 2279-2286.

Singh R R, Moritz K M, Bertram J F, et al. 2007. Am J Physiol Renal Physiol, 293(2): F548-F554.

Sohi G, Marchand K, Revesz A, et al. 2011. Mol Endocrinol, 25(5): 785-798.

Valtat B, Dupuis C, Zenaty D, et al. 2011. Diabetologia, 54(2): 350-359.

Wang L, Shen L, Ping J, et al. 2014. Toxicol Lett, 224(3): 311-318.

White S L, Perkovic V, Cass A, et al. 2009. Am J Kidney Dis, 54(2): 248-261.

Wolfe D, Gong M, Han G, et al. 2012. Am J Obstet Gynecol. 207(4): 308, e1-6.

Woods L L, Weeks D A, Rasch R. 2004. Kidney Int, 65(4): 1339-1348.

Xia L P, Shen L, Kou H, et al. 2014. Toxicol Lett, 226(1): 98-105.

Xiao D, Kou H, Gui S, et al. 2019. Front Endocrinol(Lausanne), 10: 34.

Xu D, Bai J, Zhang L, et al. 2015. Toxicology Research, 4(1): 112-120.

Xu D, Liang G, Yan Y E, et al. 2012. Toxicol Lett, 209(3): 282-290.

Xu D, Luo H W, Hu W, et al. 2018. FASEB J, 32(10): 5563-5576

Zhou J, Zhu C, Luo H, et al. 2018. FASEB J, 33(1): 1110-1123.

Zhu C Y, Guo Y, Luo H W, et al. 2019. Basic Clin Pharmacol Toxicol, 124(6): 730-740.

（胡　文、徐　丹）

第 17 章

胎源性糖尿病

摘要：糖尿病是由胰岛素分泌和（或）作用缺陷所致的以血糖水平升高为特征的慢性代谢性疾病。越来越多的新证据表明，糖尿病的发生不仅取决于遗传和人类生活方式，还取决于早期发育过程中的不良环境。由孕期不良因素（如母体疾病、营养改变、外源物暴露等）引起的宫内发育迟缓可能会影响胎儿发育，引起胎儿胰岛 β 细胞以及外周肝、脂肪等糖代谢器官的发育及功能异常，因此葡萄糖-胰岛素代谢可能会发生持续的适应性变化，包括胰岛素分泌能力下降和胰岛素抵抗。这些变化可导致个体在以后的生活中易患糖尿病。这种胎源性糖尿病的发生、发展可能与"两种编程"与"两次打击"机制相关，并且表观遗传修饰在其中发挥着重要的作用。

引　　言

目前糖尿病（diabetes mellitus）是一种在全球范围内得到广泛关注且患病率不断增长的健康问题。在过去的几十年里，由于人口老龄化、城市化以及相关的生活方式改变，糖尿病的患病率迅速增加，并已成为一种全球流行病（Jaacks et al.，2016）。2021 年国际糖尿病联盟（International Diabetes Federation，IDF）《全球糖尿病概览》第 10 版发布的最新数据显示：现有 5.37 亿成人患有糖尿病，据估计，到 2030 年成人糖尿病患者将达到 6.43 亿人，2045 年将达到 7.83 亿人。有关糖尿病的病因和发病机制的研究均提示，糖尿病的发生是由遗传和环境因素共同参与的，其中遗传易感性被认为在糖尿病发展中起决定性作用。然而，在过去几十年，糖尿病发病率的急剧上升显然不能仅用遗传因素来解释，其可能是由世界各地生活方式的快速变化所引起的（Wu et al.，2014）。越来越多的新证据表明，患糖尿病的风险不仅取决于成年期的生活方式，还取决于生命早期的生活环境（Jiang et al.，2013；Berends and Ozanne，2012；Vaiserman，2017；Estampador and Franks，2018）。遗憾的是，这些早期因素如何触发机体糖尿病的发生，人们目前的认知仍然十分有限。本章将重点综述和探讨胎源性糖尿病的特征及其宫内编程机制。

17.1 糖尿病的研究现状

糖尿病是 21 世纪发展最快的健康问题之一。目前糖尿病患者的数量较 20 年前已增加了 3 倍多。糖尿病是由遗传因素与环境因素的复合病因引起的临床综合征，但其病因和发病机制目前仍未完全阐明。

17.1.1 糖尿病的定义及发病现状

糖尿病是由胰岛素分泌和（或）作用缺陷所致的以血糖水平升高为特征的慢性代谢性疾病，并且随着时间的推移会进一步损害心脏、血管、眼睛、肾和神经等组织器官。根据世界卫生组织（World Health Organization，WHO）糖尿病专家委员会最新提出的分型标准（2019），糖尿病大致可分为：①1 型糖尿病（type 1 diabetes mellitus，T1DM）；②2 型糖尿病（T2DM）；③混合型糖尿病（hybrid forms of diabetes mellitus）；④其他特殊类型（other specific type）；⑤未分类糖尿病（unclassified diabetes mellitus）；⑥妊娠期首次发现高血糖（hyperglycaemia first detected during pregnancy）。

糖尿病最早的全球估算基于 1994～1997 年一系列人群的研究，当时估计全球有 1.00 亿～1.24 亿人患有糖尿病（Mccarty and Zimmet，1997；Amos et al.，1997）。从 2000 年开始，IDF 开始每 2～4 年发布一次《全球糖尿病概览》。2000 年，IDF《全球糖尿病概览》第 1 版估计全世界有 1.51 亿成人患有糖尿病；这与当时 WHO 的估计（1.5 亿人）接近（King et al.，1998）。之后，患糖尿病的人数显示出惊人的增长速度。到 2009 年，这一数字增长了 89%，达到 2.85 亿人。2021 年 IDF《全球糖尿病概览》第 10 版计算结果显示，有 5.37 亿 20～79 岁成人患有糖尿病。另外，还有 120 万 20 岁以下的儿童和青少年患有 1 型糖尿病。

糖尿病的患病率存在很大的性别、年龄和地域差异。多个组织机构的研究结果均表明，糖尿病在男性中的患病率高于女性。例如，2008 年，全球疾病负担（Global Burden of Disease，GBD）小组对空腹血糖和糖尿病患病率的全球趋势进行的独立分析发现，男性和女性的糖尿病患病率分别为 9.8% 和 9.2%（Dannaei et al.，2011）；2014 年，全球非传染性慢性疾病危险因素协作组（NCD Risk Factor Collaboration，NCD-RisC）公布的数据表明，男性糖尿病患病率为 9.0%，女性为 7.9%（NCD-RisC，2016）；同样，2021 年 IDF《全球糖尿病概览》第 10 版显示，20～79 岁男性的糖尿病患病率高于女性（10.8% vs 10.2%），患有糖尿病的男性比女性多约 1770 万人。糖尿病的患病率通常会随着年龄的增长而增加。IDF 数据显示，2021 年糖尿病的患病率在 20～24 岁的人群中为 2.2%，而在 75～79 岁的人群中为 24.0%，预计 2045 年将上升到 24.7%。随着全球人口老龄化，60 岁以上的糖

尿病患者比例将越来越高。另外，糖尿病的患病率还存在很大的地区差异。根据
2021 年 IDF 数据，城市地区糖尿病患者比农村地区多（3.6 亿人 vs 1.766 亿人），
城市地区的患病率为 12.1%，农村地区为 8.3%；2021 年中东和北非地区 20～79
岁人群中具有最高的年龄标准化糖尿病患病率（18.1%），而非洲地区具有最低的
患病率（5.3%）；中国、印度和巴基斯坦是 20～79 岁人群中患糖尿病人数排名前
三的国家，而巴基斯坦（30.8%）、法属波利尼西亚（25.2%）和科威特（24.9%）
是年龄标准化糖尿病患病率较高的国家。

17.1.2　糖尿病的主要发生机制

　　糖尿病的病因和发病机制极为复杂。糖尿病的类型不同，其病因也不尽相同，
即使在同一类型中也存在着差异。总的来说，遗传因素与环境因素共同参与发病过
程。已知胰岛素由胰岛 β 细胞合成和分泌，经血液循环到达体内各组织器官的靶细
胞，与特异性受体结合并引发细胞内物质代谢效应，该过程中任何一个环节发生异
常均可导致糖尿病的发生。根据不同糖尿病的分型，其发病机制可大致区分如下。
　　T1DM：绝大多数情况下，自身免疫性疾病、遗传因素和环境因素（如病毒
感染、化学毒物和饮食）共同参与其发病过程。某些外界因素（如病毒感染、化
学毒物和饮食等）作用于有遗传易感性的个体，激活 T 淋巴细胞介导的一系列自
身免疫反应，引起选择性胰岛 β 细胞破坏和功能衰竭，使体内胰岛素分泌不足加
重，最终导致糖尿病。已证实，T1DM 也存在胰岛素抵抗，胰岛素抵抗在 T1DM
的发病和（或）加速病情恶化中起到一定作用（Kim and Lee，2009）。
　　T2DM：由遗传因素与环境因素共同作用而形成的多基因遗传性复杂病。目
前对其病因和发病机制仍然认识不足。其遗传因素的特点为：①参与发病的基因
很多；②每个基因参与发病的程度不等；③每个基因只是赋予个体某种程度的易
感性；④多基因异常的总效应形成遗传易感性。影响 T2DM 发病的环境因素包括
年龄增长、现代生活方式、营养过剩、体力活动不足、宫内环境及应激、化学毒
物等。遗传因素与上述环境因素共同作用，引起与 IR 和 T2DM 发生密切相关的
肥胖（特别是向心性肥胖），进而诱发胰岛素抵抗和 T2DM（Kahn et al.，2006）。
近期研究提示，外周组织的胰岛素抵抗在肥胖和老年的动物和人类当中都非常常
见，糖尿病的进展在很大程度上仍是由胰岛素分泌缺陷和胰岛 β 细胞凋亡引起的，
并进一步导致机体对胰岛素抵抗的代偿失调（Helman et al.，2016）。胰岛 β 细胞
功能缺陷导致不同程度的胰岛素缺乏和组织（特别是骨骼肌和肝）胰岛素抵抗是
T2DM 发病的两个主要环节。不同患者的胰岛素分泌缺陷和胰岛素抵抗在发病中
的重要性不同，两者的相对重要性也可能在同一患者的疾病发展进程中发生变化。
在存在胰岛素抵抗的情况下，如果胰岛 β 细胞能代偿性增加胰岛素分泌则可维持

血糖正常，而当胰岛 β 细胞功能无法代偿胰岛素抵抗时就会发生 T2DM（Cnop et al.，2005）。

此外，胰岛 α 细胞功能异常和胰高血糖素样肽-1（glucagon-like peptide-1，GLP-1）分泌缺陷也是 T2DM 的主要发病机制之一。T2DM 患者胰岛 α 细胞数量明显增加、胰岛 α/β 细胞比例显著增加，并且胰岛 α 细胞对葡萄糖的敏感性下降，导致胰高血糖素水平升高、肝糖输出增加。在 T2DM 患者中，GLP-1 在糖负荷后的释放曲线低于正常个体；当提高 T2DM 患者 GLP-1 水平后，可观察到胰岛素分泌上升、胰高血糖素分泌下降，且胰岛 α 细胞对葡萄糖的敏感性逐渐恢复（Drucker and Nauck，2006）。

17.2 糖尿病的宫内发育起源

成年时期的环境对于糖尿病发生、发展的影响已经非常确切，近 20 年来有关糖尿病宫内发育起源的研究也逐渐为人们所熟知。流行病学和实验室研究均提示，宫内时期的环境能够影响成年时期糖尿病的发生。

17.2.1 流行病学调查

越来越多的证据表明，胎儿生长和发育的宫内环境可能对后期的健康和生存产生长期影响。例如，低出生体重即宫内发育迟缓（intrauterine growth retardation，IUGR）胎儿在成年时期的糖尿病发病率明显增加。Ravelli 及其同事对 30 万名男性进行了具有里程碑意义的队列研究，发现母亲在怀孕期间暴露于 1944～1945 年荷兰大饥荒时期，其子代 19 岁时肥胖率显著升高（Ravelli et al.，1976）。随后的研究表明，英格兰的低出生体重儿与后续发生的糖耐量减低之间存在关系（Hales et al.，1991）。IUGR 是孕期不良因素对胎儿发育影响的一个典型表现。在世界各地不同人群中进行的研究表明，IUGR 与后期 2 型糖尿病的发展之间存在显著相关性（Hales and Barker，2001；Curhan et al.，1996；Valdez et al.，1994；Lithell et al.，1996；McKeigue et al.，1998；Leger et al.，1997；Jaquet et al.，2000；Egeland et al.，2000）。基于人群的研究表明，患诸如糖尿病等疾病的母亲所生子代发生葡萄糖耐受不良和 2 型糖尿病的风险增加（Pettitt et al.，1988）。此外，一些流行病学研究显示，母亲在孕期使用某些药物（如糖皮质激素类药物）后，其子代糖尿病的发病率增加（Greene et al.，2013）。这些研究均提示，糖尿病存在宫内发育起源。

17.2.2 临床与基础实验室研究

在流行病学调查数据的支持下，为了进一步证实糖尿病的宫内发育起源并探讨其相关机制，许多包括啮齿动物、绵羊、豚鼠和非人灵长类在内的物种，已被用作研究糖尿病发育起源的动物模型。这些模型包括母体营养改变模型、孕期外源物暴露模型、孕期母体代谢异常模型等。

母体营养水平是造成子代患糖尿病的一个重要原因。胎儿发育所需的营养来自母体。如果母体自身营养摄入不足，则很可能会导致子代 IUGR（Campos et al.，2012）。妊娠末期与出生后早期是胰岛 β 细胞生长发育的关键时期，该时期营养物质的数量会对胰腺结构与功能产生长期甚至终生的影响。为了研究母体营养对子代的影响，母体营养缺乏（如摄食限制、蛋白限制）和过剩（如高脂饮食）模型是研究者在基础实验研究中常用的模型。研究表明，在孕末周将孕鼠的食物饲养限制至 50%（即摄食限制），子代即可出现 IUGR，并且出生时子代的胰岛 β 细胞质量降低 40%；如果将摄食限制的时间放大到整个孕期甚至将其延续至哺乳期，则会进一步降低子代出生后的胰岛 β 细胞质量（Dumortier et al.，2007）。在大鼠模型中，即使孕期给予正常的能量摄入，但如果选择性地进行蛋白限制（正常量的 40%～50%），也会造成子代 IUGR、胰岛 β 细胞质量降低和胰岛体积减小，并导致子代成年时期糖耐量减低（Garofano et al.，1997）。Dumortier 等（2007）的研究也提示，孕晚期给予低蛋白饮食可使孕 21 天胎鼠的胰岛 β 细胞质量降低 53%。此外，孕期维生素 D 限制饮食的小鼠子代在出生后 12 周龄亦出现胰岛 β 细胞质量降低（Maia-Ceciliano et al.，2016）。

除了营养以外，孕期暴露于一些外源物亦能造成子代糖尿病的发生。孕妇在孕期常因各种原因不可避免地需要使用到一些药物，然而某些药物可能对子代产生不利影响。例如，地塞米松常用于治疗早产（Roberts et al.，2017）。作者团队和其他实验室研究均显示，在孕期地塞米松暴露的动物模型中，子代出生前后胰岛 β 细胞数量减少、胰岛素含量降低，成年时期出现糖代谢功能异常，具体表现为高血糖、高胰岛素血症以及糖耐量异常等（de Vries et al.，2007；Kou et al.，2020；Chen et al.，2017）。其他药物如二甲双胍、叶酸、精神兴奋剂（苯丙胺、可卡因、甲基苯丙胺、Δ9-四氢大麻酚）等孕期暴露也会影响子代葡萄糖-胰岛素代谢，导致糖尿病的发生（Salomaki et al.，2013；Kintaka et al.，2020；Korchynska et al.，2020）。除此以外，咖啡因、尼古丁、乙醇、环境污染物暴露等是如今人们日常生活中最常见的孕期不良因素。作者团队和其他实验室的研究均显示，孕期咖啡因、尼古丁、乙醇、$PM_{2.5}$、双酚 A、邻苯二甲酸盐等暴露会导致子代成年后胰岛 β 细胞数量减少，糖耐量减低，呈糖尿病样反应（Somm et al.，2008；Chen et al.，2018；Alonso-Magdalena et al.，2010；Zhao et al.，2019）。

除了外界环境因素外，母体自身在孕期的代谢异常也是造成子代患糖尿病的一个重要原因。有人提出，子代早期暴露于高血糖水平、高胰岛素水平、高脂环境可能会导致其与糖尿病发展相关的关键功能编程异常（Plagemann，2005）。研究者使用 60%高脂饮食诱导的啮齿动物肥胖模型进行研究发现，母体肥胖会损害子代胰岛 β 细胞功能，导致葡萄糖-胰岛素代谢异常和糖耐量减低（Graus-Nunes et al.，2015；Zambrano et al.，2016）。同样，在孕期链脲佐菌素、高脂或高糖饮食诱导的糖尿病模型中发现子代胰岛结构与功能异常，成年后糖代谢受损（Agarwal et al.，2019；Aref et al.，2013；Han et al.，2007；Aerts et al.，1997）。

17.3　孕期不良环境所致子代糖代谢与胰岛素敏感性变化

孕期不良因素可导致胎儿糖代谢关键器官发生实质性的结构与功能变化，导致子代在胎儿时期即出现葡萄糖-胰岛素代谢异常，并且这些变化可能会从胎儿时期持续整个生命过程。

17.3.1　宫内母体-胎盘-胎儿糖代谢变化

在宫内时期，葡萄糖是胎儿生长所需的主要能量底物。胎儿糖异生能力是最弱的（Kalhan and Parimi，2000），胎儿几乎完全依赖于来自母体循环的葡萄糖。为了维持适当的胎儿发育，母体必须提供葡萄糖等营养物质，并通过胎盘输送给胎儿。而胎盘葡萄糖转运是通过葡萄糖转运蛋白（glucose transporter，GLUT）家族成员沿浓度梯度促进扩散而发生的。胎盘营养转运取决于胎盘大小、形态、营养转运能力以及子宫和胎儿、胎盘血流量（Fowden et al.，2006；Brett et al.，2014）。母体循环中营养物质的可用性增加会刺激胎盘增加对这些营养物质的运输，从而导致胎儿过度生长。与健康母亲相比，糖尿病母亲可能因母体高血糖而导致胎盘 GLUT1 表达和葡萄糖摄取增加（Jansson et al.，1999）。孕期高糖、高脂肪饮食也会降低胎盘重量，增加胎盘 GLUT3 的表达及葡萄糖转运（Sferruzzi-Perri et al.，2013）。含有不同脂肪和纤维成分的饮食也改变了小鼠胎盘 GLUT1 和 GLUT3 的 mRNA 表达（Lin et al.，2012）。另外，由于胎盘功能障碍，尽管母亲孕期有足够的营养供应，但若胎儿的营养供应不足，也往往导致 IUGR。IUGR 胎儿基础血糖和血胰岛素水平在不同动物模型中大多呈现下降趋势。例如，在单侧子宫动脉结扎的大鼠模型中，IUGR 胎鼠血糖水平明显降低。Limesand 等（2007）在孕期高温所致的 IUGR 母羊模型中发现，尽管 IUGR 胎儿的血浆胰岛素和葡萄糖浓度显著降低，较正常对照胎儿降低分别约 70%和 50%，但 IUGR 胎儿和正常对照胎儿的葡萄糖利用率没有差异；同时，他们在高血糖状态下也观察到相同的结果，这表明 IUGR 胎儿的胰岛素敏感性增加。作者团队研究发现，孕期乙醇暴露的雄性 IUGR 胎鼠（Xiao et al.，2019）和孕期地塞米松暴露的雌性 IUGR 胎鼠（Kou et al.，2020）在孕 20 天亦表现出血糖、血胰岛素和胰岛素原水平降低。这可能与 IUGR 胎鼠的胰岛 β 细胞发育和胰岛 β 细胞的刺激分泌耦合功能受损，从而导致葡萄糖刺激下的葡萄糖氧化率、胰岛素合成及总量均减少有关（Ding et al.，2012）。

17.3.2 出生后糖代谢与胰岛素敏感性变化

在整个孕期中，宫内不良环境可能会影响胎儿生长，导致胎儿 IUGR，并伴有胰岛 β 细胞和脂肪组织的严重功能障碍。在这些过程中，胎儿会通过抑制胰岛素产生和出现胰岛素抵抗来适应该过程所致的营养不良。反过来，这种适应性变化可能会导致发育编程而影响成年期的食欲和进食行为（Estampador and Franks，2018）。这些代谢适应性变化可能通过增强机体储存能量的能力，为子代在出生后不利环境条件下的生存提供短期益处；然而，当出生后营养充足时，这种适应性改变则可能导致糖代谢紊乱和糖尿病发生。研究发现，孕期低蛋白饮食会升高出生后 38 天子代大鼠骨骼肌胰岛素敏感性，但在 4 月龄时被逆转（Zheng et al.，2012；Blesson et al.，2017）。作者团队研究发现（Xiao et al.，2019），孕期乙醇暴露的雄性子代大鼠宫内基础血糖和胰岛素水平下降，出生后 6 周龄（PW6）时出现短暂性胰岛素抵抗，表现为基础血糖和胰岛素水平升高，胰岛素抵抗指数（IRI）增加，这与儿童队列研究中发现的年龄依赖性胰岛素抵抗相似（Raab et al.，2013）。PW12 时血清葡萄糖基础水平显著降低，而血清胰岛素基础水平无显著变化，糖耐量增加，胰岛素敏感性降低。PW24 时血清葡萄糖、胰岛素基础水平没有变化，但糖耐量减低和胰岛素敏感性增强。以上结果提示，孕期乙醇暴露的雄性子代大鼠出生前后糖代谢表型、出生后糖耐量和胰岛素敏感性均出现异常，表现为年龄特征性变化，这些异常与胰腺宫内发育不良、出生后追赶性生长及 GC-IGF1 轴编程有关（Xiao et al.，2019）。作者团队还发现，孕期乙醇暴露的子代大鼠肝也存在宫内发育不良、出生后追赶性生长及 GC-IGF1 轴编程机制（Hu et al.，2020）。综上提示，孕期不良环境所致子代出生后糖代谢与胰岛素敏感性的变化，与胰腺、肝发育编程及其相互作用有关。

17.4 胎源性糖尿病的"两种编程"和"两次打击"机制

宫内编程（intrauterine programming）是指胎儿在宫内所经历的对于其生长发育过程所必需的一种正常事件，但若妊娠期间胎儿处于不良环境之中，则可能发生多器官功能发育改变，且这种改变可以持续至出生后，即宫内编程改变（intrauterine programming alteration）。作为机体中合成并分泌唯一降血糖激素——胰岛素的器官，胰腺的发育、分化和功能建立主要在胎儿时期完成，成年后胰岛分化基本停止。由于胰岛 β 细胞的可塑性在围产期后变得十分有限，因此不良宫内环境所致胰腺发育编程的改变往往能够延续至成年，对子代个体糖代谢功能产生一生的影响。由于糖尿病与代谢综合征有部分共同的病理生理基础，因此胎源性糖尿病也可能存在"两种编程"与"两次打击"的发生机制。

17.4.1　胎源性糖尿病的"两种编程"机制

孕期不良环境（如外源物暴露）可致胎儿过暴露于母源性或外源性高 GC 环境，进而激活胎儿胰腺糖皮质激素受体（glucocorticoid receptor，GR），在表观遗传酶的参与下引起胰腺发育和胰岛素合成重要基因表观遗传修饰改变，导致胰岛 β 细胞发育不良和胰岛素合成减少，这种表观遗传修饰改变及胰岛素合成功能异常可以一直延续至出生后，导致成年糖耐量异常和糖尿病易感。作者团队前期研究发现，孕期地塞米松暴露可以通过激活胰腺局部 GR，招募 HDAC2，引起 AT2R 的基因启动子区组蛋白乙酰化水平降低和基因表达抑制，进而引起雌性胎鼠胰岛 β 细胞数目减少和胰岛素合成功能降低。这种 AT2R 表观遗传抑制和胰腺低功能编程改变可以一直延续至出生后，最终导致雌性子代基础血糖水平升高和糖耐量减低（Kou et al.，2020）。无独有偶，作者团队还发现，对于雄性子代，孕期地塞米松暴露同样可以通过类似的 GR/HDAC3 信号引起血管紧张素转换酶 2（angiotensin converting enzyme 2，ACE2）表观遗传修饰异常和胰岛 β 细胞低功能编程，从而诱发出生后早期的糖耐量减低（Dai et al.，2022）。上述这种出生前、后一致性的持续改变称为"第一种编程"。

已知胰腺 IGF1 信号通路参与胎儿胰岛 β 细胞的发育（van Haeften and Twickler，2004）。尽管在胚胎发育早期胰腺的 IGF1 主要来源于肝合成及血液运输，但到了发育晚期其自身可以合成 IGF1 并以自分泌和旁分泌的形式发挥作用（Le Roith et al.，2001）。作为强效的有丝分裂原，IGF1 与胰岛 β 细胞膜上的胰岛素样生长因子 1 受体（insulin-like growth factor 1 receptor，IGF1R）相互作用，不仅能够促进胰岛 β 细胞快速分裂增殖，还能够抑制成熟的胰岛 β 细胞凋亡，从而保证胰岛 β 细胞数目和胰岛素合成功能的相对稳定（Lingohr et al.，2002）。已知高水平的糖皮质激素可抑制多种组织、细胞内的 IGF1 表达。作者团队前期已证实，孕期外源物（如咖啡因、乙醇）暴露引起胎鼠母源性 GC 过暴露、胎血 GC 水平升高，与此相对应的血和胰腺 IGF1 水平降低；子代出生后在正常饮食下，血 GC 水平降低的同时胰腺 IGF1 表达增加，但在慢性应激（高血 GC 水平）后，重现了宫内母源性高 GC 下的子代胰腺 IGF1 表达抑制，这种血 GC 水平和胰腺组织 IGF1 表达之间的负向变化，提示它们之间可能存在轴向关系（即 GC-IGF1 轴）。这种编程作用可协同第一种编程，在宫内进一步抑制胰岛 β 细胞形态发育和功能分化（表现为胰岛质量减少、胎血胰岛素水平降低），而在出生后早期可致血 GC 水平降低和胰腺 IGF1 表达升高，诱导胰岛 β 细胞功能代偿性增殖以满足机体追赶性生长需求，表现为胰岛 β 细胞数目、功能以及糖代谢功能的年龄特征性变化，最终导致成年糖尿病易感性增加（Kou et al.，2020；Xiao et al.，2019）。作者团队将这种 GC 过暴露下宫内胰腺 IGF1 信号通路受到抑制，而出生后 IGF1 信号通路、糖代谢和胰岛素合成功能呈现一定程度的代偿性增强，称为"第二种编程"。

17.4.2　胎源性糖尿病的"两次打击"机制

个体在不良宫内环境的"第一次打击"下，通过"两种编程"对胰岛素依赖的糖代谢功能进行各种调控，以满足胎儿宫内生长所需。然而，出生后在环境变化因素下则处于糖尿病易感状态。此时，高脂饮食、慢性应激或高龄，往往会成为"第二次打击"，最终诱导成年糖耐量减低和糖尿病的发生。动物实验结果提示，出生后的束缚应激、寒冷暴露等诱导因素均能进一步加重不良宫内环境所致 IUGR 子代在出生后的糖代谢功能异常（Wei et al.，2011）。作者团队发现（桂淑霞等，2019），孕期咖啡因暴露所致 IUGR 雌、雄性子代出生后给予高脂饮食，其成年期稳态代谢表型均呈现出高血糖水平、低血胰岛素水平的糖尿病样反应。尽管孕期咖啡因暴露组的子代定量胰岛素敏感性检测指数（quantitative insulin sensitivity check index，QUICKI）未见明显降低，且肝胰岛素/IGF1 信号通路表达仍旧上调，但给予葡萄糖负荷后，其绝对血糖水平均高于对照组，尤以雌性明显，同时葡萄糖刺激后血胰岛素无明显释放高峰，并始终低于对照组。提示，高脂饮食可以进一步加重孕期咖啡因暴露所编程的子代胰腺发育不良和胰岛素合成功能抑制。尽管出生后肝胰岛素/IGF1 信号通路表达增加能够在一定程度上提高机体的胰岛素敏感性并表现出相对糖耐量增强，但难以逆转或弥补胰岛素分泌的绝对不足，从而诱发高血糖。

作者团队的系列工作证实，孕期外源物暴露子代大鼠成年后糖代谢异常和糖尿病易感的发生存在"两种编程"和"两次打击"机制（图 17-1）："第一种编程"为宫内高 GC 所致胰腺（胰岛 β 细胞）发育和胰岛素合成重要调控因子持续表观遗传修饰异常；"第二种编程"为胰腺 GC-IGF1 轴编程所致的宫内胰腺（胰岛 β 细胞）发育抑制而出生后追赶性生长，后一种编程形式在出生后并不能完全代偿宫内不良环境所致的胰岛发育不良。这"两种编程"构成了对胰岛的"第一次打击"，而这也正是 IUGR 个体出生后糖尿病易感的基础。成年后的"第二次打击"如高脂饮食或慢性应激，可彻底诱导糖耐量异常的发生。

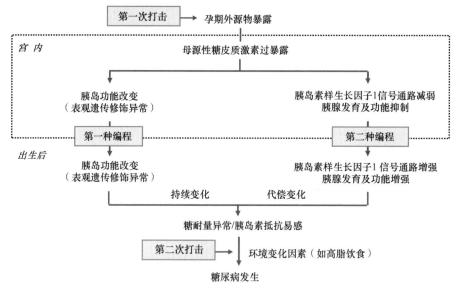

图 17-1　胎源性糖尿病发生的"两种编程"和"两次打击"机制

17.5　表观遗传修饰在胎源性糖尿病发生中的作用

表观遗传修饰是指在不改变 DNA 核苷酸序列的前提下引起基因表达的可遗传性改变。这种变化的机制主要涉及 DNA 甲基化、组蛋白修饰以及非编码 RNA 等（Ling and Ronn，2019）。近年来，研究者对表观遗传修饰及其在基因表达调控中作用的日益了解，促使 DOHaD 研究人员能够调查糖尿病的发育起源是否可能具有表观遗传基础。尽管对 T2DM 患者胰岛尸检样本进行的多项研究表明，全基因组表观遗传修饰发生了显著变化（Moran et al.，2012；Stitzel et al.，2010；Volkov et al.，2017），但由于无法在人类中进行纵向研究胰岛等目标组织，因此目前在 DOHaD 领域缺乏人类表观遗传研究。大多数人类研究使用易于获取的脐带血、胎盘或全血，然后推断不利的宫内环境对目标组织代谢编程的表观遗传影响。因此，目前研究者确认表观遗传修饰在胎源性糖尿病发病机制中的作用主要是通过动物模型来进行的。

17.5.1　DNA 甲基化与胎源性糖尿病

DNA 甲基化是指在 DNA 甲基转移酶（DNA methyltransferase，DNMT）的作用下，以 S-腺苷甲硫氨酸作为甲基供体，使 DNA 序列上特定的碱基通过共价结合方式获得一个甲基基团的化学修饰过程。研究显示，孕期暴露于 1944～1945 年荷兰饥荒时期的个体，其子代除了糖耐量减低外，60 年后 *IGF-2* 基因以及许多其他基因的甲基化水平降低（Heijmans et al.，2008；Tobi et al.，2009）。怀孕期间异常的母体健康，如妊娠糖尿病或肥胖，也已被证明与代谢基因的 DNA 甲基化变化有关（El Hajj et al.，2013；Finer et al.，2015；Petropoulos et al.，2015；Rong et al.，2015）。在子宫-胎盘功能不全动物模型（一种 IUGR 模型）中，研究人员已经在胰岛中研究了全基因组和位点特异性表观遗传修饰变化。例如，Thompson 等（2010）通过进行全基因组甲基化研究，在双侧子宫动脉结扎诱导的 IUGR 成年雄性大鼠的胰岛中发现了 1400 个差异甲基化位点，并且大多数差异甲基化的 CpG 位点位于胰岛 β 细胞的关键调节因子基因上。Park 等（2008）研究表明，在 IUGR 子代胰岛 β 细胞中发现 *Pdx1* 表达永久降低，并证明这与异常的组蛋白修饰和随后在 *Pdx1* 基因近端启动子处获得的 DNA 甲基化有关。怀孕期间母体蛋白限制可导致幼仔肝特定基因如 GR 和 PPARα 编码基因的 DNA 低甲基化（Lillycrop et al.，2005，2008）。这些基因 DNA 甲基化水平的降低，可致 mRNA 丰度增加，从而可能引起生命后期的代谢紊乱。整个孕期和哺乳期间母体双酚 A 暴露会导致 3 周龄雄性子代 DNA 总体低甲基化、DNMT3b 的基因表达增加、葡糖激酶基因启动子区甲基化增加及基因表达降低（Ma et al.，2013），这些变化与成年子代发生胰岛素抵抗有关。总之，目前的研究已证明 DNA 甲基化参与了胎源性糖尿病易感的宫内编程机制。

17.5.2　组蛋白修饰与胎源性糖尿病

组蛋白修饰是表观遗传修饰的另外一种重要方式。在双侧子宫动脉结扎所致的 IUGR 大鼠模型中，Park 等（2008）对 *Pdx1* 基因启动子区表观遗传修饰的动态变化进行了全面观察。他们发现，IUGR 子代胰岛 β 细胞中 *Pdx1* 的表达发生永久性降低，并在整个发育过程中经历了表观遗传修饰，主要表现为：胎儿时期，*Pdx1* 基因近端启动子处上游刺激因子-1（upstream stimulatory factor-1，USF-1）结合减弱、HDAC1 和辅抑制因子 Sin3A 的募集减少，以及组蛋白 H3 和 H4 的去乙酰化水平降低；出生后，组蛋白 H3 赖氨酸 4 三甲基化（H3K4me3）显著减少而 H3K9me2 显著增加；成年期糖尿病发生后，*Pdx1* 基因近端启动子中的 CpG 岛被甲基化。Pinney 等（2011）进一步研究证实，对出生 1 天的 IUGR 大鼠给予胰高血糖素样肽-1 类似物激动肽-4 治疗，则可逆转导致出生后 *Pdx1* 基因沉默的一系列表观遗传修饰事件，从而预防糖尿病的发生。激动肽-4 的治疗作用主要与 USF-1 和具有 HAT 活性的蛋白质 p300/CBP 相关因子向 *Pdx1* 基因近端启动子的募集增加有关。作者团队的研究也证实，HDAC2 引起的 H3K27 去乙酰化介导的 AT2R 持续性低表达编程了胰岛 β 细胞的发育和功能，导致孕期地塞米松暴露子代成年后的葡萄糖不耐受（Kou et al.，2020）。另外，组蛋白修饰还通过影响外周器官糖代谢功能，进而导致胎源性糖尿病的发生。例如，孕期低蛋白饮食导致 IUGR 成年雌性大鼠子代 DNMT3a、DNMT3b 与甲基化 CpG 结合蛋白 2（methyl CpG-binding protein 2，MeCP2）结合增加，HDAC1 和 HDAC4 活性增加，H3K14 去乙酰化，异染色质蛋白 HP1α 的募集和 H3K9 二甲基化，这些表观遗传修饰变化与成年雌性大鼠子代的 *Glut4* 基因表达降低和胰岛素抵抗增加有关（Raychaudhuri et al.，2008）。

17.5.3 非编码 RNA 与胎源性糖尿病

除了 DNA 甲基化和组蛋白修饰以外，基因表达还可以被非编码 RNA 调节。越来越多的报道表明，非编码 RNA 参与胎源性糖尿病的易感性编程，其中 miRNA 报道最多。miRNA 是一类由内源基因编码的长度约为 22 个核苷酸的非编码单链 RNA 分子，能够与靶基因完全/不完全互补结合，而这种结合会使 RNA 降解或翻译终止（Gu and Kay，2010）。据估计，有 60%的人类基因容易受到 miRNA 的调节，miRNA 参与了细胞的增殖、分化和凋亡过程（Friedman et al.，2009）。很多 miRNA 被认为能够调节胰腺发育和胰岛 β 细胞功能（Rottiers and Naar，2012）。在孕 9.5 天小鼠胰腺中条件性敲除编码前 miRNA 加工酶的基因 *Dicer1* 会损害内分泌细胞系 α、β 细胞的发育，而成年 T2DM 患者血清中 miR9、miR29a、miR30d、miR34a、miR124a、miR146a 和 miR375 水平均升高（Kong et al.，2011）。近期研究提示，在糖尿病的发展过程中，不同组织中多种不同 miRNA 的表达都发生改变。在孕期低蛋白饮食模型中，Alejandro 等（2014）发现母体低蛋白饮食会改变子代多种 miRNA 的表达，影响胰岛素分泌和葡萄糖稳态。Dumortier 等（2014）发现，低蛋白饮食组子代的胎胰腺和 3 月龄胰腺中 miR-375 表达均增加，而且 miR-375 能调节离体胰岛 β 细胞增殖和胰岛素分泌，介导子代胰岛 β 细胞质量和功能的改变。母体在怀孕和哺乳期间的高脂饮食可导致子代肝中 PPAR 信号通路的基因表达上调、葡萄糖和脂质稳态受损（Zheng et al.，2014）。这种代谢失调与几种肝 miRNA 的表达改变有关，其中，miR-143 表达上调，而 miR-615-5p、miR-3079-5p、miR-124 和 miR-101b 表达下调（Zheng et al.，2016）。

17.5.4 表观遗传修饰介导糖代谢编程的多代遗传

一般来说，表观遗传修饰在每一代中都会被清除和重新建立，但是在某些情况下，等位基因上的表观遗传状态也可以在世代之间传递，且大多受母体营养因素的影响。有研究指出，在孕期蛋白限制的雄性大鼠子代肝中，GR 和 PPARα 的基因表达在正常饲养组和蛋白限制组之间并没有明显差异，但其启动子区被去甲基化（Burdge et al.，2007）。有趣的是，在这种蛋白限制模型中，肝 GR 和 PPARα 的基因启动子区去甲基化可从 F_1 代延续到 F_2 代（Burdge et al.，2007）。其他研究则显示，这些改变很可能可被遗传到 F_3 代（Hoile et al.，2011）。大多数环境诱导的表观遗传效应都涉及体细胞的直接暴露和作用，然而，实验证据表明子宫环境不理想诱导的编程可以传给下一代。例如，暴露于能量限制和环境压力的孕妇，其孙代女性出生体重下降和胰岛素抵抗风险增加（Painter et al.，2005）。在大鼠模型中，F_0 代在孕期摄入蛋白限制性饮食可导致雌、雄性 F_2 代葡萄糖和胰岛素代谢的改变（Zambrano et al.，2005）。研究还发现，F_0 代孕期蛋白限制对葡萄糖稳态的不利影响将持续到 F_3 代（Benyshek et al.，2006）。此外，孕晚期给予母体地塞米松可以诱导 F_1、F_2 代肝 GR 及其靶基因磷酸烯醇丙酮酸羧化激酶（PEPCK）编码基因的表达增加（Drake et al.，2005）。

17.6　研 究 展 望

孕期不良环境可对子代胰腺发育和成年后糖代谢功能产生深远的影响。其发生机制可能主要和宫内糖皮质激素异常暴露、胰腺和外周糖代谢器官发育及功能相关基因的表观遗传修饰异常、GC-IGF1 轴编程改变有关。然而，子代宫内及出生后不同时期胰腺发育异常所介导的糖代谢功能变化特点、具体机制、性别差异和跨代遗传的关键点均尚未完全阐明。随着孕期不良环境与胎源性疾病研究的不断深入，胎源性疾病的转化研究也在不断进步，这对于解析成年疾病的胎儿起源，实现糖尿病的早期预测和防治具有重要意义。

参 考 文 献

桂淑霞, 寇皓, 郭喻, 等. 2019. 中国医院药学杂志, 39(9): 37-42.

Aerts L, Vercruysse L, Van Assche F A. 1997. Diabetes Res Clin Pract, 38(1): 9-19.

Agarwal P, Brar N, Morriseau T S, et al. 2019. Endocrinology, 160(8): 1907-1925.

Alejandro E U, Gregg B, Wallen T, et al. 2014. J Clin Invest, 124(10): 4395-4410.

Alonso-Magdalena P, Vieira E, Soriano S, et al. 2010. Environ Health Perspect, 118(9): 1243-1250.

Amos A F, McCarty D J, Zimmet P. 1997. Diabet Med, 14(Suppl 5): S1-S85.

Aref A B, Ahmed O M, Ali L A, et al. 2013. J Diabetes Res, 2013: 429154.

Behl M, Rao D, Aagaard K, et al. 2013. Environ Health Perspect, 121(2): 170-180.

Benyshek D C, Johnston C S, Martin J F. 2006. Diabetologia, 49(5): 1117-1119.

Berends L M, Ozanne S E. 2012. Best Pract Res Clin Endocrinol Metab, 26(5): 569-580.

Bernardo A S, Hay C W, Docherty K. 2008. Mol Cell Endocrinol, 294(1): 1-9.

Blesson C S, Chinnathambi V, Kumar S, et al. 2017. Endocrinology, 158(4): 756-767.

Brett K E, Ferraro Z M, Yockell-Lelievre J, et al. 2014. Int J Mol Sci, 15(9): 16153-16185.

Burdge G C, Slaterjefferies J, Torrens C, et al. 2007. Br J Nutr, 97(3): 435-439.

Campos P H, Silva B A N, Donzele J L, et al. 2012. Animal, 6(5): 797-806.

Chen M, Liang S, Qin X B, et al. 2018. Am J Physiol Endocrinol Metab, 315(1): E72-E80.

Chen Y C, Huang Y H, Sheen J M, et al. 2017. Pediatr Neonatol, 58(2): 135-144.

Cnop M, Welsh N, Jonas J C, et al. 2005. Diabetes, 54(Suppl 2): S97-S107.Curhan G C, Willett W C, Rimm E B, et al. 1996. Circulation, 94(12): 3246-3250.

Dai Y G, Kou H, Gui S X, et al. 2022. Sci Total Envir, 826: 165095.

Dannaei G, Finucane M M, Lu Y, et al. 2011. Lancet, 378(9785): 31-40.

de Vries A, Holmes M C, Heijnis A, et al. 2007. J Clin Invest, 117(4): 1058-1067.

Desai M, Ross M G. 2011. Semin Reprod Med, 29(3): 237-245.

Ding G L, Wang F F, Shu J, et al. 2012. Diabetes, 61(5): 1133-1142.

Drake A J, Walker B R, Seckl J R. 2005. Am J Physiol-Reg I, 288(1): R34-R38.

Drucker D J, Nauck M A. 2006. Lancet, 368(9548): 1696-1705.

Dumortier O, Blondeau B, Duvillié B, et al. 2007. Diabetologia, 50(12): 2495-2503.

Dumortier O, Hinault C, Gautier N, et al. 2014. Diabetes, 63(10): 3416-3427.

Egeland G M, Skjaerven R, Irgens L M, et al. 2000. BMJ, 321(7260): 546-547.

El Hajj N, Pliushch G, Schneider E, et al. 2013. Diabetes, 62(4): 1320-1328.

Estampador A C, Franks P W. 2018. Clin Chem, 64(1): 130-141.

Finer S, Mathews C, Lowe R, et al. 2015. Hum Mol Genet, 24(11): 3021-3029.

Fowden A L, Ward J W, Wooding F B P, et al. 2006. J Physiol, 572(Pt 1): 5-15.

Fraulob J C, Oggdiamantino R, Fernandessantos C, et al. 2010. J Clin Biochem Nutr, 46(3): 212-223.

Friedman R C, Farh K K H, Burge C B, et al. 2009. Genome Res, 19(1): 92-105.

Garofano A, Czernichow P, Breant B. 1997. Diabetologia, 40(10): 1231-1234.

Gillies R, Lee K, Vanin S, et al. 2020. Reprod Toxicol, 94: 84-91.

Godfrey K M, Sheppard A, Gluckman P D, et al. 2011. Diabetes, 60(5): 1528-1534.

Graus-Nunes F, Corte Frantz E D, Lannes W R, et al. 2015. Nutrition, 31(2): 380-387.

Greene N H, Pedersen L H, Liu S, et al. 2013. Int J Epidemiol, 42(1): 186-193.

Gu S, Kay M A. 2010. Silence, 1(1): 11.

Hales C N, Barker D J, Clark P M, et al. 1991. BMJ, 303(6809): 1019-1022.

Hales C N, Barker D J. 2001. Br Med Bull, 60: 5-20.

Han J, Xu J X, Long Y S, et al. 2007. Am J Physiol Endocrinol Metab, 293(1): E228-E236.

Heijmans B T, Tobi E W, Stein A D, et al. 2008. Proc Natl Acad Sci USA, 105(44): 17046-17049.

Helman A, Avrahami D, Klochendler A, et al. 2016. Diabetes Obes Metab, 18(Suppl 1): 58-62.

Hoile S P, Lillycrop K A, Thomas N A, et al. 2011. PLoS One, 6(7): e21668.

Hu W, Yuan C, Luo H W, et al. 2020. Toxicol Lett, 331:167-177.

Jaacks L M, Karen R S, Unjali P G, et al. 2016. Best Pract Res Clin Endocrinol Metab, 30(3): 331-343.

Jansson T, Wennergren M, Powell T L. 1999. Am J Obstet Gynecol, 180(1 Pt 1): 163-168.

Jaquet D, Gaboriau A, Czernichow P, et al. 2000. J Clin Endocrinol Metab, 85(4): 1401-1406.

Jiang X, Ma H, Wang Y, et al. 2013. J Diabetes Res, 2013: 485082.

Kahn S E, Hull R L, Utzschneider K M. 2006. Nature, 444(7121): 840-846.

Kalhan S, Parimi P. 2000. Semin Perinatol, 24(2): 94-106.

Kim H S, Lee M S. 2009. Curr Mol Med, 9(1): 30-44.

King H, Aubert R E, Herman W H. 1998. Diabetes Care, 21(9): 1414-1431.

Kintaka Y, Wada N, Shioda S, et al. 2020. Heliyon, 6(4): e03597.

Kong L, Zhu J, Han W, et al. 2011. Acta Diabetol, 48(1): 61-69.

Korchynska S, Krassnitzer M, Malenczyk K, et al. 2020. EMBO J, 39(1): e100882.

Kou H, Gui S, Dai Y, et al. 2020. Toxicol Appl Pharmacol, 404: 115187.

Kou H, Wang G, Pei L, et al. 2017. Sci Nat, 104(11-12): 89.

Kyriakakou M, Malamitsi-Puchner A, Mastorakos G, et al. 2009. Reprod Sci, 16(12): 1193-1200.

Le Roith D, Scavo L, Butler A. 2001. Trends Endocrinol Metab, 12(2): 48-52.

Leger J, Levy-Marchal C, Bloch J, et al. 1997. BMJ, 315(7104): 341-347.

Li J, Luo H, Wu Y, et al. 2015. Toxicol Appl Pharmacol, 284(3): 345-353.

Lillycrop K A, Phillips E S, Jackson A A, et al. 2005. J Nutr, 135(6): 1382-1386.

Lillycrop K A, Phillips E S, Torrens C, et al. 2008. Br J Nutr, 100(2): 278-282.

Limesand S W, Rozance P J, Smith D, et al. 2007. Am J Physiol-Endoc M, 293(6): 1716-1725.

Limesand S W, Rozance P J, Zerbe G O, et al. 2006. Endocrinology, 147(3): 1488-1497.

Lin Y, Zhuo Y, Fang Z F, et al. 2012. Nutrition, 28(10): 1037-1043.

Ling C, Ronn T. 2019. Cell Metab, 29(5): 1028-1044.

Lingohr M K, Buettner R, Rhodes C J. 2002. Trends Mol Med, 8(8): 375-384.

Lithell H O, McKeigue P M, Berglund L, et al. 1996. BMJ, 312(7028): 406-410.

Ma Y, Xia W, Wang D Q, et al. 2013. Diabetologia, 56(9): 2059-2067.

Maia-Ceciliano T C, Barreto-Vianna A R C, Barbosa-Da-Silva S, et al. 2016. Endocrine, 54(1): 1-10.

Mccarty P, Zimmet P. 1997. Diabetes Care, 20: 1785-1790.

McKeigue P M, Lithell H O, Leon D A. 1998. Diabetologia, 41(10): 1133-1138.

Moran I, Akerman I, Bunt M, et al. 2012. Cell Metab, 16(4): 435-448.

NCD-RisC. 2016. Lancet, 387(10027): 1513-1530.

Painter R C, Roseboom T J, Bleker O. 2005. Reprod Toxicol, 20(3): 345-352.

Park J H, Stoffers D A, Nicholls R D, et al. 2008. J Clin Invest, 118(6): 2316-2324.

Petropoulos S, Guillemin C, Ergaz Z, et al. 2015. Endocrinology, 156(6): 2222-2238.

Pettitt D J, Aleck K A, Baird H R, et al. 1988. Diabetes, 37(5): 622-628.

Pinney S E, Jaeckle Santos L J, Han Y, et al. 2011. Diabetologia, 54(10): 2606-2614.

Plagemann A. 2005. Physiol Behav, 86(5): 661-668.

Raab J, Haupt F, Kordonouri O, et al. 2013. Diabetes Metab Res Rev, 29(8): 631-635.

Ravelli G P, Stein Z A, Susser M W. 1976. N Engl J Med, 295(7): 349-353.

Raychaudhuri N, Raychaudhuri S, Thamotharan M, et al. 2008. J Biol Chem, 283(20): 13611-13626.

Reynolds R M. 2010. J Steroid Biochem Mol Biol, 122(1-3): 3-9.

Roberts D, Brown J, Medley N, et al. 2017. Cochrane Database Syst Rev, 3: CD004454.

Rong C, Cui X, Chen J, et al. 2015. Exp Clin Endocrinol Diabetes, 123(5): 282-288.

Rottiers V, Naar A M. 2012. Nat Rev Mol Cell Bio, 13(4): 239-250.

Salomaki H, Vähätalo L H, Laurila K, et al. 2013. PLoS One, 8(2): e56594.

Schwitzgebel V M, Somm E K. 2009. Mol Cell Endocrinol, 304(1-2): 78-83.

Sferruzzi-Perri A N, Vaughan O R, Haro M, et al. 2013. FASEB J, 27(10): 3928-3937.

Somm E, Schwitzgebel V M, Vauthay D M, et al. 2008. Endocrinology, 149(12): 6289-6299.

Stitzel M L, Sethupathy P, Pearson D S, et al. 2010. Cell Metab, 12(5): 443-455.

Thompson R F, Fazzari M J, Niu H S, et al. 2010. J Biol Chem, 285(20): 15111-15118.

Tobi E W, Lumey L H, Talens R P, et al. 2009. Hum Mol Genet, 18(21): 4046-4053.

Vaiserman A M. 2017. Nutrients, 9(3): 236.

Valdez R, Athens M A, Thompson G H, et al. 1994. Diabetologia, 37(6): 624-631.

van Haeften T W, Twickler T B. 2004. Eur J Clin Invest, 34(4): 249-255.

Volkov P, Bacos K, Ofori J K, et al. 2017. Diabetes, 66(4): 1074-1085.

Wang L, Shen L, Ping J, et al. 2014. Toxicol Lett, 224(3): 311-318.

Wei J, Lin Y, Li Y, et al. 2011. Endocrinology, 152(8): 3049-3061.

Wu Y, Ding Y P, Yoshimasa T, et al. 2014. Int J Med Sci, 11(11): 1185-1200.

Xiao D, Kou H, Gui S, et al. 2019. Front Endocrinol(Lausanne), 10: 34.

Xu D, Wu Y, Liu F, et al. 2012. Toxicol Appl Pharmacol, 264(3): 395-403.

Yang W Y, Lu J M, Weng J P, et al. 2010. N Engl J Med, 362(12): 1090-1101.

Zambrano E, Martínez-Samayoa P M, Bautista C J, et al. 2005. J Physiol, 566(1): 225-236.

Zambrano E, Sosa-Larios T, Calzada L, et al. 2016. J Endocrinol, 231(1): 49-57.

Zhao W H, Wen X, Qu W, et al. 2019. Toxicol Lett, 315: 39-46.

Zheng J, Xiao X, Zhang Q, et al. 2014. Int J Mol Sci, 15(9): 14967-14983.

Zheng J, Zhang Q, Mul J D, et al. 2016. Endocrine, 54(1): 70-80.

Zheng S, Rollet M, Pan Y X. 2012. J Nutr Biochem, 23(9): 1064-1071.

（戴永国、寇　皓）

第 18 章

胎源性非酒精性脂肪性肝病

摘要： 随着"健康与疾病的发育起源"学说的提出，孕期不良宫内环境能引起宫内发育迟缓子代出生后非酒精性脂肪性肝病易感得到了广泛证实。本章基于作者团队研究成果，首次提出胎源性非酒精性脂肪性肝病的"两种编程"和"两次打击"机制，即孕期多种不良环境导致胎儿过暴露于母源性糖皮质激素，引起下丘脑-垂体-肾上腺轴、糖皮质激素-胰岛素样生长因子1轴和肝脂代谢功能相关的基因发生表观遗传编程改变。子代出生后在充足营养条件下基于宫内编程改变而出现追赶性生长、脂肪异位沉积，由此加速非酒精性脂肪性肝病的发生。本章内容为解析胎源性非酒精性脂肪性肝病的发生、指导孕期合理生活方式提供了重要的理论和实验依据。

引　言

随着现代社会节奏的加快，人们工作、生活压力增大，高饮食热量及营养过剩等情况越来越严重，代谢综合征（metabolic syndrome，MS）及相关代谢性疾病的发病率也在逐年增加。非酒精性脂肪性肝病（non-alcoholic fatty liver disease，NAFLD）作为 MS 在肝局部的表现，常与肥胖、脂代谢紊乱和糖代谢异常并存。传统观点认为，NAFLD 与环境、性别、年龄、生活方式相关。然而，近些年研究发现，不良宫内环境导致肝脂代谢异常也会促进 NAFLD 的发生、发展。近 20 年来，国内外学者提出了人类疾病起源的新概念——"健康与疾病的发育起源（developmental origins of health and disease，DOHaD）"，认为改变子宫内环境可以影响胎儿多器官发育、细胞分化和糖、脂代谢等多方面，从而增加成年 MS 及系列代谢性疾病的发生风险。本章内容解析了 NAFLD 的宫内发育起源及其发生、发展，为指导孕期合理生活方式提供了重要的理论和实验依据。

18.1　非酒精性脂肪性肝病的研究现状

18.1.1　非酒精性脂肪性肝病的定义及发病现状

NAFLD 是指除酒精外，由多种病因引起的弥漫性肝实质细胞大泡性脂肪变性、以甘油三酯（triglyceride，TG）蓄积为主要特征的临床病理综合征，是肝炎、肝硬化和肝癌发生、发展的潜在危险因素。NAFLD 已成为一种危害全球人类健康的常见慢性肝疾病。流行病学研究显示，NAFLD 在全球的发病率约为 25%，西方国家发病率为 20%～30%，亚洲国家发病率为 5%～18%，世界范围内共有近 10 亿人患 NAFLD（Sayiner et al.，2016）。随着我国经济的迅猛发展、人们生活水平的提高、不良生活方式的影响，NAFLD 已成为仅次于病毒性肝炎的第二大肝疾病，其发病率逐年升高且有年轻化的趋势，已成为消化、内分泌、心脑血管等多学科共同关注的医学和社会问题。

18.1.2 非酒精性脂肪性肝病的主要发生机制

尽管对 NAFLD 的研究仍在不断进行，但关于其发病机制的研究尚不完善。现有观点认为，NAFLD 不是一种独立的疾病，而是一种发展演变的肝病变。目前较为认可的成人 NAFLD 发病机制是"两次打击"理论："第一次打击"是指肝细胞内脂类物质过度蓄积，胰岛素抵抗（insulin resistance，IR）使肝 TG 合成和转运紊乱，肝对毒性物质、缺血、缺氧的耐受能力下降，肝脂质蓄积增多，从而造成的单纯性脂肪肝。在此基础上，氧化应激、线粒体损伤、炎症反应使肝细胞发生变性、坏死，进一步促进肝纤维化和肝硬化的发展，即为"第二次打击"。因此，NAFLD 的发病机制主要涉及肝脂代谢异常、胰岛素信号通路改变及 IR 等方面。

肝是脂质代谢的主要器官，TG 来源包括从食物中摄取和肝脂肪酸从头合成。正常情况下，TG 的摄取、合成、脂解、氧化、转运可以维持在相对平衡状态。当其中某一环节出现异常时，如食物摄取或自身合成作用增强，脂解、氧化作用降低，或转运障碍时，脂质代谢失衡导致脂肪酸和 TG 在肝细胞内沉积过多，为脂质过氧化提供反应基质，同时也为肝细胞发生炎症反应奠定基础。此外，脂质代谢紊乱和肝脂质蓄积导致肝细胞膜结构、功能异常，肝细胞表面胰岛素受体数量减少，胰岛素敏感性下降，加重 IR 与 NAFLD 的病变程度。IR 在 NAFLD 的发展过程中起着至关重要的作用，已被认为是脂肪肝形成的"始作俑者"。NAFLD 患者血清胰岛素水平与胰岛素抵抗指数明显上升，胰岛素能加强肝对葡萄糖和脂肪酸的摄取。IR 可加重肝细胞脂质蓄积，而增加的肝脂质蓄积反过来进一步加重 IR，造成恶性循环，进而发展为肝脂肪变性。肝脂质蓄积过多，不仅与 IR 之间互相影响，还会与氧化应激、脂质过氧化相互作用，造成肝细胞线粒体功能损伤，而线粒体的损伤又可进一步产生氧化应激，形成第二个恶性循环，进而导致线粒体肿胀、破裂，最终使细胞坏死。此外，高胰岛素水平及胰岛素信号通路基因表达下调都会导致肝脂肪的蓄积，从而协同促进 NAFLD 发生、发展。而增加的游离脂肪酸还会抑制胰岛素信号的传导，减少机体对胰岛素的清除，导致 IR 进一步加重（Salamone and Bugianesi，2010）。因此，IR 与脂质代谢异常是相互影响、相互促进的过程。

18.2 非酒精性脂肪性肝病的宫内发育起源

传统观点认为 NAFLD 的发生主要与出生后不良生活习惯相关。然而，基于大规模流行病学调查结果发现，低出生体重子代的成年心血管疾病易感，从而提出成年疾病的"胎儿起源"学说。该学说认为，宫内营养不良会导致胎儿代谢适应性变化，胎儿最大限度地利用有限的营养，从而增加生存的机会以应对出生后不良的环境，但这些适应性的改变会增加子代出生后在营养丰富环境下的代谢紊乱风险。

18.2.1 流行病学证据

发育毒性（developmental toxicity）是指由物理、化学因素引起的子代从宫内到性成熟前出现的结构或功能损害，包括结构畸形、功能障碍、生长迟缓甚至死亡。宫内发育迟缓（intrauterine growth retardation，IUGR）是指孕期各种不良因素导致的胚胎（胎儿）生长发育限制，主要表现为多器官功能发育障碍、生长迟缓及低出生体重，为最常见的发育毒性结局。IUGR 作为一种严重的围产期疾病，不仅会造成胎儿窘迫、新生儿窒息和围产儿死亡，影响胎儿出生后体格和智力发育，还会增加其成年后 MS 患病风险。据统计，IUGR 全球发病率为 2.75%～15.53%，发展中国家 IUGR 发病率是发达国家的 6 倍，但在美国部分地区 IUGR 发病率也超过 15%。IUGR 的发生除了先天遗传因素外，在很大程度上是由于孕期宫内环境欠佳。流行病学调查发现，IUGR 新生儿（2.3%）成年后的 MS 发生率是正常新生儿（0.4%）的 5.75 倍（Alisi et al.，2011）；NAFLD 儿童的 IUGR 发生率是平均 IUGR 发生率的 4 倍，且与正常出生体重儿相比，低出生体重儿在出生后 6～12 个月内出现快速追赶性生长，儿童期 NAFLD 发病率可高达 34.8%，并且 IR 和内脏脂肪沉积显著增加，怀孕期间和出生后第一年的合理饮食可能会预防 NAFLD 的发生（Faienza et al.，2013）。以上研究表明，低出生体重是 NAFLD 的危险因素，且两者之间的联系很可能会延续至成年。

18.2.2 临床与基础实验室研究

动物研究已证实，宫内不良环境可造成 IUGR 胎鼠脂代谢异常，这种影响会延续至成年，造成其成年后 MS 及相关代谢性疾病易感，包括 NAFLD。研究发现，在妊娠和哺乳期间，孕鼠暴露于双酚 A（1 μg/mL、10 μg/mL）可诱导子代大鼠肥胖和血脂异常（Gao et al.，2016a）。母源性营养限制的子代狒狒糖脂代谢紊乱、MS 易感性增加，表明孕早期宫内不良环境所造成的子代内分泌系统损伤与成年 MS 的发生相关（Guo et al.，2013）。缺氧所致的 IUGR 新生羊表现出脂肪肝易感性增加，可能与胰岛素信号通路改变有关，而通过增加母体孕期营养或给予氧气可部分逆转胎儿生长和后期疾病风险。临床研究发现，孕期接受地塞米松治疗的新生儿体重低于非治疗新生儿，且多疗程治疗的新生儿体重降低更为明显（Crowther et al.，2015）；而低出生体重与成年时期 NAFLD 的发病密切相关（Gillman，2005）。作者团队的研究也表明，孕期暴露于多种外源物，如乙醇（Shen et al.，2014；Xia et al.，2020）、咖啡因（Wang et al.，2014）、尼古丁（Xu et al.，2015）、地塞米松（Liu et al.，2021）以及摄食限制（Zhang et al.，2016）所致的 IUGR 子代成年后 NAFLD 易感性增加，出生后的高脂饮食可诱发、加重 NAFLD。因此，孕期不良环境所致子代成年 NAFLD 存在胎儿起源。然而，其发病机制至今尚未完全阐明。

18.3　胎源性非酒精性脂肪性肝病的宫内发生机制

宫内期间，胎儿 TG 主要来源包括通过胎盘转运而来的母血 TG 以及胎儿肝自身合成的 TG。由于母血 TG 需要通过胎盘转运至胎儿，因此孕期不良环境下的母体-胎盘-胎儿 TG 代谢功能改变与子代出生后的 NAFLD 易感可能相关。

18.3.1　胎血甘油三酯水平变化

越来越多的研究表明，宫内环境不良和出生体重是影响胎儿生存和未来生活质量的重要因素。IUGR 胎儿血 TG 水平变化可能与其成年代谢性疾病易感性增加有关。已知 IUGR 胎儿体重与胎血的 TG 水平之间存在相关性，但是相关研究报道所得结论有所差别。研究发现，IUGR 新生儿脐血 TG 水平偏高，TG 水平与出生体重呈负相关关系而与胎龄无关（Magdalena et al.，2013）。作者团队前期研究发现，孕期咖啡因、乙醇、尼古丁暴露所致的 IUGR 胎鼠血 TG 水平显著低于正常胎鼠（Xu et al.，2013；Wang et al.，2014；Hu et al.，2020a，2020b），其发生可能与胎盘 TG 屏障受损导致母源性 TG 来源减少有关。

18.3.2　母体-胎盘-胎儿甘油三酯代谢功能变化

为保证胎儿生长发育，正常情况下孕妇脂肪分解加快、血 TG 水平升高，但母体中的 TG 不能直接透过胎盘屏障，因此孕妇血 TG 水平与胎血 TG 水平不呈线性关系。甘油三酯脂肪酶（triglyceride lipase，TGL）家族是孕期母体脂质代谢的关键酶，通过水解含 TG 的脂蛋白和磷脂以释放游离脂肪酸，使母体的脂质以游离脂肪酸的形式转运给胎儿。此外，胎盘脂蛋白脂肪酶（lipoprotein lipase，LPL）将富含 TG 的脂蛋白水解成脂肪酸和甘油，脂肪酸和甘油经胎盘转运后进入胎儿体内。胎儿循环中的长链脂肪酸主要由母体经胎盘转运而来，该途径由跨膜脂肪酸转运蛋白家族，包括脂肪酸转运蛋白（fatty acid transporter protein，FATP）、脂肪酸结合蛋白和脂肪酸转移酶所介导（Atshaves et al.，2010）。过氧化物酶体增殖物激活受体 γ（peroxisome proliferator-activated receptor γ，PPARγ）属于一组配体激活的核受体超家族，作为调节脂质代谢和脂肪形成相关基因表达的转录因子发挥功能。已知 PPARγ 对于胎盘发育和胎盘摄取脂肪酸是必需的，PPARγ 的激活通过增加 FATP1 和 FATP4 的表达来增强脂肪酸的摄取（Marion-Letellier et al.，2016）。研究发现，妊娠糖尿病患者胎盘 PPARγ 的表达降低，提示 FATP 表达降低可能是胎儿循环中脂肪酸减少的关键因素。

胎儿脂肪酸部分来自其自身合成，因此胎儿 TG 的变化可部分归因于胎儿自身 TG 代谢的改变。研究表明，即使在禁食状态下，NAFLD 患者肝中组成 TG 的脂肪酸也仍有超过 1/4 来源于脂肪酸从头合成（Lambert et al.，2014）。脂质合成酶——ATP 柠檬酸裂合酶（ATP-citrate lyase，ACL）、乙酰辅酶 A 羧化酶 1（acetyl-CoA carboxylase 1，ACC1）、脂肪酸合酶（fatty acid synthase，FASN）及其转录因子固醇调节元件结合蛋白 1c（sterol regulatory element-binding protein 1c，SREBP1c）均介导了肝脂肪酸的从头合成。肝 X 受体 α（liver X receptor α，LXRα）通过与位于 SREBP1c 启动子区的肝 X 受体元件作用，从而调控 SREBP1c 的表达。此外，TG 也可以通过脂解、β 氧化或以极低密度脂蛋白的形式转运出肝。脂肪甘油三酯脂肪酶（adipose triglyceride lipase，ATGL）、激素敏感性脂肪酶（hormone-sensitive lipase，HSL）和 LPL 在肝脂解中发挥作用，且 ATGL 占据主导地位。研究表明，ATGL 基因敲除小鼠肝 TG 含量可增加 2.3 倍。ATGL 可促进 PPARα 活化，而 PPARα 可分别上调肉毒碱棕榈酰基转移酶 1α（carnitine palmitoyl transferase 1α，CPT1α）和微粒体甘油三酯转运蛋白（microsomal triglyceride transfer protein，MTTP）的表达进而参与脂肪酸氧化和脂质输出，影响肝 TG 含量。孕期不良环境可影响胎儿体内 TG 水平，即胎儿早期发育环境不良与肝脂代谢紊乱相关。在孕期缺氧所致的 IUGR 大鼠模型中发现，宫内时期已存在肝脂质蓄积和超微结构改变（Cao et al.，2012）。作者团队前期研究发现，孕期乙醇暴露子代大鼠胎肝 SREBP1c、FASN 和 ACC 的表达增加，提示脂肪酸从头合成增加（Shen et al.，2014）；孕期咖啡因暴露子代大鼠胎肝 SREBP1c、FASN、ACC 表达增加的同时，CPT1α 和 MTTP 表达减少，胎肝也呈现脂质蓄积（Wang et al.，2014）；孕期尼古丁暴露成年雌性子代在高脂饮食下肝脂质合成增加、脂质氧化和输出减少（Xu et al., 2015）；孕期摄食限制成年子代肝 SREBP1c 表达增加，脂质输出减少，以雌性显著（Zhang et al., 2016）；孕期地塞米松暴露的 IUGR 大鼠肝 SREBP1c 表达及脂质合成增加（Liu et al., 2021）。因此，为了适应不良的宫内环境，IUGR 胎鼠可能通过增加自身肝 TG 合成、减少其氧化和输出来满足自身的需要。

18.4 胎源性非酒精性脂肪性肝病的"两种编程"和"两次打击"机制

IUGR 患儿成年 NAFLD 易感的宫内发生机制至今尚未有系统报道，但存在多种假说，如"节俭表型"假说、"营养编程"假说和"代谢编程"假说等。宫内编程（intrauterine programming）是指胎儿在发育过程中，所处环境的异常使其原本的发育过程改变，导致机体功能发生长期或永久的变化。目前较为公认的是"宫内内分泌发育编程"假说，该假说认为，不良的宫内环境会引起胎儿下丘脑-垂体-肾上腺（hypothalamic-pituitary-adrenal，HPA）轴的发育改变，这种改变可减慢胎儿的生长速度并增加外周组织对代谢激素的敏感性，以确保胎儿出生后在营养物质缺乏的情况下得以生存。出生后，在营养好的状态下，子代会出现早期的追赶性生长和后续的脂肪异位沉积。同时，子代 HPA 轴的高应激敏感性将会加快代谢紊乱进程，导致子代成年后过早出现代谢紊乱。

18.4.1 胎源性非酒精性脂肪性肝病的"两种编程"机制

作者团队近期基于大量实验结果，提出了胎源性 NAFLD 的"两种编程"机制。孕期外源物暴露导致的宫内母源性糖皮质激素（glucocorticoid，GC）过暴露，会增强肝脂质合成功能，这种表观遗传调控下的肝脂质合成功能变化将持续并延续至出生后，此为"第一种编程"；宫内 GC 过暴露下的肝胰岛素样生长因子 1（insulin-like growth factor 1，IGF1）信号通路受到抑制，肝糖、脂代谢功能减弱，而出生后的 IGF1 信号通路与糖、脂代谢功能呈现代偿性增强，此为"第二种编程"。

18.4.1.1 胎源性非酒精性脂肪性肝病的第一种编程

已知基础水平的 GC 是决定胎儿成熟和出生后命运的关键，而 GC 过暴露可引起胎儿发育异常（如 IUGR）。胎盘是维系胎儿正常发育的重要器官，胎盘上 2 型 11β-羟类固醇脱氢酶（11β-hydroxysteroid dehydrogenase type 2，11β-HSD2）可氧化灭活过多的母源性 GC，是保护胎儿免受母体 GC 干扰的重要调节点。临床研究显示，IUGR 子代出生时脐带血皮质醇浓度是增加的。作者团队通过整体动物实验也证实，孕期多种外源物暴露所致宫内 GC 过暴露与胎盘 11β-HSD2 表达抑制相关（Chen et al.，2007；Yu et al.，2018），可导致 IUGR（Liang et al.，2011；Xu et al.，2011，2012a）。

已知 GC 主要通过 GR 与多种转录因子如 CCAAT 增强子结合蛋白 α（CCAAT enhancer binding protein α，C/EBPα）相互作用，参与调控细胞的增殖、分化及代谢过程。GC 作用于 GR 不仅依赖于循环中 GC 水平，而且与胎组织中介导 GC 代谢的 11β-HSD1、11β-HSD2 表达相关，且两者间存在正反馈调节（Sun and Myatt，2003）。孕期营养限制导致绒猴母血、胎血及胎肝 GC 水平增加，雄性胎肝和雌性胎肾周脂肪组织中 GR、C/EBPα、11β-HSD1 表达增加，肝脂代谢通路受到调控。因此，在代谢器官（如肝）中增加 GR 和 C/EBPα 的表达，其下游基因如 11β-HSD1 编码基因的表达也会增加，GC 活化增加。C/EBPα 主要在肝细胞中表达，并促进 GC 活化及调节 SREBP1c 基因表达。已有研究表明，肝 SREBP1c 过表达通过上调 FASN 的表达，从而增强脂肪酸合成并增加肝 TG 含量，最终导致脂肪肝。沉默信息调节因子 1（silent information regulator 1，SIRT1）作为组蛋白脱乙酰酶（histone deacetylase，HDAC）家族的一员，通过降低 SREBP1c 的去乙酰化作用来调控 SREBP1c 的表达，SIRT1 表达降低可增加 SREBP1c 的活性。研究发现，GC 可以显著下调 SIRT1 的表达，而肝 SIRT1 表达的抑制可增加 IUGR 新生鼠/成年鼠的脂肪生成并抑制脂肪分解（Wolfe et al.，2012）。作者团队动物研究也证实，孕期尼古丁暴露的雌性胎鼠血 GC 水平增加，胎肝 FASN 表达增加，并且这种变化延续至出生后成年（Xu et al.，2013）；孕期咖啡因暴露雌性胎鼠血 GC 水平增加，胎肝 GR、C/EBPα 表达增加，SIRT1 表达降低，SREBP1c 和 FASN 表达增加且具有 GC 依赖性，出生后 28 周龄子代 TG 合成功能持续增强（Hu et al.，2019）。这些研究均提示，宫内母源性 GC 过暴露介导了孕期外源物暴露所致子代肝脂质合成功能增强的第一种编程。

18.4.1.2　胎源性非酒精性脂肪性肝病的第二种编程

宫内时期，肝是人体最大的代谢器官，也是血液循环中 IGF1 的主要来源，80% 的 IGF1 由肝合成。IGF1 作为体内最重要的生长调节因子之一，可促进细胞分化、增殖与代谢，介导机体脂代谢。高血 GC 水平可以抑制 IGF1 的表达和分泌，这可能与 GC 促使 GR 与 C/EBPβ 结合并抑制 IGF1 的基因启动子区转录有关（Delany et al.，2001）。流行病学调查发现，IUGR 胎儿血和脐带血中 IGF1 含量均低于正常体重胎儿，表明 IGF1 水平的降低可能介导了 IUGR。此外，IGF1 与宫内不良环境诱导的 IUGR 及其出生后追赶性生长相关，而追赶性生长会进一步加重多器官功能异常及糖、脂代谢紊乱，因此 IGF1 可作为孕期不良环境所致疾病的关键靶点（Joss-Moore et al.，2010）。文献提示，肝 IGF1 可通过结合 IGF1R，激活蛋白激酶

B（protein kinase B，又称 Akt 激酶）信号通路，进而诱导 SREBP1c 表达，促进 TG 合成（Hagiwara et al.，2012）。敲除肝 IGF1 或 IGF1R 编码基因，可显著降低胎儿出生体重和体长。因此，IGF1 信号通路相关的脂质合成改变可能介导了 IUGR 子代 MS 易感。作者团队前期研究证实，孕期咖啡因、尼古丁、乙醇暴露所致的 IUGR 胎儿血 GC 水平增加、IGF1 水平降低，而成年后血液循环 GC 水平降低、IGF1 水平增加并伴有追赶性生长，给予慢性应激后成年子代再次呈现血 GC 水平升高、IGF1 水平降低表型，这种出生前后血 GC 与血 IGF1 的负相关性及出生前后的体重变化是机体 GC-IGF1 轴编程的结果（Xu et al.，2013；Shen et al.，2014；Wang et al.，2014；He et al.，2019；Hu et al.，2020a，2020b；Liu et al.，2021），如图 18-1 所示。提示，孕期外源物暴露下的血 GC 水平升高及胎肝 IGF1 信号通路抑制，会导致子代 IUGR。IUGR 是机体为适应宫内不良环境，适应性改变其内分泌激素 GC 和 IGF1 水平，从而保证胎儿的生长发育。而 IUGR 子代出生后的追赶性生长、脂代谢紊乱及 MS 易感可能与宫内 GC-IGF1 轴编程有关。

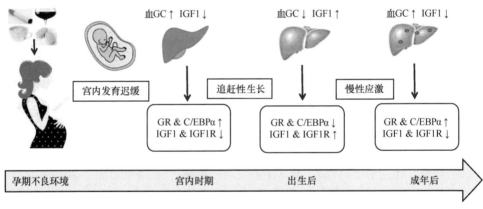

图 18-1　胎源性非酒精性脂肪性肝病糖皮质激素-胰岛素样生长因子 1（GC-IGF1）轴编程改变

GR. 糖皮质激素受体；C/EBPα. CCAAT 增强子结合蛋白 α；IGβ1R. 胰岛素样生长因子 1 受体

18.4.2　胎源性非酒精性脂肪性肝病的"两次打击"机制

子代在经受"第一次打击（孕期外源物暴露）"的情况下，通过"两种编程"形式对肝代谢功能进行了诸多调控，子代出生后已处于 NAFLD 的易感状态。而出生后的环境变化因素（如慢性应激、高脂饮食）作为"第二次打击"，最终可诱导 NAFLD 的发生。

18.4.2.1　胎源性非酒精性脂肪性肝病的第一次打击

胎源性 NAFLD 的宫内诱导因素指的是能引起胎肝脂质代谢变化的一切宫内不良环境及相关因素。已知宫内不良环境主要有孕期用药、接触环境毒物或营养限制等。孕期常用药物包括糖皮质激素类药（如促肾上腺皮质激素、地塞米松、倍他米松等）、中枢兴奋药（如咖啡因、甲基苯丙胺）等，环境毒物包括尼古丁、双酚 A 和砷等。研究发现，孕期咖啡因暴露的 IUGR 子代胎肝脂质合成基因 *SREBP1c* 和 *FASN* 的表达增加，脂质输出关键基因 *MTTP* 的表达降低。雌性子代宫内肝脂质合成能力的增强延续至出生后正常饮食下 6 月龄（Wang et al., 2014）。孕期和哺乳期尼古丁暴露雄性子代出生后 180 天肝 FASN、ACC1 和 LXRα 表达增加，其可促进脂质合成（Ma et al., 2014）。孕期双酚 A 暴露子代出生后 1 天雄性肝 CPT1α 表达减少，雌性 FASN 表达增加，ATGL 表达减少（Gao et al., 2016a）。孕期母体含高糖软饮料摄入的子代在孕后期至断奶，CPT1α 的表达持续降低，脂质过氧化减弱（Kjaergaard et al., 2014）。孕期母体营养限制的 IUGR 子代大鼠在交叉抚养及正常饮食饲养至成年后，肝脂质合成功能增强、TG 积聚，这与肝脂质代谢转录因子 SREBP1c 和关键酶 FASN 的表达上调有关。Yamada 等（2011）在孕期摄食限制所致的 IUGR 模型中发现，脂肪酸从头合成的关键酶 ACC1、FASN 及其转录调控因子 SREBP1c、LXRα 的表达在胎儿和新生儿时期均升高，且肝脂质积聚，这一效应可能会持续至成年；进一步研究发现，TG 从头合成的增加导致出生后雄性子代肝 TG 水平显著升高，并伴随着 LPL 和 LXRα 表达水平的升高。上述研究表明，孕期不良环境编程胎儿肝 TG 代谢相关基因的变化可延续至出生后，导致成年 NAFLD 易感。

18.4.2.2　胎源性非酒精性脂肪性肝病的第二次打击

如上所述，孕期不良环境可致子代成年后 NAFLD 易感，而出生后的个体所处环境较为复杂，常常受到多种环境变化因素的影响。例如，出生后的多种慢性刺激（如高脂饮食、慢性应激）可诱发子代多种慢性疾病，如 MS 及相关代谢性疾病（如 NAFLD）的发生。此外，导致 IUGR 的妊娠并发症与成年发生 MS 的风险增加有关。母源性高脂饮食的 8 周龄子代 ACC 表达增加而 ATGL 表达降低。长期高脂饮食摄入可致 IUGR 猪表现为体重显著高于对照组，肝中 HSL 和 CPT1α 的表达水平降低（Yan et al., 2017）。宫内缺氧造成的 IUGR 子代经过 9 周的高脂饮食（45%脂肪）饲养，随着体内 IR 和糖耐量减低，脂质稳态发生变化——肝 TG 水平增加（Rueda-Clausen et al., 2011）。作者团队前期研究也发现，孕期多种外源物暴露可抑制胎鼠 HPA 轴相关的神经内分泌代谢改变，使得 IUGR 子代的 HPA 轴基础活性呈时间特征性变化，具体表现为断奶前增高、幼年期降低、青春期追赶、成年期接近甚至超过正常水平，之后呈持续高 GC 状态（Xu et al., 2012b; Zhang et al., 2014）。作者团队前期研究还发现，孕期咖啡因暴露的 12 周龄雌性子代在低血皮质酮水平下，肝 GR 和脂肪酸从头合成酶的表达降低，而 SIRT1 mRNA 表达被诱导；而在慢性应激后，随着血皮质酮水平的升高，上述基因表达水平被逆转（Hu et al.，2019）。相类似，孕期咖啡因暴露子代出生后在高脂饮食下，脂质合成和 IGF1 信号通路基因表达增加，NAFLD 发生（Wang et al.，2014）；孕期乙醇暴露的雌性子代成年后在高脂饮食下肝脂肪酸从头合成基因（*SREBP1c*、*ACC1*、*FASN*）表达增加，输出基因 *MTTP* 表达降低（Xu et al.，2013）；孕期摄食限制子代在高脂饮食下雌性 SREBP1c 表达增加，MTTP 表达降低，雄性 CPT1α 表达降低（Zhang et al.，2016）。总之，IUGR 子代表现出持久的代谢变化，使其更容易受到高脂饮食的诱导。

综上，作者团队提出，孕期不良环境所致的胎源性 NAFLD 的发生存在"两种编程"与"两次打击"机制。认为，孕期外源物暴露作为"第一次打击"所致的宫内胎儿母源性 GC 过暴露，一方面增加胎肝组织脂肪酸从头合成，具体表现为脂质合成关键酶 FASN、ACC 及其转录激活因子 SREBP1c 的表达显著增加，这些改变可一直延续至出生后甚至成年时期（第一种编程）；另一方面抑制肝 IGF1 信号通路及脂代谢功能，而出生后在营养状况良好的情况下，IUGR 子代肝 IGF1 信号通路表达增加导致脂代谢功能代偿性增强，造成追赶性生长及代谢性疾病易感性增加（第二种编程）。因此，机体在经受"第一次打击"后处于 NAFLD 易感状态，出生后的环境变化因素（如高精神压力、过营养状态）作为"第二次打击"，可加重肝脂质代谢障碍，导致氧化应激、炎症反应等加剧，最终诱发或加重 NAFLD 发生（图 18-2）。

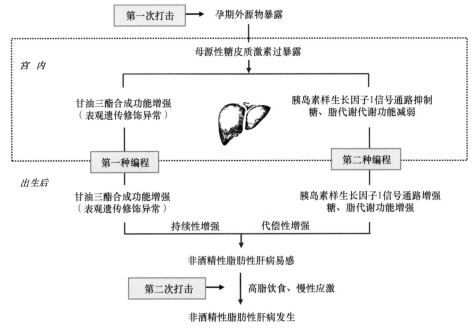

图 18-2　胎源性非酒精性脂肪性肝病的"两种编程"与"两次打击"机制

18.5　表观遗传修饰在胎源性非酒精性脂肪性肝病发生中的作用

　　越来越多的研究证实，表观遗传修饰在宫内编程中发挥了重要作用。表观遗传修饰主要包括 DNA 甲基化、组蛋白修饰和非编码 RNA。表观遗传修饰异常不仅可以影响孕期不良环境所致的胎儿生长发育，而且能够永久性地改变出生后的表型变化。

18.5.1　DNA 甲基化与胎源性非酒精性脂肪性肝病

　　高等真核细胞的正常发育需要表观遗传学调控机制准确无误地运行。由于遗传的不稳定性，遗传决定的表观遗传机制对孕期不良环境非常敏感。《自然》（*Nature*）期刊中的系列文献提示，高 GC 可影响胎儿生长发育，与重要基因表观遗传调控有关（Moisiadis et al.，2014）。从孕期倍他米松暴露豚鼠模型中发现，IUGR 豚鼠肝中 *GR* 和 *PPARα* 基因启动子区存在低甲基化及基因高表达。作者团队的研究证实，在咖啡因处理的肾上腺细胞中，类固醇合成急性调节蛋白（steroidogenic acute regulatory protein，StAR）基因表达及类固醇激素生成减少，这种影响在细胞水平可持续多代，同时伴有 StAR 的基因启动子区 CpG 岛去甲基化（Ping et al.，2012），由此解释了孕期咖啡因暴露下母体血 GC 水平的升高。咖啡因还能直接抑制胎海马神经元的 2 型 11β-羟类固醇脱氢酶（11β-HSD2）的表达，进一步研究证实其发生与 11β-HSD2 的基因启动子区−358～77 bp 总甲基化率和多位点甲基化率增加有关，由此可增强胎海马 11β-HSD1/GR 的表达，导致 HPA 轴功能发育抑制（Xu et al.，2012a）。以上研究提示，DNA 甲基化介导了孕期咖啡因暴露所致的母体高 GC 暴露以及胎海马相关的 HPA 轴发育抑制，这些表观遗传修饰异常与胎源性 NAFLD 的发生、发展密切相关。

18.5.2　组蛋白修饰与胎源性非酒精性脂肪性肝病

　　已知位于基因启动子区 CpG 岛的胞嘧啶甲基化通常与抑制基因表达相关，但组蛋白甲基化对基因转录的活化或抑制依赖于组蛋白家族中氨基酸残基和甲基组数目，而组蛋白乙酰化通常与转录活化相关。动物模型研究发现，孕期摄食限制所致的 IUGR 子代出生后 IGF1 组蛋白甲基化水平降低，并伴随着追赶性生长（Tosh et al.，2010）。孕期摄食限制所致的子代肝 LPL 的基因启动子区 H3K9ac 和 H3K14ac 水平升高与肝 TG 蓄积相关。研究发现，SIRT1 可能参与了 IUGR 大鼠的肝脂肪积聚，可使 *SREBP1c* 基因启动子区组蛋白发生去乙酰化修饰及基因转录抑制，而

FASN 表达的增加与其基因启动子区组蛋白 H3、H4 乙酰化位点相关。此外，在细胞缺氧的状态下，乙酸能诱导组蛋白 H3 高度乙酰化，增加 *ACC*、*FASN* 基因启动子区多种乙酰化水平，从而增强脂肪酸的从头合成（Gao et al.，2016b）。作者团队研究发现，孕期乙醇暴露可致胎盘 11β-HSD2 的基因启动子区 H3K9ac 水平降低和 H3K9me2 水平增加，造成胎儿过暴露于母源性高 GC（Yu et al.，2018）；孕期咖啡因暴露所致肝 IGF1 的基因启动子区 H3K4me3 水平降低与其基因表达抑制有关（Tan et al.，2012）；孕期咖啡因暴露的 IUGR 雌性子代胎肝 SREBP1c 和 FASN 的基因启动子区 H3K14ac 和 H3K27ac 水平及基因表达增加，由此增加了雌性胎鼠肝脂肪生成，并延续至出生后甚至成年，造成 NAFLD 易感。以上研究提示，孕期不良环境所致的脂质代谢重要功能基因的表观遗传修饰改变参与了 NAFLD 的发生、发展。

18.5.3 非编码 RNA 与胎源性非酒精性脂肪性肝病

微 RNA（microRNA，miRNA）是一种长为 20～25 bp 的内源非编码调控 RNA，可以通过抑制蛋白质翻译或降低 mRNA 稳定性而抑制基因表达。miRNA 主要通过其他功能基因来实现对机体生理功能的调节，因此大多数疾病相关通路中的 miRNA 如果在机体发育早期出现异常，则其很有可能在之后的疾病发生、发展过程中发挥作用。研究发现，孕期和哺乳期蛋白限制子代出生后 21 天、130 天，其肝 miR-29 的表达显著增加，并且与肝 IGF1 表达呈负相关关系。在转染 miR-29 的克隆大鼠肝细胞中，这种负相关性则更为显著（Sohi et al.，2015）。研究发现，抑制 miR-122 功能可导致血清胆固醇和脂肪酸水平降低，这与下调 SREBP1c 表达相关，因此抑制 miR-122 功能可能在慢性肝病治疗中起作用（Shibata et al.，2013）。在瘦素受体缺陷（db/db）小鼠肝中，miR-30c-5p 水平显著降低，而 FASN 是 miR-30c-5p 直接靶点，研究结果揭示了 miR-30c-5p 在平衡脂肪酸生物合成中的新作用，其足以减弱 db/db 小鼠中的 TG 蓄积和肝脂肪变性（Fan et al.，2017）。miRNA-103、miRNA-107 和 miRNA-122 代表肝中总 miRNA 的 70%，均可上调 SREBP1c 的表达，并且过表达 miRNA-107-3p 可下调 CPT1α 的表达。在用白藜芦醇处理的大鼠中，miRNA-103、miRNA-107 和 miRNA-122 的表达降低，且 SREBP1c 的表达降低，CPT1α 的表达增加。说明白藜芦醇减轻高脂饮食大鼠肝脂肪变性至少部分与降低 miRNA-107 表达、降低 SREBP1c 表达、增加 CPT1α 表达及活性有关（Gracia et al.，2017）。作者团队研究发现，孕期地塞米松暴露可以诱导雄性大鼠后代成年 NAFLD 易感。其编程机制包括 GR 激活后抑制 miR-122 的表达，地塞米松增加肝细胞 YY1 的表达。这些作用导致血管紧张素转换酶 2-Mas 受体 1（ACE2-MAS1）信号通路抑制，从而导致肝 TG 合成增加和氧化功能降低。地塞米松引起的 miR-122 低表达，以及由此引起的 TG 合成增加和肝细胞氧化功能下降可能在出生后继续，最终导致子代大鼠成年后发生 NAFLD（Liu et al.，2021）。综上，孕期不良环境可能通过 miRNA 编程子代成年 NAFLD 的发生，而上调或下调某些 miRNA 表达水平则有助于预防或治疗 NAFLD。

18.5.4　表观遗传修饰介导甘油三酯代谢编程的多代遗传

大量流行病学调查表明，孕期不良环境所带来的影响不仅局限于母体，还会造成子代出生后成年多种慢性疾病的易感性增加，甚至具有多代遗传效应。流行病学研究显示，在 1944～1945 年荷兰大饥荒期间出生的女性子代较正常女性子代身材矮小、健康状况欠佳，而男性子代发生肥胖、慢性代谢性疾病的概率增加（Veenendaal et al.，2013）。迄今为止，孕期不良环境所致 IUGR 子代肝宫内编程所致多代遗传现象潜在的机制仍不明确，但表观遗传修饰异常可能在其中扮演重要角色。从孕期倍他米松暴露豚鼠模型中发现，F_1 代胎鼠和新生鼠多器官（如肝、肾上腺和肾等）的基因组 DNA 总甲基化率及相关基因表达的变化能够一直持续到成年期，并稳定传递至 F_2 代。孕鼠在孕早、中期受到闪光灯的应激，F_1 代在青春期前、后血 GC 水平降低，但是青春期后 GC 水平升高，且在 F_2 代雄性子代中也检测到相似现象。此外，孕期蛋白限制所致的幼年（34 日龄）大鼠，其肝 GR 和 PPARγ 的基因启动子区总甲基化率及特定 CpG 位点甲基化模式的改变可一直延续到成年（80 日龄），并伴有基因表达水平的变化。而 F_1 代这种肝 GR 和 PPARγ 的甲基化模式变化在 F_2 代中同样存在。在双边子宫动脉结扎导致的子宫胎盘机能不全模型上证实了 IUGR 在 F_1、F_2 代均会导致 MS。F_2 代成年表现出超重、向心性肥胖和新陈代谢加快。此外，成年 F_2 代表型包括血脂异常、显著 IR、葡萄糖代谢改变等 MS 表现。有趣的是，补充必需营养饮食通过一碳代谢通路基本上能够完全逆转这些表型及 IGF1 甲基化，结果说明通过表观遗传修饰改变可逆转或阻断可遗传性疾病（Goodspeed et al.，2015）。作者团队的研究也发现，孕期咖啡因暴露所致的神经内分泌代谢编程改变可持续至 F_2 代，且 F_2 代仍然对 MS 和相关代谢性疾病易感，具体表现为慢性刺激下的血糖升高、血 TG 降低及 MS 易感（Luo et al.，2014；Hu et al.，2020a，2020b）。说明宫内和出生后早期环境（如营养状况和内分泌干扰物暴露等）能够影响特定基因启动子的 DNA 甲基化和组蛋白乙酰化状态，这种变化不仅能够伴随子代一生，还能稳定遗传至下一代。

18.6　研　究　展　望

综上所述，孕期不良环境能促进子代出生后 NAFLD 的发生。尽管 DOHaD

学说已逐渐被人们接受，但目前的研究多局限在现象层面，有关机制仍不明了。作者团队前期研究发现，孕期不良环境（包括药物和环境毒物暴露、不良饮食及摄食限制）导致宫内肝 TG 代谢功能及神经内分泌代谢编程改变在 NAFLD 发生、发展中发挥着重要作用，表观遗传修饰参与其中。鉴于目前 NAFLD 的发生日趋年轻化，对于那些在孕期不良环境下出生的新生儿，在出生后尤其需要注意饮食的摄入和生活方式的健康，以减缓 NAFLD 的发生。此外，在生命历程中越早干预对出生后子代的健康越好，对 NAFLD 的干预策略需要在生命早期即发育可塑性的关键时间窗执行。作者团队最新研究发现，出生后早期干预血管紧张素转换酶（angiotensin converting enzyme，ACE）可有效逆转孕期地塞米松暴露所致的成年子代骨质疏松症发生（Xiao et al.，2020）。这一成功案例为我们如何在合适的生命早期选择有效的治疗靶标，防止这个特殊群体在出生后对多种疾病易感提供了新的研究思路和方向。

参 考 文 献

Alisi A, Panera N, Agostoni C, et al. 2011. Int J Endocrinol, 2011: 269853.

Atshaves B P, Martin G G, Hostetler H A, et al. 2010. J Nutr Biochem, 21(11): 1015-1032.

Cao L, Mao C, Li S, et al. 2012. Endocrinology, 153(10): 4955-4965.

Chen M, Wang T, Liao Z X, et al. 2007. Exp Toxicol Pathol, 59(3-4): 245-251.

Crowther C A, McKinlay C J, Middleton P, et al. 2015. Cochrane Database Syst Rev, 2015(7): CD003935.

Delany A M, Durant D, Canalis E. 2001. Mol Endocrinol, 15(10): 1781-1789.

Faienza M F, Brunetti G, Ventura A, et al. 2013. Horm Res Paediatr, 79(2): 103-109.

Fan J, Li H, Nie X, et al. 2017. Oncotarget, 8(8): 13450-13463.

Gao L, Wang H N, Zhang L, et al. 2016a. Biomed Environ Sci, 29(9): 686-689.

Gao X, Lin S H, Ren F, et al. 2016b. Nat Commun, 7: 11960.

Gillman M W. 2005. N Engl J Med, 353(17): 1848-1850.

Goodspeed D, Seferovic M D, Holland W, et al. 2015. FASEB J, 29(3): 807-819.

Gracia A, Fernandez-Quintela A, Miranda J, et al. 2017. Nutrients, 9(4): 360.

Guo C, Li C, Myatt L, et al. 2013. Diabetes, 62(4): 1175-1185.

Hagiwara A, Cornu M, Cybulski N, et al. 2012. Cell Metab, 15(5): 725-738.

He B, Wen Y X, Hu S W, et al. 2019. J Endocrinol, 242(3): 211-226.

Hu S W, Xia L P, Luo H W, et al. 2019. Toxicology, 417: 23-34.

Hu W, Wang G H, He B, et al. 2020a. Toxicology, 432: 152378.

Hu W, Yuan C, Luo H W, et al. 2020b. Toxicol Lett, 331: 167-177.

Joss-Moore L A, Metcalfe D B, Albertine K H, et al. 2010. J Anim Sci, 88(13 Suppl): E216-E222.

Kjaergaard M, Nilsson C, Rosendal A, et al. 2014. Acta Physiol(Oxf), 210(1): 142-153.

Lambert J E, Ramos-Roman M A, Browning J D, et al. 2014. Gastroenterology, 146(3): 726-735.

Liang G, Chen M, Pan X L, et al. 2011. Exp Toxicol Pathol, 63(7-8): 607-611.

Liu H Z, He B, Hu W, et al. 2021. Biochem Pharmacol, 185: 114420.

Luo H W, Deng Z X, Liu L, et al. 2014. Toxicol Appl Pharmacol, 274(3): 383-392.

Ma N, Nicholson C J, Wong M, et al. 2014. Toxicol Appl Pharmacol, 275(1): 1-11.

Magdalena S C, Carbajo R J, Fatima C, et al. 2013. PLoS One, 8(12): e80121.

Marion-Letellier R, Savoye G, Ghosh S. 2016. Eur J Pharmacol, 785: 44-49.

Moisiadis V G, Matthews S G. 2014. Nat Rev Endocrinol, 10(7): 403-411.

Ping J, Lei Y Y, Liu L, et al. 2012. Chemico-Biological Interactions, 195(1): 68-75.

Rueda-Clausen C F, Dolinsky V W, Morton J S, et al. 2011. Diabetes, 60(2): 507-516.

Salamone F, Bugianesi E. 2010. J Hepatol, 53(6): 1146-1147.

Sayiner M, Koenig A, Henry L, et al. 2016. Clin Liver Dis, 20(2): 205-214.

Shen L, Liu Z, Gong J, et al. 2014. Toxicol Appl Pharmacol, 274(2): 263-273.

Shibata C, Kishikawa T, Otsuka M, et al. 2013. Biochem Biophys Res Commun, 438(1): 230-235.

Sohi G, Revesz A, Ramkumar J, et al. 2015. Endocrinology, 156(9): 3069-3076.

Sun K, Myatt L. 2003. Endocrinology, 144(12): 5568-5577.

Tan Y, Liu J, Deng Y, et al. 2012. Toxicol Lett, 214(3): 279-287.

Tosh D N, Fu Q, Callaway C W, et al. 2010. Am J Physiol Gastrointest Liver Physiol, 299(5): G1023-G1029.

Veenendaal M V, Painter R C, de Rooij S R, et al. 2013. BJOG, 120(5): 548-553.

Wang L, Shen L, Ping J, et al. 2014. Toxicol Lett, 224(3): 311-318.

Wolfe D, Gong M, Han G, et al. 2012. Am J Obstet Gynecol, 207(4): 308, e1-6.

Xia L P, Jiao Z X, Pei L G, et al. 2020. Reprod Toxicol, 94: 48-54.

Xiao H, Xie X K, Wen Y X. 2020. Bone, 133: 115245.

Xu D, Bai J, Zhang L, et al. 2015. Toxicol Res(Camb), 4(1): 112-120.

Xu D, Chen M, Pan X L, et al. 2011. Environ Toxicol Pharmacol, 32(3): 356-363.

Xu D, Wu Y, Liu F, et al. 2012b. Toxicol Appl Pharmacol, 264(3): 395-403.

Xu D, Xia L P, Shen L, et al. 2013. Acta Pharmacol Sin, 34(12): 1526-1534.

Xu D, Zhang B J, Liang G, et al. 2012a. PLoS One, 7(9): e44497.

Yamada M, Wolfe D, Han G, et al. 2011. Congenit Anom(Kyoto), 51(4): 167-173.

Yan H, Zheng P, Yu B, et al. 2017. Eur J Nutr, 56(2): 483-490.

Yu L, Zhou J, Zhang G, et al. 2018. Toxicol Appl Pharmacol, 352: 77-86.

Zhang C, Xu D, Luo H W, et al. 2014. Toxicology, 325: 74-84.

Zhang L, Shen L, Xu D, et al. 2016. Reprod Toxicol, 65: 236-247.

（夏利平、胡淑伟）

第 19 章

胎源性高胆固醇血症

摘要： 大量研究表明成年高胆固醇血症的发生存在胎儿发育起源。然而，胎源性高胆固醇血症的发生机制尚缺乏系统的理论体系。孕期不良环境既可抑制胎盘胆固醇转运功能而降低胎血胆固醇水平，也可通过开放胎盘糖皮质激素屏障，使胎儿过暴露于母源性糖皮质激素，从而对胎肝胆固醇代谢功能产生近期或远期危害。在宫内，外源环境的直接作用、糖皮质激素的间接作用可改变子代肝胆固醇代谢功能，造成出生后高胆固醇血症易感，且表观遗传修饰参与调控其宫内编程机制。本章综述了胎源性高胆固醇血症及其宫内编程机制的研究进展，可为临床早期预警和诊治提供理论和实验依据。

引　　言

高胆固醇血症（hypercholesterolemia）既属于代谢综合征（metabolic syndrome，MS）的一部分，也是独立疾病，可引发多种代谢性疾病，如动脉粥样硬化、高血压等（Sugiyama et al.，2015；Halperin et al.，2006）。英国学者 Barker 基于流行病学调查结果，提出了成年疾病的"胎儿起源"学说（Walker et al.，1993），认为宫内处于不良环境时，发育敏感时期的胎儿组织器官在结构和功能上会发生永久性或程序性改变，大大增加其出生后对各种慢性疾病的易感性。宫内发育迟缓（intrauterine growth retardation，IUGR）是指孕期不良环境导致的胚胎或胎儿生长发育限制（Valsamakis et al.，2006），为围产期重要并发症之一。流行病学调查证实，孕期不良环境可致子代多种不良妊娠结局（Bruner-Tran et al.，2019；Dedele et al.，2017；Smith et al.，2017），包括 IUGR（Group，2008）。IUGR 子代成年后更易出现 MS、高血脂及冠状动脉粥样硬化等疾病（Sohi et al.，2011b；Szostakwęgierek and Szamotulska，2011）。动物研究表明，孕期不良环境可引起子代 IUGR（Xiong et al.，2020；Bitencourt et al.，2019；Miller et al.，2019；Hu et al.，2018；Li et al.，2013b）。IUGR 子代出生后血总胆固醇（total cholesterol，TCH）升高，成年后 MS 及多种代谢性疾病易感（Zhou et al.，2019；Zinkhan et al.，2016；Chen et al.，2015）。除了外源环境因素的直接作用外，宫内高水平糖皮质激素（glucocorticoid，GC）也可影响胎儿生长发育，如通过抑制胎肝胰岛素样生长因子 1（insulin-like growth factor 1，IGF1）信号通路而引起胆固醇水平变化（Liu et al.，2012；Succurro et al.，2010）。提示，高胆固醇血症具有宫内发育起源。然而，胎源性高胆固醇血症的发生机制尚未系统阐明。本章综述了胎源性高胆固醇血症及其宫内编程机制的研究进展，可为探寻临床早期预警和诊治策略提供理论和实验依据。

19.1　高胆固醇血症的研究现状

高胆固醇血症属于 MS，与多种代谢性疾病的发生有关。其发生机制与机体肝胆固醇从头合成增强、输出增强、逆转运能力减弱有关。

19.1.1　高胆固醇血症的定义及发病现状

高胆固醇血症是指血 TCH 或低密度脂蛋白-胆固醇（low density lipoprotein-cholesterol，LDL-C）水平升高（TCH≥5.20 mmol/L 或 LDL-C≥3.38 mmol/L），或高密度脂蛋白-胆固醇（high density lipoprotein-cholesterol，HDL-C）水平降低（HDL-C≤1.04 mmol/L）。由于 21 世纪生活节奏加快，高胆固醇血症的发病已十分普遍，关注其发生发展已经成为一个新的公共卫生焦点问题。近 30 余年来，我国居民中患高胆固醇血症的趋势日渐严重。一项国内的流行病学调查显示，在 35～74 岁人群中，高胆固醇血症发病率高达 9%（He et al.，2004）。大量流行病学调查证实，高胆固醇血症与多种代谢性疾病的发生有关（Shahwan et al.，2019；Kraft et al.，2017；Song et al.，2016）。高血浆 LDL-C 水平是动脉粥样硬化的主要诱因之一（Ference et al.，2017）。同时胆固醇在血管或其他组织沉着，也可导致机体出现糖尿病、黄色瘤及多处骨关节炎和腱鞘炎等（Shahwan et al.，2019；Farnaghi et al.，2017；Kraft et al.，2017；Salen and Steiner，2017；Song et al.，2016）。这些都提示，成年高胆固醇血症的发生可增加多种代谢性疾病的发病风险。

19.1.2　高胆固醇血症的主要发生机制

高胆固醇血症是一个已被确认的成人动脉粥样硬化的独立危险因素，其发生机制主要有以下几种：①机体肝胆固醇从头合成增强；②机体肝胆固醇输出增强、逆转运能力减弱。研究发现，高胆固醇血症具有宫内发育起源，孕期母体接触不良外源环境可使子代肝胆固醇代谢及合成功能受到影响，且在出生后环境因素等两次打击的影响下发展成为高胆固醇血症。IUGR 患儿成年后 MS 的发病率增加，由此产生了"成年疾病发育起源"假说。随后，大量流行病学调查证实，IUGR 子代成年后 MS 易感，更易出现高血脂、动脉粥样硬化等疾病（Sohi et al.，2011a）。这些研究均提示，高胆固醇血症具有宫内发育起源。因此，分析胎源性高胆固醇血症的宫内早期易感因素，探究其宫内发生及出生后的调控机制具有重要意义。

19.2 高胆固醇血症的宫内发育起源

多项流行病学证据、临床调查及实验室研究表明，高胆固醇血症存在宫内发育起源，孕期不良环境暴露是其明确诱因。

19.2.1 流行病学证据

大量流行病学调查证实，IUGR 可导致子代成年后 MS 易感，使机体更易出现血脂紊乱，诱发高血脂、动脉粥样硬化等疾病（Watt et al.，2007）。临床证据表明，高胆固醇血症的发生与低出生体重密切相关。许多初步的临床数据表明，低出生体重与成年后相关血脂水平、脂质代谢指标改变存在相应联系（Efstathiou et al.，2012）。早产儿和低出生体重胎儿在早期给予促进生长的饮食，在发育过程中会伴有更高的血压、胰岛素抵抗和血脂异常（Watt et al.，2003）。这些发现证实了不良发育环境导致胎儿脂代谢紊乱的假说。发育时期营养不良的个体会发生追赶性生长以适应新的环境，即胎儿在宫内时期由于暴露于不良环境而发育受限，而出生后个体从营养不良到营养过剩的环境转变过快，会给正常代谢功能带来过重的负担，从而导致 MS 及胆固醇代谢紊乱。

19.2.2 临床与基础实验室研究

成年高胆固醇血症的发病率与其出生前后所处的环境有关，可追溯到宫内时期（表 19-1）。人群调查显示，怀孕期间母亲吸烟可致子代儿童时期高血脂、高血压和高腰围，子代成年后血 TCH 水平紊乱（Seal et al.，2013）。许多临床数据表明，孕期母体不良生活习惯或疾病状态可致子代低出生体重，青春期出现 MS，成年后血甘油三酯和 TCH 水平升高（Chen et al.，2017；Efstathiou et al.，2012；Santos-Silva et al.，2011；Godfrey et al.，1996）。这些发现证实了孕期不良环境（包括宫内及出生后）导致个体出生后脂代谢紊乱的假说。早在 1993 年 Ohara 就发现，孕鼠砷暴露会导致其成年子代出现高血糖、高胆固醇血症和非酒精性脂肪性肝病（non-alcoholic fatty liver disease，NAFLD）。近期多项实验表明，孕期不良环境可引起 IUGR 子代大鼠出生后血 TCH 水平升高（Hu et al.，2019a；Luo et al.，2019；Zhou et al.，2019；Gardebjer et al.，2018；Xu et al.，2018；Abruzzese et al.，2016；

Zinkhan et al.，2016；Liu et al.，2014）。提示，孕期不良环境也是引起子代成年后高胆固醇血症易感的重要因素之一。

表 19-1　孕期不良环境导致子代脂代谢紊乱

研究类型	孕期不良环境	子代状况	参考文献
流行病学	母亲吸烟	儿童时期高血脂、高血压和高腰围，成年后血总胆固醇（TCH）水平紊乱	Godfrey et al.，1996
	母亲吸烟、饮酒、患有糖尿病、患有高血压、超重或肥胖	青春期出现代谢综合征（MS），体重增加，出现高肺压、血压，血 TCH、低密度脂蛋白-胆固醇（LDL-C）和甘油三酯水平升高	Efstathiou et al.，2012
实验室研究	母体聚苯乙烯暴露	子代大鼠出生后 42 天血清与肝脂代谢紊乱	Luo et al.，2019
	母体低蛋白饮食	雄性子代大鼠宫内发育迟缓（IUGR），40 周龄时血 TCH 水平升高	Liu et al.，2014
	母体砷暴露	子代大鼠高血糖、高胆固醇血症和非酒精性脂肪性肝病（NAFLD）	Ohara et al.，1993
	母体咖啡因暴露	子代大鼠 IUGR，12 周龄时血 TCH 水平升高	Xu et al.，2018 Hu et al.，2019a
	母体尼古丁暴露	子代大鼠 IUGR，24 周龄时血 TCH 水平升高	Zhou et al.，2019
	母体高雄激素血症	子代大鼠青春期糖耐量减低，循环脂质失衡和 MS 发生风险增加	Abruzzese et al.，2016

19.3　胎源性高胆固醇血症的宫内发生机制

妊娠是胚胎在母体内生长发育的一种复杂而特殊的生理过程。宫内时期，胎儿胆固醇的来源主要包括胎肝自身合成、母体胆固醇通过胎盘转运以及胎盘胆固醇合成（Woollett，2011）。在生命的最初几周，当大多数器官（如肝）在发育时，胎儿在很大程度上依靠胎盘转运母体胆固醇作为其胆固醇的来源（Baardman et al.，2013；Herrera，2002），而在妊娠晚期，胎儿胆固醇池中母体来源的胆固醇占 22%～40%（Larque et al.，2013），胎儿自身合成的胆固醇进而更多地参与其中。因此，妊娠时期的母体-胎盘-胎儿共同参与对胎血胆固醇水平的调控。孕期不良环境（如咖啡因、尼古丁、乙醇暴露）可引起母体高胆固醇水平，同时胎盘微环境及胆固醇转运功能受到损伤，母体-胎儿之间胆固醇转运异常，引发胎儿出现宫内低胆固醇血症（Xu et al.，2018；Zhang et al.，2018；Zhang et al.，2019）。

19.3.1　母体-胎盘胆固醇代谢功能变化

妊娠的典型特征是母体血清中 TCH 和甘油三酯水平升高。无论饮食差异如何，到妊娠晚期，血浆 TCH 水平都比常规妊娠前高 50%，这是由雌激素、孕激素和催乳素水平升高所致。生理胆固醇水平的升高在妊娠期间起着至关重要的作用，可以为胎儿的生长和胎盘组织类固醇的合成提供储备。同时，妊娠过程中胎盘可通过受体依赖和非受体依赖（如自由扩散）的方式建立胎儿和母体之间的胆固醇转运循环通路，保证胎儿胆固醇的充足摄取。胎盘的胆固醇合成主要由羟甲基戊二酰辅酶 A 还原酶（hydroxy-methylglutaryl coenzyme A reductase，HMGCR）调控，胆固醇合成后分泌至脐带血再传递给胎儿；而胎盘对母体-胎儿间胆固醇的转运主要由特定的转运蛋白介导，包括清道夫受体 B1（scavenger receptor B1，SRB1）、ATP 结合盒（ATP binding cassette，ABC）转运蛋白家族成员 ABCA1 和 ABCG1、低密度脂蛋白受体（low density lipoprotein receptor，LDLR）等（Brett et al.，2014；Aye et al.，2010）。SRB1 主要在胎盘的合体滋养层细胞表达，负责由母体向胎盘转运胆固醇，ABCA1、ABCG1 则主要在胎儿血管内皮细胞表达，负责由胎盘向胎儿的血液循环转运胆固醇。研究表明，人胎盘 ABCA1 表达水平随着胎龄足月而降低（Baumann et al.，2013），这支持了妊娠后期胎儿胆固醇来源逐渐从母体转向自身肝合成的观点。敲除小鼠胎盘 SRB1 或 ABCA1 编码基因可导致母体胆固醇向胎鼠的转移减少约30%（Lindegaard et al.，2008）。这些表达于胎盘的胆固醇转运功能酶共同调控了母血胆固醇向胎血的转运，从而维持了胎儿发育早期的血胆固醇水平（图 19-1）。

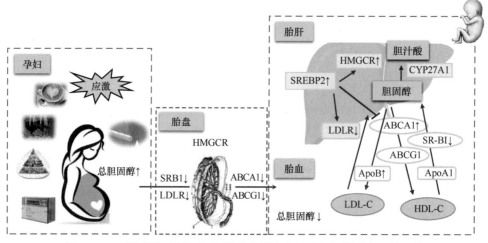

图 19-1 妊娠时期的母体-胎盘-胎儿共同参与对胎血胆固醇水平的调控

HMGCR. 3-羟基-3-甲基戊二酸单酰辅酶 A 还原酶；SRB1. 清道夫受体 1；LDLR. 低密度脂蛋白受体；ABCA1. ATP 结合盒转运蛋白 A1；ABCG1. ATP 结合盒转运蛋白 G1；SREBP2. 固醇调节元件结合蛋白 2；CYP27A1. 胆固醇 27α-羟化酶；ApoB. 载脂蛋白 B；ApoA1. 载脂蛋白 A1；LDL-C. 低密度脂蛋白-胆固醇；HDL-C. 高密度脂蛋白-胆固醇

临床研究显示，孕期不良环境（包括外源环境因素与母体因素）会直接或间接改变母体血脂水平，同时改变胎盘微环境，使胎盘物质转运（包括脂质转运）功能受到影响（Leiva et al.，2015；Ganapathy，2011），致使子代胆固醇水平异常（Nasioudis et al.，2019）。目前胎儿接触到的宫内不良外源环境因素包括外源物暴露、摄食限制、缺氧等（Tie et al.，2016；Shen et al.，2014；Straley et al.，2014），而母体因素主要有营养状况（如母体严重营养不良）和疾病状态（如母体子痫、抑郁、甲状腺疾病、糖尿病、高胆固醇血症、微生物感染和应激状态）（Togher et al.，2017；Kosicka et al.，2016；Seth et al.，2015；Gaudineau，2013；Backes et al.，2011；Abalovich et al.，2007；Barker，2006）。母体高血 TCH 和 LDL-C 水平可引起胎盘内皮细胞功能紊乱（Leiva et al.，2015），抑制胎盘 LDLR 表达（Ethier-Chiasson et al.，2007）。孕期母体先兆子痫可致胎盘 ABCA1 表达减少，从而导致胆固醇转运减少（Mistry et al.，2017）。动物实验也显示，孕期尼古丁暴露下母体血胆固醇水平升高，雌性子代胎盘 LDLR、SRB1、ABCA1 和 ABCG1 的表达均下调，母血向胎血的胆固醇转运减少，胎血胆固醇水平降低（Zhang et al.，2018）。以上均提示，孕期不良环境可导致胎盘胆固醇转运功能损伤，造成子代胎血胆固醇水平降低（图 19-1）。

19.3.2 胎儿胆固醇代谢功能变化

人体的胆固醇代谢不仅在婴儿期很重要，而且对于个体的长期健康也很重要。生理状态下，机体肝胆固醇的合成主要由限速酶 HMGCR 调控。载脂蛋白 B（apolipoprotein B，ApoB）、ABCA1、ABCG1 均反映了肝胆固醇向外周组织的输出，而转录因子固醇调节元件结合蛋白 2（sterol regulatory element-binding protein 2，SREBP2）活化可促进 HMGCR 和 ApoB 的表达（Xu et al.，2018；Luu et al.，2012；Wu et al.，1999）。由于胎儿发育需要大量的胆固醇，故胎肝中甾醇合成的速率远远大于成人，胆固醇的合成速率也不像成人那样受到严格控制（Yao et al.，2007）。因此，胎肝胆固醇从头合成在胎源性高胆固醇血症的肝发生途径中起到了关键作用。此外，妊娠时期胎儿可通过胆固醇的逆向转运（reverse cholesterol transport，RCT）将外周组织中的胆固醇转运至肝。其中，LDLR 介导了 LDL-C 的摄取（Ono，2012），而 SRB1 主要转运与载脂蛋白 A1（apolipoprotein A1，ApoA1）结合的 HDL-C（Larque et al.，2013；Palinski，2009）。胆固醇 27α-羟化酶（cholesterol-27α-hydroxylase，CYP27A1）可将胆固醇降解为胆汁酸，但由于胎儿肝中胆汁酸的生成显著低于成人（Hardy et al.，1980），因此从胎儿体内流失的胆固醇很少。经过上述过程的调控，机体既保证足够的胆固醇摄入，又避免其过度蓄积，从而维持了胆固醇在肝内部的动态平衡（图 19-1）。

研究发现，孕期摄食限制不仅增加了成年子代大鼠血 TCH 水平，还使肝 HMGCR 表达水平及胆固醇水平升高（Liu et al.，2014；Cong et al.，2012）。孕期咖啡因暴露下胎肝 SREBP2 及 HMGCR 表达上调（Hu et al.，2019a），雌性胎肝 HMGCR、ApoB、Abca1 表达上调，胎肝胆固醇蓄积（Xu et al.，2018）。提示，胎源性高胆固醇血症的发生很可能源于宫内肝胆固醇从头合成及输出功能的增强。研究显示，妊娠期和哺乳期大鼠摄入葡萄原花青素会损害子代胆固醇的逆转运功能，并增加其成年后动脉粥样硬化的发生风险（Del Bas et al.，2015）。作者团队的研究也发现，孕期地塞米松暴露下胎鼠肝 LDLR 表达抑制（Li et al.，2020）。上述这些改变均可延续至出生后，最终导致子代成年后高胆固醇血症的发生。提示，孕期不良环境对胎肝胆固醇逆转运功能的抑制作用也是造成胎源性高胆固醇血症发生的重要原因之一（图 19-1）。但由于多种孕期不良环境可致胎盘胆固醇转运功能抑制，所以尽管胎肝胆固醇合成功能增强、逆转运与转化功能减弱，但是胎儿依旧表现出较低的血胆固醇水平（Spencer et al.，1997；Nieto-Díaz et al.，1996）。

19.4 环境因素直接作用编程子代高胆固醇血症

孕期母体由于饮食调整、生活习惯、自身疾病用药等原因，往往会接触到多种不良外源环境，包括物理因素（如噪声、辐射及环境温度异常）、生物因素（如细菌、病毒感染）和多种外源物（Mone et al.，2004）。其中，外源物暴露为孕期母体与子代最常接触到的不良环境。本质上，所有物质进入母体血液循环后都可以在一定程度上穿过胎盘。低分子量、高脂溶性、非离子化的化合物及部分内源性物质类似物极易透过胎盘，如重金属、磺胺类药物、咖啡因、乙醇、安替比林、硫喷妥钠、5-氟尿嘧啶均可通过被动扩散或主动转运穿过胎盘进入胎儿体内（Tetro et al.，2018）。穿透胎盘屏障的药物可随着胎血循环蓄积在胎儿肝，进而对胎肝胆固醇的代谢功能产生影响。临床研究显示，感染乙型肝炎病毒（hepatitis B virus，HBV）的孕妇具有将病毒传染给婴儿的极高风险（Jourdain et al.，2018）。动物实验证实，HBV 感染会导致小鼠肝细胞胆固醇合成功能增强（Wang et al.，2018b）。提示，感染 HBV 的胎儿肝胆固醇代谢功能很可能增强。孕期母体暴露于双酚 A、双酚 F、五溴二苯醚、蔗糖、玉米糖浆、咖啡因、乙醇、甲巯咪唑和地塞米松，会不同程度地影响其子代宫内或出生后的肝脂代谢功能（Hu et al.，2019b；Meng et al.，2019；Dunnick et al.，2018；Gardebjer et al.，2018；Wang et al.，2018a；Toop et al.，2017）。作者团队也发现，孕期咖啡因暴露下，咖啡因可直接激活肝 cAMP/PKA 通路，增强胎肝胆固醇合成功能，最终导致成年子代大鼠高胆固醇血症易感（Hu et al.，2019a）。除上述情况外，部分环境因素即使不能直接影响胎肝功能，也可能通过影响母体状态、干扰胎盘功能，从而间接影响胎儿的发育。

19.5 胎源性高胆固醇血症的"两种编程"和"两次打击"机制

"宫内编程"是指发育早期的损伤引起的组织形态和功能永久性改变的过程。这些组织和器官功能基因表达模式的变化通常保持到从发育期到成人甚至整个生命过程。作者团队提出，孕期外源物（如咖啡因、尼古丁和乙醇）暴露可通过"两种编程"和"两次打击"机制，导致子代成年后过早出现代谢紊乱及高胆固醇血症易感（Xu et al.，2018；Zhou et al.，2019；Hu et al.，2019）。

19.5.1　胎源性高胆固醇血症的"两种编程"机制

越来越多的文献提示宫内 GC 水平参与宫内编程改变。研究提示，孕期给予外源性皮质酮可直接导致幼鸡肝胆固醇蓄积（Hu et al.，2017）。因此，宫内暴露于过量 GC 可能是导致胎儿胎源性高胆固醇血症的关键因素。作者团队研究发现，孕期外源物（如咖啡因、尼古丁和乙醇）暴露可引起宫内母源性高 GC 水平，后者既可直接影响胎肝的胆固醇代谢功能，也可导致肝 GC-IGF1 轴编程改变，从而引起子代高胆固醇血症易感（Xu et al.，2018；Zhou et al.，2019；Hu et al.，2019b）。

19.5.1.1　孕期不良环境所致母源性糖皮质激素过暴露

已知宫内基础 GC（人是皮质醇、啮齿动物是皮质酮）水平是调节胎儿组织形态和功能成熟的关键，但宫内过高浓度的 GC 暴露则可引起胎儿发育异常。Moisiadis 和 Matthews（2014a，2014b）的系列报道指出，宫内母源性 GC 水平变化可能介导了孕期不良事件导致的宫内发育编程改变，GC 介导的宫内发育编程改变在孕期不良环境所致的胎源性疾病中具有重要作用。胎盘表达的 2 型 11β-羟类固醇脱氢酶（11β-hydroxysteroid dehydrogenase 2，11β-HSD2）可氧化灭活过多的母源性 GC，从而保护胎儿免受母体 GC 干扰。临床研究显示，多种孕期不良环境，如妊娠期母亲营养限制（Li et al.，2013a）、产前窘迫（Togher et al.，2017）、抑郁和焦虑（Seth et al.，2015；Conradt et al.，2013）、脂多糖暴露（Straley et al.，2014）、子痫（Kosicka et al.，2016；Zhang et al.，2006）等均可抑制胎盘 11β-HSD2 的表达，引起胎儿母源性 GC 过暴露，导致胎儿低出生体重。对人群和啮齿动物的研究也表明，胎盘 11β-HSD2 活性易受到孕期多种暴露因素的影响，导致发育中的胎儿接触过多的母源性 GC，从而发生 IUGR（Stroud et al.，2016；de Boo and Harding，2006）。孕期地塞米松暴露下仅雌性大鼠胎盘 11β-HSD2 表达升高（Cuffe et al.，2011）。孕期猪母体膳食蛋白限制下雌性胎盘 11β-HSD2 表达降低，而雄性胎盘 11β-HSD2 表达升高（Shang et al.，2015）。提示，胎盘 GC 代谢功能改变为胎源性疾病发生的主要机制且具有性别差异。

ATP 结合盒（ATP binding cassette，ABC）家族转运蛋白 ABCB1，即 P-糖蛋白（P-glycoprotein，P-gp），为胎盘 GC 屏障的另一个重要组成部分（Ceckova-Novotna et al.，2006；Driver et al.，2001）。P-gp 是胎盘物质转运中最丰富的蛋白，存在于整个妊娠期（Ceckova-Novotna et al.，2006）。在人类中 *ABCB1* 基因编码

P-gp，而在啮齿动物中则由 *Abcb1a* 和 *Abcb1b* 基因负责编码。P-gp 能逆浓度梯度将 GC 外排回母体面，限制 GC 进入胎盘细胞和跨胎盘进入胎儿，从而降低宫内的母源性 GC 水平。研究报道，妊娠期大麻、脂多糖和母体营养不良均可使胎盘 P-gp 表达下调，减弱胎盘的保护功能而危害胎儿（Bloise et al.，2013；Feinshtein et al.，2013）。当孕期暴露于烟草或乙醇时，胎盘 ABCB1A 水平显著降低，即 P-gp 的 GC 外排作用减弱（Li et al.，2011）。这些研究提示，在孕期不良环境下，胎盘 P-gp 表达降低，胎儿暴露于过多母源性 GC，继而造成远期危害。

19.5.1.2　糖皮质激素与肝胆固醇代谢功能异常

妊娠时期胎儿体内 GC 含量对维持其自身代谢功能非常重要。孕期外源物暴露导致胎盘 GC 屏障打开，胎血 GC 水平升高，引起胎儿母源性 GC 过暴露，造成胎儿低出生体重，这是子代后期代谢性疾病风险增加的主要诱因（Stroud et al.，2016）。作者团队通过动物实验发现，孕期咖啡因、尼古丁暴露可致宫内母源性 GC 过暴露，激活胎肝糖皮质激素受体（glucocorticoid receptor，GR）并招募表观遗传酶，使胎肝胆固醇合成功能增强而逆转运功能减弱，导致胎儿肝出现胆固醇蓄积现象（Zhou et al.，2019；Xu et al.，2018）。这种由表观遗传学带来的宫内肝胆固醇合成功能增强可延续至出生后，最终导致成年子代胆固醇合成功能持续增强以及 MS 等相关疾病易感。

GC 作为调节胎儿组织形态和功能成熟的关键因子，也可抑制内分泌调节系统的核心因子 IGF1 的表达和分泌（Kou et al.，2014；Wang et al.，2014；Xu et al.，2012a，2012b）。IUGR 胎儿血液循环中 GC 水平升高、IGF1 水平降低（Gicquel et al.，2006；Kenyon，2001），而成年后血液循环 GC 水平降低、肝 IGF1 水平升高，并伴有追赶性生长（Kamei et al.，2011；Tosh et al.，2010；Fall et al.，1995），GC-IGF1 轴出现适应性改变。而肝 IGF1 高表达可通过 PI3K/Akt 信号通路影响胆固醇代谢功能（Shen et al.，2014；Hagiwara et al.，2012；Jungheim et al.，2011），引起机体高胆固醇血症易感。该编程效应为孕期不良环境（如外源物暴露）下肝 GC-IGF1 轴编程改变，是 IUGR 个体面对不同生活环境而出现的整体适应性、代偿性变化。

19.5.2　胎源性高胆固醇血症的"两次打击"机制

如今人类的生活质量普遍得到提高，常常处于食物供给过剩的状态，加上现代社会常存在不良的生活习惯，如生活节奏快、缺少运动、高脂饮食、长期精神压力大，导致发生高胆固醇血症成为常态。Embleton 等（2013）在对早产儿出生前后营养环境的研究中提到，早产儿有营养状况不佳的风险，但若提供过量的营养，加速其追赶性生长，可能会增加其长期代谢性损伤的风险。一旦 IUGR 子代出生后经历如高脂饮食等慢性刺激，就会导致追赶性生长加剧，肝 IGF1 水平升高、胆固醇合成功能增强（Xu et al.，2018；Zhang et al.，2016；Li et al.，2013b），而增强的肝胆固醇合成和输出功能使子代血 TCH 水平升高，最终发展为高胆固醇血症、NAFLD 等脂代谢疾病（Zhang et al.，2016；Wang et al.，2014）。IUGR 子代出生后在慢性应激下也存在下丘脑-垂体-肾上腺（hypothalamic-pituitary- adrenal，HPA）轴高应激敏感性（He et al.，2015；Li et al.，2015；Davis et al.，2011），HPA 轴高应激敏感性也会进一步加剧脂代谢疾病的发生。作者团队从血代谢表型和肝胆固醇代谢基因表达改变等多指标分析发现，孕期咖啡因或乙醇暴露所致子代大鼠高胆固醇血症的发生存在孕期外源物暴露、出生后高脂饮食以及不同性别之间的交互作用，主要与肝胆固醇合成功能增强、逆转运功能减弱有关（Guo et al.，2018；Qi et al.，2017）。

　　基于此，作者团队提出了胎源性高胆固醇血症的"两种编程"和"两次打击"机制（图 19-2）。其中，"第一种编程"是指孕期不良环境下宫内母源性 GC 过暴露所致胎肝胆固醇代谢功能改变，这种改变可一直延续至成年，表观遗传修饰及相关基因表达稳定改变参与其中；"第二种编程"是指肝 GC-IGF1 轴代偿性编程改变介导了子代宫内抑制性发育和出生后追赶性生长，造成其肝胆固醇代谢功能宫内抑制而出生后增强，表观遗传修饰也参与其中。孕期不良环境作为"第一次打击"可致宫内母源性 GC 过暴露，增加了子代出生后高胆固醇血症的易感性，而出生后的环境因素改变（如高脂饮食、慢性应激等）作为"第二次打击"，则会加重血中胆固醇蓄积。"两次打击"形成交互作用，最终导致成年高胆固醇血症的发生。

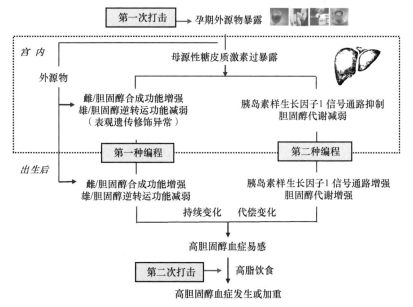

图 19-2　胎源性高胆固醇血症"两种编程"与"两次打击"机制

19.6 表观遗传修饰在胎源性高胆固醇血症发生中的作用

表观遗传修饰是指 DNA 甲基化、组蛋白修饰和非编码 RNA 等对基因组表达的调节（Gibney et al.，2010）。表观遗传学有助于维持机体内环境稳定，保证机体正常生理功能的发挥（Hoyme et al.，2005）。然而，表观遗传调控对宫内不良环境非常敏感（Dolinoy and Jirtle，2008）。研究发现，孕期毒性物质暴露可致胎儿生长发育相关基因出现表观遗传修饰异常，出生后表型永久性改变（Jirtle and Skinner，2007）。表观遗传修饰异常在许多成年疾病的宫内编程中起着重要作用。在孕期环境改变影响子代出生后功能的编程作用中，表观遗传修饰改变参与其中，并且这种改变可能延续至出生后，导致胎源性高胆固醇血症的发生。

19.6.1 表观遗传修饰参与胎源性高胆固醇血症的发生

研究已证实，表观遗传修饰异常与胎肝胆固醇代谢功能关系密切（表 19-2）。有报道，母体妊娠糖尿病、低蛋白饮食可引起胎鼠和幼年鼠肝胆固醇代谢酶 DNA 甲基化改变（Golic et al.，2018；Lillycrop et al.，2008），成年子代肝 *Hmgcr* 和 *Cyp27a1* 基因启动子区发生组蛋白甲基化修饰（Cong et al.，2012；Sohi et al.，2011a）。组蛋白脱乙酰酶 SIRT1 和组蛋白乙酰转移酶 p300 可介导孕期外源物（咖啡因、尼古丁）暴露下子代大鼠宫内及出生后胆固醇代谢功能基因的乙酰化修饰水平及表达变化（Hu et al.，2019a，2019b；Zhou et al.，2019；Xu et al.，2018）。多种 miRNA 表达改变也参与了孕期不良环境（如母体高胆固醇血症、葡萄原花青素及地塞米松暴露）下的胆固醇代谢紊乱（Li et al.，2020；Dumolt et al.，2019；Del Bas et al.，2015）。研究发现，鸡孕期食用甜菜碱可降低幼雏肝 *Cyp27a1* 基因启动子区 CpG 甲基化，从而改善其肝胆固醇蓄积的状况（Hu et al.，2017）。作者团队最新发现，临床孕期地塞米松暴露的新生儿外周血单个核细胞 *Ldlr* 基因启动子区 H3K27ac 水平降低。这种表观遗传修饰改变也可作为子代高胆固醇血症易感的生物标志物和早期预警靶标。

表 19-2 孕期不良环境对胎肝胆固醇代谢相关基因表观遗传修饰的影响

孕期不良环境	基因	表观遗传修饰形式	位点	参考文献
母体低蛋白饮食	*Hmgcr*、*Cyp27a1*	组蛋白甲基化	H3K9me1 H3K27me3	Sohi et al.，2011a Cong et al.，2012
	Ppara	DNA 甲基化	CpG	Lillycrop et al.，2008
	Igf1	组蛋白甲基化	H3K4me2	Tosh et al.，2010
母体糖尿病	*Srebf2*	DNA 甲基化	CpG	Golic et al.，2018

续表

孕期不良环境	基因	表观遗传修饰形式	位点	参考文献
甜菜碱暴露	*Cyp27a1*	DNA 甲基化	CpG	Hu et al.，2017
尼古丁暴露	*Sr-b1*、*Ldlr*	组蛋白乙酰化	H3K27ac	Zhou et al.，2019
咖啡因暴露	*Hmgcr*	组蛋白乙酰化	H3K9ac	Xu et al.，2018
			H3K14ac	Hu et al.，2019a
			H3K27ac	
	Srebf2、*Hmgcs1*	组蛋白乙酰化	H3K9ac	Hu et al.，2019a
			H3K14ac	
	Igf1	DNA 甲基化	H3K4me3	Fu et al.，2009
			H3K36me3	Tan et al.，2012
葡萄原花青素暴露	*Npc1*、*Abcg1*、*Abca1*、*Nr1h3*、*Srebp2*、*Lcat*、*Scarb1*、*Pltp*	miR-33a	N/A	Del Bas et al.，2015
地塞米松暴露	*Ldlr*	miR-148a	N/A	Li et al.，2020
母体高胆固醇血症	N/A	miR-27a、miR-200c	N/A	Dumolt et al.，2019

注：N/A 表示不适用

19.6.2　表观遗传修饰介导胎源性高胆固醇血症易感的多代遗传

有证据显示，母体暴露于不良环境可能影响其子代多代的健康（Gapp et al.，2014；Radford et al.，2014；Roseboom and Watson，2012）。例如，孕期伐菌唑灵或甲氧滴滴涕暴露可导致 $F_1 \sim F_4$ 代雄性子代成年高胆固醇血症（Anway et al.，2005）。在孕期应激或地塞米松暴露猴类模型中，子代血 TCH 水平升高，且这种变化可延续至 F_2、F_3 代（Buchwald et al.，2012；Anway et al.，2006）。孕期咖啡因暴露诱发 F_1 代 IUGR 大鼠脂质代谢表型改变，F_2 代雄性大鼠出生后 TCH 合成增多（Luo et al.，2014）。上述一系列的证据说明，孕期外源物暴露会对子代后期的生命活动产生显著影响，且存在跨代遗传现象。那么胎源性高胆固醇血症是否也可能存在多代遗传现象呢？作者团队前期的研究已经表明，孕期咖啡因、乙醇摄入诱发 F_1 代 IUGR 大鼠葡萄糖和脂质代谢表型改变及 MS 易感性增加，其潜在机制起源于子宫内 HPA 轴相关神经内分泌代谢编程改变，其 F_2 代大鼠具有 MS 及一些相关疾病的易感特性（Luo et al.，2014；Kou et al.，2017）。越来越多的证据表明，通过生殖细胞传递的异常表观遗传标志可能才是环境不良影响跨代遗传的主要原因。DNA 甲基化、组蛋白修饰、非编码 RNA 等可能在其中均起着至关重要的作用，妊娠和出生后早期环境可能导致后代特异性基因的表观遗传变化，这些变化可以持续到成年，甚至下一代。提示，胎源性高胆固醇血症可能具有多代遗传现象，且与表观遗传修饰作用有关。

19.7 胎源性高胆固醇血症的防治研究

对孕期不良环境与胎源性高胆固醇血症的研究日益深入，推动了转化医学的不断发展。目前已有学者针对胎源性高胆固醇血症提出了一系列综合防治措施，包括母体预防、新生儿预警与干预、成年患者的治疗等（表 19-3）。

表 19-3 胎源性高胆固醇血症的预警及防治方案

防治时期	措施	预警及防治效果	种属	参考文献
妊娠母体	饮食补充叶酸、铁及 15 种微量元素	子代儿童时期具有较低的 TCH、LDL 水平，患慢性疾病风险降低	人	Ekstrom et al.，2016
	补充牛磺酸	降低子代 16 周龄时血糖、甘油三酯与 TCH 水平，预防子代出生后发生心血管疾病	大鼠	Thaeomor et al.，2019
	补充抗氧化剂	改善子代 2 周龄及 2 月龄时糖耐量及肥胖症状	大鼠	Sen and Simmons，2010
	补充胆碱	调节胚胎 17.5 日龄时脂质代谢，改善其肥胖指数	小鼠	Jack-Roberts et al.，2017
	补充植物甾醇	降低母乳 TCH 含量，降低子代 21 日龄时血与肝 TCH、LDL-C 水平，减少血 LDL、极低密度脂蛋白（VLDL）含量	小鼠	Rideout et al.，2015
	补充甜菜碱	减轻子代 63 日龄时高脂饮食诱导的肝胆固醇积累	鸡	Hu et al.，2017
	服用 α-酮戊二酸	降低孕期地塞米松暴露的新生儿血 TCH 浓度 40%	猪	Sliwa et al.，2009
新生儿	检测母乳中的 308 个成熟 miRNA	预警母乳对新生儿脂代谢基因的动态调节	人	Munch et al.，2013
	检测各类乳制品（人乳、牛初乳、熟牛奶、猪乳、大豆乳）中的 miRNA	人乳及牛乳 miRNA 含量较其他乳制品丰富，新生儿饮用人乳对脂代谢最为有益	人	Alsaweed et al.，2015
	补充双歧杆菌、乳酸杆菌等益生菌	改善个体肠道菌群失调引起的代谢紊乱	人	Zhu et al.，2018
	补充乳铁蛋白	有助于新生儿肠道益生菌群的建立，改善机体代谢	人、猪	Vega-Bautista et al.，2019
	调节饮食组分	优化肠道微生物组成，改善脂代谢相关肝表观遗传修饰	人、大鼠、小鼠	Wiedmeier et al.，2011
	3～13 日龄给予瘦素治疗	宫内营养不良的子代成年后糖、脂代谢恢复至正常水平	大鼠	Vickers et al.，2005
成年患者	他汀类药物、贝特类调脂药、烟酸、HMGCR 抑制剂、微粒体甘油三酯转运蛋白、ApoB100 反义寡核苷酸、PCSK9 抑制、抗氧化剂治疗	改善高胆固醇血症症状	人、大鼠	Trapani et al.，2012

续表

防治时期	措施	预警及防治效果	种属	参考文献
	运动	调节肝 *Ldlr* 的表达，改善高胆固醇血症症状	大鼠、小鼠	Rahmati-Ahmadabad et al.，2019
	胆固醇转移蛋白抑制剂、HDL 肽模拟物和自体输注 pre-βHDL 疗法	降血脂，改善高胆固醇血症症状	人、大鼠、小鼠	Gaudet et al.，2017
	调整饮食（添加多酚、可可和叶酸）、药物治疗（他汀类药物）	调节机体肝 DNA 甲基化状态，促进基于表观遗传学的动脉粥样硬化等心脑血管疾病预防	大鼠	Schiano et al.，2015
	早期中等强度耐力训练和高强度间歇训练	逆转或预防母乳过量喂养所致的雌雄子代糖、脂代谢变化	大鼠	de Lade et al.，2018

　　调节孕期母体的饮食习惯可影响胎儿胆固醇代谢。人群调查显示，孕妇饮食中添加营养元素可改善其子代儿童时期的代谢表型（Ekstrom et al.，2016）。目前在已有许多动物研究中也观察到了良好的效果，例如围产期母体补充牛磺酸可以预防子代出生后发生心血管疾病（Thaeomor et al.，2019）；孕期补充甜菜碱、植物甾醇、胆碱、α-酮戊二酸或抗氧化剂均可改善子代胎肝脂质蓄积（Jack-Roberts et al.，2017；Hu et al.，2017；Rideout et al.，2015；Sen and Simmons，2010；Sliwa et al.，2009）。若妊娠期母体患有疾病，对症治疗改善其健康状态的同时也对子代脂代谢有益（Nasioudis et al.，2019；Landon et al.，2015）。

　　新生儿的营养供给基本来源于母乳。Munch 等（2013）发现，母乳中 308 个 miRNA 可以靶向胎儿脂质调控基因，因此新生儿摄取的不同母乳组分可影响其体内胆固醇稳态。母乳中多种 miRNA 可调控新生儿器官发育及功能分化（包括脂代谢），是重要的生物标志物（Alsaweed et al.，2015），对新生儿脂代谢功能异常具有预警作用。对于宫内明确暴露于不良环境后的个体出生后需注意合理饮食，如食物中多补充益生元或膳食纤维均可调控肠道菌群，从而有利于调节机体脂质和脂蛋白代谢（Vega-Bautista et al.，2019；Zhu et al.，2018；Wiedmeier et al.，2011）。若新生儿已经出现脂质代谢紊乱，可根据机体发育可塑性于出生后早期给予药物（如瘦素）干预，以逆转宫内不良环境编程（Vickers et al.，2005）。

　　对于已出现高胆固醇血症的成年患者，目前临床已有一系列有效的治疗手段。除了给予他汀类及贝特类调脂药等治疗外，抑制胆固醇合成关键酶 HMGCR 已成为成年高胆固醇血症最直接的治疗方法（Trapani et al.，2012）。动物研究也发现，运动可通过改善 LDLR 等介导的胆固醇逆转运功能来降低心血管疾病的发生风险（Rahmati-Ahmadabad et al.，2019）。除此之外，还可使用胆固醇转移蛋白抑制剂或构建 HDL 肽模拟物（Gaudet et al.，2017；Trapani et al.，2012）等方式来调节胆固醇代谢。对于胎源性高胆固醇血症患者，目前临床多采用对症治疗而没有特殊的治疗方案。但近期也有一些出生后早期预防或治疗胎源性脂代谢疾病的方法，包括早期开始规律运动、药物改变表观基因组、调理饮食方案等（de Lade et al.，2018；Schiano et al.，2015）。这些举措应均有助于改善胎源性高胆固醇血症患者的健康状态，但具体效果需要临床验证。对于已明确暴露于孕期不良环境的子代更应注意生活环境，注意低胆固醇、低脂肪饮食并多补充膳食纤维，养成良好的作息与运动习惯，将有利于机体的长期健康。

19.8　研　究　展　望

总之，胎源性高胆固醇血症作为一种独立的代谢性疾病，其发生、发展受到诸多因素的影响。胎源性高胆固醇血症也是多种胎源性代谢性疾病的基础和诱因（Paththinige et al.，2018；Kraft et al.，2017；Wiecek et al.，1993）。了解胎源性高胆固醇血症的发生、发展及防治手段，对人类生命健康具有重要意义。本章综述了胎源性高胆固醇血症的宫内发育起源，分析了孕期不良环境对宫内胎儿胆固醇代谢的影响，并提出了胎源性高胆固醇血症的"两种编程"与"两次打击"机制。在宫内，外源环境的直接作用、GC 的间接作用均可改变肝胆固醇代谢功能，造成子代出生后高胆固醇血症易感。基于此，寻找相关的生物标志物、建立发育毒性早期评价系统、开展孕期有害因子评估，有利于实现胎源性高胆固醇血症的早期预警和干预，从而实现早期防治。我们推测，对于胎源性高胆固醇血症的防治，除了对症治疗消除血中过多的胆固醇、调节其关键酶的作用以外，在出生后早期给予表观遗传修饰干预也可能是预防远期危害的有效手段，这也为胎源性疾病及其并发症的预防提供了新思路。

参　考　文　献

Abalovich M, Amino N, Barbour L A, et al. 2007. J Clin Endocr Metab, 92(8 Suppl): S1-S47.
Abruzzese G A, Heber M F, Ferreira S R, et al. 2016. J Endocrinol, 230(1): 67-79.
Alsaweed M, Hartmann P E, Geddes D T, et al. 2015. Int J Env Res Pub He, 12(11): 13981-14020.
Anway M D, Cupp A S, Uzumcu M, et al. 2005. Science, 308(5727): 1466-1469.
Anway M D, Memon M A, Uzumcu M, et al. 2006. J Androl, 27(6): 868-879.
Aye I L, Waddell B J, Mark P J, et al. 2010. Biochim Biophys Acta, 1801(9): 1013-1024.
Baardman M E, Kerstjens-Frederikse W S, Berger R M, et al. 2013. Biol Reprod, 88(1): 24.
Backes C H, Markham K, Moorehead P, et al. 2011. J Pregnancy, 2011: 214365.
Barker D J. 2006. Clin Obstet Gynecol, 49(2): 270-283.
Baumann M, Korner M, Huang X, et al. 2013. Placenta, 34(11): 1079-1086.
Beverly B E J, Furr J R, Lambright C S, et al. 2019. Toxicol Appl Pharm, 365: 112-123.
Bitencourt G, Fortunato E D, Panis C, et al. 2019. Environ Toxicol, 34(10): 1105-1113.
Bloise E, Bhuiyan M, Audette M C, et al. 2013. PLoS One, 8(6): e65728.

Brett K E, Ferraro Z M, Yockell-Lelievre J, et al. 2014. Int J Mol Sci, 15(9): 16153-16185.

Bruner-Tran K L, Mokshagundam S, Barlow A, et al. 2019. Curr Obstet Gynecol, 8(3): 103-113.

Buchwald U, Teupser D, Kuehnel F, et al. 2012. J Med Primatol, 41(4): 231-240.

Ceckova-Novotna M, Pavek P, Staud F. 2006. Reprod Toxicol, 22(3): 400-410.

Chen L H, Chen S S, Liang L, et al. 2017. J Chin Med Assoc, 80(1): 44-49.

Chen L H, Liang L, Zhu W F, et al. 2015. Chin J Contemp Pediatr, 17(10): 1124-1130.

Cong R, Jia Y, Li R, et al. 2012. J Nutr Biochem, 23(12): 1647-1654.

Conradt E, Lester B M, Appleton A A, et al. 2013. Epigenetics, 8(12): 1321-1329.

Cuffe J S, Dickinson H, Simmons D G, et al. 2011. Placenta, 32(12): 981-989.

Davis E P, Waffarn F, Sandman C A. 2011. Dev Psychobiol, 53(2): 175-183.

de Boo H A, Harding J E. 2006. Aust Nz J Obstet Gyn, 46(1): 4-14.

de Lade C G, Andreazzi A E, Bolotari M, et al. 2018. Diabetol Metab Syndr, 10: 70.

Dedele A, Grazuleviciene R, Miskinyte A. 2017. Int J Environ Heal R, 27(3): 230-240.

Del Bas J M, Crescenti A, Arola-Arnal A, et al. 2015. J Nutr Biochem, 26(12): 1670-1677.

Dolinoy D C, Jirtle R L. 2008. Environ Mol Mutagen, 49(1): 4-8.

Driver P M, Kilby M D, Bujalska I, et al. 2001. Mol Hum Reprod, 7(4): 357-363.

Dumolt J H, Ma M, Mathew J, et al. 2019. Am J Physiol-Endoc M, 317(5): E831-E838.

Dunnick J K, Shockley K R, Pandiri A R, et al. 2018. Arch Toxicol, 92(11): 3415-3433.

Efstathiou S P, Skeva I I, Zorbala E, et al. 2012. Circulation, 125(7): 902-910.

Ekstrom E C, Lindstrom E, Raqib R, et al. 2016. Int J Epidemiol, 45(5): 1656-1667.

Embleton N D, Wood C L, Tinnion R J. 2013. Nutrition for the Preterm Neonate: A Clinical Perspective. Berlin: Springer: 108.

Ethier-Chiasson M, Duchesne A, Forest J C, et al. 2007. Biochem Bioph Res Co, 359(1): 8-14.

Fall C H, Pandit A N, Law C M, et al. 1995. Arch Dis Child, 73(4): 287-293.

Farnaghi S, Crawford R, Xiao Y, et al. 2017. Int J Rheum Dis, 20(2): 131-140.

Feinshtein V, Erez O, Ben-Zvi Z, et al. 2013. PeerJ, 1: e153.

Ference B A, Ginsberg H N, Graham I, et al. 2017. Eur Heart J, 38(32): 2459-2472.

Fu Q, Yu X, Callaway C W, et al. 2009. FASEB J, 23(8): 2438-2449.

Ganapathy V. 2011. Life Sci, 88(21-22): 926-930.

Gapp K, Jawaid A, Sarkies P, et al. 2014. Nat Neurosci, 17(5): 667-669.

Gardebjer E M, Cuffe J S M, Ward L C, et al. 2018. Am J Physiol-Endoc M, 315(4): E694-E704.

Gaudet D, Drouinchartier J P, Couture P. 2017. Can J Cardiol, 33(7): 872-882.

Gaudineau A. 2013. J Gynecol Obst Bio R, 42(8): 895-910.

Gibney E R, Nolan C M. 2010. Heredity, 105(1): 4-13.

Gicquel C, Le Bouc Y. 2006. Horm Res, 65(Suppl 3): 28-33.

Godfrey K, Robinson S, Barker D J, et al. 1996. BMJ, 312(7028): 410-414.

Golic M, Stojanovska V, Bendix I, et al. 2018. Hypertension, 71(5): 911-920.

Group C S. 2008. BMJ, 337: a2332.

Guo Y, Luo H, Wu Y, et al. 2018. Reprod Toxicol, 79: 47-56.

Hagiwara A, Cornu M, Cybulski N, et al. 2012. Cell Metab, 15(5): 725-738.

Halperin R O, Sesso H D, Ma J, et al. 2006. Hypertension, 47(1): 45-50.

Hardy K J, Hoffman N E, Mihaly G, et al. 1980. J Physiol, 309: 1-11.

He J, Gu D, Reynolds K, et al. 2004. Circulation, 110(4): 405.

He Z, Li J, Luo H, et al. 2015. Sci Rep, 5: 17679.

Herrera E. 2002. Endocrine, 19(1): 43-55.

Hoyme H E, May P A, Kalberg W O, et al. 2005. Pediatrics, 115(1): 39-47.

Hu G, Li J, Shan Y, et al. 2018. Toxicology, 395: 23-33.

Hu S W, Qin J, Zhou J, et al. 2019b. Toxicol Appl Pharm, 375: 46-56.

Hu S, Liu K, Luo H, et al. 2019a. Toxicology, 418: 11-21.

Hu Y, Sun Q, Zong Y, et al. 2017. Gen Comp Endocr, 246: 241-248.

Jack-Roberts C, Joselit Y, Nanobashvili K, et al. 2017. Nutrients, 9(8): 899.

Jirtle R L, Skinner M K. 2007. Nat Rev Genet, 12(7): 620.

Jourdain G, Ngo-Giang-Huong N, Harrison L, et al. 2018. New Engl J Med, 378(10): 911-923.

Jungheim E S, Louden E D, Chi M M, et al. 2011. Biol Reprod, 85(4): 678-683.

Kamei H, Ding Y, Kajimura S, et al. 2011. Development, 138(4): 777-786.

Kenyon C. 2001. Cell, 105(2): 165-168.

Kosicka K, Siemiatkowska A, Glowka F K. 2016. Int J Endocrinol, 2016: 5279462.

Kou H, Shen L, Luo H, et al. 2017. Reprod Toxicol, 74: 85-93..

Kraft P, Schuhmann M K, Garz C, et al. 2017. PLoS One, 12(8): e0182822.

Landon M B, Rice M M, Varner M W, et al. 2015. Diabetes Care, 38(3): 445-452.

Larque E, Ruiz-Palacios M, Koletzko B. 2013. Curr Opin Clin Nutr, 16(3): 292-297.

Leiva A, Salsoso R, Saez T, et al. 2015. Placenta, 36(8): 895-902.

Li C, McDonald T J, Wu G, et al. 2013a. J Endocrinol, 217(3): 275-282.

Li J, Luo H, Wu Y, et al. 2015. Toxicol Appl Pharm, 284(3): 345-353.

Li L, Hu W, Liu K, et al. 2020. Toxicol Appl Pharm, 15(395): 114979.

Li Y, Yan Y E, Wang H. 2011. Environ Toxicol Pharmacol, 32(3): 465-471.

Li Z, Xu D, Zhang B, et al. 2013b. Arch Med Res, 44(5): 335-345.

Lillycrop K A, Phillips E S, Torrens C, et al. 2008. Brit J Nutr, 100(2): 278-282.

Lindegaard M L, Wassif C A, Vaisman B, et al. 2008. Hum Mol Genet, 17(23): 3806-3813.

Liu L, Liu F, Kou H, et al. 2012. Toxicol Lett, 214(3): 307-313.

Liu X, Qi Y, Tian B, et al. 2014. J Clin Biochem Nutr, 55(1): 40-47.

Luo H, Deng Z, Liu L, et al. 2014. Toxicol Appl Pharm, 274(3): 383-392.

Luo T, Zhang Y, Wang C, et al. 2019. Environ Pollut, 255(Pt 1): 113122.

Luu W, Sharpe L J, Stevenson J, et al. 2012. Biochim Biophys Acta, 1823(2): 458-464.

Meng Z, Tian S, Yan J, et al. 2019. Environ Pollut, 247: 935-943.

Miller C N, Kodavanti U P, Stewart E J, et al. 2019. Reprod ToxicoL, 83: 63-72.

Mistry H D, Kurlak L O, Mansour Y T, et al. 2017. J Lipid Res, 58(6): 1186-1195.

Moisiadis V G, Matthews S G. 2014a. Nat Rev Endocrinol, 10(7): 391-402.

Moisiadis V G, Matthews S G. 2014b. Nat Rev Endocrinol, 10(7): 403-411.

Mone S M, Gillman M W, Miller T L, et al. 2004. Pediatrics, 113(4 Suppl): 1058-1069.

Munch E M, Harris R A, Mohammad M, et al. 2013. PLoS One, 8(2): e50564.

Nasioudis D, Doulaveris G, Kanninen T T. 2019. Minerva Ginecol, 71(2): 155-162.

Nieto-Díaz A, Villar J, Matorras-Weinig R, et al. 1996. Acta Obstet Gyn Scan, 75(2): 127-131.

Ohara Y, Peterson T E, Harrison D G. 1993. J Clin Invest, 91(6): 2546-2551.

Ono K. 2012. J Cardiol, 60(5): 339-343.

Palinski W. 2009. Circ Res, 104(5): 569-571.

Paththinige C S, Rajapakse J, Constantine G R, et al. 2018. Lipids Health Dis, 17(1): 100-106.

Qi Y, Luo H, Hu S, et al. 2017. Cell Physiol Biochem, 44(2): 657-670.

Radford E J, Ito M, Shi H, et al. 2014. Science, 345(6198): 1255903.

Rahmati-Ahmadabad S, Broom D R, Ghanbari-Niaki A, et al. 2019. Life Sci, 224: 139-148.

Rideout T C, Movsesian C, Tsai Y T, et al. 2015. J Nutr, 145(8): 1728-1734.

Roseboom T J, Watson E D. 2012. Placenta, 33(Suppl 2): e40-e44.

第 19 章　胎源性高胆固醇血症　▶　301

Salen G, Steiner R D. 2017. J Inherit Metab Dis, 40(6): 771-781.

Santos-Silva A P, Oliveira E, Pinheiro C R, et al. 2011. J Endocrinol, 209(1): 75-84.

Schiano C, Vietri M T, Grimaldi V, et al. 2015. Trends Pharmacol Sci, 36(4): 226-235.

Seal N, Krakower G, Seal J. 2013. JNP-J Nurse Pract, 9(10): 695-705.

Sen S, Simmons R A. 2010. Diabetes, 59(12): 3058-3065.

Seth S, Lewis A J, Saffery R, et al. 2015. Int J Mol Sci, 16(11): 27482-27496.

Shahwan M J, Jairoun A A, Farajallah A, et al. 2019. Diabetol Metab Syndr, 13(4): 2387-2392.

Shang Y, Jia Y, Sun Q, et al. 2015. Anim Reprod Sci, 160: 40-48.

Shen L, Liu Z, Gong J, et al. 2014. Toxicol Appl Pharm, 274(2): 263-273.

Sliwa E, Dobrowolski P, Tatara M R, et al. 2009. J Anim Physiol An N, 93(2): 192-202.

Smith L E, Prendergast A J, Turner P C, et al. 2017. Am J Trop Med Hyg, 96(4): 770-776.

Sohi G, Marchand K, Revesz A, et al. 2011a. Mol Endocrinol, 25(5): 785-798.

Sohi G, Revesz A, Hardy D B. 2011b. Semin Reprod Med, 29(3): 246-256.

Song Y, Liu X, Zhu X, et al. 2016. Sci Rep, 6: 36093.

Spencer J A, Chang T C, Crook D, et al. 1997. Arch Dis Child-Fetal, 76(1): F21-F25.

Straley M E, Togher K L, Nolan A M, et al. 2014. Placenta, 35(8): 533-538.

Stroud L R, Papandonatos G D, Parade S H, et al. 2016. Psychosom Med, 78(9): 979-990.

Succurro E, Arturi F, Grembiale A, et al. 2010. Eur J Endocrinol, 163(1): 75-80.

Sugiyama D, Okamura T, Watanabe M, et al. 2015. J Atheroscler Thromb, 22(1): 95-107.

Szostakwęgierek D, Szamotulska K. 2011. Medycyna Wieku Rozwojowego, 15(3): 203-215.

Tan Y, Liu J, Deng Y, et al. 2012. Toxicol Lett, 214(3): 279-287.

Tetro N, Moushaev S, Rubinchik-Stern M, et al. 2018. Pharm Res-Dordr, 35(4): 71.

Thaeomor A, Tangnoi C, Seanthaweesuk S, et al. 2019. Adv Exp Med Biol, 1155: 415-427.

Tie K, Tan Y, Deng Y, et al. 2016. Reprod Toxicol, 60: 11-20.

Togher K L, Treacy E, O'Keeffe G W, et al. 2017. Psychiat Res, 255: 17-26.

Toop C R, Muhlhausler B S, O'Dea K, et al. 2017. J Physiol, 595(13): 4379-4398.

Tosh D N, Fu Q, Callaway C W, et al. 2010. Am J Physiol-Gastr L, 299(5): G1023-G1029.

Trapani L, Segatto M, Pallottini V. 2012. J Hepatol, 4(6): 184-190.

Valsamakis G, Kanaka-Gantenbein C, Malamitsi-Puchner A, et al. 2006. Ann Ny Acad Sci, 1092: 138-147.

Vega-Bautista A, de la Garza M, Carrero J C. 2019. Int J Mol Sci, 20(19): 4707-4738.

Vickers M H, Gluckman P D, Coveny A H, et al. 2005. Endocrinology, 146(10): 4211-4216.

Walker A R, Walker B F. 1993. Lancet, 341(8857): 1421.

Wang G, He B, Hu W, et al. 2018a. Toxicology, 408: 70-79.

Wang L, Shen L, Ping J, et al. 2014. Toxicol Lett, 224(3): 311-318.

Wang Y, Wu T, Hu D, et al. 2018b. J Lipid Res, 59(1): 58-68.

Watt A J, Garrison W D, Duncan S A. 2003. Hepatology, 37(6): 1249.

Watt A J, Zhao R, Li J, et al. 2007. Bmc Dev Biol, 7(1): 37.

Wiecek A, Kokot F, Strzelczyk P, et al. 1993. Polskie Archiwum Medycyny Wewnętrznej, 90(6): 426-432.

Wiedmeier J E, Joss-Moore L A, Lane R H, et al. 2011. Nutr Rev, 69(2): 76-82.

Woollett L A. 2011. Placenta, 32(Suppl 2): S218-S221.

Wu J, Zhu Y H, Patel S B. 1999. Am J Physiol-Cell Ph, 277(6 Pt 1): E1087-E1094.

Xiong Y W, Zhu H L, Nan Y, et al. 2020. Ecotox Environ Safe, 187: 109879.

Xu D, Luo H W, Hu W, et al. 2018. FASEB J, 32(10): 5563-5576.

Xu D, Wu Y, Liu F, et al. 2012a. Toxicol Appl Pharm, 264(3): 395-403.

Xu D, Zhang B, Liang G, et al. 2012b. PLoS One, 7(9): e44497.

Yao L, Jenkins K, Horn P S, et al. 2007. Biochim Biophys Acta, 1771(11): 1372-1379.

Zhang G H, Zhou J, Huang W, et al. 2018. Toxicol Lett, 296: 31-38.

Zhang G H, Zhou J, Huang W, et al. 2019. Toxicology, 424: 152237.

Zhang L, Shen L, Xu D, et al. 2016. Reprod Toxicol, 65: 236-247.

Zhang Z H, Kang Y M, Yu Y, et al. 2006. Hypertension, 48(1): 127-133.

Zhou J, Zhu C, Luo H, et al. 2019. FASEB J, 33(1): 1110-1123.

Zhu G, Ma F, Wang G, et al. 2018. Food Funct, 9(6): 3509-3522.

Zinkhan E K, Zalla J M, Carpenter J R, et al. 2016. Physiol Rep, 4(13): e12862.

（刘可欣、郭　喻）

第 20 章

胎源性骨质疏松症

摘要：骨质疏松症是一种系统性骨病，其特征是骨量下降、骨的微细结构破坏，表现为骨的脆性增加。骨质疏松症具有胎儿起源，发育初期的骨质状态可影响成年及老年时期骨质疏松症的发生、发展。宫内编程是指在宫内发育时期遭受损伤导致组织结构与功能永久改变的过程。作者团队研究发现，骨局部的肾素-血管紧张素系统与糖皮质激素-胰岛素样生长因子 1 轴参与了孕期不良环境导致成年子代骨质疏松症易感的宫内编程机制，并就此提出了胎源性骨质疏松症的"两种编程"和"两次打击"机制。本章综述了目前关于骨质疏松症胎儿起源的现象及宫内编程机制，可为开展骨质疏松症的早期防治研究提供理论和实验依据。

引　　言

骨质疏松症（osteoporosis）是一种系统性骨病，其特征是骨量下降、骨的微细结构破坏，表现为骨的脆性增加，进而骨折的危险性大为增加。骨折是骨质疏松症的严重后果，可明显降低患者生活质量并给社会带来沉重的经济负担。2001 年权威机构统计显示，我国 60～69 岁老年女性的骨质疏松症发生率高达 50%～70%。据美国卫生与人类服务部估计，到 2020 年骨质疏松症将影响 1000 多万女性（Durnell et al.，2011）。随着骨质疏松症的病因学及疾病发育起源学说的发展，骨质疏松症与生命早期生长发育的关联得到了研究证实，并引起了人们的广泛关注。大量研究提示，骨质疏松症属于代谢综合征，具有胎儿起源。"健康与疾病的发育起源"学说认为，宫内环境对生命发育过程具有持久的、决定性的影响，生命早期关键时间窗的营养不均衡可能会永久影响或"编程"晚期生活中发育和疾病的发生，且孕期不良环境因素已经成为儿童期与成年期骨骼相关疾病的易感因素。大量研究提示，发育初期的骨质状态可影响成年与老年时期骨质疏松症的发生、发展过程。宫内编程（intrauterine programming）是指在宫内发育时期遭受损伤导致组织结构与功能永久改变的过程。这些组织器官功能或基因表达模式的改变通常会从宫内一直维持到成年甚至机体的整个生命过程，进而导致机体成年后的一系列变化。虽然大量研究表明骨质疏松症具有胎儿起源及宫内编程效应，但其具体机制仍不清楚。本章综述了胎源性骨质疏松症的发生、发展过程，并探讨了其宫内编程机制。

20.1 骨质疏松症的研究现状

成人骨质疏松症在全世界范围内具有较高的发病率，已经对社会造成了较大的健康与经济负担。

20.1.1 骨质疏松症的定义及发病现状

骨质疏松症是一种骨量降低和骨组织结构定性变化的现象，这种定量和定性的骨骼改变会引起骨脆性增加，导致骨折发生（Minisola et al.，2017）。骨质疏松症的诊断标准至今仍沿用 1994 年世界卫生组织制定的诊断标准：骨密度值低于健康成人峰值骨量平均值的 2.5 个标准差。成人骨质疏松症因其潜在的破坏性及较高的骨折发生率，成为一个重要的公共卫生问题。流行病学显示，在英国 50 岁以上人群中，约有 50% 的女性和 20% 的男性发生骨质疏松性骨折（Van Staa et al.，2001）；而在我国 50 岁以上的人群中，约有 20.7% 的女性和 14.4% 的男性发生骨质疏松症。骨质疏松症对骨骼的影响是系统性的。研究表明，骨密度低的个体中几乎所有类型骨折的发生风险都高，尤其是髋关节、椎体和前臂远端骨折早已被视为典型的骨质疏松性骨折。髋关节及椎体骨折是骨质疏松症最具破坏性的结果，可造成严重的残疾甚至死亡，导致社会经济负担的增加（Svedbom et al.，2013）。据估计，到 2050 年，美国骨质疏松性骨折的治疗成本将达到每年 200 亿美元；在欧盟，将达到 300 亿美元（Wright et al.，2014）。骨质疏松性骨折发生率在西欧和北美洲呈现增长趋势，近年来亚洲也在逐渐增长（Lau et al.，2009）。由此可见，成人骨质疏松症具有较高的发病率，并且造成了极大的经济负担。

20.1.2 骨质疏松症的主要发生机制

骨质疏松症分为原发性、继发性两类，其中原发性骨质疏松症分为：绝经后骨质疏松症（Ⅰ型）、老年性骨质疏松症（Ⅱ型）和特发性骨质疏松症（包括青少年型）；继发性骨质疏松症是指继发于其他任何疾病、药物及其他因素影响骨代谢而导致的骨质疏松症。成人骨质疏松症的病因、发生机制很多，目前对成人骨质疏松症及其发生机制的认识存在一定的争议。内分泌疾病是导致成人骨质疏松症发病的重要因素，多种内分泌疾病可导致骨质疏松症的发生。其机制是体内各种激素代谢紊乱，某一种激素的缺乏或过量可以通过直接或间接途径影响及调节骨组织骨量的变化，进而引起骨质疏松症的发生。自身免疫性疾病是导致成人骨质疏松症发生的一个重要原因，如类风湿关节炎、系统性红斑狼疮、强直性脊柱炎等，这些疾病与骨质疏松症之间的联系在很久之前就已经被证实了。2000 年，研究者提出了骨免疫学（osteoimmunology）的概念，指出骨骼系统和免疫系统存在交联，骨骼与免疫细胞存在相互作用，免疫失调则可能导致骨代谢异常（Arron and Choi，2000）。其中，T 淋巴细胞、B 淋巴细胞等均能与成骨细胞、破骨细胞相互作用，共同调节骨形成和骨吸收，进而改变骨代谢的方向，最终引起骨质疏松症的发生（Weitzmann，2014）。研究发现，多种炎症疾病如炎症性肠病、囊性纤维化、牙周炎、慢性阻塞性肺疾病等都与骨吸收有关，多种致炎因子如肿瘤坏死因子-α、白细胞介素、干扰素-γ 等均参与骨质疏松症的发生（Tilg et al.，2009）。炎症调节骨吸收主要通过两种机制：①促炎性细胞因子通过受体活化因子及其功能性配体介导破骨细胞功能；②促炎性细胞因子通过调节巨噬细胞集落刺激因子介导破骨细胞发生（Trouvin and Goëb，2010）。此外，成人骨质疏松症的发生也和遗传因素有关。许多基因被证明与成人骨质疏松症的发生密切相关，峰值骨量在人群中的变异有 80% 可以从遗传的角度来解释，基因多态性导致个体在生长发育时不能达到最佳峰值骨量，从而导致骨质疏松症的发生（Mckenna et al.，2004）。

20.2 骨质疏松症的宫内发育起源

随着胎源性疾病研究的深入，早期生长发育对成年后骨质疏松症的影响也受到越来越多的关注。相对于青春期和成年后，生命早期特别是胎儿时期，骨骼发育中骨质累积速率相对更高，这为遗传信息与早期周围环境之间相互作用提供了条件。近年来，多项流行病学调查和实验室研究表明成人骨质疏松症具有宫内发育起源。

20.2.1 流行病学证据

孕期环境对胎儿的发育具有非常重要的影响。不良的孕期环境能从多方面影响子代从宫内至出生后的器官发育和机体功能，其中胎儿低出生体重是一个非常典型的表现。针对生命早期环境与骨质疏松症易感性之间的联系，最早在一项纳入 1968～1969 年出生于英国巴斯的 21 岁女性的流行病学研究中提出（Cooper et al.，1995）。研究发现，独立于成年体重及体重指数因素，女婴 1 岁体重与成年腰椎、股骨颈骨矿物质含量具有显著的统计学关联。一份对英国赫特福德郡年龄在 65～75 岁的老年人的队列研究显示：出生体重和人群骨矿物质含量呈正相关关系，且与男性骨矿物质密度具有显著正相关关系（Louey et al.，2005）。在排除了成人生活方式的干扰，如运动、钙摄入、吸烟、饮酒等后，这一关联仍然存在。

随后，在美国、澳大利亚、瑞典、新西兰等国的流行病学调查中也确证了这一发现（Harlay，1978），出生体重和成年后骨矿物质含量和骨矿物质密度呈正相关关系。其他来自母亲-子孙的流行病学调查研究表明，在调整出生后性别和胎龄之后，新生儿骨量与出生体重、出生长度和胎盘重量呈显著正相关关系。Antoniades 等（2003）对一份 445 例同卵和 966 例异卵平均年龄 47.5 岁的白种人女性双胞胎的研究发现，成年股骨颈、腰椎骨矿物质含量及骨矿物质密度与出生体重呈明显的正相关关系，提示即使在基因方面有高度的一致性，出生体重的不同仍能影响成年的骨量，表明出生体重可影响骨生长发育，并且这种影响可持续到成年，且这种影响是不基于 DNA 序列改变的。这些流行病学调查均表明，成人骨质疏松症具有宫内发育起源。

20.2.2 临床与基础实验室研究

近年来，多项实验室研究也证明成人骨质疏松症具有宫内发育起源。有研究者通过对新生儿骨矿物质含量及骨矿物质密度的测量[双能 X 射线吸收法（dual energy X-ray absorptiometry，DXA）]及其母亲的生活习惯等研究发现，孕期母亲吸烟或能量摄入不足都可影响新生儿的骨矿物质含量（Godfrey et al.，2001），孕期吸烟孕妇的新生儿骨矿物质含量较未吸烟孕妇的新生儿降低 11%。一项 841 例更大样本量的研究也证实了上述结论（Harvey et al.，2010）。此外，较多临床研究也证明成人骨质疏松症具有宫内发育起源。孕晚期母体活性维生素 D 低水平导致子代 9 岁时全身及腰椎骨矿物质含量下降；孕妇维生素 D 水平显著影响子代新生儿期与儿童期骨矿物质密度（Harvey et al.，2010）；研究表明，孕期孕妇维生素 D 缺乏也存在新生儿期与儿童期骨矿物密度降低的现象（Ioannou et al.，2012）。在动物水平，也有很多实验研究证明成人骨质疏松症具有宫内发育起源。例如，大鼠孕期乙醇暴露会影响胎鼠骨骼发育，特别是对子代骨骼的骨化过程有显著影响，其生长板在组织形态学上有明显变化（Snow and Keiver，2007）。孕鼠蛋白摄食限制后，其子代成年后的骨矿物质含量下降（Mehta et al.，2002）。以上研究均说明，生命早期环境对个体后期骨骼发育存在长远的影响，骨质疏松症具有宫内发育起源。

20.3 胎源性骨质疏松症的宫内发生机制

孕期不良环境主要包括外源环境因素和母体健康因素（Dupont et al.，2012）。孕期外源环境主要包括外源物暴露和微生物感染等，而孕期母体环境主要指母体的营养状况和疾病状态。研究表明，孕期不良环境会显著影响骨的发育过程，而骨的发育过程涉及多个环节，主要包括成骨分化与血管生成两个过程。

20.3.1　孕期不良环境下成骨分化改变

成骨细胞是人体骨组织的重要组成成分，也是参与骨形成的主要功能细胞，在骨生长发育及骨量维持方面扮演着关键角色。它来源于具有多向分化潜能的骨髓间充质干细胞，在成骨定向分化中，骨髓间充质干细胞先分化为成骨祖细胞，继而迁移至骨表面进一步分化成熟为成骨细胞（Valenti et al.，2018）。成骨分化受到包括孕期不良环境在内的多种因素影响，可导致骨发育不良以及多种骨疾病的发生（Reis et al.，2015）。有研究发现，孕期咖啡因摄入会导致子代大鼠骨发育不良，表现为骨量降低。他们进一步通过用咖啡因处理骨髓间充质干细胞，证明了孕期咖啡因暴露会导致成骨分化抑制（Reis et al.，2016）。作者团队的前期研究也发现，孕期不良环境会抑制成骨分化。以孕期地塞米松暴露为例，孕期地塞米松暴露会导致子代出生前后骨表面成骨细胞数量减少以及成骨分化标志基因表达降低；进一步通过细胞实验证明，地塞米松主要是通过抑制成骨分化进而导致成骨细胞数量减少的（Xiao et al.，2018）。以上研究均提示，孕期不良环境下成骨细胞的分化形成过程受到显著影响，这可能是胎源性骨质疏松症发生的重要原因之一。

20.3.2　孕期不良环境下骨内血管形成改变

骨内血管形成对骨发育至关重要。骨是高度血管化的组织，骨代谢的平衡依赖血管和骨细胞之间相互作用。在骨发育的软骨内成骨过程中，血管会侵入终末分化的软骨细胞中，并带入诸如成骨祖细胞和破骨祖细胞等。然而，随着生长发育的进行，上述祖细胞会在成骨区域分化成熟并发挥其生理作用，促进长骨的生长及发育。成年后，血管可持续为骨组织提供祖细胞，骨组织局部血管化程度与骨量呈正相关关系，而足够数量的成熟成骨细胞也是维持骨量的重要保障。抑制发育过程中骨内血管形成会给骨发育造成较大影响。低氧诱导因子是一种重要的低氧调控因子，在骨形成、骨重建和骨代谢平衡中发挥重要作用。低氧诱导因子在成熟的成骨细胞中高表达，通过抑制 von Hippel-Lindau 基因的表达而增加血管形成和骨形成，敲除低氧诱导因子基因的小鼠骨量和骨密度均降低（Jin et al.，2015）。表皮生长因子 7（epidermal growth factor 7，EGF7）是表皮生长因子家族中的一员，其主要在内皮细胞表达，并通过自分泌起作用促进内皮细胞的活性，从而促进血管形成（Chim et al.，2015）。EGF7 基因敲除后，其血管形成受到抑制，同时骨发育受到明显影响。近期，作者团队研究发现，孕期地塞米松暴露会导致骨内 CD31^{hi}Emcn^{hi} 血管数量减少，同时伴随着骨发育的异常（Shangguan et al.，2021）。这表明，孕期不良环境下骨内血管形成会受到抑制，并由此抑制骨发育过程。

20.4 胎源性骨质疏松症的"两种编程"和"两次打击"机制

尽管大量研究已明确证实成人骨质疏松症具有宫内发育起源，然而其具体的发生机制至今仍无定论。胎儿起源的成人骨质疏松症的机制存在多种假说，如"节俭表型"假说、"营养编程"假说和"代谢编程"假说等。目前最为认可的是"宫内内分泌发育编程"假说（Xita and Tsatsoulis，2010），即宫内不良环境会引起胎儿多种内分泌轴或系统，如糖皮质激素-胰岛素样生长因子 1（glucocorticoid-insulin-like growth factor 1，GC-IGF1）轴、肾素-血管紧张素系统（renin-angiotensin system，RAS）等的功能变化，最终引起成年骨质疏松症易感。作者团队结合前期研究，提出了胎源性骨质疏松症发生的"两种编程"和"两次打击"机制。

20.4.1 胎源性骨质疏松症的"两种编程"机制

"宫内编程"是指发育早期的损伤引起的组织形态和功能永久性改变的过程。这些组织和器官功能基因表达模式的变化通常从发育期持续至成人甚至整个生命过程。已知宫内基础糖皮质激素水平是调节胎儿组织形态和功能成熟的关键，但过高浓度的糖皮质激素暴露可引起胎儿发育异常（Fowden et al.，1998）。作者团队的前期研究表明，在孕期外源物（咖啡因、尼古丁、乙醇）暴露下，胎盘 1/2 型 11β-羟类固醇脱氢酶表达比升高，胎盘屏障打开，引起胎儿母源性糖皮质激素过暴露（Xu et al.，2012；Zhou et al.，2018；Yu et al.，2018）。而这种母源性高糖皮质激素介导了包括胎源性骨质疏松症在内的多种胎源性疾病的发生。

20.4.1.1 肾素血管紧张素系统编程机制

RAS 是人体内重要的体液调节系统。全身 RAS 主要通过旁分泌和（或）自分泌方式，影响心血管活动并参与机体血压系统的调控。传统观念认为，RAS 是以血管紧张素 Ⅱ（angiotensin，Ang Ⅱ）为终末激素的级联反应系统，Ang Ⅱ 存在于整个循环系统而作用于靶组织，调节水盐平衡以及心血管状态。然而大量的研究表明，RAS 组分可在大多数组织（如脑、心脏、肾、骨骼及血管等）中生成，即各组织器官存在局部 RAS（Zhang et al.，2014a）。骨组织局部的 RAS 可对骨骼的生长发育及骨代谢进行调控。近年来的研究表明，孕期不良因素（如营养限制、糖皮质激素过暴露、咖啡因及尼古丁暴露）等均可导致 RAS 发生变化，从而使子代出生后对某些疾病易感性增加。

成骨细胞主要通过分泌骨基质参与骨形成，也参与调节破骨细胞的分化与成熟。成骨细胞的分化和成熟过程受到多种细胞因子的调节，如 Runt 相关转录因子 2（Runt-related transcription factor 2，Runx2）、骨钙素、骨形态发生蛋白等（Rahman et al.，2015）。研究发现，过度激活的骨局部 RAS 可致骨形成减少、骨量降低，从整体水平阐明了骨组织局部 RAS 过度激活是骨质疏松症的重要发生机制之一（Zhang et al.，2014b）。进一步研究发现，Ang Ⅱ可通过结合于前成骨细胞和大鼠骨肉瘤细胞系（ROS17/2.8）表面的 AT1R 抑制 Runx2 及骨钙素表达，从而影响其分化和成熟，由此从细胞水平证实了骨组织局部 RAS 过度激活可影响成骨细胞分化和成熟，导致骨基质合成及矿化减少，诱发骨质疏松症（Nakai et al.，2015）。局部 RAS 除了影响细胞分化和成熟以外，还可参与氧化应激、细胞凋亡等过程。骨组织局部 RAS 是否可通过氧化应激直接损伤成骨细胞而影响骨代谢仍不得而知。最近有研究者提出，氧化应激反应增强可能是老年性骨质疏松症的发病机制之一（Hendrickx et al.，2015）。流行病学调查也发现，人体内活性氧含量随着年龄增长而不断增加，而动物实验也证实了活性氧会严重危害成骨细胞、破骨细胞及骨细胞的正常生理活动，导致骨代谢失衡（Callaway and Jiang，2015）。进一步研究表明，Ang Ⅱ可使成骨细胞线粒体中活性氧、超氧化物水平升高，从而降低呼吸酶复合物、ATP 水平，直接损伤成骨细胞线粒体，导致成骨细胞凋亡（Yong et al.，2014）。由此得知，过度激活的骨组织局部 RAS 对成骨细胞的影响主要是通过 RAS 经典途径（即 ACE-Ang Ⅱ-AT1R 轴）来抑制成骨细胞分化和成熟的，或通过氧化应激反应直接损伤成骨细胞，导致骨形成减少和骨质疏松症发生。作者团队研究认为，RAS 参与了胎源性骨质疏松症的第一种宫内编程机制。

糖皮质激素对 RAS 存在影响，糖皮质激素可以促进脂肪细胞、肾小管细胞和心肌成纤维细胞中的血管紧张素原的基因转录和释放，在血管平滑肌细胞中则促进其下游受体 AT1R 的表达。有研究发现，在孕期倍他米松暴露的胎羊模型中，脑脊液中的 ACE 表达上调（Wilson et al.，2014），提示孕期外源物暴露所致的宫内高糖皮质激素可调控胎儿组织局部 RAS 的表达。作者团队近期的研究发现，孕期外源物（咖啡因、地塞米松、乙醇、尼古丁）暴露下，胎鼠长骨发育不良，出生后子代大鼠峰值骨量显著降低，呈现骨质疏松症易感（Wu et al.，2020；Xiao et al.，2019，2018；Wen et al.，2019；Shangguan et al.，2018；，2017），由此证实成年骨质疏松症存在宫内发育起源。在这些动物模型当中，胎血内源性或外源性糖皮质激素水平均升高，骨局部 RAS 呈现激活状态，主要表现为 ACE 高表达、Ang Ⅱ含量增加和 AT2R 表达降低，成骨分化受到抑制，且出生后骨组织局部 RAS 持续激活。这表明，孕期不良环境可能通过激活骨组织局部 RAS 导致成骨分化持续抑制，最终引起子代大鼠峰值骨量降低，成年后骨质疏松症易感。作者团队还发现，孕期地塞米松暴露可通过糖皮质激素受体（glucocorticoid receptor，GR）、CCAAT 增强子结合蛋白 α（CCAAT enhancer binding protein α，C/EBPα）招募表观遗传酶 CBP/p300 介导子代骨组织局部 ACE 的基因启动子区组蛋白乙酰化水平增加，进而使 RAS 在骨组织局部持续激活，子代大鼠骨量降低（Xiao et al.，2018）。

20.4.1.2　GC-IGF1 轴编程机制

IGF1 信号通路是机体内分泌调节系统的核心，参与调节出生前后各组织细胞的增殖、分化及代谢过程。IGF1 是胎儿发育时期诱导干细胞富集和功能分化的重要因子，在各器官发生、结构与功能分化中起着重要作用（Magner et al.，2013）。在骨组织中，IGF1 可通过其下游通路促进成骨细胞的分化与增殖，从而促进骨重建并维持峰值骨量。宫内时期，肝 IGF1 表达水平直接决定着胎儿出生体重、器官结构与功能发育（Magner et al.，2013）。大量研究证实，宫内发育迟缓（intrauterine growth retardation，IUGR）胎儿的血、肝组织 IGF1 水平是降低的，而出生后的追赶性生长过程中常伴随着血、肝组织 IGF1 水平的升高（Kamei et al.，2011）。

研究表明，高水平糖皮质激素可抑制多种组织、细胞内的 IGF1 表达。作者团队研究发现（Shangguan et al.，2018；Xu et al.，2015；Huang et al.，2015），孕期外源物（咖啡因、尼古丁、乙醇）暴露下，胎血皮质酮水平升高，而与此相对应的血和肝 IGF1 水平降低；子代出生后，在正常饮食下血皮质酮水平降低的同时，肝 IGF1 表达增加；子代出生后在高脂饮食下，血皮质酮水平的降低和肝 IGF1 表达的增加更为明显。这种血糖皮质激素水平和肝组织 IGF1 表达之间的负向变化，提示机体血糖皮质激素与多组织（主要是肝）IGF1 之间的负性调控机制可能存在轴向关系，即 GC-IGF1 轴编程。进一步研究发现，GC-IGF1 轴可能是机体多器官（包括长骨等）发育与成熟的代偿调控轴，介导了孕期不良环境下的胎儿代谢率适应性降低和出生后的追赶作用。孕期外源物暴露下的宫内高糖皮质激素可导致骨局部 IGF1 信号通路抑制，从而影响成骨分化；出生后糖皮质激素活化系统灭活而 IGF1 信号通路高表达，则促进成骨细胞的早期分化，引起骨长度的追赶性生长，而骨量却处于一个相对发育不足的状态，最终导致成年骨质疏松症的易感性增加（Shangguan et al.，2018）。

20.4.2　胎源性骨质疏松症的"两次打击"机制

虽然 RAS 和 GC-IGF1 轴在胎源性骨质疏松症的发生过程中发挥了至关重要的作用，但影响胎源性骨质疏松症的其他因素仍存在，这些影响因素也是作者团队后期仍需探究的。除 RAS 和 GC-IGF1 轴之外，宫内不良环境仍会引起胎儿多种内分泌轴，包括下丘脑-垂体-肾上腺（hypothalamic-pituitary-adrenal，HPA）轴、瘦素相关内分泌轴等的功能变化，这些变化也会对胎源性骨质疏松症的发生造成影响。HPA 轴宫内发育编程改变对胎儿生长发育及出生后代谢功能有着极为重要的影响。HPA 轴是机体促成代谢改变和应答应激反应的关键神经内分泌轴，易受胎儿发育期间不利环境的永久性影响（Nyberg，2013）。HPA 轴是机体促进代谢改变和应答应激反应的关键神经内分泌轴。诸多研究表明，不良宫内环境对胎儿 HPA 轴的影响主要表现在出生后 HPA 轴的低基础活性（Zhao et al.，2015）。

　　孕期不良环境可能通过引起母体的生理与病理变化，间接影响胎儿多个内分泌系统，从而影响胎儿的生长发育。表皮生长因子受体（epidermal growth factor receptor，EGFR）属于受体酪氨酸激酶家族，EGFR 及其配体可作用于全身多种器官而发挥多种不同的功能，包括促进或抑制细胞增殖、分化、运动和生存。EGFR 系统在骨生物学和病理学中也起着重要作用。EGFR 表达缺陷的胎鼠长骨初级骨化中心缩短并伴有软骨生长板肥大带增宽，表明 EGFR 信号可能参与调控软骨内成骨过程中肥大软骨细胞的终末分化。作者团队的系列动物实验和离体细胞实验均证实，孕期咖啡因或地塞米松暴露可致雌性胎鼠长骨软骨内成骨发育迟缓，其发生机制与宫内胎血高浓度皮质酮激活 Mig-6 表达、抑制 EGFR 信号及细胞凋亡，导致软骨细胞终末分化不良及凋亡减弱有关（Shangguan et al.，2017；Zhang et al.，2016）。破骨细胞也参与了骨发育过程，抑制破骨细胞的发生及分化均可抑制软骨内成骨过程，从而影响骨发育。作者团队还发现，孕期尼古丁暴露可以抑制破骨细胞的发生，导致软骨内成骨障碍，而当给予尼古丁受体抑制剂后上述作用可以被逆转（Hu et al.，2018）。胎儿生长板软骨局部骨保护素是破骨细胞分化的一种重要细胞因子，作者团队发现孕期乙醇暴露可以抑制骨保护素的表达，从而抑制骨-软骨界面破骨细胞的分化，进一步影响子代软骨内成骨过程，最终导致长骨发育不良（Pan et al.，2016）。当然，就目前而言，胎源性骨质疏松症的发生机制仍未完全明确，有许多影响因素尚未被发现。

　　"节俭表型"假说最早由 Barker 和 Hales 提出。该假说认为，胎儿早期遭遇营养不良时，为适应不利的宫内环境，会在短期内作出有利于自己的代偿性适应，而这些适应性改变为永久的"编程"，其编程结果导致胎儿体积变小以及某些重要器官结构与功能改变。Vaag 也指出，胎儿在发育过程中，当遇到不利的生长情况（如营养不良）时，为了维持其生存和发育，会改变自身的新陈代谢过程，将有限的能量进行重新分配，限制次要器官的能量消耗，以确保关键器官（如脑和肝）的发育，即胎儿变得"节俭"，这种改变会持续很长时间甚至是永久性的。鉴于上述，"节俭表型"是胎儿对孕期不良环境作出的一种主动性且涉及全身多器官的改变，这种改变主要是为了维持其生存，帮助其度过危险期，且多组织器官结构与功能出现差异性发育。例如，重要器官如肝的胆固醇和甘油三酯合成功能增强，而一些次要器官（如关节软骨、肾）均出现不同程度的发育抑制及功能障碍（Tie et al.，2016），而长骨作为非重要器官，在宫内不良环境下的发育是抑制的。然而，当成年后发生"第二次打击"时，如绝经后及饮食维生素 D 缺乏等，这些因素将进一步影响骨代谢，诱导和加速成年骨质疏松症的发生，最终导致胎源性骨质疏松症的发生。

综述文献及作者团队的创新性系列研究，证实孕期外源物暴露子代大鼠成年后骨质疏松症发生存在"两种编程"和"两次打击"机制（图 20-1）："第一种编程"为宫内高糖皮质激素所致骨组织局部 RAS 的持续激活及成骨抑制；"第二种编程"为长骨 GC-IGF1 轴编程所致的宫内骨发育抑制而出生后追赶性生长，后一种编程形式在出生后亦不能全方位地代偿"节俭表型"所带来的骨发育不良。孕期外源物暴露构成了对长骨的"第一次打击"，其通过"两种编程"机制形成了IUGR 个体出生后骨质疏松症易感的基础。成年后的"第二次打击"（如去势诱导老年模型），可诱导和加速骨质疏松症的到来。作者团队提出的"两种编程"与"两次打击"机制，为胎源性骨质疏松症的研究提供了新进展，为更好地解析此类问题提供了新思路。

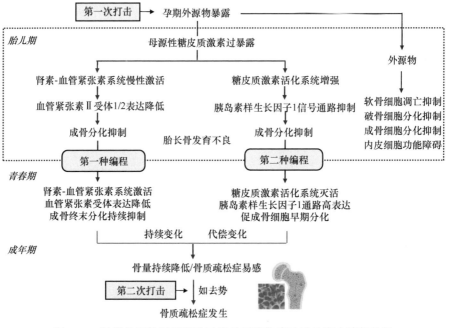

图 20-1 孕期外源物暴露所致子代骨质疏松症易感的宫内编程机制

20.5 表观遗传修饰在胎源性骨质疏松症发生中的作用

表观遗传修饰是指 DNA 甲基化、组蛋白修饰和非编码 RNA 等对基因表达的调节，这种调节不依赖基因序列的改变而且可以遗传。越来越多的研究证实，表观遗传修饰在宫内编程中发挥了重要作用。表观遗传学因素有助于维持机体内环境稳定及正常生理功能的发挥，但表观遗传调控机制对宫内不良环境是非常敏感的。表观遗传修饰异常是孕期毒性物质暴露所致胎儿生长发育相关基因表观遗传修饰改变，能够永久性改变出生后的表型。尽管宫内不良环境暴露所致表观遗传修饰改变多有证实，但其潜在的机制仍然不明。

20.5.1　DNA 甲基化与胎源性骨质疏松症

DNA 甲基化是基因转录调控的关键方式。目前普遍认为，DNA 序列的高甲基化状态与基因表达抑制相关联。高度甲基化的基因启动子区通常由于转录因子的结合障碍，或甲基-CpG 结合蛋白的募集，甲基-CpG 结合蛋白又附着于染色质修饰复合物，随后引起染色质凝聚、基因沉默。孕期不良环境可能会对 DNA 序列的甲基化状态造成影响，而 DNA 的甲基化状态对基因表达至关重要。目前关于 DNA 甲基化与胎源性骨质疏松症相关性的研究并不是很多，但有报道称 DNA 甲基化可以影响间充质干细胞向成骨细胞分化，从而影响骨的发育。间充质干细胞向成骨细胞分化是骨发育的一个重要过程，而在间充质干细胞的成骨分化过程中，DNA 甲基化和去甲基化参与调节多种相关基因的表达。在间充质干细胞向特定表型分化时，相应组织的特异性基因表达上调，并伴随着其他分化方向基因的沉默，从而抑制不和谐表型的表达，同时与间充质干细胞多向分化能力相关的基因表达也发生下调，这对维护间充质干细胞正常分化功能具有重要意义。具体到成骨分化过程，DNA 去甲基化参与调控的成骨标志基因发生高表达，并与 DNA 序列发生去甲基化相一致（Delgado-Calle et al.，2012）。在脂肪间充质干细胞成骨诱导过程中，可以检测到成骨特异性基因 *Runx2*、*Bglap* 和 *Osterix* 的表达均发生上调，DNA 甲基化测序进一步证实 *Runx2*、*Bglap* 和 *Osterix* 基因的启动子区 DNA 甲基化水平明显降低，基因的甲基化水平与其表达呈明显的相关性；抑制 DNA 去甲基化酶的作用后，这些基因的表达随之发生逆转，由此可以推断，*Runx2*、*Bglap* 和 *Osterix* 在脂肪间充质干细胞的成骨分化过程中的表达主要受到 DNA 甲基化机制的调控（Zhang et al.，2011）。

20.5.2　组蛋白修饰与胎源性骨质疏松症

组蛋白上的很多氨基酸可以通过各种翻译后的可逆共价修饰，包括甲基化、乙酰化、磷酸化和泛素化等，形成理论上数目繁多的特定"组蛋白密码（histone code）"，来形成"开放"或"关闭"的局部染色质结构，或是决定何种蛋白结合到特定 DNA 区域，从而调节多种 DNA 功能。孕期不良环境可导致胎儿骨发育相关基因的表观遗传修饰改变，这种宫内编程介导的表观遗传修饰改变可延续至出生后，从而影响成年子代的基因表达及骨发育。作者团队的研究表明，孕期地塞米松暴露可通过 GR、C/EBPα 招募表观遗传酶 CBP/p300 介导子代骨组织局部 ACE 的基因启动子区乙酰化水平增加，进而使骨组织局部 RAS 持续激活、骨量降低。还有研究表明，IUGR 动物 *IGF1* 基因启动子区存在组蛋白甲基化修饰，这些表观遗传修饰改变与 IGF1 宫内编程、成年后代谢性疾病的发生存在良好的相关性。而孕期不良环境导致体内低 IGF1 水平与成年子代骨质疏松症的发生密切相关。对于 IUGR 子代，组蛋白甲基化修饰可能使肝 IGF1 表达受阻，从而使外周血 IGF1 浓度降低，而低浓度的 IGF1 阻碍了胎鼠生长板软骨的正常发育，最终可能导致胎源性骨质疏松症的发生。

20.5.3 非编码 RNA 与胎源性骨质疏松症

非编码 RNA 是基因转录产生且不编码蛋白质的 RNA，包括微 RNA（miRNA）和长链非编码 RNA（long non-coding RNA，lncRNA）在内的多种 RNA，在转录及转录后水平对基因表达起调控作用。发育时期，非编码 RNA 对骨发育的调控可能介导了胎源性骨质疏松症的发生。非编码 RNA 在成骨细胞分化过程中具有极其重要的作用。miR-20a 是 miR-17-92 簇中的一种，其核苷酸序列在脊椎动物中高度保守且在组织和器官发育中至关重要。研究发现，miR-20a 在人骨髓源间充质干细胞诱导分化为骨细胞的过程中表达上调，高表达的 miR-20a 能显著促进间充质干细胞的成骨分化，其作用机制与 Runx2 信号通路有关（Santos，2016）。miR-210 可以通过下调 AcvR1b 蛋白的表达，从而抑制转化生长因子 β（transforming growth factor β，TGF-β）信号通路，促进骨髓间充质干细胞的成骨分化过程（Vallabhaneni et al.，2016）。通过构建小鼠成骨细胞小分子 RNA 的 cDNA 文库，从中发现了一个新的 miRNA，提交 miRBase 数据库后命名为 miR-2861，并在随后的研究中发现，miR-2861 可以通过靶向作用于组蛋白脱乙酰酶 *HDAC5* 基因来发挥对骨髓间充质干细胞成骨分化的正向调控作用。

20.5.4 表观遗传修饰介导胎源性骨质疏松症易感的多代遗传

多代遗传是指在没有直接环境暴露的情况下，表观遗传标志和表型仍能向后代遗传（Skinner，2016）。研究提示，孕期不良环境不仅可导致胎源性骨质疏松症的发生，甚至还可以导致包括胎源性骨质疏松症在内的多种胎源性疾病的多代遗传。Frantz 等（2011）发现，孕期低蛋白饮食可导致子代胰腺发育和葡萄糖代谢出现异常，并有多代遗传效应，在其子代以及孙代中仍然存在类似的异常改变。

此外，孕期锌缺乏可导致子代免疫功能抑制并可遗传至第三代（Beach et al.，1982）。胎源性骨质疏松症也可能存在多代遗传现象，作者团队在孕期地塞米松暴露的第二代中仍然观察到了长骨发育不良以及峰值骨量降低的现象（Xiao et al.，2018），这些变化甚至可延续到第三代（Han et al.，2022）。而在胎源性疾病的跨代遗传过程中，表观遗传修饰在其中发挥了重要作用。妊娠和出生后早期环境可能导致后代特异性基因的表观遗传变化，这些变化可以持续到成年，甚至下一代（Rando et al.，2016）。糖尿病孕妇的子代甚至孙代也表现出类似的代谢综合征表型，这与卵母细胞的表观遗传修饰改变有关（Ge et al.，2014）。与此类似，作者团队也发现，在孕期地塞米松暴露的子代以及曾孙代中均存在骨质疏松症易感的现象，同时伴随着卵母细胞内 miR-98-3p 的表达异常（Han et al.，2022）。提示，胎源性骨质疏松症具有多代遗传现象，其可能与表观遗传修饰作用有关。然而，目前关于胎源性骨质疏松症的多代遗传报道仍较少，其具体原因和机制如今尚未有详细的解释和报道，有待进一步研究。

20.6　研　究　展　望

随着遗传学的飞速发展，疾病的发生与发展越来越多地被归因于基因遗传和胚胎时期生长发育。追溯疾病的宫内发育起源，骨质疏松症也不例外。传统观点关注骨质疏松症，主要是由于钙和维生素 D 吸收不良、老年废用性及激素水平变化，因而传统治疗策略是老年时期补充钙剂、激素替代治疗等。由于这些治疗都始于疾病进展后期，因而治疗效果不尽如人意。近年来，由于对胎源性疾病研究的深入，"宫内编程"的概念逐渐被接受（Tain et al.，2017）。由于导致宫内编程改变的不良环境通常是多因素的，因此从动物模型中识别常见的再编程策略，可成为胎源性疾病基础研究成果向临床实践或应用转化的方法。基于孕期有害环境因子的评估开展胎源性骨质疏松症的一级、二级预防，阐明胎源性骨质疏松症的宫内编程机制，寻找其生物标志物，可以在疾病发生的早期甚至病理过程尚未发生时就采取相应措施加以预防。这对于骨质疏松症的防治是革命性的，必然会产生深刻的医学意义、深远的社会意义以及巨大的经济价值。

参　考　文　献

Antoniades L，MacGregor A J, Andrew T, et al. 2003. Rheumatology(Oxford), 42(6): 791-796.

Arron J R, Choi Y. 2000. Nature, 408: 535-536.

Beach R S, Gershwin M E, Hurley L S, et al. 1982. Science, 218(4571): 469-471.

Callaway D A, Jiang J X. 2015. J Bone Miner Metab, 33(4): 359-370.

Chim S M, Kuek V, Chow S T, et al. 2015. J Cell Physiol, 230(1): 82-94.

Cooper C, Cawley M, Bhalla A, et al. 1995. J Bone Miner Res, 10(6): 940-947.

Delgado-Calle J, Sañudo C, Bolado A, et al. 2012. J Bone Miner Metab, 27(4): 926-937.

Dupont C, Cordier A G, Junien C, et al. 2012. Theriogenology, 78(7): 1405-1414.

Durnell S K, Kristi R, Rachel N. 2011. J Midwi Women's Heal, 56(6): 615-627.

Fowden A L, Li J, Forhead A J, et al. 1998. Proc Nutr Soc, 57(1): 113-122.

Frantz E D, Aguila M B, Pinheiro-Mulder A R, et al. 2011. Mech Ageing Dev, 132(3): 110-116.

Ge Z J, Zhang C L, Schatten H, et al. 2014. Biol Reprod, 90(6): 139.

Godfrey K, Walker-Bone K, Robinson S, et al. 2001. J Bone Miner Metab, 16(9): 694-703.

Han H, Xiao H, Wu Z, et al. 2022. Exp Mol Med, 54(3): 298-308.

Harlay, A. 1978. Linfirmiere Francaise, 61(200): 17-18.

Harvey N C, Javaid M K, Arden N K, et al. 2010. J Dev Orig Health Dis, 1(1): 35-41.

Hendrickx G, Boudin E, Van H W. 2015. Nat Rev Rheumatol, 11(8): 462-474.

Hu H, Zhao X, Ma J, et al. 2018. Toxicol Lett, 12(7): 295-301.

Huang H G, He Z, Zhu C Y, et al. 2015. Toxicol Appl Pharmacol, 28(8): 84-94

Ioannou C, Javaid M K, Mahon P, et al. 2012. J Clin Endocrinol Metab, 97(11): 207-221.

Jin S, Yan Z, Yang T, et al. 2015. Vitro Cell Dev Biol Anim, 51(8): 808-814.

Kamei H, Ding Y, Kajimura S, et al. 2011. Development, 138(4): 777-786.

Lau M, Jurgens J, Farrell R, et al. 2009. Proc Natl Acad Sci, 107(3): 1254.

Liu Y, Liu W, Hu C, et al. 2011. Stem Cells, 29(11): 804-816.

Louey S, Cock M L, Harding R. 2005. J Reprod Dev, 51(1): 59-68.

Magner N L, Jung Y, Wu J, et al. 2013. Stem Cells, 31(10): 295-310.

McKenna M J, Nguyen-Huynh A T, Kristiansen A G. 2004. Otol Neurotol, 25(4): 447-450.

Mehta G, Roach H I, Langley-Evans S. 2002. Calcif Tissue Int, 71(6): 493-498.

Minisola S, Cipriani C, Occhiuto M, et al. 2017. Inter Emer Med, (1-2): 1-7.

Nakai K, Kawato T, Morita T, et al. 2015. Arch Med Sci, 11(3): 628-637.

Nyberg C H. 2013. Brain Development, 102(2): 33-50.

Pan Z, Zhang X, Shangguan Y, et al. 2016. Toxicol Appl Pharmacol, 305: 234-241.

Radford E J, Ito M, Shi H, et al. 2014. Science, 345(6198): 495-503.

Rahman M S, Akhtar N, Jamil H M, et al. 2015. Bone Res, 3: 15005.

Rando O J. 2016. Cold Spring Harb Perspect Med, 6(5): 222-233.

Reis A M S, Ocarino N D M, Boeloni J N, et al. 2016. Connect Tis Res, 57(2): 131-145.

Reis A, Ribeiro L, Ocarino N, et al. 2015. BMC Muscul Disord, 16: 10.

Santos M C M M. 2016. Development, 22(3): 223-245.

Shangguan Y F, Wen Y X, Tan Y, et al. 2018. Am J Pathol, 9(12): 158-188.

Shangguan Y F, Wu Z X, Xie X K, et al. 2021. Biochem Pharmacol, 185: 114414.

Shangguan Y, Jiang H, Pan Z, et al. 2017. Cell Death Dis, 8(10): 157-168.

Skinner M K. 2016. Nat Rev Endocrinol, 12(2): 68-70.

Snow M E, Keiver K. 2007. Bone, 41(2): 181-187.

Svedbom A, Hernlund E, Ivergard M, et al. 2013. Arch Osteop, 4(2): 8-18.

Tain Y L, Huang L T, Hsu C N. 2017. Inter J Molecul Sci, 18(2): 426-433.

Tie K, Zhang X, Tan Y, et al. 2016. FASEB J, 30(2): 785-799.

Tilg H, Moschen A R, Kaser A. 2009. Gut, 57(5): 684-694.

Trouvin A P, Goëb V. 2010. Clin Interv Aging, 19(5): 345-354.

Vaag A A, Grunnet L G, Arora G P, et al. 2012. Diabetologia, 55(8): 285-295.

Valenti M T, Dalle C L, Mottes M, 2018. Inter J Molecul Med, 41(5): 450-460.

Vallabhaneni K C, Hassler M Y, Abraham A, et al. 2016. PLoS One, 11(11): 365-422.

Van Staa T, Abenhaim L, Leufkens H, et al. 2001. J Clin Epidemiol, 47(2): 183-189.

Weitzmann M N. 2014. Curr Opin Endocrinol Diabetes Obes, 21(6): 461-467.

Wen Y X, Shangguan Y F, Pan Z Q, et al. 2019. Toxicol Appl Pharmacol, 363: 1-10.

Wilson B, Marshall A, Pirro N, et al. 2014. FASEB J, 28(8): 422-438.

Wright N C, Looker A C, Saag K G, et al. 2014. J Bone Miner Metab, 29(11): 520-526.

Wu Z X, Pan Z Q, Wen Y X, et al. 2020. Food Chem Toxicol, 136: 111083.

Xiao H, Wen Y X, Pan Z Q, et al. 2019. FASEB J, 33(11): 12972-12982.

Xiao H, Wen Y, Pan Z, et al. 2018. Cell Death Dis, 9(6): 638.

Xita N, Tsatsoulis A. 2010. Ann N Y Acad Sc, 1205: 148-155.

Xu D, Bai J, Zhang L, et al. 2015. Toxicol Res, 4(1): 112-120.

Xu D, Zhang B J, Liang G, et al. 2012. PLoS One, 7(9): e44497.

Yong L, Shen G, Chen Y, et al. 2014. Biochem Bioph Res Co, 455(1-2): 113-118.

Yu L T, Zhou J, Zhang G H, et al. 2018. Toxicol Appl Pharmacol, 352: 77-86.

Zhang R P, Shao J Z, Xiang L X. 2011. J Biolog Chem, 286(47): 483-494.

Zhang X, Shang-Guan Y, Ma J, et al. 2016. Bri J Pharmacol, 173(14): 250-253.

Zhang Y, Wang K, Song Q, et al. 2014a. Molecul Med Rep, 9(9): 128-134.

Zhang Y, Wang K, Zheng J, et al. 2014b. Endocrine, 47(2): 598-611.

Zhao C S, Yang S T, Liu C M, et al. 2015. Fish Potential, 222(2): 23-30.

Zhou J, Liu F L, Yu L T, et al. 2018. Toxicol Appl Pharmacol, 344: 1-12.

（何航元、秦　俊、陈廖斌）

第 21 章

胎源性骨关节炎

摘要：传统观点认为骨关节炎是与年龄相关的老年退行性疾病，但近年来越来越多的流行病学调查提示，骨关节炎属于代谢综合征的范畴且具有胎儿发育起源。研究发现，低出生体重儿成年后骨关节炎的发病率增高，而在宫内时期常常因为母体暴露于不良环境而导致软骨发育不良，出生后受到外界刺激易引发骨关节炎。最新研究结果显示，孕期不良环境可能通过宫内母源性高糖皮质激素，间接引起软骨基质代谢、糖脂代谢及软骨下骨成骨低功能分化等编程改变，导致关节软骨质量持续降低及成年骨关节炎易感，甚至能延续多代，表观遗传修饰参与其中。骨关节炎的胎儿发育起源及其宫内发生机制的提出，将有望在分子水平从编程角度干预胎源性骨关节炎的进展，同时结合改善出生后生活习惯、减轻或避免外界过度刺激，达到预防、延缓甚至治疗胎源性骨关节炎的目的。

引　　言

骨关节炎（osteoarthritis）是一种以关节软骨退行性病变为主要病理特征的慢性关节疾病，是中老年人关节疼痛最常见的原因。我国骨关节炎患病率约为 10%，且随年龄增长而递增，60 岁以上人群患病率已高达 50%。在美国，骨关节炎患者达 4000 多万人，每年有近 50 万人因该病接受关节置换手术（Krasnokutsky et al.，2008），严重危害中老年人身体健康的同时，也造成了沉重的社会经济负担。传统观点认为，骨关节炎为老年退行性疾病。但近期新学术观点认为，骨关节炎也属于代谢综合征（metabolic syndrome，MS）范畴。Barker（2003）基于循证医学研究提出"健康与疾病的发育起源（developmental origins of health and disease，DOHaD）"学说，在其研究中还进一步提出代谢综合征具有胎儿起源。该学说认为，生命早期关键窗口的营养不均衡可能会永久影响或"编程"晚期生活中的发育和疾病的发生（Goldenberg et al.，2008）。流行病学调查和临床回顾性分析显示，骨关节炎与低出生体重密切相关（Hussain et al.，2015），提示骨关节炎可能也具有胎儿发育起源。近 10 年来，国内外学者对胎源性骨关节炎的流行病学和实验室研究的陆续报道表明，胎源性骨关节炎及其潜在机制已逐渐引起人们的关注和重视。解析胎源性骨关节炎的诱因及发病机制，可为探寻胎源性骨关节炎的早期诊断和纠正性治疗策略提供理论依据。本章结合作者团队近年来在发育源性疾病上的系列研究以及国际上有关胎源性骨关节炎的回顾性研究，对胎源性骨关节炎病因及宫内编程机制的研究进展进行综述。

21.1　骨关节炎的研究现状

随着社会经济的发展和人口老龄化趋势日益严峻，骨关节炎对人们的影响也日趋严重，多年来，人们对骨关节炎展开了大规模的流行病学调查和实验室研究，发现多种危险因素可导致骨关节炎的进展。

21.1.1　骨关节炎的定义及发病现状

骨关节炎是中老年人最常见的慢性骨关节病，病理上表现为软骨细胞和软骨基质的退行性改变，关节边缘和软骨下骨反应性增生，最终导致关节软骨结构破坏和功能障碍，如关节疼痛、僵硬、肿胀、活动受限和畸形等，严重影响患者的生活质量。关节主要由软骨、软骨下骨和滑膜紧密连接而成，三者的生化分子和细胞因子水平变化在骨关节炎的发病过程中起着重要的作用，而骨关节炎的发生过程涉及软骨、骨和滑膜，损伤过程相互交织共同造成以上三个部分的损伤。膝骨关节炎的流行病学调查结果随年龄、地域、性别的不同而各不相同。美国约翰斯顿的骨关节炎调查显示，影像学膝骨关节炎的发病率比症状型膝骨关节炎的发病率高，并且存在地域差异（Jordan et al.，2007）。人群调查表明，我国北京某社区影像学外侧膝骨关节炎的发病率是美国弗雷明汉地区骨关节炎发病率的 2 倍多（Felson et al.，2002）。另外，大量证据显示膝骨关节炎的发病率还存在明显的性别差异，我国北京、内蒙古、黑龙江及韩国等地区的人群骨关节炎调查显示，女性影像学膝骨关节炎的发病率为 42.8%，男性为 21.5%；对内蒙古武川县 8 个乡村 50 岁以上 1030 名居民的人群骨关节炎调查显示（Lee and Kim，2017），女性膝骨关节炎的发病率高于男性。另外，大量关于骨关节炎流行病学调查的研究均显示，骨关节炎的发病率随着年龄增长而递增。

21.1.2　骨关节炎的主要发生机制

关节软骨主要形成于胚胎时期，其为维持关节无痛性活动及保持关节弹性的恢复发挥着独特的作用。出生后关节软骨主要通过基质合成维持软骨的生长，其本身呈现永久化，很少发生增殖与凋亡。软骨细胞群由单一型软骨细胞构成，是产生和维持软骨细胞外环境稳态的关键因素，包括Ⅱ型胶原、聚集蛋白聚糖和其他蛋白多糖等在内的基质成分为软骨基质提供抗张强度和缓冲能力。成人软骨细胞代谢活跃，存在葡萄糖转运、胆固醇流出、脂肪酸与膜脂代谢以及线粒体氧化能量代谢，这些不仅与正常软骨的自身稳定性有关，也与骨关节炎的病理生理有关。一般而言，关节连接的三个部分即软骨、软骨下骨和滑膜的病变，是引起骨关节炎的重要原因。

成年骨关节炎的发病机制复杂，至今尚未完全阐明。其发生机制主要包括以下几种。①软骨病变：一方面，细胞因子级联反应和炎症介质的产生，引起软骨细胞内、外基质合成与降解失衡，如白细胞介素-1β（IL-1β）和肿瘤坏死因子-α（TNF-α）等炎性细胞因子产生增加，导致胶原蛋白合成代谢减弱、分解代谢增强（包括基质金属蛋白酶）以及其他炎症介质（如 IL-8、IL-6、前列腺素 E2 和一氧化氮）水平升高，进而增加了软骨对其他氧化损伤的易感性；另一方面，活性氧（reactive oxygen species，ROS）直接促进软骨细胞凋亡、分解代谢和基质降解。②软骨下骨病变：骨关节炎患者软骨下骨明显出现骨质硬化现象，具体表现为软骨下骨呈梯度性且不均匀的硬度增加，软骨下骨重塑、骨转换增加，骨质增生甚至产生骨赘，其原因可能是骨内成骨细胞对甲状旁腺激素、前列腺素的敏感性降低引起的软骨下骨增厚和硬化。值得注意的是，破骨细胞活动的增加导致了血管组织交感神经及感觉神经在软骨非钙化区大量生长，促进了骨关节炎的进程。③滑膜病变：研究表明，骨关节炎的滑膜炎症大多局限于病变软骨和骨骼的邻近区域。活动性滑膜炎症释放蛋白酶类和炎性细胞因子，可能加速邻近的软骨破坏。此外，机械性或酶学软骨破坏产物也都能引起滑膜细胞释放胶原酶和其他水解酶，并导致滑膜血管增生。炎性细胞（如巨噬细胞）不仅分泌促血管生成因子，也可刺激其他细胞（如血管内皮细胞和成纤维细胞）分泌血管内皮生长因子（vascular endothelial growth factor，VEGF）和碱性成纤维细胞生长因子（basic fibroblast growth factor，bFGF）等，进一步促进血管增生，而血管增生则又反过来促进了炎症反应的延续，同时也为炎性细胞和炎性物质的运输提供了便利，加速了骨关节炎的进展。

21.2 骨关节炎的宫内发育起源

宫内发育迟缓（intrauterine growth retardation，IUGR）是指孕期不良环境导致的胚胎或胎儿生长发育限制，表现为多器官功能发育障碍、生长迟缓及低出生体重。IUGR 不仅严重影响胎儿的正常发育，其危害还可延续至出生后并引起成年多种慢性疾病的易感性增加，包括成年骨关节炎。研究发现，低出生体重的人更有可能发生髋关节、膝关节外侧骨赘（Clynes et al.，2014）及腰椎骨赘（Jordan et al.，2005），而 Sayer 等（2003）发现临床手部骨关节炎也与低出生体重相关。

最近的一项回顾性研究和队列研究显示，低出生体重和早产是成人发生髋关节炎的重要危险因素，同时也是成年期髋关节炎需要接受全髋置换术的重要原因（Hussain et al.，2015）。另一项调查显示，在 20 世纪中叶中国三年困难时期，儿童期暴露于饥饿的人骨关节炎发生率明显高于非暴露者，而胎儿期暴露于饥荒的人，成年期骨关节炎的发生率也有一定增加（Xu et al.，2017）。提示，低出生体重和早产增加了骨关节炎的发病风险，骨关节炎存在发育起源。

研究表明，软骨发育不良可导致成年关节力学特征和关节软骨基质构成的异常，是诱发骨关节炎的可能原因之一。作者团队的一项动物实验表明，产前食物限制可诱导 IUGR 雌性后代软骨细胞外基质合成减少，关节软骨质量下降，骨关节炎易感性增加（Tan et al.，2016）；作者团队另外几项实验也证实，孕期外源物（咖啡因、尼古丁、乙醇）暴露诱导的 IUGR 后代同样出现了关节软骨质量下降，成年后骨关节炎易感性增加（Tie et al.，2016b，2016a；Luo et al.，2015；Ni et al.，2015；Liu et al.，2012）。这些研究都表明，IUGR 与成年后骨关节炎易感性相关。因此，成年后软骨的质量与宫内胚胎时期的软骨发育有着密切的关系。宫内时期如外部不良环境因素暴露，将对关节软骨的发育及功能产生终身的影响。

近年来，骨关节炎与 MS 致病机制的共同点随着研究的不断深入而逐渐凸显出来。研究显示，骨关节炎与肥胖具有很高的相关性，肥胖可以增加骨关节炎的发生风险。然而，流行病学调查发现，骨关节炎患者罹患 MS 的风险将增加 5.26 倍，且骨关节炎可以独立于肥胖成为 MS 的一部分（Katz et al.，2010），而低出生体重者往往成年后肥胖的概率大大增加，这提示了肥胖可能在 IUGR 引起的骨关节炎中并不是主要致病因素，而是骨关节炎进展的重要危险因素。然而，骨关节炎的宫内发育起源机制国际上尚未有系统的报道。

21.3　影响胎源性骨关节炎的启动因素

如前所述，孕期不良环境是影响胎儿宫内发育的重要原因，多种外源物可通过直接作用于胎儿特定的器官而影响其正常发育，也可以通过引起母源性糖皮质激素（glucocorticoid，GC）过暴露而间接导致胎儿的发育异常。

21.3.1　孕期不良环境的直接作用

21.3.1.1　孕期不良环境与胎儿生长发育

胎儿宫内发育受到先天遗传因素及外部环境因素的双重影响，其中外部环境因素包括外源暴露环境及母体健康环境。孕期外源环境主要包括环境毒物（如烟雾、重金属、空气污染物等）、药物（如地塞米松等）和食品饮料类（如酒、咖啡、茶等），是诱发不良妊娠结局、导致胎儿生殖及发育毒性（如早产、低出生体重、生长迟缓及先天畸形等）最确切和危险的原因之一。外源物暴露可通过穿过胎盘、损伤胎盘和改变母体健康状态等方式直接或间接地影响胎儿发育。孕期人类免疫缺陷病毒感染也被证实是影响胎儿正常发育的重要因素之一（Zhang et al.，2014）。孕期母体环境主要是指母体的营养状况和疾病状态。孕妇营养状况异常在胚胎发育和胎儿生长时期会引起 IUGR 等不良后果，而 IUGR 是低出生体重相关新生儿高发病率和高死亡率的主要原因。妊娠糖尿病可导致出生体重增加或减小的胎儿生长障碍，也可产生其他影响，如流产率增加、宫内胎儿死亡、先天性异常及围产期并发症风险增加等（Ornoy，2011）。

21.3.1.2　孕期不良环境影响软骨发育

胎儿软骨发育不良可能来源于孕期外源物的直接作用。研究发现，孕鼠口服纳米二氧化钛后，纳米二氧化钛可靶向造成胎盘损伤，也可穿过胎盘屏障，引起母体、胎盘和胎儿 Ca^{2+} 和 Zn^{2+} 显著减少，从而导致胎鼠发育迟缓，并诱导软骨发育障碍及骨骼畸形（Hong et al.，2017）。Kawakita 等（2008）利用尼古丁处理的人类婴幼儿手指生长板软骨细胞模型，发现尼古丁可通过直接作用于生长板软骨细胞以减少细胞外基质合成，并通过神经元烟碱型乙酰胆碱受体抑制其肥厚分化，导致骨骼生长延迟。一项动物实验表明，胎鼠暴露于宫内低水平的氯乙腈可导致出生体重降低，并诱导软骨骨化中心出现延迟、钙化区破坏及骨发育畸形（Ahmed et al.，2008）。另一项研究显示，过量的环氧化酶 X 抑制剂可抑制后代胎鼠的骨矿化（Burdan et al.，2008）。这些研究都表明，孕期不良因素可导致 IUGR 胎儿骨发育不良、骨生长受限等。作者团队前期研究证实，孕期咖啡因暴露可导致胎鼠软骨细胞外基质合成功能降低，生长板发育迟缓，生长板软骨肥大化细胞向钙化细胞分化延迟，导致胎儿骨发育迟缓、长度缩短（Tan et al.，2012）。近年来，研究发现，孕期多种外源物（如尼古丁、乙醇和地塞米松等）暴露也可导致关节软骨发育不良。尼古丁可剂量依赖性地抑制大鼠骨髓间充质干细胞（bone marrow derived stroma cell，BMSC）的软骨发生及其聚集蛋白聚糖、II 型胶原 α1（Col2A1）和胰岛素样生长因子 1（IGF1）编码基因的表达（Deng et al.，2012）。通过动物实验及体外实验进一步证实，产前尼古丁暴露可直接诱导 BMSC 产生低分化软骨（Deng et al.，2013）。我们最新发表的一项研究表明，孕期尼古丁暴露可通过 Snail/HDAC1/2 信号介导软骨聚集蛋白聚糖（ACAN）和 Col2A1 的基因启动子区 H3K9/H3K14 水平降低，从而诱导雄性后代胎儿生长板中的软骨基质合成减少（Deng et al.，2021）。而另一项研究则利用 BMSC 向软骨分化的三维培养模型和孕期乙醇暴露的动物模型发现，乙醇可通过胎盘直接抑制软骨局部的 TGF-β-Smad2/3-Sox9 信号通路，而直接影响 BMSC 向关节软骨分化发育，且这种抑制作用可延续至成年，而关节软骨成年后对外界刺激的耐受性降低（Ni et al.，2018）。以上研究结果充分说明，尼古丁、乙醇可直接抑制 BMSC 的软骨分化潜能以及软骨基质合成功能，导致关节软骨分化不良。孕期外源物暴露导致软骨发育不良并延续至出生后的现象与疾病发展的"编程"类似（Moisiadis and Matthews，2014），甚至可遗传至 F$_2$ 代和 F$_3$ 代（Xie et al.，2018；Zhao et al.，2020），呈现跨代遗传效应。综上所述，孕期外源物暴露可直接抑制软骨分化潜能及基质合成，显著影响胎软骨的发育过程，导致软骨发育不良并持续至出生后，在外界不良刺激下诱发骨关节炎。

21.3.2　母源性糖皮质激素的间接作用

值得注意的是，孕期不良环境也可以通过引起母体的生理病理变化，间接影响胎儿内分泌系统而影响胎儿全身发育。孕期母体急、慢性应激均可影响子代下丘脑-垂体-肾上腺（hypothalamic-pituitary-adrenal，HPA）轴发育，造成其成年个体 HPA 轴功能异常及行为学改变（Emack and Matthews，2011）。GC 是 HPA 轴的终末效应激素，生理水平的 GC 对调节胎儿器官组织生长发育及功能成熟至关重要，而过高的 GC 水平则会影响胎儿正常发育。临床研究和动物实验表明，母体连续使用促肾上腺皮质激素和人工合成类糖皮质激素（如地塞米松、倍他米松）能使胎儿 GC 暴露增多，从而导致低出生体重和多器官发育不良；孕期 GC 暴露所致 IUGR 胎儿可出现发育相关的多组织器官变化，最终导致多种成年慢性疾病（如成年高血压、2 型糖尿病及 MS 等）的易感和发生。作者团队通过动物实验证实，孕期多种外源物（如咖啡因、尼古丁、乙醇）暴露可导致胎鼠 IUGR 并伴有母源性 GC 过暴露（Xu et al.，2012b）。这些研究提示，孕期 GC 暴露是一个常见的共性现象。

胎盘 GC 屏障主要与 2 型 11β-羟类固醇脱氢酶（11β-hydroxysteroid dehydrogenase type 2，11β-HSD2）活性密切相关。11β-HSD2 可将 GC 氧化成其生物灭活形式，是保护胎儿免受母体 GC 干扰的重要调节点。流行病学和动物研究表明，孕期多种不良环境因素（如外源物暴露、饮食限制、感染、子痫、低氧和应激等）可影响胎盘 11β-HSD2 的活性，导致发育中的胎儿母源性 GC 暴露异常（Straley et al.，2014）。作者团队研究表明，孕期咖啡因暴露可通过应激升高母体 GC 水平和开放胎盘 GC 屏障，最终使胎儿过暴露于母源性 GC（Xu et al.，2012b）。然而，有关胎盘 GC 屏障打开的分子机制尚未见系统阐明。研究发现，胎盘 11β-HSD2 的表达可直接受外源物如咖啡因或二硫代氨基甲酸盐类（dithiocarbamates）的调控。此外，GC 也可作用于胎盘糖皮质激素受体而调节胎盘 11β-HSD2 的表达（Pavek et al.，2007）。作者团队的研究还发现，在宫内母源性 GC 过暴露下，肾上腺 GC 活化系统被激活，11β-HSD2 表达降低，IGF1 信号通路表达抑制（He et al., 2016, 2019）。在 IUGR 子代肾性高血压模型中，肾早期生长应答因子 1（Egr-1）与 11β-HSD2 的基因启动子区结合增强，导致特异性蛋白 1（SP1）与 11β-HSD2 的基因启动子区结合减弱介导的 11β-HSD2 的基因启动子区 DNA 甲基化增加和外显子区 H3K36me3 减弱，从而使 11β-HSD2 表达下降及 GC 灭活减少。值得注意的是，作者团队最近证实，孕期咖啡因暴露可导致成年雄性子代骨质疏松症易感性增高，这与 GC（皮质酮）通过 GR/HDAC11 信号途径诱导骨局部的 11β-HSD2 低功能编程有关（Xiao et al., 2020b）。此外，孕期不良环境所致胎儿母源性 GC 过暴露还与胎盘 P-gp 表达下调有关。P-gp 是除 11β-HSD2 以外的另一种胎盘 GC 屏障（Evseenko et al., 2007），它能逆浓度梯度将 GC 外排回母体面，从而限制 GC 进入胎盘或胎儿。

综上，孕期不良环境导致的胎儿发育毒性通常合并胎儿母源性 GC 过暴露，而母源性 GC 过暴露引起胎盘屏障打开很可能是胎儿发育毒性发生的始动环节，从而在胎源性骨关节炎的发生中扮演重要角色。

21.4　胎源性骨关节炎的"两种编程"和"两次打击"机制

尽管有研究已经证实，孕期不良环境可导致子代 IUGR、成年后骨关节炎易感性增加，但其宫内发生的具体机制仍未完全阐明。宫内编程是指在早期发育过程中由于宫内不良环境导致的胎儿组织形态和功能永久性改变的过程。至今，IUGR 及其成年慢性疾病易感的发生机制尚没有系统的理论体系，存在多种假说，如"节俭表型"假说、"营养编程"假说和"代谢编程"假说等。目前"宫内内分泌发育编程"假说（Xita and Tsatsoulis, 2010）最被认可，该假说认为，宫内不良环境会导致胎儿多种内分泌轴的功能变化。作者团队基于近年来的研究，提出孕期外源物暴露所致子代骨关节炎易感的"两种编程"机制，其共同导致了子代骨关节炎的易感性增加。

21.4.1　软骨基质合成低功能编程机制

软骨基质是软骨最重要的组成成分之一。软骨基质合成功能直接影响了关节软骨的质量。研究发现，软骨基质合成主要受到 IGF1、TGF-β 信号通路的介导，作者团队通过大量实验证明，孕期外源物暴露的子代在宫内及出生后软骨基质合成功能持续降低，IGF1、TGF-β 信号通路亦呈持续低功能编程状态。

21.4.1.1　IGF1 信号通路编程介导软骨基质合成功能降低

IGF1 是胎儿发育时期诱导干细胞富集和功能分化的重要因子，IGF1 信号通路作为内分泌调节系统的核心，参与了出生前后关节软骨细胞增殖、分化、代谢等功能。其一方面通过 ERK/MAPK 的磷酸化促进软骨细胞增殖，另一方面磷酸化 PI3K/Akt，分别通过固醇调节元件结合蛋白 1（SREBP1）、过氧化物酶体增殖物激活受体 γ（PPARγ）来调节软骨细胞的糖、脂代谢和胆固醇流出，并通过 Sox9 途径促进软骨基质 Col2A1 和蛋白多糖的合成，维持透明软骨的特征。在成人，IGF1 通过刺激软骨细胞合成基质蛋白，抑制软骨细胞衰老和死亡。但随着年龄增长，软骨细胞自分泌/旁分泌 IGF1 的能力逐渐减弱，在持续的外界刺激（如脂代谢紊乱、运动摩擦）下将诱发骨关节炎。Rao 等（2014）通过对人体骨关节炎样本与正常对照组之间的差异表达基因的分析发现，*IGF1* 是表达下调最明显的基因之一，表明 IGF1 在骨关节炎的发生中占有重要地位。动物实验和细胞实验均证实，地塞米松暴露可抑制软骨细胞增殖和软骨基质合成，并导致软骨外基质含量下降。地塞米松可抑制软骨细胞 PI3k/Akt 通路的蛋白表达及磷酸化水平，导致下游不良改变，而外源性的 IGF1 可通过激活 PI3K 通路来逆转由地塞米松导致的软骨细胞凋亡。作者团队的研究显示，孕期咖啡因、尼古丁暴露所致的母源性高 GC 可通过下调胎血、软骨局部 IGF1 信号通路，导致软骨基质合成功能降低和软骨发育不良（Tie et al. 2016b；Tan et al.，2018）。同时，这种宫内 IGF1 信号通路低功能的表达模式会以编程的方式一直持续到成年，导致成年时期关节软骨 IGF1 信号通路的低功能改变、软骨质量变差或自身修复能力下降、不易耐受外界刺激，并且证实孕期咖啡因暴露子代大鼠出生后 GC 水平的下调可促进软骨局部 IGF1 的基因启动子区 H3K9ac 水平及基因表达升高，导致出生后早期软骨出现追赶性生长（Li et al.，2020），同时激活软骨细胞膜上葡萄糖转运蛋白 1（GLUT1）的表达，造成软骨局部晚期糖基化终末产物（advanced glycation end product，AGE）聚集，从而诱导软骨局部炎症发生及基质降解反应，导致软骨质量的进一步降低及骨关节炎易感，而 AGE 蓄积所致的软骨损伤是成年代谢性骨关节炎的常见发病机制。因此，这一系列研究为成年代谢性骨关节炎的宫内发育起源提供了实验证据，并表明 GC-IGF1 轴编程改变可能参与其中。

21.4.1.2　TGF-β 信号通路编程介导软骨基质合成功能降低

TGF-β 超家族具有调控细胞迁移、黏附、增殖、谱系分化和凋亡等多种功能。TGF-β 属于 TGF 超家族成员，在关节软骨的形成、生长发育、成熟及表型维持的整个组织生命过程中都扮演着重要的角色。研究表明，胚胎发育全过程中均有 TGF-β 的表达，且在骨、软骨发生的部位表达甚高。具有生物活性的 TGF-β 主要通过 TGF-β-Smad-Sox9 信号通路调控关节软骨细胞外基质成分聚集蛋白聚糖和 Col2A1 的表达。除前述的 IGF1 外，TGF-β 在骨关节炎的发生、发展中同样起到关键作用。研究表明，TGF-β 信号能维持软骨细胞的未分化状态，抑制其肥大分化，对维持关节软骨稳态具有重要作用。Smad3 全敲小鼠和转化生长因子 β 受体

2（TGF-βR2）细胞质区缺失的转基因小鼠可发生骨关节炎表型，鼠骨关节炎模型的膝关节软骨中 TGF-β 和 Smad2 含量明显减少。TGF-β 可刺激软骨基质产生，对已经损伤的软骨有一定的修复功能。因此，TGF-β 及 Smad 信号通路在软骨功能发育和骨关节炎发生中具有关键作用，TGF-β 信号通路的持续抑制很可能导致成年关节软骨质量低下，造成骨关节炎易感。大量研究证实，孕期外源物暴露可导致 TGF-β 信号通路发生宫内低功能编程。孕期高剂量乙醇暴露将导致子代终生肢体短缩（Day et al.，2002）及平均骨龄延迟，表明孕期乙醇暴露将导致子代骨骼发育的编程改变。作者团队发现孕期乙醇暴露仔鼠在孕 20 天时关节软骨细胞分化障碍，细胞外基质合成功能下降（Ni et al.，2015），且在出生后延续软骨发育不良。同时发现，乙醇也可以通过抑制 BMSC 中 TGF-β 信号通路表达，来导致胎儿软骨发育不良（Driver et al.，2015）。作者团队对孕期咖啡因暴露子代大鼠出生后软骨局部的 TGF-β 信号通路的检测发现，TGF-βR1、Smad2/3 和 Sox9 的 mRNA 和蛋白表达受到显著抑制，导致出生后关节软骨局部聚集蛋白聚糖和 Col2A1 转录活性及基质合成功能的持续降低，这种影响可延续到子代出生后直至成年，提示 TGF-β 信号通路存在低功能编程（Li et al.，2020）。

　　同时作者团队还观察到，由于孕期咖啡因暴露的 IUGR 仔鼠出生及断奶后母源性 GC 的突然撤离，其血中 GC 水平可随之下降（Liu et al.，2012）。因此，孕期咖啡因暴露所致子代出生前后关节软骨 TGF-β 信号通路持续低功能编程改变是由于宫内高 GC 的编程作用，而出生后则不再受高 GC 的持续作用。另外，作者团队最新的研究显示，孕期地塞米松暴露可直接诱导胎儿软骨细胞内质网应激水平上调，抑制 TGF-β 信号通路，导致关节软骨发育不良（Wang et al.，2020）。综上所述，孕期外源物暴露可导致 IUGR 仔鼠软骨 TGF-β-Smad-Sox9 通路的宫内低功能编程改变，进而影响软骨细胞增殖和细胞外基质的合成，造成关节软骨不良并持续至出生后，并导致关节软骨在成年后对外界刺激的耐受性降低，骨关节炎易感性增加。

21.4.2　软骨细胞胆固醇流出系统低功能编程机制

　　在成人，软骨细胞的胆固醇蓄积可促进骨关节炎的进展。作者团队发现，母源性高 GC 介导了孕期外源物暴露所致子代宫内低胆固醇血症而成年期高胆固醇血症的发生；在宫内低胆固醇的作用下，软骨局部胆固醇流出通路抑制并延续至出生后，导致成年后在高胆固醇的作用下出现软骨局部胆固醇蓄积、软骨细胞氧化损伤增加而促进骨关节炎的发生（Luo et al.，2015）。

21.4.2.1　肝高胆固醇血症发生的宫内编程机制

　　IGF1 信号通路在宫内时期的内分泌调节中处于至关重要的地位。研究表明，

GC 可使多种组织细胞内 IGF1 表达抑制（Inder et al.，2010）。作者团队的研究证实，孕期不良环境所致 IUGR 子代血高 GC 水平和多种组织 IGF1 表达之间存在着明显且稳定的负相关关系（Huang et al.，2015），称为 GC-IGF1 轴。大量流行病学调查证实，IUGR 可导致子代成年后 MS 易感，更容易出现血脂紊乱，诱发高血脂、冠状动脉粥样硬化等疾病的发生。临床证据显示，低出生体重儿出生后血胆固醇明显升高（Huang et al.，2015），表明高胆固醇血症的发生与低出生体重有关。有研究报道，孕期香烟烟雾暴露子代大鼠血胆固醇升高（Santos-Silva et al.，2011）。宫内不良环境造成的 IUGR 胎鼠脂质代谢异常会延续至成年，造成其成年后 MS 易感（Rueda-Clausen et al.，2011）。孕期摄食限制的 IUGR 子代大鼠成年后不仅血总胆固醇升高，且肝胆固醇蓄积。这些研究均提示，高胆固醇血症具有宫内发育起源。作者团队研究发现，孕期乙醇暴露子代宫内血 GC 浓度升高，肝 IGF1 信号通路表达降低，可能影响肝胆固醇合成和输出能力，导致宫内胎血胆固醇水平降低；而出生后的血 GC 水平降低，肝 IGF1 信号通路表达在各时间点逐渐升高，体重出现追赶性生长，且肝胆固醇合成酶——羟甲基戊二酸单酰辅酶 A 还原酶和输出酶——载脂蛋白 B 的表达在各时间点也逐渐增加，最终导致子代出生后出现高胆固醇血症（Hu et al.，2019）。

21.4.2.2　软骨胆固醇流出系统障碍的宫内编程机制

关节软骨中的脂质约占 1%，其对软骨发育（Xu et al.，2012a）、能量代谢、信号通路调控及细胞结构维持等至关重要。但细胞内过多的胆固醇蓄积会对细胞产生毒性进而损害细胞。正常细胞可通过胆固醇流出通路来防止细胞内胆固醇蓄积。软骨胆固醇流出通路主要通过转录因子肝 X 受体（liver X receptor，LXR）的胆固醇逆转运来调节。LXR 属于核激素受体超家族的一员，其可与类视黄醇 X 受体形成异源二聚体，该异源二聚体可进一步结合 ATP 结合盒转运蛋白 A1（ABCA1）和 ABCG1 编码基因的启动子序列，使胆固醇和磷脂从细胞内外流至载脂蛋白（Wyrwoll et al.，2011），从而调节软骨细胞内胆固醇的含量。此外，清道夫受体 B1（SRB1）在软骨胆固醇流出中也发挥着重要作用，主要表现为 SRB1 在 LXR 的调控下，参与肝及周围组织中未酯化胆固醇的逆转运。大量研究提示，高脂饮食所致的代谢性疾病与骨关节炎高度有关（Akiyama et al.，2002）。人群调查结果发现，骨关节炎与心脑血管疾病关系密切，其发生与血胆固醇浓度存在显著的相关性（Hussain，2015），家族性高胆固醇血症患者关节内可见明显的胆固醇沉积，其可能与手部骨关节炎的发生相关（Wang et al.，2005）。动物实验也发现，载脂蛋白 A1（apolipoprotein A1，ApoA1）编码基因敲除鼠在高脂饮食下由于高密度脂蛋白代谢改变而自发骨关节炎（Otto et al.，1997）。在细胞水平也发现，给予外源性胆固醇后，正常成人软骨细胞的 Col2A1 mRNA 表达降低（Stricker et al.，2002）。作者团队前期研究发现，孕期咖啡因或乙醇暴露所致成年子代大鼠出生后在高脂饮食下，其关节软骨局部胆固醇含量明显升高，关节软骨基质 Col2A1 和聚集蛋白聚糖含量均显著下降，关节软骨质量下降（Luo et al.，2015；Ni et al.，2015）。由此提示，胎源性骨关节炎的发生机制可能包括软骨局部胆固醇蓄积，高胆固醇血症可能介导了软骨局部的胆固醇蓄积。

研究发现，骨关节炎患者软骨细胞中表现出以 LXR 表达低下为特征的胆固醇流出系统受抑，造成软骨细胞胆固醇蓄积，导致软骨细胞合成、分泌细胞外基质的功能受损，其机制可能是细胞内胆固醇蓄积可通过与脂肪酰基的作用，影响细胞膜的流动性，并破坏细胞膜的结构和功能，甚至导致细胞死亡。另一项研究发现，利用 LXR 激动剂 TO-901317 可显著增强 ApoA1 和 ABCA1 编码基因的表达，明显促进软骨细胞内胆固醇流出和改善细胞内脂质沉积（Collins-Racie et al.，2009）。由此证明 LXR 在软骨细胞胆固醇流出系统中起着关键性的作用。宫内环境对生命发育过程具有持久的、决定性的影响，且宫内不良环境已经成为成人代谢性疾病的易感因素。作者团队前期研究发现，孕期咖啡因或乙醇暴露可导致胎鼠关节软骨局部 IGF1 表达降低，LXR 和 ABCA1 表达降低，同样，在高脂饮食诱导的成年子代大鼠软骨中也检测到 IGF1、LXR 和 ABCA1 表达降低（Luo et al.，2015；Ni et al.，2015）。作者团队还发现，在孕期乙醇暴露的大鼠模型上，出生后使用降脂药普伐他汀可通过改善胆固醇外排途径而逆转胆固醇所致的子代骨关节炎易感表型（Ni et al.，2021）。综上提示，孕期咖啡因/乙醇暴露所致子代软骨胆固醇蓄积可能源于宫内胎鼠软骨胆固醇流出系统障碍，而后者可能由软骨局部 IGF1 信号通路宫内低功能编程所介导。

21.4.3 软骨下骨成骨细胞低分化编程机制

已知软骨下骨是维持关节稳定的重要结构，对软骨起着重要的支持和营养作用，其力学特征的改变可诱发软骨变性，而软骨下骨异常重塑是骨关节炎的典型病理表现之一。研究发现，绝经后去卵巢大鼠骨关节炎模型中雌激素水平降低，引起了软骨下骨骨量丢失及微骨折并加速了关节软骨退变，促进了骨关节炎的进展。软骨下骨的发育主要通过软骨内成骨过程完成，其中，由 BMSC 分化而来的成骨细胞，可合成类骨质并矿化成骨，促进软骨下骨的发育。

作者团队最近的研究发现（Xie et al.，2020；Xiao et al.，2020a），孕期咖啡因及地塞米松暴露均可诱导雌性成年子代大鼠关节软骨厚度降低、软骨下骨发育不良及骨量降低，且在成年去势后更加明显，其机制可能与子代出生前后成骨细胞分化持续障碍并引起初级/次级骨化中心发育不良，导致软骨下骨发育不良及骨量生成减少，从而影响软骨正常力学结构有关。然而，目前孕期外源物暴露所致的软骨下骨发育不良的具体分子机制尚不清楚。已知血管是骨形成的重要结构，研究发现，地塞米松可在体外抑制 BMSC 和人脐静脉内皮细胞（human umbilical vein endothelial cell，HUVEC）共培养中的血管生成（Chai et al.，2020），而血管生成障碍是阻碍成骨细胞分化的关键因素（Xie et al.，2014；Kim et al.，2018）。因此，血管生成障碍有可能是孕期外源物暴露下子代大鼠软骨下骨成骨分化异常及发育不良的重要原因。

21.4.4　胎源性骨关节炎的"两种编程"和"两次打击"机制

作者团队的研究表明，孕期外源物（如咖啡因、尼古丁、乙醇）暴露所致的胎源性骨关节炎发生存在"两种编程"和"两次打击"机制（图 21-1）。孕期外源物暴露导致母源性 GC 过暴露，使子代软骨 IGF1 和 TGF-β 信号通路持续低功能编程，导致软骨基质合成功能抑制，引起关节软骨发育不良并持续至出生后，此为"第一种编程"。而"第二种编程"为 GC-IGF1 轴编程，是指孕期外源物暴露导致的母源性 GC 过暴露，使胎儿软骨基质合成功能抑制及出生后在营养充裕的情况下出现追赶性生长，然而这种编程并不能完全代偿由"节俭表型"导致的软骨发育不良。孕期外源物暴露构成了对软骨发育的"第一次打击"，其通过"两种编程"机制形成了子代骨质疏松症易感的潜在基础。当出生后给予"第二次打击"，如高脂饮食、慢性应激、去势和过度运动等时，将诱导和加重骨关节炎的发生。

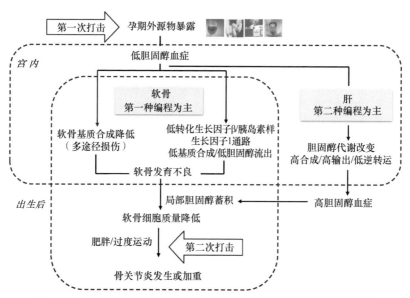

图 21-1　外源物所致子代骨关节炎易感及宫内内分泌代谢编程机制

21.5 表观遗传修饰在胎源性骨关节炎发生中的作用

表观遗传修饰是生命现象中普遍存在的一类基因调控方式，对胚胎的正常发育及维持哺乳动物正常生命活动至关重要。表观遗传修饰方式主要包括 DNA 甲基化、组蛋白修饰及非编码 RNA 等，通常协同调控基因表达，且易受到营养和外源物等多种环境因素的影响，其在胚胎时期的异常可能诱导胚胎甚至成年后多种疾病的发生。普遍认为，成年疾病的胚胎起源主要是通过 DNA 甲基化和组蛋白修饰异常介导的。研究表明，IUGR 动物 IGF1 的基因启动子区存在 DNA 甲基化和组蛋白乙酰化修饰，这些表观遗传修饰改变与 IGF1 宫内编程及其成年后代谢性疾病易感存在良好的相关性（Regan et al.，2010）。越来越多的研究提示，宫内和出生后早期的环境能影响特定基因启动子区的 DNA 甲基化和组蛋白乙酰化状态，这种变化不仅伴随子代一生，还能稳定遗传至下一代（Heard and Martienssen，2014）。作者团队研究发现，孕期咖啡因暴露可引起胎肝 IGF1 编码基因的组蛋白修饰异常及基因表达降低，并导致生长板软骨 IGF1 下游信号通路表达降低及功能发育迟缓（Tan et al.，2012）；孕期尼古丁暴露可导致 F_1 代和 F_2 代雌性成年大鼠关节软骨中的细胞外基质减少、TGF-β 信号通路多基因启动子区 H3K9ac 水平及基因表达降低，从而导致软骨质量降低（Xie et al.，2018）。然而，由于表观遗传修饰自身的不稳定性，子代中鲜有能够稳定携带表观遗传标志的个体，因此大多数宫内编程起源疾病的研究仅持续到 F_2 代（Byrnes et al.，2013），能稳定遗传至 F_3 代的实验案例甚少。作者团队最新研究发现，孕期咖啡因暴露可通过宫内高 GC 导致胎儿关节软骨 TGF-β 信号通路 H3K9ac 水平降低，造成软骨质量降低并可持续三代（Zhao et al.，2020）。基于上述证据，作者团队认为，骨关节炎存在宫内发育起源，其机制可能与孕期外源物暴露致母源性 GC 过暴露导致的 IGF1、TGF-β 信号通路表观遗传修饰异常及持续低表达编程有关。

21.6 研 究 展 望

综上所述，孕期不良环境引起母源性 GC 过暴露对胎儿软骨发育产生了深远的影响，包括软骨基质合成障碍、软骨细胞发育不良以及出生后骨关节炎易感。这可能主要与宫内神经内分泌代谢编程相关的"两种编程"和"两次打击"相关。虽然基因表观遗传修饰在胎源性骨关节炎的发生机制中起到至关重要的作用，然而子代的宫内发育及出生后不同时期软骨发育的特点、具体分子机制、性别差异及跨代遗传效应仍有待阐明。近年来，关于骨关节炎的治疗虽然有所进展，但主要的干预方法仍局限于缓解关节疼痛，而延缓骨关节炎发生、发展的治疗手段鲜有报道。因此，深入研究骨关节炎的胎儿发育起源及其内在表观遗传编程机制，将有望在分子水平从编程的角度对胎源性骨关节炎的进展进行干预，同时结合生活习惯的改善，减轻或避免出生后的"第二次打击"，达到预防、延缓甚至治疗骨关节炎的目的。

参 考 文 献

Ahmed A E, El-Mazar H M, Nagy A A, et al. 2008. Toxicol Ind Health, 24(8): 511-518.

Akiyama H, Chaboissier M C, Martin J F, et al. 2002. Genes Dev, 16(21): 2813-2828.

Barker D J. 2003. Eur J Epidemiol, 18(8): 733-736.

Burdan F, Rozylo-Kalinowska I, Szumilo J, et al. 2008. Cells Tissues Organs, 187(3): 221-232.

Byrnes J J, Johnson N L, Carini L M, et al. 2013. Psychopharmacology(Berl), 227(2): 263-272.

Chai M, Gu C, Shen Q H, et al. 2020. Stem Cell Res Ther, 11(1): 343.

Clynes M A, Parsons C, Edwards M H, et al. 2014. J Dev Orig Health Dis, 5(6): 453-458.

Collins-Racie L A, Yang Z, Arai M, et al. 2009. Osteoarthritis Cartilage, 17(7): 832-842.

Day N L, Leech S L, Richardson G A, et al. 2002. Alcohol Clin Exp Res, 26(10): 1584-1591.

Deng Y, Cao H, Cu F, et al. 2013. Toxicol Appl Pharmacol, 269(1): 25-33.

Deng Y, Gao H, Wang H, et al. 2021. Toxicology, 459:152847.

Deng Y, Li T Q, Yan Y E, et al. 2012. Biomed Mater Eng, 22(1-3): 81-87.

Driver J, Weber C E, Callaci J J, et al. 2015. J Biol Chem, 290(16): 9959-9973.

Emack J, Matthews S G. 2011. Horm Behav, 60(5): 589-598.

Evseenko D A, Paxton J W, Keelan J A. 2007. Drug Metab Dispos, 35(4): 595-601.

Felson D T, Nevitt M C, Zhang Y, et al. 2002. Arthritis Rheum, 46(5): 1217-1222.

Goldenberg R L, Culhane J F, Iams J D, et al. 2008. Lancet, 371(9606): 75-84.

He Z, Zhang J, Huang H, et al. 2019. Toxicol Lett, 302: 7-17.

He Z, Zhu C, Huang H, et al. 2016. Toxicol Res, 5(2): 388-398.

Heard E, Martienssen R A. 2014. Cell, 157(1): 95-109.

Hong F, Zhou Y, Zhao X, et al. 2017. Int J Nanomedicine, 12: 6197-6204.

Hu S W, Qin J, Zhou J, et al. 2019. Toxicol Appl Pharmacol, 375: 46-56.

Hu Y W, Wang Q, Ma X, et al. 2010. J Atheroscler Thromb, 17(5): 493-502.

Huang Y, Li Y, Chen Q, et al. 2015. Clin Endocrinol(Oxf), 83(1): 78-84.

Hussain S M, Wang Y, Wluka A E, et al. 2015. Arthritis Care Res(Hoboken), 67(4): 502-508.

Inder W J, Jang C, Obeyesekere V R, et al. 2010. Clin Endocrinol(Oxf), 73(1): 126-132.

Jordan J M, Helmick C G, Renner J B, et al. 2007. J Rheumatol, 34(1): 172-180.

Jordan K M, Syddall H, Dennison E M, et al. 2005. J Rheumatol, 32(4): 678-683.

Katz J D, Agrawal S, Velasquez M. 2010. Curr Opin Rheumatol, 22(5): 512-519.

Kawakita A, Sato K, Makino H, et al. 2008. PLoS One, 3(12): e3945.

Kim B S, Yang S S, You H K, et al. 2018. J Tissue Eng Regen Med, 12(3): e1311-e1324.

Krasnokutsky S, Attur M, Palmer G, et al. 2008. Osteoarthritis Cartilage, 16(Suppl 3): S1-S3.

Lee S, Kim S J. 2017. Int J Rheum Dis, 20(7): 809-817.

Li J, Xiao H, Luo H W, et al. 2020. Food Chem Toxicol, 140: 111279.

Li Q X, Wang L L, Wang Y Y, et al. 2020. Pharmacol Res, 151: 104555.

Liu L, Liu F, Kou H, et al. 2012. Toxicol Lett, 214(3): 307-313.

Luo H, Li J, Cao H, et al. 2015. Sci Rep, 5: 17746.

Moisiadis V G, Matthews S G. 2014. Nat Rev Endocrinol, 10(7): 391-402.

Ni Q B, Chen H T, Li W, et al. 2021. Bone, 149: 115976.

Ni Q B, Lu K H, Li J, et al. 2018, Toxicol Sci, 164(1): 179-190.

Ni Q B, Wang L L, Wu Y P, et al. 2015. Toxicol Lett, 238(2): 117-125.

Ornoy A. 2011. Reprod Toxicol, 32(2): 205-212.

Otto F, Thornell A P, Crompton T, et al. 1997. Cell, 89(5): 765-771.

Pavek P, Cerveny L, Svecova L, et al. 2007. Placenta, 28(10): 1004-1011.

Rao Z T, Wang S Q, Wang J Q. 2014. Eur Rev Med Pharmacol Sci, 18(20): 3056-3062.

Regan F M, Williams R M, McDonald A, et al. 2010. J Clin Endocrinol Metab, 95(5): 2113-2122.

Rueda-Clausen C F, Dolinsky V W, Morton J S, et al. 2011. Diabetes, 60(2): 507-516.

Santos-Silva A P, Oliveira E, Pinheiro C R, et al. 2011. J Endocrinol, 209(1): 75-84.

Sayer A A, Poole J, Cox V, et al. 2003. Arthritis Rheum, 48(4): 1030-1033.

Straley M E, Togher K L, Nolan A M, et al. 2014. Placenta, 35(8): 533-538.

Stricker S, Fundele R, Vortkamp A, et al. 2002. Dev Biol, 245(1): 95-108.

Tan Y, Liu J, Deng Y, et al. 2012. Toxicol Lett, 214(3): 279-287.

Tan Y, Lu K H, Li J, et al. 2018. Toxicol Lett, 295: 229-236.

Tan Y, Wu Y, Ni Q, et al. 2016. Br J Nutr, 116(8): 1346-1355.

Tie K, Tan Y, Deng Y, et al. 2016a. Reprod Toxicol, 60: 11-20.

Tie K, Zhang X, Tan Y, et al. 2016b. FASEB J, 30(2): 785-797.

Wang Y Z, Li Q X, Zhang D M, et al. 2020. BBA-Mol Cell Res, 1867(10): 118791.

Wang Y, Belflower R M, Dong Y F, et al. 2005. J Bone Miner Res, 20(9): 1624-1636.

Wyrwoll C S, Holmes M C, Seckl J R. 2011. Front Neuroendocrinol, 32(3): 265-286.

Xiao H, Wu Z X, Li B, et al. 2020b. Br J Pharmacol, 177(20): 4683-4700.

Xiao H, Xie X K, Wen Y X, et al. 2020a. Bone, 133: 115245.

Xie H, Cui Z, Wang L, et al. 2014. Nat Med, 20(11): 1270-1278.

Xie X, Tan Y, Xiao H, et al. 2020. Toxicol Lett, 321: 122-130.

Xie Z, Zhao Z, Yang X, et al. 2018. Toxicol Appl Pharmacol, 352: 107-118.

Xita N, Tsatsoulis A. 2010. Ann N Y Acad Sci, 1205: 148-155.

Xu D, Liang G, Yan Y E, et al. 2012a. Toxicol Lett, 209(3): 282-290.

Xu D, Zhang B, Liang G, et al. 2012b. PLoS One, 7(9): e44497.

Xu X, Liu L, Xie W, et al. 2017. Medicine(Baltimore), 96(13): e6496.

Zhang C, Xu D, Luo H, et al. 2014. Toxicology, 325: 74-84.

Zhao Z, Qin J, Pei LG, et al. 2020. Toxicology, 442: 152533.

（李庆贤、秦　俊、陈廖斌）

第 22 章

胎源性肾小球硬化症

摘要：肾是发育过程中易受损器官之一。多种孕期不良环境可导致宫内发育迟缓，造成胎儿肾损伤及成年后多种疾病发生。本章总结了成年肾小球硬化症的发病现状、机制及其宫内发育起源，从肾形态与功能发育等方面展现了孕期不良环境所致肾发育毒性及其远期危害，并综述了胎源性肾小球硬化症的宫内表观遗传编程机制及其多代遗传效应。本章有助于深刻认识孕期不良环境对肾发育的毒性作用，深入了解胎源性肾小球硬化症的发育起源机制，对后期开展肾发育毒性相关的胎源性疾病的早期防治研究具有重要的指导意义。

引　　言

　　早在 1993 年 Barker D J 就提出了"成年疾病的胎儿起源"假说。其认为，宫内和出生后早期的不良环境会使胎儿自身代谢和器官发生适应性调节，由此导致机体组织结构与功能的永久变化，增加成年期许多慢性疾病的易感性（Barker and Osmond，1986）。相关研究也表明，各种因素导致的不良宫内环境会导致胎儿肾发育不良、成年后肾小球硬化症易感。流行病学显示，宫内发育迟缓（intrauterine growth retardation，IUGR）患儿成年后患肾病的危险性增加（Lankadeva et al.，2014）。研究发现，成人肾病的发生机制与胎儿时期宫内编程改变有关。宫内编程（intrauterine programming）是指不良宫内环境所致胎儿物质代谢或结构功能的改变以致持续影响到出生后乃至终生。Brenner 假说进一步提出，胚胎时期的不良环境可能通过宫内编程机制，导致肾发育受损和肾单位数量减少，从而使 IUGR 个体成年后肾病的易感性增加（Dorey et al.，2014）。Dötsch 等（2012）也提出了肾病宫内编程的"两次损伤"机制，即宫内不良环境的影响可使胎儿发生宫内编程性改变，直接损伤胎儿肾；而出生前后环境的"不匹配"，造成对肾的第二次损伤。然而，胎源性肾病的发生机制目前尚不清楚。大量流行病学调查和动物实验表明，宫内神经内分泌代谢编程、表观遗传修饰异常参与了个体发育，在肾小球硬化症等多种肾病的发生、发展过程中起到重要作用。本章综述了肾发育过程中的宫内编程调控，展现了有关孕期外源物暴露所致胎源性肾小球硬化症的发生机制及远期危害的最新研究进展。

22.1　肾小球硬化症的研究现状

成人肾小球硬化症发病率逐年提高，其发生机制主要与炎症、氧化损伤、足细胞损伤等因素有关。

22.1.1　肾小球硬化症的定义及发病现状

肾小球硬化症（glomerulosclerosis）是一种以肾小球病变为主的临床病理综合征，以肾小球系膜细胞增殖及细胞外基质过量沉积为特征，以大量蛋白尿和肾功能进行性恶化为主要临床表现，是许多慢性肾病走向终末期肾衰竭和肾功能丧失的共同病理途径和必经阶段。儿童肾病综合征患者中有 20%为局灶性节段性肾小球硬化症，而成人肾病综合征患者中有 40%为局灶性节段性肾小球硬化症（D'Agati et al.，2011）。

22.1.2　肾小球硬化症的主要发生机制

研究表明，凡是能够诱使足细胞损伤的因素都可能引起成年肾小球硬化症，如炎症、氧化损伤、足细胞损伤、高肾小球滤过率等。炎症介质（如 IL-1、TGF-β）在肾小球硬化症中起着关键作用，其可能主要与细胞外基质沉积密切相关。活性氧的异常活化可引起肾小球足细胞上皮向间质转分化。研究发现，血管紧张素 II 可以显著促进足细胞中活性氧的产生，从而介导 F-肌动蛋白骨架重排，导致足细胞损伤，甚至凋亡，引发肾小球硬化症（Gao et al.，2017）。球内高压和超滤是促使肾小球硬化症发生的关键因素。胎肾发育不良所致肾单位的减少会引起肾小球滤过表面积的减小，在出生后环境因素的作用下，引起出生后单个肾单位肾小球滤过率增加的适应性改变——肾单位发生肾小球结构改变和肾小管扩张，引起肾小球增生。肾小球毛细血管网扩张影响足细胞生理学，使球内压增加，而球内高压和超滤是促使肾小球硬化症发生的关键因素，因此长期下去会损伤肾小球滤过率或表现为肾小球硬化症，从而导致终末期肾病的发生。

22.2　肾小球硬化症的宫内发育起源

成人肾小球硬化症的发病率与其出生前后所处的环境有关，可追溯到宫内时期母体暴露于不良环境，具有宫内发育起源。

22.2.1 流行病学证据

孕期不良环境因素包括母体营养缺乏、胎盘功能不全、缺氧、咖啡因摄入、饮酒、糖皮质激素和香烟烟雾暴露等。母体的这些不良因素会对宫内胎儿发育产生不利的影响，其中 IUGR 是一种常见的发育毒性结局，可影响胎儿肾发育，且 IUGR 新生儿常伴随肾单位数量减少和肾体积缩小。流行病学资料和动物实验研究显示，IUGR 与成年慢性肾病、高血压、2 型糖尿病和冠心病等的发病风险密切相关（Hanson and Gluckman，2011）。尽管 IUGR 胎儿出生后会发生追赶性生长，使肾体积恢复，但肾单位却不会再形成，因此个体会伴随肾单位的永久性缺失，成年后终末期肾病和蛋白尿等发病率显著增高。

22.2.2 临床与基础实验室研究

研究发现，胎源性肾小球硬化症的发生机制与胎儿时期宫内编程的改变有关。动物实验发现，低蛋白饮食、糖皮质激素暴露等诱导因素均可导致胚胎肾发育不良（Ikezumi et al.，2013）及成年后肾损伤易感性增加。作者团队的研究也发现，孕期咖啡因、尼古丁、乙醇、地塞米松暴露等不良环境（Ao et al.，2015；Sun et al.，2015；Zhu et al.，2018；Li et al.，2019；He et al.，2019）可导致 IUGR、胎肾发育不良，并可引起子代肾超微结构的异常及成年肾小球硬化症的发生。提示，不良宫内环境所致的胎肾发育迟缓可能是子代肾小球硬化症（易感）的宫内发育起源。

22.2.2.1 孕期不良环境下肾小球结构变化

大量的动物研究揭示，孕期不良环境常导致胚胎肾生肾区和皮质区变薄、肾单位数量减少等胎肾发育不良的表现，在出生后出现局灶性节段性肾小球硬化症、肾间质纤维化等肾形态改变。在孕期给予孕鼠 50%的饮食限制时，其子代出生时肾小球数量减少，肾小球直径增加，髓质与皮质的比值也增加，提示肾小球已出现肥大。在孕 15～16 天给予孕鼠地塞米松处理，成年子代大鼠出现肾单位数量减少和肾小球硬化症（Ortiz et al.，2003）。围产期间接暴露于邻苯二甲酸二(2-乙基己基)酯会使子代大鼠出现肾单位数量减少、肾小球体积增大等病理学改变，成年子代大鼠出现肾小球硬化症、肾间质纤维化等病理学变化（Wei et al.，2012）。除此之外，孕期不良环境及 IUGR 还可引起子代肾超微结构的异常，其中足突融合是足细胞形态损伤最显著的变化。在人类疾病和动物模型中，足突融合常与蛋白尿的形成密切相关。出生前暴露于低蛋白饮食的大鼠，出生后其肾在电镜下出现足突融合的病理学改变，并且足细胞损伤敏感的早期标志物 *Desmin* 的 mRNA 表达显著增加（Gross et al.，2006）。而围产期暴露于邻苯二甲酸二(2-乙基己基)酯的成年大鼠也会出现足细胞足突肿胀甚至消失等病理学变化（Wei et al.，2012）。胎肾损伤也常表现出肾小球基底膜的改变。研究发现，1 日龄 Wistar 大鼠出生前经胎盘暴露于庆大霉素后，髓质区肾小球基底膜会变厚且致密。作者团队近年来研究表明，孕中晚期外源物（咖啡因、尼古丁、乙醇、地塞米松）暴露可导致胎鼠肾皮质区变薄、肾单位数量减少及肾小球球囊空虚；子代成年后出现肾小球硬化症、肾间质纤维化等疾病。同时上述孕期外源物暴露也可导致子代足细胞发育毒性，电镜下可见足突融合和肾小球基底膜增厚（Ao et al.，2015；Sun et al.，2015；Zhu et al.，2018；Li et al.，2019；He et al.，2019）。由此可见，孕期不良环境可导致子代肾形态异常，使肾出现组织学和超微结构损伤。

22.2.2.2 孕期不良环境下肾小球功能变化

孕期不良环境下的肾小球功能变化以肾小球滤过率异常和蛋白尿为主。研究表明，低出生体重个体常伴有胎肾损伤，以至于在出生时肾小球滤过率处于较低水平（Lankadeva et al.，2014）。然而，对于孕期不良环境可使成年子代出现肾小球滤过率降低这一结论尚存在争议，因此人们在许多动物模型中来验证这一结论。有研究表明，孕期地塞米松暴露的子代大鼠可出现肾单位数量减少，然而在 2 月龄、6 月龄、9 月龄时的肾小球滤过率与对照组相比却没有明显变化（Ortiz et al.，2003）。人们也研究了孕期低蛋白饮食对肾小球滤过率的影响，发现宫内蛋白限制的严重程度似乎可以影响子代出生后肾小球滤过率：给予母体 8.5%的蛋白饮食时，雄性子代在 5 月龄时肾小球滤过率没有受到影响；在怀孕后半期给予 5%的蛋白饮食时，其雄性子代在 4 月龄时的肾小球滤过率降低 15%，用体重校正后肾小球滤过率的这种微小变化与对照组没有显著差异；但在整个孕期给予更高程度的母体蛋白限制或热量剥夺时，成年子代大鼠可以出现体重校正后肾小球滤过率的降低。因此，可以得出结论，孕期不良环境是否会使子代肾小球滤过率降低可能取决于不良环境因素暴露的时间和严重程度。

在正常情况下，肾小球滤过屏障可以阻止循环中几乎所有的白蛋白进入尿液。蛋白尿是肾单位受损和肾功能降低的早期标志之一。出生前后的环境因素都可以影响人类蛋白尿的发生。有研究表明，母体孕期高糖或高脂饮食时，子代出生后正常饮食情况下可出现蛋白尿；如果出生后早期继续给予高糖或高脂饮食，其子代会发生更严重的蛋白尿，甚至导致肾间质纤维化发生（Jackson et al.，2012）。亦有研究表明，母体孕期皮质酮暴露可使成年子代出现蛋白尿（O'Sullivan et al.，2015）。在孕中期经历荷兰大饥荒的女性后代与那些未经历饥荒的女性后代相比，其发生蛋白尿的危险性大大增加。因此，蛋白尿是多种孕期不良环境或出生后早期不良环境所致子代肾损伤及肾病发生过程中的一种常见临床表现。作者团队研究证实，孕中晚期外源物（咖啡因、尼古丁、乙醇、地塞米松）暴露可导致成年子代出现蛋白尿、血肌酐升高、血尿素氮升高等肾功能损伤（Ao et al.，2015；Sun et al.，2015；Zhu et al.，2018；Li et al.，2019；He et al.，2019）。

22.3　胎源性肾小球硬化症的宫内编程机制

宫内编程是指发育早期的损伤引起的组织形态和功能永久性改变的过程。这些组织和器官功能基因表达模式的变化通常保持到从发育期到成人甚至整个生命过程。

22.3.1　神经内分泌代谢编程机制

目前最为认可的"宫内内分泌发育编程"假说认为，宫内不良环境会引起胎儿多种内分泌轴或系统，包括下丘脑-垂体-肾上腺（hypothalamic-pituitary-adrenal，HPA）轴、糖皮质激素-胰岛素样生长因子 1（glucocorticoid-insulin-like growth factor 1，GC-IGF1）轴、肾素-血管紧张素系统（renin-angiotensin system，RAS）等的功能变化，最终引起成年肾小球硬化症易感。

22.3.1.1　HPA 轴编程改变

HPA 轴是机体应激反应的重要神经内分泌轴，也是宫内时期易受损伤的重要靶位。临床研究和动物实验证实，不良宫内环境易使胎儿 HPA 轴发育编程改变，表现为成年期 HPA 轴低基础活性和高应激敏感性（Davis et al.，2011）。在胎儿发育过程中，HPA 轴的逐渐成熟与血中促肾上腺皮质激素（adrenocorticotropic hormone，ACTH）和皮质醇的增加有关。作者团队的研究证实，孕期外源物（咖啡因、乙醇、尼古丁）暴露可引起胎鼠母源性糖皮质激素过暴露及 IUGR（Shangguan et al.，2017；Tie et al.，2016）；母源性高糖皮质激素与胎鼠 HPA 轴功能发育抑制和外周组织糖、脂代谢改变有关；胎鼠的这些神经内分泌代谢改变可一直延续到出生后，表现为 HPA 轴低基础活性、高应激敏感性以及糖皮质激素依赖性的糖、脂代谢改变，并且高胆固醇血症（Xu et al.，2018）及非酒精性脂肪性肝病的易感性增加（Shen et al.，2014；Xia et al.，2014）。醛固酮由肾上腺分泌，可以直接调节肾对 Na^+ 的重吸收。研究表明，HPA 轴的功能发育抑制可以使 ACTH、皮质醇和醛固酮的基础分泌量减少，肾局部的醛固酮水平下降，从而使肾对 Na^+ 的重吸收能力下降。由此可见，HPA 轴发育异常也可能是胎源性肾病的宫内编程机制之一。

22.3.1.2　GC-IGF1 轴编程改变

IGF1 信号通路作为机体内分泌调节的核心之一，参与调节出生前后多组织器官的增殖、分化、发育及代谢过程。IGF1 与其受体 IGF1R 结合后，一方面磷酸化激活 MAPK/ERK 通路，调控细胞增殖和抗凋亡；另一方面磷酸化激活 PI3K/Akt 通路，调节细胞分化与代谢功能。从着床开始，在几乎所有胚胎组织中都可检测到 IGF1 表达。研究表明，IGF1 可以调节啮齿动物的肾发育，循环中 IGF1 水平下降会使肾单位数量减少，从而导致成年后发生肾小球硬化症，而 IGF1 缺乏的小鼠给予 IGF1 处理后会增加肾单位数量（Rogers et al.，1999）。*IGF1* 基因的突变与部分人低出生体重有关，且 IUGR 胎儿或胎鼠脐带血中 IGF1 的水平降低。但宫内时期胎肾组织 IGF1 的调控机制尚不清楚。

糖皮质激素是调节胎儿组织形态与功能成熟的关键因子，广泛应用于早产儿的促胎肺成熟（Marciniak et al.，2011）。作者团队前期研究发现，多种孕期不良环境所致的 IUGR 胎儿存在母源性糖皮质激素过暴露、胎肾低 IGF1 表达现象，且伴随着肾小球硬化症和其他肾损伤的发生（Ao et al.，2015；Sun et al.，2015）。研究显示，胚胎发育时期 IGF1 是诱导干细胞（包括胚胎干细胞和间充质干细胞）富集和功能分化的重要因子，在器官发生与结构分化中起着重要作用。因此，IUGR 子代低 IGF1 状态可能诱导肾发育不良，如肾单位储备不足。同时，成年期肾 IGF1 信号通路表达过度激活，又是 IUGR 子代出生后在营养条件好的情况下肾追赶性生长和肥大的主要因素，而追赶性生长和肥大又进一步加重了肾组织器官结构与功能异常（Bach et al.，2015）。作者团队也发现，孕期外源物暴露所致 IUGR 子代出生后血糖皮质激素水平持续下降，肾 IGF1 信号通路表达增强，同时肾表现为肾小球增生肥大和肾小球硬化症易感（He et al.，2019）。还有文献报道，在肾发育过程中 RAS 受到 IGF1 的调控。IGF1 可促进血管平滑肌细胞中血管紧张素 II 受体 1（AT1R）和血管紧张素 II 受体 2（AT2R）的表达（Muller et al.，2000）。因此，宫内不良环境对子代肾的影响可能受到 GC-IGF1 轴编程的调控，出生前母源性高糖皮质激素暴露导致胎肾 IGF1 信号通路抑制和胎肾发育不良，而出生后低糖皮质激素导致肾 IGF1 信号通路增强和相关胎源性肾病易感（He et al.，2019），因此 GC-IGF1 轴编程改变也可能是肾病和高血压的宫内编程机制之一。

22.3.1.3 肾素-血管紧张素系统编程改变

RAS 对于维持正常肾结构与功能是很重要的，血管紧张素原在肾素的作用下裂解形成血管紧张素 I（angiotensin I，Ang I），随后在血管紧张素转换酶（ACE）的作用下形成血管紧张素 II（Ang II）。Ang II 是肾局部 RAS 的主要活性成分，其受体主要有 AT1R 和 AT2R，在胚胎时期，Ang II 与 AT1R 的结合可通过活化酪氨酸激酶受体（tyrosine kinase receptor，TKR）而激活胶质细胞源性神经营养因子（glial cell linederived neurotrophic factor，GDNF）/c-Ret 通路下游 PI3K 通路；Ang II 与 AT2R 的结合可促进配对盒因子 2 的表达，从而激活 GDNF 通路，促进胎肾发育（Yosypiv，2014）。大量文献证实，胚胎 RAS 的发育受到孕期不良环境因素的影响。孕期不良环境（包括药物暴露和营养不良）会影响孕晚期羊胎肾中 AT1R、AT2R 和血管紧张素原等的表达（Pausova et al.，2003）。肾发育完全前，胚胎肾 RAS 的活性及受体表达降低，而肾发育完全后，子代肾 RAS 的活性及受体表达以升高为主。文献报道，IUGR 患者出生前肾 RAS 表达下降，这与胚胎时期肾发育不全有关（Daniela et al.，2007）。作者团队的研究亦表明，孕期咖啡因（Ao et al.，2015）、尼古丁（Sun et al.，2015）、乙醇暴露（Zhu et al.，2018）可降低胎肾 AT2R 的表达，抑制胎肾 RAS 功能，进而抑制 GDNF/c-Ret 信号通路，抑制胎肾发育。

近年来，随着对 RAS 的研究深入，研究人员发现机体还存在着非经典 RAS 途径。血管紧张素转换酶 2（angiotensin converting enzyme 2，ACE2）是 ACE 的同源物，可将 Ang Ⅰ 转化为 Ang(1-9)，或将 Ang Ⅱ 转化为 Ang(1-7)，Ang(1-9) 也可在 ACE 的作用下转变为 Ang(1-7)，后者通过 Mas 受体发挥功能。有研究表明，孕期 ACE2 的缺失与母体体重增长和胎儿生长受限密切相关（Bharadwaj et al.，2011），提示非经典 RAS 途径在胚胎发育过程中的作用可能与经典 RAS 途径相似，也发挥着促进发育的作用。作者团队研究发现，孕期乙醇暴露组的胎肾组织中 ACE2 与 Mas 受体 mRNA 表达量明显下降（Zhu et al.，2018）。

有文献报道，大鼠胎盘营养不足可引起成年 IUGR 雄性子代肾对 Ang Ⅱ 的敏感性增加及血压升高（Ojeda et al.，2010）。作者团队研究表明，孕期咖啡因、尼古丁、乙醇暴露可使成年雄性子代 AT1R 表达上调，AT2R 表达下调或不改变，AT1R/AT2R 比例显著上调，可促使肾小球硬化症的发生。由此可见，RAS 抑制所致胎肾发育不良、成年后 Ang Ⅱ 高敏感性及 AT1R/AT2R 比例升高可能是成年雄性子代肾 RAS 促进相关疾病发生的潜在机制。在作者团队构建的孕期乙醇暴露（Zhu et al.，2018）大鼠模型中，非经典途径 RAS 的表达情况与宫内一致，即 ACE2 与 MasR 表达降低，推测出生后非经典 RAS 通路的表达抑制加速了肾病的进展（图 22-1）。

22.3.2　表观遗传修饰在胎源性肾小球硬化症发生中的作用

表观遗传修饰是指 DNA 甲基化、组蛋白修饰和非编码 RNA（miRNA）等对基因表达的调节，这种调节不依赖基因序列的改变而且可以遗传。表观遗传学因素有助于维持机体内环境稳定，保证机体正常生理功能的发挥，但表观遗传调控机制对宫内不良环境是非常敏感的。已证实，孕期外源物暴露可改变胎儿表观遗传修饰模式，影响肾的生长发育（Dressler，2008）。尽管宫内不良环境所致表观遗传修饰改变多有证实，但其潜在的机制仍是近年来的研究热点。

22.3.2.1　DNA 甲基化与肾小球硬化症

DNA 甲基化相对稳定，并且可稳定存在于 DNA 复制期间，虽然 DNA 甲基化

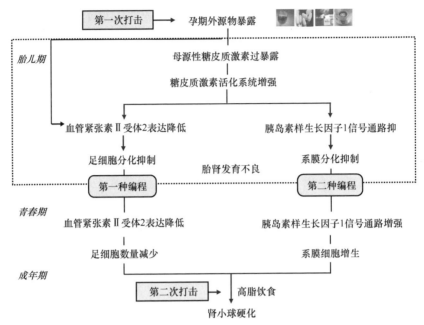

图 22-1 孕期外源物暴露所致子代肾小球硬化症发生的宫内编程机制

不改变核苷酸序列，却能调控基因的转录，在表观遗传学中起着重要作用。基因启动子区 DNA 甲基化可以抑制基因表达，并且可改变染色体结构。研究发现，胎儿母源性糖皮质激素过暴露可导致子代肾表观遗传改变，如从孕 13 天开始母体地塞米松暴露时，6 月龄子代肾中糖皮质激素受体（GR）表达增加，这可能是 GR 的基因启动子区低甲基化造成的（Wyrwoll et al.，2007）。围产期尼古丁处理可能通过降低 *AT1aR* 启动子区 DNA 甲基化而增强成年子代大鼠血管 *AT1aR* 的 mRNA 水平，同时通过增加 *AT2R* 启动子区的 DNA 甲基化而降低成年子代大鼠 *AT2R* 的 mRNA 水平（Xiao et al.，2014）。有研究表明，Kruppel 样因子 4（KLF4）是一种具有锌指结构的转录因子，在肾发育及分化时期发挥重要的转录调控作用，与足细胞标志基因表达密切相关（Hayashi et al.，2015）。*Nephrin* 是 *KLF4* 的下游靶基因，二者的结合位点位于 *Nephrin* 启动子区 CpG 岛内。在游离状态下 *Nephrin* 启动子区与 DNA 甲基转移酶 1（DNMT1）相结合，导致启动子区高甲基化及低表达。

22.3.2.2 组蛋白修饰与肾小球硬化症

组蛋白乙酰化是最早发现的与转录有关的组蛋白修饰方式之一。促进组蛋白乙酰化修饰的组蛋白乙酰转移酶（HAT）和具有降低乙酰化水平的组蛋白脱乙酰酶（HDAC），通过改变目的基因启动子区组蛋白乙酰化水平来调控其转录。HAT 能将乙酰辅酶 A 的乙酰基转移到组蛋白的赖氨酸残基上，使其 ε-氨基基团乙酰化，导致染色体结构松散，促进基因转录；HDAC 能水解乙酰化的赖氨酸，使其去乙酰化，因而染色质呈致密结构，抑制转录。间质 MK3 细胞或 E12.5 小鼠整个后肾体外培养给予组蛋白脱乙酰酶抑制剂处理后，血管紧张素原、肾素、ACE、AT1R 等多种 RAS 组分的 mRNA 表达增加（Song et al.，2010）。作者团队的研究发现，孕期乙醇暴露的子代肾局部 *AT2R* 基因启动子区 H3K27ac 水平持续降低，从出生前持续到出生后（Zhu et al.，2018）。因此，肾 AT2R 基因启动子区组蛋白乙酰化水平降低可能参与介导 AT2R 低功能编程。文献报道，*KLF4* 与 *Nephrin* 结合后促使 DNMT1 与其启动子解离，从而降低 *Nephrin* 启动子区 DNA 甲基化水平并促进 *Nephrin* 表达。KLF4 也可以通过提高 *Nephrin* 启动子区 H3K9ac 水平而促进其表达（Hayashi et al.，2015）。作者团队近期研究发现，孕期外源物暴露的胎鼠肾 *KLF4/Nephrin* 表达均降低，且该现象可持续到成年。提示，表观遗传修饰异常可能介导孕期不良环境所致的足细胞发育不良（Zhu et al.，2019）（图 22-2）。

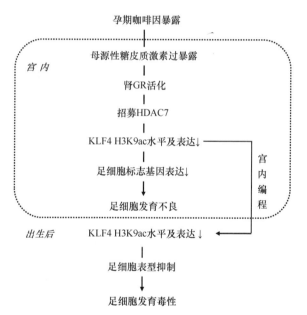

图 22-2　Kruppel 样因子 4（KLF4）低表达编程介导孕期咖啡因暴露致雄性子代足细胞发育毒性
GR. 糖皮质激素受体；HDAC7. 组蛋白脱乙酰酶 7；H3K9ac. 组蛋白 H3 赖氨酸 9 乙酰化

22.3.2.3　非编码 RNA 与肾小球硬化症

研究发现，miRNA 在肾发育过程中同样发挥着重要的作用。研究发现，在尾静脉注射链脲霉素诱导的糖尿病大鼠中，肾 miRNA 表达发生了改变，其中 miR-124 表现出最大幅度的增加。miR-124 与足细胞黏附能力损伤有关，可能与糖尿病肾病的发病机制有关（Li et al.，2013）。文献已证明，miR-135 家族成员的异位表达可诱导肌动蛋白纤维损伤，表明 miR-135 参与足细胞肌动蛋白纤维和细胞骨架稳定 (Yang et al.，2017)。此外，该文献报道，miR-135a 和 miR-135b 在足细胞损伤模型和局灶性节段性肾小球硬化症患者肾小球中表达上调。作者团队近期在孕期地塞米松暴露的大鼠模型中发现，胎鼠肾 miR-135a 表达明显升高，并且该现象可持续到成年，提示非编码 RNA 可能介导孕期不良环境所致的足细胞发育不良。

22.4　表观遗传修饰介导肾小球硬化症易感的多代遗传

研究发现，孕期不良环境不仅可导致 F_1 代发育异常或成年后多疾病易感，还可能通过跨代遗传效应传递给 F_2 代甚至 F_3 代 (Nilsson et al.，2008)。F_0 代母亲孕期不良环境暴露可导致 F_1 代胚胎和 F_2 代生殖细胞的直接暴露，因此 F_3 代才是真正意义上的"跨代"。一些动物实验也表明，宫内编程可能存在跨代遗传作用。例如，在蛋白饮食限制大鼠模型中，母体营养不良可以影响数代大鼠的出生体重。尽管从第二代恢复正常饮食，但其也可持续影响第 3 代大鼠的出生体重 (Stewart et al.，1975)。母亲孕期内分泌干扰物烯菌酮暴露时，约有 67% 的 F_2 代和 F_3 代成年雌性大鼠出现中、重度肾小球异常 (Nilsson et al.，2008)。作者团队最新的研究也发现，孕期地塞米松暴露可导致雌性子代肾小球硬化症易感，且此现象可以遗传到 F_2 代和 F_3 代。另有研究认为，表型信息的跨代传递很可能有表观遗传基因调控的参与，尽管确切的机制目前还不清楚，但 DNA 甲基化和组蛋白修饰是潜在的研究靶点。因此，胎儿编程的影响可能不仅仅局限于第一代，环境因素产生的一些影响似乎可以传递很多代。

22.5　研　究　展　望

越来越多的证据表明，孕期不良环境是导致胎儿 IUGR 的重要因素，而 IUGR 可造成肾发育不良，影响成年后肾功能。这使得低出生体重时的肾发育毒性与相关胎源性疾病之间的关系成为许多流行病学研究关注的热点。然而，在肾发育过程中存在许多复杂的调控通路，而胚胎肾发育不良时哪些调控通路参与，这些调控通路又影响肾发育的哪些环节，以及能否产生编程性改变去持续影响子代的健康并造成某些疾病的易感，仍需要大量的实验研究。新的现代生物技术（如基因芯片、蛋白质组分析等）将有助于了解胎源性肾病调控通路中各分子异常表达和变异所产生的各种效应在疾病进展中的作用，了解相关病因和发病机制，为胎源性肾病的诊断和治疗提供理论基础。

参　考　文　献

Ao Y, Sun Z X, Hu S S, et al. 2015. Toxicol Appl Pharmacol, 287(2): 128-138.

Bach L A, Hale L J. 2015. Am J Kidney Dis, 65(2): 327-336.

Barker D J, Osmond C. 1986. Lancet, 1(8489): 1077-1081.

Bharadwaj M S, Strawn W B, Groban L, et al. 2011. Hypertension, 58(5): 852-858.

Chen H, Zhu Y, Zhao X, et al. 2020. Toxicol Lett; 321(5): 44-53.

D'Agati V D, Kaskel F J, Falk R J. 2011. N Engl J Med, 365(25): 2398-2411.

Daniela G, Norma B, Elliot B, et al. 2007. Integr Comp Biol, 293(2): R804-R811.

Davis E P, Waffarn F, Sandman C A. 2011. Dev Psychobiol, 53(2): 175-183.

Dorey E S, Pantaleon M, Weir K A, et al. 2014. Reproduction, 147(6): R189-R198.

Dötsch J, Plank C, Amann K. 2012. Pediatr Nephrol, 27(4): 513-520.

Dressler G R. 2008. J Am Soc Nephrol, 19(11): 2060-2067.

Gao N, Wang H, Yin H, et al. 2017. Chem Biol Interact, 277: 110-118.

Gross M L, Koch A, Muhlbauer B, et al. 2006. Lab Invest, 86(3): 262-274.

Hanson M, Gluckman P. 2011. Am J Clin Nutr, 94(6 Suppl): 1754S-1758S.

Hayashi K, Sasamura H, Nakamura M, et al. 2015. Kidney Int, 88(4): 745-753.

He H, Xiong Y, Li B, et al. 2019. Toxicol Lett, 311: 17-26.

Ikezumi Y, Suzuki T, Karasawa T, et al. 2013. Am J Nephrol, 38(2): 149-157.

Jackson C M, Alexander B T, Roach L, et al. 2012. Am J Physiol Renal Physiol, 302(6): F774-F783.

Lankadeva Y R, Singh R R, Tare M, et al. 2014. Am J Physiol Renal Physiol, 306(8): F791-F800.

Li B, Zhu Y, Chen H, et al. 2019. Toxicology, 411(1): 32-42.

Li D, Lu Z, Jia J, et al. 2013. Kidney Blood Press Res, 37(4-5): 422-431.

Marciniak B, Patro-Malysza J, Poniedzialek-Czajkowska E, et al. 2011. Curr Pharm Biotechnol, 12(5): 750-757.

Muller C, Reddert A, Wassmann S, et al. 2000. J Renin Angiotensin Aldosterone Syst, 1(3): 273-277.

Nilsson E E, Anway M D, Stanfield J, et al. 2008. Reproduction, 135(5): 713-721.

O'Sullivan L, Cuffe J S, Koning A, et al. 2015. Am J Physiol Renal Physiol, 308(10): F1065-F1073.

Ojeda N B, Royals T P, Black J T, et al. 2010. Am J Physiol Regul Integr Comp Physiol, 298(5): R1421-R1427.

Ortiz L A, Quan A, Zarzar F, et al. 2003. Hypertension, 41(2): 328-334.

Pausova Z, Paus T, Sedova L, et al. 2003. Kidney Int, 64(3): 829-835.

Rogers S A, Powell-Braxton L, Hammerman M R. 1999. Dev Genet, 24(3-4): 293-298.

Shangguan Y, Jiang H, Pan Z, et al. 2017. Cell Death Dis, 8(10): e3157.

Shen L, Liu Z F, Gong J, et al. 2014. Toxicol Appl Pharmacol, 274(2): 263-273.

Song R, Van Buren T, Yosypiv I V. 2010. Pediatr Res, 67(6): 573-578.

Stewart R J, Preece R F, Sheppard H G. 1975. Br J Nutr, 33(2): 233-253.

Sun Z, Hu S, Zuo N, et al. 2015. Toxicol Res, 4(4): 1045-1058.

Tie K, Zhang X, Tan Y, et al. 2016. FASEB J, 30(2): 785-797.

Wei Z Z, Song L Q, Wei J, et al. 2012. Toxicol Lett, 212(2): 212-221.

Wyrwoll C S, Mark P J, Waddell B J. 2007. Hypertension, 50(3): 579-584.

Xia L P, Shen L, Kou H, et al. 2014. Toxicol Lett, 226(1): 98-105.

Xiao D, Dasgupta C, Li Y, et al. 2014. PLoS One, 9(9): e108161.

Xu D, Luo H W, Hu W, et al. 2018. FASEB J, 32(10): 5563-5576.

Yang X, Wu D, Du H, et al. 2017. Int J Mol Med, 40(5): 1511-1519.

Yosypiv I V. 2014. Pediatr Nephrol, 29(4): 609-620.

Zhu Y, Chen H, Zhao X, et al. 2019. Toxicol Lett, 314(7): 63-74.

Zhu Y, Zuo N, Li B, et al. 2018. Toxicology, 400-401: 9-19.

（朱亚男、敖　英）

第 23 章

胎源性学习记忆障碍

摘要：学习记忆的形成是一个复杂的过程，需要在大脑皮层、海马、颞叶、额叶系列脑区相互协调下完成。宫内时期，中枢神经系统对孕期不良环境如母体营养不良、急慢性应激、环境毒物接触尤为敏感，常表现为脑组织形态和功能的发育损伤，进而损害学习记忆。孕期不良环境所致子代学习记忆障碍的机制包括：胆碱能递质和单胺能递质失衡，雌激素、孕激素和皮质激素水平改变，表观遗传修饰异常，胎儿循环及脑部抗氧化酶减少，氧化应激增强等。从不同角度探索学习记忆障碍的宫内发育起源机制，以期探寻孕期不良环境导致子代学习记忆障碍的生物标志物，将对指导优生优育、提高人口质量具有重要意义。

引　　言

1957 年，Scoville 和 Milner 对失忆症患者进行了研究，发现神经记忆形成的关键脑区是内侧颞叶。1978 年，Mishkin 对一位脑缺血伴有学习记忆损害的患者进行脑部尸检，发现患者海马 CA1 区的损害最为严重，首次将学习记忆的损害区域局限于海马损伤，为以后学习记忆损伤模型的建立和研究提供了契机。经过几十年的变迁，学者们对学习记忆系统的构成和病因学研究更为深入。近年来，基于大量流行病学资料，研究人员发现不良宫内环境和母体疾病能导致宫内发育迟缓（intrauterine growth retardation，IUGR）或低出生体重，并能严重影响子代的学习记忆能力。还有文献指出，有学习障碍的儿童常被同时诊断为 IUGR，表现为长时间的认知障碍和学习困难。这些均提示，学习记忆障碍存在发育起源。本章将从学习记忆障碍的发育起源及发生机制研究进展等方面做一综述。

23.1　学习记忆障碍的研究现状

不同年龄阶段均可出现学习记忆障碍，且发病现状各异。儿童及青少年时期人们大多关注其学习障碍，由于记忆功能在这两个阶段可塑、变化及发展空间均较大，不易被发现。而成年时期通常出现学习与记忆障碍并存的状态，一般是在发育及智力正常的情况下，脑组织出现病理改变或损伤才会出现学习记忆障碍。

23.1.1　学习记忆障碍的定义及发病现状

学习记忆障碍，包括学习障碍和记忆障碍，其中学习障碍是指对新事物的认知、听说、读写等能力的缺陷；记忆障碍主要是对事物、生活等的储存能力异常，包括长时间记忆障碍和短时间记忆障碍，也包括显性记忆障碍和隐性记忆障碍。学习可在一定程度上发挥加强记忆的作用，一定的记忆能力也有助于学习能力的提高，两者相辅相成。现有的研究中，儿童、青少年时期的学习障碍大多与营养不良、不良外源环境、心理障碍、身体疾病等有关，这个年龄阶段记忆方面的问题可塑性较大，很少涉及记忆障碍。成人学习记忆障碍大多与脑组织损伤或疾病有关，包括阿尔茨海默病、亨廷顿病、脑外伤、脑卒中等引起的认知功能异常。印度的一项针对学校儿童的研究发现，学习障碍的发病率为 10.25%，男性高于女性（11.40% 比 7.14%）（Choudhary et al.，2012）。米兰的一项研究发现，2%～10%的小儿癫痫会伴随学习障碍（Battistini et al.，2010）。意大利的一项研究也发现，短时间记忆障碍每年每 10 万人中有 3～8 人发病，而长时间记忆障碍的发病率多与脑组织损伤或相关疾病有关（Marazzi et al.，2014）。

23.1.2　学习记忆障碍的主要发生机制

学习记忆障碍发生的机制较广，与脑组织损伤、神经递质及受体改变、炎症、细胞因子及激酶活性异常等有关。

23.1.2.1　脑组织结构及细胞损伤

学习记忆涉及广泛脑区，包括大脑皮层、海马、颞叶与额叶等构成的学习记忆环路，而这些脑组织损伤及相关环路中断均可导致学习记忆障碍。已证实，内侧颞叶与情景记忆的时间和空间的定位存在因果关系，而内侧颞叶皮层厚度与语言学习记忆密切相关，这些结构的损伤均可导致相应的功能障碍。还有研究发现，脑外伤可通过影响细胞发生与凋亡来调节脑细胞存活率从而影响学习记忆功能（Zhang et al.，2015）。海马背侧或外侧杏仁核的脑卒中损伤模型可出现学习记忆减退，而海马神经营养因子对脑组织损伤有一定程度的修复能力，可改善缺血性脑卒中模型的学习记忆功能。在早期的阿尔茨海默病模型中出现了大脑皮层、海马和额叶皮质糖代谢的紊乱，同时伴随学习记忆障碍（Li et al.，2016）。在动物模型中，大鼠 *Notch2* 和 *caspase-8* 基因参与了神经发生与神经凋亡的调控，*Notch2* 基因多在海马、前额叶皮质和小脑中表达，而 *caspase-8* 基因多在前额叶皮质中表达，这两种基因表达调控异常可导致神经发生与凋亡出现紊乱，引起学习记忆障碍（Gruden et al.，2017）。（-）-表没食子儿茶素-3-没食子酸是绿茶中最丰富的多酚类提取物，可阻止 tau 蛋白高磷酸化，从而逆转突触蛋白的表达下降，减少阿尔茨海默病相关的 β 淀粉样蛋白沉积，缓解空间学习和记忆障碍（Guo et al.，2017）。

23.1.2.2　神经递质及受体改变

学习记忆功能的主要神经递质基础是乙酰胆碱，中枢乙酰胆碱神经通路主要为基底节前脑通路，由基底节发出胆碱能神经元的广泛纤维，向大脑皮质（包括额叶）、海马、嗅球、脚间核等投射，促进外界信号的逐步传递与转化。此外，脑桥、延髓、楔形核、臂旁核中也有脑胆碱能纤维向网状结构、丘脑、下丘脑投射，共同参与学习记忆的形成。乙酰胆碱的主要功能就是参与大脑学习记忆，阿尔茨海默病就是乙酰胆碱能神经元发生退行性改变导致其功能不足所致。有报道，通过激活胆碱能系统可促进小鼠海马长时程记忆，改善胆碱能系统功能紊乱引起的记忆障碍（Lee et al.，2018）。此外，额叶区多巴胺系统为脑中额叶功能活动的基础，其功能不足会导致额叶功能异常，出现记忆障碍等。例如，帕金森病模型大鼠会出现认知障碍、学习记忆异常，同时发现其前额叶皮质中多巴胺、5-羟色胺减少，并伴随血皮质酮浓度升高（Dalle et al.，2017）。已有研究发现，5-羟色胺相关药物在不同应用剂量下具有抗遗忘作用（Meneses，2013）。

23.1.2.3　炎症介质与细胞因子异常

神经营养因子是参与记忆功能的重要分子，在不同类型的学习记忆中扮演着广泛的角色。有研究发现，脑膜炎伴随记忆障碍的大鼠，其海马神经营养因子及脑源性神经营养因子（brain-derived neurotrophic factor，BDNF）均表达降低。促炎因子也可影响学习记忆的发生，研究发现，孕期应激白细胞介素-1 引起的脑组织谷氨酸递质增加、胞外信号调节激酶（extracellular signal-regulated kinase，ERK）磷酸化延迟，细胞增殖相关基因（如 *Bcl-2*）表达减少，可抑制 BDNF 的表达，对记忆整合产生不利影响（Zhu et al.，2016）。动物实验表明，异丙酚能引起大脑发育过程中广泛的神经细胞凋亡，海马神经细胞缺失、神经元和突触超微结构长期异常，造成学习记忆障碍，这可能与 BDNF 信号通路下调有关（Zhong et al.，2018）；在鼻腔堵塞的小鼠模型中，BDNF、酪氨酸激酶受体 B 和磷酸-p44/p42 丝裂原活化蛋白激酶表达的下调，可影响海马神经元的数量，进而导致学习记忆障碍（Ogawa et al.，2018）。此外，研究还发现，寡膦蛋白可通过对蛋白激酶 A 的异常调控，损害小鼠的空间工作记忆能力（Zhang et al.，2017）。提示，炎症、激酶、细胞因子等在学习记忆障碍的发生、发展中也起着重要的调节作用。

23.2 学习记忆障碍的宫内发育起源

历年来，人们对学习记忆障碍的研究多停留在表型上，很少追究这一现象的宫内发育起源。事实上，学习记忆障碍大多存在宫内发育起源，不仅有流行病学证据，还有实验室及临床证据支持，甚至还有研究发现孕期有氧运动、营养物质的补充可在一定程度上改善子代学习记忆障碍的症状。

23.2.1 流行病学证据

不良宫内环境能导致子代 IUGR，大量流行病学和临床研究发现，IUGR 胎儿常伴有长期的认知损害和学习困难。例如，有研究者对加拿大 218 名儿童进行了鉴定，在排除了父母职业的影响后，发现 77 名儿童有学习障碍、智商低下以及注意力不集中、焦虑等行为问题，且这 77 名儿童均为 IUGR 患儿。Hollo 等（2002）曾对 106 名低出生体重（低于正常 2.5%）儿童进行了相关研究，对照组则选取 105 名适龄足月生产的儿童，通过对比他们的课业成绩，发现 25% 的低出生体重儿童表现差，而适龄足月生产的儿童只有 14% 表现差，且相对于适龄足月生产的儿童，低出生体重儿童在学校更容易出现各种不良行为。近期，研究者利用神经心理学测试和新兴的功能性磁共振成像技术分别对低出生体重儿童的智力发育以及脑部与记忆有关的区域进行检测，发现低出生体重儿童有明显的智力低下且左侧海马区表现为明显的活动减弱。这些均提示，学习记忆障碍具有宫内发育起源。

23.2.2 临床与基础实验室研究

临床研究发现，孕期营养不良、应激或母体不良情绪、不良环境暴露，其子代的学习记忆功能均会受到不同程度的损害。实验室研究也表明，孕期母体营养不良、急慢性应激、精神障碍及环境毒物（如重金属、苯类有机物、吗啡、毒品等）暴露，均可对子代学习记忆功能产生有害影响。

23.2.2.1 母体营养不良

孕期母体营养不良是一个全球性问题，是影响子代脑发育最主要的非基因因素。已有大量研究指出，产前和出生后早期营养失调，尤其是那些经济贫困的群体，其子代出生后伴有明显的认知损害，进一步导致学习障碍。众所周知，氨基酸对于母体和胎儿是必需的，任何一种必需氨基酸（如甲硫氨酸、苯丙氨酸、精氨酸、赖氨酸和色氨酸）的缺乏都能严重影响胎儿脑部发育。锌和铁是人类必需的微量元素，其孕期缺乏也能在不同方面影响子代学习记忆的形成。维生素 A 缺乏是微量营养素缺乏的一种广泛症群。据估计，2 亿妊娠妇女有临界维生素 A 缺乏或完全缺乏，12.5 亿～15 亿幼儿园儿童有维生素 A 缺乏症。维生素 A 在神经细胞分化及发育过程中起着重要作用，其缺乏将阻碍记忆的形成。

23.2.2.2 母体急慢性应激

早期文献指出，孕期母体压力或焦虑应激能导致不良妊娠结局，表现为早产和子代低出生体重。Gutteling 等（2006）的研究表明，孕妇受到各种压力，如日常生活困扰、孕期与分娩焦虑等，均能使其子代学习记忆能力受损。大量动物实验表明，孕期母体经历不同种类的应激，包括条件性逃避训练、悬吊、拥挤、频繁更换不同的居住同伴、社会孤立、反复电击刺激尾部、噪声、生理盐水注射、限制活动和约束等，子代的生理和神经发育都会受到不利影响（Huizink et al.，2004）。由胎盘功能不足造成的妊娠期缺氧或新生儿窒息也是一个不可忽视的导致记忆损害的原因。为预防新生儿慢性肺部疾病，孕期使用人工合成糖皮质激素如地塞米松等，可对子代后期造成神经损害和学习记忆障碍，这也一度引起人们的重视。

23.2.2.3 环境毒物暴露

工业革命以后，环境中各种有害物质逐渐增多。Muckle 等（2001）曾对魁北克北部的因努伊特人（这里的人以渔业为生，且环境污染严重）进行调查，针对妊娠 1 月起到分娩后的孕妇进行生物样本采集，检测汞、铅、多氯联苯以及含氯农药等，发现孕期和产后的母体血液中有毒物质明显累积。而这些环境污染物质均已被证实对子代学习记忆功能有明显的损害作用。孕期主动或被动吸烟、饮酒等都能对胎儿的学习认知产生一定的不利影响。2010 年，美国物质滥用和精神健康服务管理局报道，4.5%的孕妇使用非法物质。可卡因是一种常见的非法物质，临床资料显示，产前可卡因暴露会对子代的神经行为学功能产生包括认知损伤在内的有不利影响（Singer et al.，2004；Cone-Wesson，2005）。孕期接触一些致欣快的药物如吗啡、亚基二氧基甲基苯丙胺也被证实能对子代的学习记忆功能造成损伤。孕期尼古丁暴露不仅可导致胎儿生长发育受限、认知损伤，还可长期改变子代大鼠学习记忆功能。孕期丙泊酚暴露可降低子代 BDNF 及酪氨酸激酶 B 的基因及蛋白质表达水平，进一步削弱子代空间学习及记忆能力（Zhong et al.，2016）。作者团队研究也发现，孕期地塞米松暴露可通过激活海马局部糖皮质激素受体，引起 BDNF 表达程序性下调，雌、雄性子代均出现认知功能损伤并伴有情绪行为改变（Dong et al.，2018；Huang et al.，2019）。

23.3 胎源性学习记忆障碍的宫内发生机制

目前，胎源性学习记忆障碍的发生机制涉及多方面，主要包括神经递质失衡、类固醇激素改变、表观遗传修饰异常以及氧化应激损伤。

23.3.1　神经递质失衡

记忆形成依赖于新的神经回路形成，突触连接的形成和调节是其基本过程，这个过程被大脑记忆系统的不同神经递质所影响。对于学习记忆损伤的机制，有假说认为是胆碱能神经递质和单胺能神经递质失衡所导致的。孕期应激及不良外源物暴露均可导致子代这两种神经递质分泌失调，进而引起学习记忆障碍。

23.3.1.1　胆碱能神经递质失衡

谷氨酸作为一种兴奋性神经递质，对突触可塑性和学习记忆过程起着重要作用。产前应激可导致子代谷氨酸通路的损伤，表现为前额皮质囊泡型谷氨酸转运体 1（vesicular glutamate transporter 1，VGluT1）和海马谷氨酸转运体 1（hippocampus glutamate transporter 1，hGluT1）的表达降低（Adrover et al.，2015）。作为谷氨酸的一种离子型受体，N-甲基-D-天冬氨酸受体（N-methyl-D-aspartate receptor，NMDAR）主要调节神经分化、突触发生、突触可塑性、长时程增强效应和长时程抑制效应的产生，是学习记忆的基础。NMDAR 的功能主要是由亚基的成分和数量所决定的，N-甲基-D-天冬氨酸受体 1（NMDAR1）在这个过程中起到了重要作用。体外实验表明，NMDAR1 亚基的靶基因之一是维甲酸编码基因。在孕期维甲酸缺乏的情况下，子代出生后维甲酸受体 α 和维甲酸受体 β 的表达改变，继而影响海马学习记忆功能（Zhang et al.，2011）。另外，产前慢性压力应激能明显抑制子代 NMDAR1 和 NMDAR2B 的表达，从而损伤海马介导的空间学习记忆和 NMDAR 介导的长时程增强效应（Son et al.，2006）。在学习记忆过程中，长时程增强效应的产生和维持，需要一些蛋白质的表达、活动以及运输过程的改变。细胞骨架活性调节蛋白以及 α-氨基-3 羟基-5-甲基-4-异恶唑受体（α-amino-3-hydroxy-5-methyl-4-isoxazole-propionic acid receptor，AMPAR）亚基谷氨酸受体 A1 和谷氨酸受体 A2 参与长时程增强效应的形成。细胞骨架活性调节蛋白具有扩张肌动蛋白细胞骨架网的作用，也作用于 AMPAR 内吞突触膜，参与长时程抑制效应和长时程增强效应的形成。产前乙醇暴露或应激状态下，细胞骨架活性调节蛋白的数量增多，然而突触小体内的谷氨酸受体 A1 和谷氨酸受体 A2 的含量却呈现相反的变化，这将导致海马 DG 区与 AMPAR 相关的突触可塑性抑制，从而影响子代的学习记忆功能（Staples et al.，2013）。另外一种对学习记忆起关键作用的递质是乙酰胆碱。研究表明，孕期胆碱供给能明显影响子代乙酰胆碱的释放。日常胆碱的缺乏不仅会消耗胆碱和胆碱代谢物，而且会降低 S-腺苷甲硫氨酸的浓度，从而对子代发育产生不利影响。

23.3.1.2 单胺能神经递质失衡

单胺氧化酶对于维持脑部单胺能神经递质平衡是至关重要的，在胎儿时期脑部发育过程中起着关键作用。哺乳动物脑部存在两种单胺氧化酶亚型：单胺氧化酶 A 和单胺氧化酶 B，孕期烟雾暴露可使脑内单胺氧化酶亚型的浓度和活性发生改变。有数据指出，吸烟者脑部的单胺氧化酶 A 的平均活性比不吸烟者低 28%，慢性吸烟者的脑部单胺氧化酶 B 的平均含量比不吸烟者低 40%（Lewis et al.，2007），可见孕期主动吸烟或暴露于二手烟雾，对于子代脑部发育都具有不利影响。作为单胺氧化酶作用下的产物之一，5-羟色胺能够通过不同受体调节多种脑部功能，包括认知和情感。近期的研究发现，在脑部发育时期改变 5-羟色胺信号通路能导致神经发育和神经精神的异常，大脑皮层中缝核、海马、中隔以及杏仁核等脑部结构均与多种认知功能密不可分（Jeltsch-David et al.，2008；Cifariello et al.，2008）。在 Peter 的早期研究中，对小鼠孕期每天注射盐水和每周给予三次拥挤刺激，发现产前应激能使 5-羟色胺进入胎脑的过程异常，表现为血浆中 5-羟色胺的前体——游离色氨酸增多，5-羟色胺、5-羟吲哚乙酸和 5-羟色胺的代谢产物在胎脑均增加（Peters et al.，1990）。后续研究还发现，出生后 35 天的子代脑内 5-羟色胺含量减少，然而 5-羟吲哚乙酸含量增加（Hayashi et al.，1998）。研究者模拟应激状态对孕期小鼠注射促肾上腺皮质激素，发现 5-羟色胺的代谢率大幅度增加，同时，海马上的突触密度降低 30%（Fameli et al.，1994）。这些均提示，应激导致子代学习记忆能力下降，5-羟色胺的表达和产生异常是主要原因之一。

23.3.2 类固醇激素改变

类固醇激素改变不仅可以通过母体影响胎儿发育，而且这种影响可能延续到出生后，引起子代出生后激素水平的表达调控异常，并进一步介导或加重脑组织损伤，导致学习记忆障碍。

23.3.2.1 雌激素水平改变

雌激素作为一种甾体激素，在体内多种组织包括大脑广泛合成，对学习记忆过程发挥了有利作用。研究发现，一些认知过程表现为雌激素水平依赖，当雌激素浓度低于或高于理想水平时，均会出现认知损伤。雌激素能通过多种机制影响脑功能，包括基因反应和非基因反应。基因反应缓慢，主要涉及两种经典雌激素受体，它们可以聚合成同源二聚体或异源二聚体后再结合到经典的雌激素反应元件上，或者与其他转录因子如 cAMP 反应元件结合蛋白（CREB）或 Fos/Jun 结合来调节基因转录（Singer et al.，2004）。在快速非基因反应中，雌激素与膜相关雌激素受体或 G 蛋白偶联受体相互作用，诱发不同的细胞内信号级联放大。这些快

速非基因反应涉及 Ca^{2+}、腺苷酸环化酶或磷脂酶 C，随后激活特殊激酶，提高 CREB 磷酸化水平和介导不同的神经反应。CREB 的磷酸化对于记忆的形成具有重要作用。孕期甲基供体缺乏能够降低 CREB 磷酸化水平，而且对雌激素、孕激素合成的关键酶类固醇合成急性调节蛋白和芳香化酶也有抑制作用，导致雌激素、孕激素的合成减少（El Hajj Chehadeh et al.，2014）。同样的，孕期和哺乳期果糖摄入能够影响神经甾体激素合成的关键酶，可使子代海马甾体合成和 17β-羟类固醇脱氢酶表达减少（Ohashi et al.，2015）。作为神经发生通路中的另一个重要因子，BDNF 通过与酪氨酸激酶受体、肿瘤坏死因子受体结合（主要是 BDNF 前体与之结合）而发挥作用（Solum and Handa，2002）。Solum 对出生后的小鼠进行性腺切除后，随即使用雌激素替代疗法，发现 BDNF 的 mRNA 表达增加。说明，雌激素也能通过对 BDNF 的调节来影响神经细胞分化。BDNF 前体通过组织型纤溶酶原激活物向 BDNF 转化，但产前应激却能使这一过程受到抑制，继而阻断雌激素介导的 BDNF 信号通路，对学习记忆过程造成不利影响。

23.3.2.2　孕激素水平改变

Orr 的研究发现，给雌性 C57BL/6 小鼠注入孕激素后能增强其对客观事物的认知及记忆功能。这种改变主要是由于 ERK 磷酸化和 mTOR 下游的靶蛋白——核糖体蛋白 S6 激酶（S6K）水平增加。孕激素能增加双侧海马核糖体蛋白 S6 激酶的磷酸化水平，且雷帕霉素（一种选择性抑制 mTOR 的药物）能够抑制孕激素介导的下游认知记忆，可见 mTOR 对于孕激素诱导记忆形成有重要作用（Orr et al.，2012，2009）。这一现象在培养的海马神经祖细胞中也得到了证实。研究发现，产前应激能使 ERK 的表达下调，从而能抑制孕激素下游的信号通路，介导子代学习记忆损伤。在 5α-还原酶的作用下，孕激素转变为二氢孕酮，二氢孕酮随即在 3α-类固醇脱氢酶的作用下转化为有神经活性的四氢孕酮。产前应激能降低绵羊脑部 5α-还原酶的表达，并且对认知功能有不利影响，而用 5α-还原酶抑制剂非那雄胺在孕 17~21 天处理小鼠，发现孕程缩短并伴有子代认知功能下降（Paris et al.，2011）。

23.3.2.3　糖皮质激素水平改变

海马是应激状态下糖皮质激素的主要靶效应器官。临床上，早产儿出生时立即使用地塞米松，可预防新生儿肺部疾病发生。研究发现，与正常儿童相比，早产的学龄期儿童躯体短小、头围明显减小，同时智力指数降低。即使预防性使用小剂量地塞米松对先天性肾上腺增生的胎儿治疗，也能对学习记忆产生一定影响（Lajic et al.，2008；Trautman et al.，1995）。母源性高糖皮质激素能影响子代脑的结构发育，这可能与神经递质活动和突触可塑性的改变有关，这些变化能在一定程度上改变认知和行为（Weinstock，2016）。产前应激能激活母体下丘脑-垂体-肾上腺轴，导致胎盘促肾上腺皮质激素释放激素产生增多，继而透过胎盘影响胎儿海马发育。产前应激不仅可以增加母体皮质醇（啮齿动物为皮质酮）含量，而且可以降低胎盘 2 型 11β-羟类固醇脱氢酶（一种灭活糖皮质激素的酶）的表达，孕期乙醇、尼古丁暴露也会出现类似现象（Yu et al.，2018；Zhou et al.，2018；Harris and Seckl，2011；Welberg et al.，2005）。在这两种因素的作用下，胎儿会过暴露于母源性糖皮质激素，同样也会发生认知和学习行为的异常。

23.3.3 表观遗传修饰异常

表观遗传机制为学习记忆形成和维持提供了一个稳定的分子基础，在环境应激下的神经发生和修饰过程中起着关键作用。表观遗传机制主要包括：①核染色质修饰（染色质重塑）；②胞嘧啶（C）-磷酸（p）-鸟嘌呤（G）（CpG）岛胞嘧啶二核苷酸序列的甲基化修饰；③短的非编码 RNA。每一种机制都在动物模型中以不同测量学习记忆的方法被证实，或在尸检的人类脑部被观察到。

CREB、300kDa 腺病毒 E1A 结合蛋白（E1A binding protein，P300）、P300/CREB 相关因子是组蛋白乙酰转移酶（histone acetyltransferase，HAT）的关键，小鼠丧失了这些蛋白，记忆能力会受到严重影响。孕期维生素 A 缺乏能使子代海马内的顺式维甲酸 α、CREB 以及这些蛋白间的相互作用下调，明显降低子代海马的 HAT 活性和组蛋白乙酰化水平，继而损伤子代的学习记忆功能（Hou et al.，2015）。研究表明，给予小鼠孕期刺激能使子代学习记忆能力减退，主要表现为子代海马组蛋白 H3 区乙酰化减少，DNA 甲基转移酶 1 表达增多。孕期烟雾暴露能通过影响一系列发育基因的 DNA 甲基化水平，改变子代的健康情况和学习记忆功能。有研究者通过收集 129 个孕期烟雾暴露和 126 个未暴露的荷兰新生儿脐带血，检测了 CpG 位点甲基化改变，发现孕期烟雾暴露新生儿的系列基因，包括芳香受体抑制因子编码基因、肌球蛋白 1G 编码基因、细胞色素 1A1 编码基因、神经元 G1 编码基因、人接触蛋白相关蛋白样基因 2、FERM 结构域蛋白 4A 编码基因和低密度脂蛋白受体相关蛋白 5 编码基因均发生了甲基化异常改变。胰岛素样生长因子 2（insulin-like growth factor 2，IGF2）已被大量研究证实对巩固记忆和增强记忆起关键作用，下调或抑制海马 IGF2 信号能明显干扰学习记忆。产前可卡因暴露能通过表观遗传修饰来改变 IGF2 基因表达，增加 IGF2 的基因启动子区甲基化率可抑制子代 IGF2 表达（Zhao et al.，2015）。作者团队研究也发现，孕期地塞米松暴露可通过活化子代海马 GR 使组蛋白脱乙酰酶 2（HDAC2）表达增加，引起 BDNF 的基因启动子区 H3K14ac 水平及基因表达降低，最终导致子代海马神经元谷氨酸的积累及成年期认知损害等一系列神经行为改变（Huang et al.，2019）。

23.3.4　氧化应激损伤

　　胎盘是氧化强化剂和内源性抗氧化剂的主要来源。母体氧化应激能导致胎盘抗氧化酶的表达减少，从而对胎儿造成伤害，孕期增加的氧化强化剂需要不断合成抗氧化剂来平衡。子痫前期能导致早产、胎儿 IUGR、记忆损伤和死亡，而这些与氧化强化剂的增多和抗氧化剂的减少有关。产前脑缺铁可增加海马缺血、缺氧性损伤，从而抑制脑部的细胞代谢活动。细胞色素 C 氧化酶是细胞代谢氧化磷酸化最末端的酶，能够反映细胞代谢活动。在缺氧时，大鼠海马细胞色素 C 氧化酶的减少是神经损伤的敏感性指标。在缺铁时，海马细胞色素 C 氧化酶活性被明显抑制。另外，由于自由铁从缺氧细胞或死亡细胞释放，通过催化反应，可加强自由基对神经的损害（Rao et al.，1999）。锌作为另一种不可缺少的微量元素，孕期和哺乳期锌缺乏可能通过氧化损伤导致子代海马神经凋亡。锌的抗氧化作用机制主要有两种：①降低氧化应激导致的损伤程度，抑制凋亡信号通路；②直接影响一些蛋白质的表达和调节凋亡通路（Yu et al.，2013）。形态学相关研究表明，海马对于围产期缺氧尤为敏感，表现为双边海马萎缩、灰质的暂时性损伤以及前额皮质的损伤（Maneru et al.，2003）。甚至有研究指出，孕期宫内缺氧不仅应激损害子代记忆功能，而且与子代老年期阿尔茨海默病密切相关（Zhang et al.，2013）。

23.4　研　究　展　望

　　孕期不良环境（包括母体营养不良、急慢性应激、环境毒物暴露）可导致子代神经递质失衡、类固醇激素改变、表观遗传修饰异常、氧化应激损伤等，引起胎源性学习记忆障碍，甚至存在可遗传效应（图 23-1）。近年来，孕期不良环境导

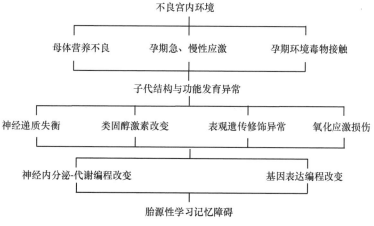

图 23-1　胎源性学习记忆障碍的发生机制

致子代学习记忆障碍的现象越来越引起人们的重视，尽管目前的研究从多方面初步阐述了其可能成因，但深入的宫内编程机制仍不清楚。探索学习记忆障碍的宫内发育起源，以期探寻孕期不良环境导致子代学习记忆障碍的生物标志物，对指导优生优育、提高人口质量具有重要意义。

参 考 文 献

Adrover E, Eugenia P M, Javier B C, et al. 2015. Neurochem Int, 88; 73-87.

Alvarez-Periel E, Puigdellivol M, Brito V, et al. 2017. Mol Neurobiol, 55(8); 6250-6268.

Battistini M C, Briola F L, Menini S, et al. 2010. Minerva Pediatr, 62(6); 559-563.

Choudhary M, Jain A, Chahar C K, et al. 2012. Indian J Pediatr, 79(11); 1477-1481.

Cifariello A, Pompili A, Gasbarri A, 2008. Behav Brain Res, 195(1); 171-179.

Cone-Wesson B. 2005. J Commun Disord, 38(4); 279-302.

Dalle E, Daniels W M U, Mabandla M V. 2017. Brain Res Bull, 132; 75-81.

Dong W T, Xu D, Hu Z W, et al. 2018. Toxicol Lett, 283; 1-12.

El Hajj Chehadeh S, Dreumont N, Willekens J, et al. 2014. Am J Physiol Endocrinol Metab, 307(11); E1009-E1019.

Fameli M, Kitraki E, Stylianopoulou F. 1994. Int J Dev Neurosci, 12(7); 651-659.

Gruden M A, Storozheva Z I, Ratmirov A M, et al. 2017. Bull Exp Biol Med, 163(6); 785-788.

Guo Y, Zhao, Y, Nan Y, et al. 2017. Neuroreport, 28(10); 590-597.

Gutteling B M, de Weerth C, Zandbelt N, et al. 2006. J Abnorm Child Psychol, 34(6); 789-798.

Harris A, Seckl J. 2011. Horm Behav, 59(3); 279-289.

Hayashi A, Nagaoka M, Yamada K, et al. 1998. Int J Dev Neurosci, 16(3-4); 209-216.

Hollo O, Rautava P, Korhonen T, et al. 2002. Arch Pediatr Adolesc Med, 156(2); 179-187.

Hou N, Ren L, Gong M, et al. 2015. Mol Neurobiol, 51(2); 633-647.

Huang S Q, Dong W T, Jiao Z X, et al. 2019. Toxicol Sci, 171(2); 369-384.

Huizink A C, Mulder E J, Buitelaar J K. 2004. Psychol Bull, 130(1); 115-142.

Jeltsch-David H, Koenig J, Cassel J C. 2008. Behav Brain Res, 195(1); 86-97.

Lajic S, Nordenstrom A, Hirvikoski T. 2008. Endocr Dev, 13; 82-98.

Lee J, Kwon H Y, Yu J, et al. 2018. J Ethnopharmacol, 224; 91-99.

Lewis A, Miller J H, Lea R A. 2007. Neurotoxicology, 28(1); 182-195.

Li X Y, Men W W, Zhu H, et al. 2016. Int J Mol Sci, 17(10); 1707.

Maneru C, Serra-Grabulosa J M, Junqué C, et al. 2003. J Neuroimaging, 13(1); 68-74.

Marazzi C, Scoditti U, Ticinesi A, et al. 2014. Acta Biomed, 85(3); 229-235.

Meneses A. 2013. Rev Neurosci, 24(6); 629-664.

Muckle G, Ayotte P, Dewailly E E, et al. 2001. Environ Health Perspect, 109(12); 1291-1299.

Ogawa T, Okihara H, Kokai S, et al. 2018. J Neurosci Res, 96(6); 1056-1065.

Ohashi K, Ando Y, Munetsuna E, et al. 2015. Nutr Res, 35(3); 259-264.

Orr P T, Lewis M C, Frick K M. 2009. Pharmacol Biochem Behav, 93(2); 177-182.

Orr P T, Rubin A J, Fan L, et al. 2012. Horm Behav, 61(4); 487-495.

Paris J J, Brunton P J, Russell J A, et al. 2011. J Neuroendocrinol, 23(11); 1079-1090.

Peters D A. 1990. Pharmacol Biochem Behav, 35(4); 943-947.

Rao R, de Ungria M, Sullivan D, et al. 1999. J Nutr, 129(1); 199-206.

Singer L T, Minnes S, Short E, et al. 2004. JAMA, 291(20); 2448-2456.

Solum D T, Handa R J. 2002. J Neurosci, 22(7); 2650-2659.

Son G H, Geum D, Chung S Y, et al. 2006. J Neurosci, 26(12); 3309-3318.

Staples M C, Rosenberg M J, Allen N A, et al. 2013. Alcohol Clin Exp Res, 37(12); 2039-2047.

Trautman P D, Meyerbahlburg H F L, Postelnek J, et al. 1995. Neurosci Biobehav Rev, 32(6); 1073-1086.

Weinstock M. 2016. Neurobiol Stress, 6; 3-13.

Welberg L A, Thrivikraman K V, Plotsky P M. 2005. J Endocrinol, 186(3); R7-R12.

Yu L T, Zhou J, Zhang G H, et al. 2018. Toxicol Appl Pharmacol, 352; 77-86.

Yu X, Jin L M, Zhang X H, et al. 2013. Nutrition, 29(2); 457-461.

Zhang C, Aime M, Laheranne E, et al. 2017. J Neurosci, 37(46); 11114-11126.

Zhang X, Chen K, Chen J, et al. 2011. J Nutr Biochem, 22(12); 1112-1120.

Zhang X, Li L X, Zhang X J, et al. 2013. Neurobiol Aging, 34(3); 663-678.

Zhang Z, Wang H, Jin Z, et al. 2015. Neuroscience, 300; 219-228.

Zhao Q, Hou J, Chen B, et al. 2015. Neurobiol Dis, 82; 54-65.

Zhong L, Luo F, Zhao W, et al. 2016. J Cell Mol Med, 20(10); 1920-1931.

Zhong Y, Chen J, Li L, et al. 2018. Brain Res, 1691; 64-74.

Zhou J, Liu F L, Yu L T. 2018. Toxicol Appl Pharmacol, 344; 1-12.

Zhu Z, Sun H, Gong X, et al. 2016. Neuroreport, 27(8); 600-604.

（石昭坤、徐　丹）

第 24 章

胎源性癫痫

摘要：癫痫是由多种病因导致的神经系统综合征，其发病机制复杂，且反复慢性发作，严重影响了患者的学习、工作和生活。近年来，人们已逐步认识到孕期不良环境可能造成子代出生后癫痫易感。本章结合流行病学调查和动物实验研究，回顾总结了癫痫的发育起源，并综述了胎源性癫痫的宫内发生机制，包括神经元离子通道异常、下丘脑-垂体-肾上腺轴编程和表观遗传修饰异常等。本章将从胎儿发育角度探讨胎源性癫痫的宫内发育起源及机制，以期寻求孕期不良环境导致子代癫痫易感的关键靶点，为预防和治疗胎源性癫痫提供理论和实验依据。

引　言

癫痫（epilepsy）是由多种病因导致的神经系统综合征，其病程的长期性和反复慢性发作严重影响了患者的生活质量。小儿癫痫的发病率较高，以幼儿最多，其发病年龄与发作类型关系密切，如婴儿痉挛症几乎在 1 岁以内、运动性发作在 6 岁内、失神发作多在 1～8 岁，表明大脑发育关键期的异常与癫痫形成密切相关。早期生活环境是影响人们终身健康的重要因素之一。生命早期应激与早产、低出生体重密切相关，并且导致新生儿后期并发症，如精神疾病、年龄相关性认知功能障碍、肥胖和高血压等（Struber et al.，2014）。动物实验显示，生命早期应激源或类固醇暴露会改变下丘脑-垂体-肾上腺（hypothalamic-pituitary- adrenal，HPA）轴编程、神经行为及神经免疫系统功能等（Struber et al.，2014；Brunton and Russell，2010）。发育时期大脑的细胞组成、环路联系及功能与成年大脑迥然不同，相比于成熟大脑，发育中的大脑容易受到癫痫发作引起的伤害，生命早期不良环境可能增加癫痫易感性。本章主要聚焦于发育早期环境对癫痫发生的影响，探讨癫痫发生的宫内发育起源及相关编程机制。

24.1 癫痫的研究现状

癫痫是由大脑皮质神经元异常放电而导致的短暂性脑功能障碍。癫痫不是一种单独的疾病，而是一种有关病因学、病理生理学及临床表现复杂的综合征。

24.1.1 癫痫的定义及发病现状

癫痫是一种脑部疾病，癫痫是指由大脑神经元异常和过度超同步化放电所引起的临床现象，明确诊断至少需要出现一次发作。癫痫的发生是多种重要神经生物因素参与的复杂病理生理过程，任何影响此过程的因素都可能诱发癫痫。据统计，癫痫的总体发病率为 50/10 万，在发达国家为 0.5%，发展中国家癫痫的发病率是发达国家的 2~3 倍，30%~40% 的癫痫患者不能完全治愈，高达 70% 的患者存在部分性非特发性癫痫，约 10% 的患者符合耐药性癫痫的诊断标准。我国大规模人群调查资料显示，癫痫在农村和城市的年发病率分别为 25/10 万和 35/10 万，处于国际平均水平。我国 60% 的癫痫患者起源于小儿时期，儿童的发病率为 151/10 万、患病率为 3.45‰。癫痫已成为影响各个年龄段人群的常见慢性疾病，尤其是儿童和青壮年，且癫痫的发病率逐年上升，严重影响了人们的健康和生活。

24.1.2 癫痫的主要发生机制

目前临床认为，癫痫是由神经元异常和过度超同步化放电所引起的，与皮质发育障碍、神经元兴奋/抑制信号异常、遗传变异和免疫失调等密切相关。

24.1.2.1 皮质发育障碍

皮质发育障碍是一种脑发育缺陷，是各类脑皮质发育畸形的总称，包括神经元异位、无脑回畸形、巨脑回畸形、脑穿通畸形、胼胝体发育不良或缺失等，常引起癫痫、发育迟缓、局部神经功能障碍和精神发育不全等，占癫痫病因的 24%，占耐药性癫痫病因的 40%，是难治性癫痫的主要病因（Cepeda et al., 2007）。在胚胎期至成年期之前大脑在发育过程中若受到内外环境中有害因素的干扰或损害，可发生大脑皮质发育紊乱。从微观的发育异常到全脑结构异常，皮质发育障碍主要是通过影响神经元或胶质细胞的生长、迁移及代谢而导致癫痫发作的。

24.1.2.2 神经元兴奋/抑制信号异常

谷氨酸与 γ-氨基丁酸分别是中枢神经系统中最重要的兴奋性神经递质与抑制性神经递质，二者的失衡与癫痫的发作关系密切。两种神经递质及其各自受体异常都能引起神经元异常放电，导致神经环路出现紊乱，最终诱发癫痫（Cho, 2013）。

先前研究多数集中在谷氨酸离子型受体上,认为痫性发作时谷氨酸蓄积作用于离子型受体,使突触过度兴奋,从而诱发痫性发作。近年也有研究指出,谷氨酸代谢型受体异常在癫痫发生中有重要作用(Guo et al.,2010)。同时胶质细胞在癫痫发生中的重要作用越来越受到关注(de Lanerolle et al.,2010)。在病理条件下,星形胶质细胞反复增生活化并能释放某些活性物质,使神经元的兴奋性提高。小胶质细胞的反应性激活及病理级联反应对难治性癫痫的发生可能有重要意义。不断激活的小胶质细胞分泌活性物质,诱发增生并释放兴奋性氨基酸,兴奋邻近神经元并增强信号转导(Patel et al.,2019)。也有研究表明,在癫痫的形成过程中,脑内神经元之间会形成异常的突触联系,建立起病理性神经环路,导致大脑兴奋性增强。研究发现,某些抗癫痫药如左乙拉西坦,可以通过影响神经元间的突触联系而发挥其抗癫痫作用,并证明突触联系在癫痫发生、发展过程中举足轻重(Nickels,2019)。

24.1.2.3 遗传变异和免疫失调

癫痫是一种遗传相关性疾病,包括原发性癫痫和继发性癫痫。遗传因素对癫痫的发生具有重要的影响,其主要遗传因素有基因突变、染色体异常和线粒体突变。Walker 等(1969)首先提出了免疫机制可能参与癫痫的发生机制假说,即癫痫发生机制与神经-免疫-内分泌网络的功能失调有关。研究发现,癫痫患者出现免疫系统功能紊乱的概率远远高于其他人群,提示免疫异常对某些类型癫痫的发生可能具有重要的致病意义(Elenkov et al.,2005)。与癫痫发作相关的主要为适应性免疫,包括体液免疫和细胞免疫,多项研究均提示癫痫与适应性免疫紧密相关(Mao et al.,2013;Omran et al.,2012)。

24.2 癫痫的宫内发育起源

随着对发育早期环境的愈加关注,研究者开始关心胎儿发育时期各种因素对于其出生后癫痫易感性的影响。近年来的流行病学调查研究、临床试验与动物实验都提示癫痫的发生可能具有宫内发育起源。

24.2.1 流行病学证据

癫痫的发生与发育早期应激状态密切相关。大多数癫痫患者都是幼儿或儿童期起病,其发病的具体机制尚不明确。癫痫的形成过程可能受到应激相关疾病本身的负面影响。在有癫痫倾向或低惊厥阈值的患者中,会形成一个正反馈环,应激增加了癫痫发作的频率,而癫痫发作频率增加又会加剧应激相关疾病的发生。流行病学资料显示,应激在儿童和成人都是癫痫发作的诱因(Bosnjak et al.,2002)。研究表明,发育早期不良生活事件和应激敏感性与儿童癫痫相关(van Campen et al.，2014）（Bosnjak et al.，2002）。Li 等（2008）研究结果显示，婴儿痉挛症的发病风险和孕产妇的紧张程度有关联，孕期应激可导致胎儿出生后癫痫发病风险增加。Minshew（1991）指出约 1/3 的癫痫患儿合并孤独症样行为，而后者与孕期应激密切相关。以上流行病学调查提示，癫痫的发生与发育早期不良生活事件及孕期应激等多种不良环境有关，可能具有宫内发育起源。

24.2.2　临床与基础实验室研究

多项动物实验提示，发育早期应激与子代出生后癫痫的发作紧密相关。海马在癫痫的始发和进展中发挥着重要作用（Pitkanen and Lukasiuk，2011）。研究发现，早期母子隔离 3 h 的应激通过增加海马 CA1 锥体神经元兴奋性、降低 γ-氨基丁酸受体 α1 亚基表达，导致中枢神经系统兴奋与抑制功能失衡，从而增加幼鼠癫痫的易感性。孕晚期大鼠束缚应激 20 min，其应激后代有更多的部分性和强直-阵挛性惊厥发作（Frye and Bayon，1999）。Edwards 等（2002）发现，孕期不同时间段的应激暴露会影响大脑边缘系统兴奋性并具有发展成癫痫的倾向。怀孕母鼠无论是在妊娠早期（孕 5～12 天）还是妊娠中晚期（妊娠 12～20 天）接受强光束缚应激，其子代出生后 10 天海马脑片中癫痫发作阈值都降低，电点燃率明显升高，提示母鼠孕期应激可增加仔鼠癫痫的发生率。

进一步研究表明，发育早期应激可能通过改变 HPA 轴功能、诱发炎症、引起膜受体（如 γ-氨基丁酸受体、谷氨酸受体等）和神经递质异常、改变细胞电生理、引起边缘系统结构和神经元的增殖分化异常等来促进癫痫的发生（Rogawski，2013）。最近有报道，在更强的产前应激下，3 月龄 Wistar 雄性子代大鼠海马、下丘脑、垂体细胞凋亡水平下降，表现出 B 淋巴细胞瘤-2 基因表达上升而促凋亡蛋白 P53 表达下降，这些变化均影响子代海马发育，导致惊厥易感性增加。研究还发现，产前应激，大鼠脑源性神经营养因子表达下调，可继发性释放兴奋性氨基酸（如谷氨酸），增加海马神经元的兴奋性及成年大鼠癫痫的易感性（Qulu et al.，2015）。提示，发育早期应激在癫痫的发生、发展中起到重要作用。

发育早期炎症和异常的免疫反应也是导致癫痫易感的重要因素。研究发现，孕期用氯化锂-匹鲁卡品处理后的成年仔鼠癫痫易感性明显增加，并且边缘叶惊厥发作后炎性细胞因子释放增多，促进海马神经元变性（Ahmadzadeh et al.，2011）。提示，孕期免疫激活导致长期的癫痫易感性增加和癫痫所致的成年子代大鼠海马依赖性损伤。近期研究也提示，孕期氯化锂-匹鲁卡品暴露可诱导仔鼠发育期癫痫易感性增加，同时使仔鼠海马神经元损伤增加（Cossa et al.，2016）。Beck 和 Gavin（1976）向孕 10～12 天大鼠注射 β2-苯丙氨酸，注射处理组子代大鼠在出生后 23 天听源性癫痫发作频率增加。另外，动物实验及临床研究显示，中枢神经系统和周围神经系统产生的免疫介质共同参与了癫痫的发生。过度的免疫反应可降低癫痫发作的阈值、增加神经兴奋性、促进突触异常重建及损伤血脑屏障，进而引发癫痫。有报道指出，产前应激后的 3 月龄成年雄性子代海马区白细胞介素-1β 和肿瘤坏死因子-α 表达上升，同时海马 CA1 区激活的神经胶质细胞增多，表明子代炎症的发生；而用脂多糖进一步刺激后，应激组小鼠炎症因子释放增加，同时在给予氯化锂-匹鲁卡品后癫痫易感性增加。提示，大脑炎症与免疫反应可促进癫痫的发生，孕期与新生儿期炎症刺激可能会增加儿童期和成年期的癫痫易感性。

研究还表明，孕期外源物暴露可能导致子代癫痫易感。Young 等（2006）在大鼠 15～18 天孕龄用地塞米松或倍他米松处理，发现产前倍他米松治疗增加两种模型的癫痫发作阈值，而产前地塞米松治疗增加点燃阈值但不改变癫痫发作阈值。Velisek（2011）研究显示，孕期倍他米松暴露可增加三氟乙醚诱导的阵挛发作易感性，而对海人藻酸诱导的发作无明显影响。孕期氢化可的松暴露可降低子代出生体重，但对其惊厥易感性影响不大。综上，发育早期所受到的不良环境对癫痫的发生具有显著影响，即癫痫具有发育起源（图 24-1）。

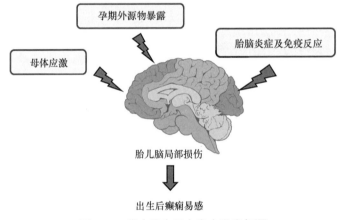

图 24-1　癫痫发生具有宫内发育起源

24.3　胎源性癫痫的宫内发生机制

部分具有发育起源的癫痫，目前其发生机制尚未完全确证。研究提示，其可能的发生机制主要有神经元离子通道异常、HPA 轴编程改变及表观遗传修饰异常等。

24.3.1　神经元离子通道异常

离子通道是调节神经元细胞兴奋性的重要物质，与癫痫相关的离子通道主要包括钠离子通道、钾离子通道、钙离子通道。离子通道基因表达改变有可能改变通道蛋白的正常功能，造成中枢神经系统电活动失衡，最终诱发异常同步化放电，引起癫痫发作。而许多离子通道蛋白的表达在发育时期都有一个逐渐变化的过程，在此期间易受到外界因素的影响而引起表达编程改变。

　　神经元静息电位的维持、动作电位的发生和发展均与钾离子在细胞内外正常分布密切相关。当钾离子分布异常时，常伴发脑电生理的阵发性去极化漂移，神经元出现异常电生理活动。动物痫性发作模型在发作前或发作中细胞外钾离子浓度均有所升高，在电休克诱导的惊厥中新皮质和海马细胞外液钾离子浓度较正常值升高 4 倍，这种离子浓度的改变与癫痫发作有关。研究表明，孕期应激导致的电压门控钾离子通道 KQT 样亚家族成员 2 和成员 3（potassium voltage-gated channel KQT-like subfamily member 2 and 3，KCNQ2/3）的表达改变可诱发良性家族性新生儿惊厥，并与良性家族性新生儿癫痫密切相关（Biervert et al.，1998）。研究者指出，这种通道结构的改变是引起神经元内在兴奋性不平衡的物质基础，而基因突变以及一些外部因素如神经递质、激素及细胞外离子等通过不同的途径调节 KCNQ 通道产生的 M 电流，从而对神经元兴奋性的调节、神经递质的释放和突触的传递等产生影响，导致钾离子通道功能下降，神经元兴奋性增高，引发癫痫。

　　研究表明，在胎儿发育的关键时期给予母体产前应激，可引起子代海马神经元电压敏感钙电流增加。其机制一方面为产前应激导致皮质酮升高，从而可能增加电压敏感钙离子通道基因表达；另一方面为产前应激导致反应性活性氧增多，而活性氧可能通过磷酸化电压敏感钙离子通道亚单位，从而提高电压敏感钙离子通道介导的电流幅值，引起子代大鼠海马 CA3 神经元细胞内钙离子增加、活性氧增多、海马神经元可塑性变化，引起神经元兴奋性增高和癫痫易感性增高。Bogoch 等（2007）报道，孕鼠 17～21 天接受不良应激，23 日龄子代雌性大鼠海马离子通道相关基因表达显著下调，这些下调的基因包括突触前电压门控钙离子和钾离子通道基因，其表达降低导致神经元膜电位异常，使癫痫的易感性增加。近年来发现，离子通道中的超极化活化的环核苷酸门控的阳离子通道（hyperpolarization-activated cyclic nucleotide gated cation channel，HCN）可能与颞叶癫痫发作有关。相关动物实验显示，产前应激孕鼠的子代大鼠，其海马 HCN 的表达下调和通道蛋白的表达缺失，会引起离子流密度的下降，最终导致神经元过度兴奋。因此，发育时期环核苷酸通道的异常也可能造成胎源性癫痫易感。

　　N-甲基-D-天冬氨酸受体（NMDAR）是一种谷氨酸离子型受体，也是一种钠、钾、钙阳离子型通道。研究表明，孕期应激增加了 NMDAR 及代谢型谷氨酸受体的表达和活性，而这些受体参与了海马突触可塑性和神经发生的调控（Morley-Fletcher et al.，2011）。表达增加的 NMDAR 在受到谷氨酸刺激时，可能造成离子超载，进而使突触过度兴奋，从而诱发痫性发作（Liu et al.，2017）。因此，发育早期 NMDAR 的表达异常，也是造成胎源性癫痫的部分原因。

24.3.2 HPA 轴编程改变

机体主要的应激功能由 HPA 轴所介导，而 HPA 轴也是宫内时期易受损伤的重要靶位（Xiong and Zhang，2013）。多项研究提示，发育早期不良环境可导致 HPA 轴编程改变（He et al.，2016；Huang et al.，2015），出生后应激敏感性亦发生改变。作者团队前期研究发现（Xia et al.，2014；Xu et al.，2013，2012），孕期多种外源物暴露的成年子代血中促肾上腺皮质激素（adrenocorticotropic hormone，ACTH）和糖皮质激素水平在基础状态下降低，但给予慢性应激后却显著高于对照组，即 HPA 轴应激敏感性高。研究提示，HPA 轴相关的应激激素，尤其是下丘脑促肾上腺皮质激素释放激素（corticotropin releasing hormone，CRH）和肾上腺糖皮质激素，能通过影响兴奋性和抑制性的平衡诱导惊厥发生。CRH 和糖皮质激素是调节应激反应的关键，如果长时间持续存在，则有可能促进惊厥发作诱导的神经元树突棘和分支丢失（Chen et al.，2001）。

糖皮质激素暴露可通过增加细胞外谷氨酸水平和钙传导（电压或配体门控）而改变海马的可塑性，以及 NMDAR 亚基的表达，并减少胶质细胞对谷氨酸的摄取，由此促进痫样放电和癫痫发作。在大鼠点燃模型的研究中发现，给予孕鼠皮质酮会导致子代严重的强直阵挛性发作。研究还发现，在癫痫形成时期，暴露于应激会对癫痫发作过程产生持久的负面效应。因此，糖皮质激素在应激诱发癫痫的过程中起着重要作用。还有报道，将怀孕的大鼠暴露于限制性应激 20 min，可以发现新生小鼠血浆皮质酮水平明显高于出生前未暴露于应激者，同时还发现这些小鼠更易发生局灶性癫痫，且发作持续时间更长。Szuran 等（2000）研究发现，妊娠 15～19 天内每天限制孕鼠活动 30 min，孕鼠具有较高的皮质酮水平，子代大鼠出生后癫痫易感性增加，孕期应激的雌性子代海马糖皮质激素受体（GR）密度减少 50%，而在雄性子代并未观察到海马 GR 密度的差异。Weinstock 等（1992）也观察到女性特有的海马盐皮质激素受体（MR）减少现象，这也许能解释部分患者的癫痫易感性与性别有关。

婴儿痉挛症的病因与未成熟脑损伤及应激有关，二者的发生可能具有相同的应激-脑兴奋通路，与边缘系统 CRH 异常增高有关。CRH 属年龄特异性强致痫剂，幼鼠致痫量为成人的 1/200。CRH 编码基因在孕晚期鼠脑中开始表达，至出生前维持较高水平，生后 10～13 天幼鼠海马分布有大量表达 CRH 的 γ-氨基丁酸能中间神经元。杏仁核区、下丘脑、乳头部、海马细胞受到电刺激等应激后，可迅速表达 CRH 编码基因并导致 CRH 释放增加，CRH 激活突触后神经元 CRH 受体后，少量的谷氨酸输入信号即可被放大为较强的兴奋性信号，产生痫性放电诱导癫痫发作。目前有学者提出 CRH 异常增高可能与婴儿痉挛症发病有联系，该学说认为未成熟脑 HPA 轴功能失调在癫痫发生中具有重要作用。

上述研究结果提示，癫痫的发生与 HPA 轴功能改变密切相关，孕期不良环境导致的子代 HPA 轴编程改变，在出生后成为影响癫痫易感性的重要因素。

24.3.3　表观遗传修饰异常在胎源性癫痫发生中的作用

单独的环境因素或环境因素与遗传变异相互作用可能在癫痫发生、发展中起到一些作用。表观遗传调控则是环境因素影响癫痫发展的另一种机制。表观遗传修饰是指不涉及基础 DNA 序列变化的基因表达或表型的可遗传性变化。常见的表观遗传修饰包括 DNA 甲基化、组蛋白修饰和非编码 RNA。这些表观遗传修饰过程不仅决定了基因的表达或沉默，还决定了何处、何时和如何表达基因，进而决定了哪些蛋白质被转录。表观遗传修饰在胚胎发生和早期脑发育期间对一些影响神经元功能的组织特异性基因表达产生影响。因此，表观遗传修饰异常对包括癫痫在内的多种神经精神障碍的发生有重要作用。

24.3.3.1　DNA 甲基化与胎源性癫痫

异常的 DNA 甲基化可能参与癫痫和其他神经精神病、神经退行性疾病的病理过程。DNA 甲基化与基因组稳定性、沉默转座因子和抑制影响脑发育的基因表达有关，进而导致多种神经精神疾病。研究表明，给予孕鼠合成类糖皮质激素，可致仔鼠海马多基因 DNA 甲基化改变（Crudo et al.，2013b）；而孕期应激可引起额叶皮层、海马 DNA 甲基化增加和后代齿状回 DNA 甲基转移酶 3α（DNMT3α）表达增加（Crudo et al.，2013a），这与癫痫患者中 DNMT3α 表达趋势一致。多项研究均提示，这些受到孕期环境影响而改变的 DNA 甲基化在癫痫发生中发挥重要作用。一项临床研究检测了来自 16 名颞叶癫痫成年患者的活检脑标本和来自 3 名年龄对照的尸检脑标本，发现颞叶癫痫患者海马齿状回中的 *Reelin* 基因启动子发生高甲基化（Kobow et al.，2009）。通过对小鼠海马的全基因组 DNA 甲基化分析，以确定癫痫持续状态和癫痫耐受性，其结果显示 300 个基因的 DNA 甲基化发生改变，90%的基因启动子发生低甲基化（Miller-Delaney et al.，2012）。还有研究发现，DNMT1 和 DNMT3α 的表达在 25 例内侧颞叶癫痫患者中明显增加（Zhu et al.，2012）。利用大鼠内侧颞叶癫痫模型，Williams-Karnesky 等（2013）确定了 DNMT 活性增加、腺苷平衡破坏、海马 DNA 甲基化增加和自发癫痫发作之间的相关性。他们用生物工程丝向癫痫大鼠大脑植入固定剂量的腺苷共 10 天以测试腺苷的作用。腺苷植入可逆转海马苔藓纤维发芽，抑制 DNA 甲基化可阻止癫痫的进展至少 3 个月。提示，孕期不良因素引起的 DNA 甲基化改变可能一直延续到出生后，进而引起胎源性癫痫。

24.3.3.2 组蛋白乙酰化与胎源性癫痫

组蛋白乙酰化是组蛋白表观遗传修饰最常见的形式。多项研究已证实，组蛋白乙酰化参与癫痫的发生。例如，用毛果芸香碱诱导癫痫持续状态 3 h 后，大鼠海马 CA3 神经元中组蛋白 H4 的乙酰化在谷氨酸受体 2 的基因启动子区减少但在脑源性神经营养因子（BDNF）的基因启动子 P2 区增加（Huang et al.，2002）。在研究红藻氨酸诱导的癫痫持续状态对组蛋白 H3 丝氨酸 10 磷酸化和组蛋白 H4 乙酰化两种不同组蛋白修饰的影响时发现，由红藻氨酸诱导的组蛋白修饰不仅涉及立早基因 *IEG* 表达，而且涉及癫痫的发生过程（Sng et al.，2006）。组蛋白去甲基化酶基因 *KDM5C* 的突变与 X 连锁智力低下、癫痫有关（Pulido Fontes et al.，2015；Huang et al.，2002）。通过重复性电刺激产生的电惊厥发作可导致 c-fos 和 BDNF 的基因启动子区 H4 乙酰化增加，而大鼠海马中 cAMP 反应元件结合蛋白（CREB）的基因启动子区 H4 乙酰化水平下降（Tsankova et al.，2004）。CREB 是调节海马中 γ-氨基丁酸受体表达的转录因子，在癫痫发生过程中起重要作用。组蛋白乙酰化修饰在发育过程中易受到外界因素干扰而发生持续性改变。有研究提示，孕期乙醇暴露可影响海马 BDNF 组蛋白乙酰化修饰（Sakharkar et al.，2016）；孕期给予母鼠人工糖皮质激素，其仔鼠海马 H3K9ac 发生改变（Crudo et al.，2013b）；早期母鼠对仔鼠的舔舐行为也可影响海马 CREB 的基因启动子区组蛋白乙酰化（Zhang et al.，2013）。作者团队近期研究证实，孕期地塞米松暴露可致雄性子代出生后颞叶癫痫易感并具有可遗传性，与海马局部血管紧张素转换酶（ACE）的基因启动子区 H3K27ac 水平增加及肾素-血管紧张素系统（RAS）经典通路激活，诱导海马神经元谷氨酸兴奋性损伤有关（Hu et al.，2020）。提示，孕期环境改变可能导致与癫痫密切相关的组蛋白乙酰化修饰改变，而这些组蛋白乙酰化修饰在出生后可能会参与癫痫易感性的增加。

24.3.3.3 非编码 RNA 与胎源性癫痫

微 RNA（miRNA）是一类小的非编码 RNA，主要通过与 mRNA 转录物的 3′ 非翻译区内的序列特异性结合，控制 mRNA 的翻译和稳定性，在表观遗传调控中起着关键作用。近年来，miRNA 在大脑和神经发育过程中的调控作用也引起了研究者的关注。

大脑表达几种独特的 miRNA，控制树突形态、离子通道水平、神经元迁移和神经胶质功能的 miR-34a 可能对神经精神障碍发生有重要意义（Mollinari et al.，2015）。miR-34a 通过直接影响 *ANK3* 和 *CACNB3* 基因表达来影响双相性情感障碍的发生风险，并且 miR-34a 表达的上调与癫痫发生风险相关（Hu et al.，2012）。孕期应激则被报道能影响子代海马包括 miR-34a 在内的多个 miRNA 表达（Rodgers et al.，2013）。提示，孕期应激可影响 miR-34a 表达并进一步影响子代出生后的癫痫易感性。脆性 X 智力低下蛋白在基因和蛋白质水平可引起谷氨酸能和 GABA 能突触功能障碍，导致与脆性 X 综合征相关的癫痫（Mollinari et al.，2015）。总结三个独立的表观基因组范围的 miRNA 表达分析显示，在持续癫痫状态后，在大鼠动物模型中 miR-132 的表达在海马 CA3 中一直上调。在上述研究中，还发现 miR-29a、miR-99a、miR134、miR-204 和 miR375 五种 miRNA 表现出表达上调（Hwang et al.，2013），而有研究表明孕期氟和铝暴露的大鼠，其子代大鼠大脑中 miR-132 和 miR-204 的表达上调（Ge et al.，2018），与前文所述癫痫模型中相关 miRNA 表达改变一致。综上，孕期不良环境引起的 miRNA 改变可直接影响神经发育，这可能是胎源性癫痫的重要诱因之一。

24.4　研　究　展　望

生命早期应激编程 HPA 轴的发育对神经可塑性产生了深远的影响，可促进惊厥发作并增加癫痫的发病率。孕期不良环境通过表观遗传修饰介导了 HPA 轴编程改变及神经元兴奋/抑制信号的失衡，进而促使胎源性癫痫的发生（图 24-2）。保护怀孕的母体免受不良应激，减少孕期应激或焦虑会改善子代健康和生活。干预和预防最好在孕前。出生后避免应激、适当心理干预在生命早期可通过改善大脑发育，而降低儿童的患病风险。必须谨慎避免其他围产期不良环境（如围产期感染、营养失调、毒素暴露），药物如 CRH 受体拮抗剂、MR 和 GR 拮抗剂潜在的治疗价值值得进一步探讨。未来需要更好地明确发育敏感窗口期，从而预防或改变不利因素对胎源性癫痫发育编程的影响。

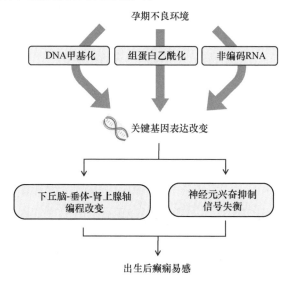

图 24-2　孕期不良环境致胎源性癫痫的发生机制

参 考 文 献

Ahmadzadeh R, Saboory E, Roshan-Milani S, et al. 2011. Dev Psychobiol, 53(8): 806-812.

Beck S L, Gavin D L. 1976. Science, 193(4251): 427-428.

Biervert C, Schroeder B C, Kubisch C, et al. 1998. Science, 279(5349): 403-406.

Bogoch Y, Biala Y N, Linial M, et al. 2007. J Neurochem, 101(4): 1018-1030.

Bosnjak J, Vukovic-Bobic M, Mejaski-Bosnjak V. 2002. Epilepsy Behav, 3(6): 502-509.

Brunton P J, Russell J A. 2010. J Neuroendocrinol, 22(4): 258-271.

Cepeda C, Andre V M, Wu N, et al. 2007. Epilepsia, 48(Suppl 5): 79-85.

Chen Y, Bender R A, Frotscher M, et al. 2001. J Neurosci, 21(18): 7171-7181.

Cho C H. 2013. Front Cell Neurosci, 7: 127.

Corbett B A, Schupp C W, Levine S, et al. 2009. Autism Res, 2(1): 39-49.

Cossa A C, Lima D C, do Vale T G, et al. 2016. Metab Brain Dis, 31(4): 891-900.

Crudo A, Petropoulos S, Suderman M, et al. 2013a. Endocrinology, 154(11): 4170-4181.

Crudo A, Suderman M, Moisiadis V G, et al. 2013b. Endocrinology, 154(3): 1168-1180.

de Lanerolle N C, Lee T S, Spencer D D. 2010. Horm Behav, 42(4): 437-447.

Edwards H E, Dortok D, Tam J, et al. 2002. Horm Behav, 42(4): 437-447.

Elenkov I J, Iezzoni D G, Daly A, et al. 2005. Neuroimmunomodulation, 12(5): 255-269.

Frye C A, Bayon L E. 1999. Dev Psychobiol, 34(3): 227-234.

Ge Q D, Tan Y, Luo Y, et al. 2018. Environ Toxicol Pharmacol, 63: 60-68.

Guo F, Sun F, Yu J L, et al. 2010. Brain Res Bull, 81(4-5): 510-516.

He Z, Zhu C, Huang H, et al. 2016. Toxicology Research, 5(2): 388-398.

Hu K, Xie Y Y, Zhang C, et al. 2012. BMC Neurosci, 13: 115.

Hu S, Yi Y, Jiang T, et al. 2020. Arch Toxicol, 94(9): 3201-3215.

Huang H, He Z, Zhu C, et al. 2015. Toxicol Appl Pharmacol, 288(1): 84-94.

Huang Y, Doherty J J, Dingledine R. 2002. J Neurosci, 22(19): 8422-8428.

Hwang J Y, Aromolaran K A, Zukin R S. 2013. Neuropsychopharmacology, 38(1): 167-182.

Kang J Q, Barnes G. 2013. J Autism Dev Disord, 43(1): 68-79.

Kobow K, Jeske I, Hildebrandt M, et al. 2009. J Neuropathol Exp Neurol, 68(4): 356-364.

Li J, Vestergaard M, Obel C, et al. 2008. Epilepsy Res, 81(1): 52-57.

Liu X, Yan B, Wang R, et al. 2017. Epilepsia, 58(12): 2104-2111.

Mao L Y, Ding J, Peng W F, et al. 2013. Epilepsia, 54(9): e142-e145.

Miller-Delaney S F, Das S, Sano T, et al. 2012. J Neurosci, 32(5): 1577-1588.

Minshew N J. 1991. Pediatrics. 87(5 Pt 2): 774-780.

Mollinari C, Racaniello M, Berry A, et al. 2015. Cell Death Dis, 6: e1622.

Morley-Fletcher S, Mairesse J, Soumier A, et al. 2011. Psychopharmacology(Berl), 217(3): 301-313.

Nickels K. 2019. Epilepsy Curr, 19(1): 33-35.

Omran A, Peng J, Zhang C, et al. 2012. Epilepsia, 53(7): 1215-1224.

Patel D C, Tewari B P, Chaunsali L, et al. 2019. Nat Rev Neurosci, 20(5): 282-297.

Pitkanen A, Lukasiuk K. 2011. Lancet Neurol, 10(2): 173-186.

Pulido Fontes L, Quesada Jimenez P, Mendioroz Iriarte M. 2015. Neurologia, 30(2): 111-118.

Qulu L, Daniels W M U, Mabandla M V. 2015. Brain Res, 1624: 506-514.

Rodgers A B, Morgan C P, Bronson S L, et al. 2013. J Neurosci, 33(21): 9003-9012.

Rogawski M A. 2013. Acta Neurol Scand Suppl, (197): 9-18.

Sakharkar A J, Vetreno R P, Zhang H, et al. 2016. Brain Struct Funct, 221(9): 4691-4703.

Seckl J R. 2004. Eur J Endocrinol, 151(Suppl 3): U49-U62.

Shang N X, Zou L P, Zhao J B, et al. 2010. Pediatr Neurol, 42(3): 181-186.

Sng J C, Taniura H, Yoneda Y. 2006. Eur J Neurosci, 23(5): 1269-1282.

Struber N, Struber D, Roth G. 2014. Neurosci Biobehav Rev, 38: 17-37.

Szuran T F, Pliska V, Pokorny J, et al. 2000. Physiol Behav, 71(3-4): 353-362.

Tsankova N M, Kumar A, Nestler E J. 2004. J Neurosci, 24(24): 5603-5610.

van Campen J S, Jansen F E, de Graan P N, et al. 2014. Epilepsy Behav, 38: 160-171.

Velisek L. 2011. Epilepsy Res, 95(1-2): 9-19.

Walker A I, Stevenson D E, Robinson J, et al. 1969. Toxicol Appl Pharmacol, 15(2): 345-373.

Weinstock M, Matlina E, Maor G I, et al. 1992. Brain Res, 595(2): 195-200.

Williams-Karnesky R L, Sandau U S, Lusardi T A, et al. 2013. J Clin Invest, 123(8): 3552-3563.

Xia L P, Shen L, Kou H, et al. 2014. Toxicol Lett, 226(1): 98-105.

Xiong F, Zhang L. 2013. Front Neuroendocrinol, 34(1): 27-46.

Xu D, Wu Y, Liu F, et al. 2012. Toxicol Appl Pharmacol, 264(3): 395-403.

Xu D, Xia L P, Shen L, et al. 2013. Acta Pharmacol Sin, 34(12): 1526-1534.

Young N A, Teskey G C, Henry L C, et al. 2006. Exp Neurol, 198(2): 303-312.

Zhang T Y, Labonte B, Wen X L, et al. 2013. Neuropsychopharmacology, 38(1): 111-123.

Zhu Q, Wang L, Zhang Y, et al. 2012. J Mol Neurosci, 46(2): 420-426.

（焦哲潇、徐　丹）

第 25 章

胎源性精神分裂症

摘要：精神分裂症是一种病因复杂、临床表现异质性的慢性致残性疾病。胎儿时期，神经发育对宫内不良环境，如母体营养不良、急慢性应激、环境毒物暴露尤为敏感，常表现为神经结构和功能的发育毒性，进一步引起出生后精神分裂症易感。孕期不良环境所致子代精神分裂症易感的机制包括以下四方面：激素类（如糖皮质激素、雌激素等）水平改变致神经发育异常、神经因子（如脑源性神经营养因子等）水平改变致神经突触可塑性形成障碍、下丘脑-垂体-肾上腺轴宫内编程改变致神经内分泌功能紊乱、表观遗传修饰改变致神经发育基因表达异常及多代遗传。本章将从胎儿神经发育角度探索胎源性精神分裂症的宫内发育起源机制，对寻求孕期不良环境致子代精神分裂症的生物标志物、指导优生优育和提高人口质量具有重要意义。

引　　言

精神分裂症病因复杂，临床上往往表现为症状各异的综合征。越来越多的研究表明，精神分裂症与宫内不良环境相关（Debnath et al.，2015）。不良的胎儿生长发育环境可导致大脑发生不可逆转的损伤，随后可通过重编程各种生物系统（包括内分泌系统、免疫系统和神经系统等）发挥更为长远的作用，引起精神分裂症发生。因此，胎源性精神分裂症是指宫内不良环境诱导胎儿各项生理调节系统重编程并延续至出生后，从而导致神经发育出现不可逆转的编程性改变并介导成年后精神分裂症易感。从动物形态学、行为学实验以及影像学研究可以观察到，宫内环境的微小变化会导致后代大脑结构和神经发育的显著差异。多种不良环境因素可能通过诱导炎症、氧化应激和亚硝化应激等途径，引起线粒体功能障碍、细胞凋亡和表观遗传修饰改变等，在出生后早期会引发突发性发育失调和随之而来的精神性状退行性改变。然而，这种复杂关系背后的确切机制和精神分裂症危险因素的特异性仍然在探索中。本章将从精神分裂症的胎儿起源角度对其做一综述。

25.1 精神分裂症的研究现状

精神分裂症现如今已影响到全球超过 1%的人群,并且由于其发病机制尚未完全得知,仅有一些假说支持,病因学的实验研究并未取得突破性进展,导致精神分裂症的危害越来越严重,受害家庭越来越多,社会负担越来越重。

25.1.1 精神分裂症的定义及发病现状

精神分裂症是一组在遗传和神经发育缺陷基础上产生的慢性致残性精神障碍,具有思维、情感、行为等多方面的障碍,以精神活动和环境不协调为特征,会严重损害患者的身心健康,给患者家庭、社会带来沉重的负担。其早期主要表现为性格改变,如不理睬亲人、不讲卫生、对镜子独笑等。随着病情的进一步发展,表现为思维紊乱,患者的思考过程缺乏逻辑性和连贯性,言语零乱,词不达意。此外,比较典型的症状还有妄想与幻觉。在全球范围内,精神分裂症的患病率约为 1%(Stilo and Murray,2010),世界不同地区患病率的差异较大。虽然其患病率在精神疾病中并不是最高的,但其给患者及其家庭、社会所带来的严重后果使其成为社会负担的第七大疾病。精神分裂症无论从生物学角度还是方法学角度来说,都是一种十分复杂的疾病。其病因、发病机制、治疗和预防,一直是精神病学研究的中心课题。经过近一个世纪的研究,普遍认为精神分裂症的致病因素包括遗传、环境、神经发育、社会心理、母体孕期疾病等(Faludi et al.,2011)。

25.1.2 精神分裂症的主要发生机制

目前,存在多种关于精神分裂症发生的病因及机制的理论假说,主要包括以下几种。①更新的多巴胺递质假说:早期认为多巴胺功能亢进导致精神分裂症的发生,随后认为其发生与脑皮质下多巴胺功能亢进及前额叶多巴胺功能低下有关,到目前为止较为认同的是"多巴胺共同通路"假说。该假说阐明了多种遗传和环境危险因素与精神分裂症发生的关系,认为环境与遗传的共同作用汇集成纹状体多巴胺功能亢进这一最终共同通路(Burmeister et al.,2008)。②失连接假说:随着医学技术的发展,神经生理学和神经影像学研究为失连接的体内研究提供了大量的证据。该假说认为,精神分裂症的核心病理是突触可塑性的 N-甲基-D-天冬氨酸受体(N-methyl-D-aspartate receptor,NMDAR)异常介导脑活动过程中功能的异常整合,该病理变化主要是由神经递质如 5-羟色胺、乙酰胆碱的异常调节引起的(Stephan et al.,2009)。③神经发育障碍假说:该假说认为大脑细胞的迁移和增殖、轴突生长、髓鞘形成、突触发生和凋亡等神经发育过程中相关的基因表达及其调控的异常,额叶、海马和杏仁核影像学的改变,以及孕期感染等不良因素，共同构成了该假说的基础（Fatemi and Folsom，2009）。④脑-肠轴紊乱：目前，国内外研究在中枢神经系统、肠神经系统和胃肠道之间的相互作用方面已取得了巨大的进展，一系列临床研究表明肠道微生物群在这些脑-肠相互作用中起着重要作用，肠道微生物群介导脑-肠轴改变从而影响情绪行为、压力和疼痛调节系统以及脑神经递质系统。目前的证据表明，包括内分泌和神经分泌通路在内的多种机制可能参与肠道微生物群对脑信号转导，且大脑可以通过自主神经系统改变微生物的组成和行为，这些信息可用于发现情感障碍性疾病（如精神分裂症、孤独症、焦虑症、抑郁症等）是如何通过脑-肠轴发生发展的（Mayer et al.，2015）。

25.2　精神分裂症的宫内发育起源

Barker（2004）在 20 世纪 90 年代初率先报道，低出生体重患儿成年后代谢综合征的发病率增加，并提出了"成年疾病的发育起源"学说。随着越来越多的流行病学研究的验证，其观点已被广泛接受并成为当前国际研究的热点之一。Cosgrove 等（2009）总结了与宫内发育迟缓（intrauterine growth retardation，IUGR）相关的成年疾病，发现精神分裂症的发生亦与 IUGR 具有明显的关联，并认为缺陷基因和环境因素都可能诱发疾病的产生，这就是所谓的"神经发育假说"，它提出精神分裂症与围产期脑发育的不良环境有关。

25.2.1　流行病学证据

Gunnell 等（2003）研究发现，胎儿的生长异常与神经发育紊乱和精神分裂症的患病风险具有明显的相关性。与出生后的生长受限相比，胎儿期生长受限与男性早期疾病的发生相关性更大。Wahlbeck（2001）通过队列研究发现出生体重下降、出生体长的减小及胎盘重量的下降与精神分裂症的发生风险呈线性正相关，低出生体重与大脑麻痹、发育迟缓、认知缺陷以及后期的身材矮小和代谢综合征的发生有关。人群中低出生体重的决定因素复杂多样，但胎儿生长和胰岛素敏感性的调控机制可能是精神分裂症的原因之一（Abel，2004）。Haukvik 等（2013）在一项临床脑磁共振成像（magnetic resonance imaging，MRI）研究中发现，围产期窒息胎儿较正常对照组其杏仁核和海马体积显著减小，并证实早产及缺氧胎儿出生后精神分裂症患病风险亦明显增高。因此，IUGR 与精神分裂症的发生具有明显的相关性，同时也说明精神分裂症的发生具有胎儿起源。

25.2.2　临床与基础实验室研究

精神分裂症一直被认为是一种神经发育障碍的胎源性疾病。Buschdorf 等

（2016）提出，出生体重可作为预测神经精神性疾病的一项指标，这表明胎儿发育的质量决定了神经精神性疾病的发病风险。海马的突触连接及其构成的神经网络涉及抑郁症、精神分裂症和焦虑症等神经精神性疾病的发生。通过研究非人灵长类动物的海马体内潜在的分子适应性与低出生体重相关的胎儿状况的函数，可鉴定得到出生后发育早期低出生体重组的海马基因表达降低。一系列实验数据表明低出生体重与海马基因表达密切相关。这些数据为研究精神障碍疾病（如精神分裂症、抑郁症等）风险增加的发育起源提供了潜在的分子基础。Monfil 等（2018）利用新生鼠腹侧海马损伤的大鼠模型模拟了在精神分裂症患者中常见的行为异常和神经化学异常，并通过实验发现精神分裂症具有神经发育起源。

25.2.2.1　母体营养不良致子代精神分裂症

母体营养状况和营养成分对胎儿生长和神经发育具有重要意义。Brown 等（1996）的研究聚焦于母体营养缺乏可能作为精神分裂症的潜在病因，因此他们对相关文献进行了回顾。四条证据支持母体营养不足是精神分裂症的风险因素，分别是母体营养不良是精神分裂症流行病学报道的主要病因之一、母体营养不良对大脑发育有不利影响、母体营养不良导致精神分裂症所涉脑区的神经病理学异常、母体营养状况对胎儿神经系统发育起至关重要的作用。因此，他们认为有足够的证据证明孕期营养缺陷是精神分裂症的危险因素。这些发现涉及胎儿营养不良引起的神经发育障碍，同时最近的研究报道了孕产妇怀孕前体重指数与各种不良妊娠结局如先兆子痫、胎儿死亡和先天性畸形之间的相关性（Stothard et al.，2009）。有关综述也阐明了孕前和孕期母体体重指数与后代神经发育不良的结局之间的关系（Van Lieshout et al.，2011）。这些都说明母体的营养状况影响胎儿神经系统的生长发育，营养不良可致子代精神分裂症易感。

25.2.2.2　母体急慢性应激致子代精神分裂症

怀孕期间母体接触不同程度应激刺激与后代罹患精神分裂症的风险大小有关。Fineberg 等（2016）通过检测母亲怀孕期间的压力应激和后代患精神分裂症风险之间的关系发现，孕期母体经过应激性压力刺激后，其男性后代患精神分裂症的概率显著增加，这提示母体孕期应激压力与子代患精神分裂症的风险有性别差异性，男性子代的神经发育在妊娠期似乎更容易受影响。这些也间接表明孕期压力是子代精神分裂症的首要危险因素。同时，伤害感受器受体系统直接参与调节压力，进而介导精神分裂症的发生。动物实验也证实，给予孕鼠慢性应激，可诱发大鼠产后精神分裂症及其子代神经精神性相关疾病的易感，这可能与海马的相关调控机制有关（夏宝妹等，2017）。

25.2.2.3　环境毒物暴露致子代精神分裂症

在某些污染较重的地区，有调查显示，在妊娠期间母体血液中检测到很多化学有毒物质明显累积，且环境毒物已被证实对子代神经发育和精神塑造有明显损害。Stansfield 等（2015）认为孕期铅（Pb^{2+}）暴露与精神分裂症之间存在一定的关联。Pb^{2+} 是 NMDAR 的强效拮抗剂，实验证据表明在精神分裂症的病理生理学中 NMDAR 功能低下是关键环节，可能是精神分裂症的发病基础。然后他们通过动物实验证实孕期 Pb^{2+} 暴露的子代可出现精神分裂症特定的神经病理学改变和功能多巴胺系统的变化。他们提出在大脑发育的关键时期暴露于可以导致 NMDAR 功能减退的环境毒素，可能诱导产生精神障碍。此外，孕妇主动、被动吸烟或暴露于大麻、可卡因等均能对胎儿的神经系统发育产生一定的不利影响，造成子代神经精神性相关疾病的易感。这主要是由于精神分裂症和烟草之间存在着潜在的共同诱因，即烟碱型乙酰胆碱受体（nicotinic acetylcholine receptor，nAChR）系统的失调。临床证据表明，尼古丁可影响多种神经递质系统，包括多巴胺、谷氨酸和 γ-氨基丁酸等，以及与这些神经递质有关的某些神经心理学功能（如反应时间、空间工作记忆、持续注意力和感觉门控等）（Moran et al.，2017）。作者团队研究也发现，孕期尼古丁暴露的子代海马谷氨酸脱羧酶 67 过度兴奋可导致 HPA 轴高应激敏感性及子代成年后神经精神性疾病易感（He et al.，2017；Pei et al.，2019）。

25.3　胎源性精神分裂症的宫内发生机制

在精神分裂症的宫内发育起源现象被越来越多的研究证实后，其宫内发生机制无疑是个意义重大的研究领域，本节将从三个方面进行叙述。

25.3.1　激素类水平改变

虽然遗传因素在精神分裂症的病因学中起一定作用，但环境因素也是该疾病的重要病因。Koenig 等（2002）通过流行病学调查发现，如果孕妇在孕中期 3 个月暴露于压力源（如亲人离世、患流感或遭受自然和人为灾难），则其子代在出生后会增加患精神分裂症的风险。可能机制是妊娠限制期间的压力反应可能影响胎儿的大脑发育，并考虑到适当的遗传倾向，这种应激性压力会导致后代在成年生活中的精神分裂症易感。同时他们也通过动物实验证实暴露于产前压力的怀孕动物被迫暴露于高糖皮质激素（glucocorticoid，GC）水平下，他们的子代罹患精神分裂症的风险确实增加，从而验证了他们提出的假设。另外，有研究表明（Burt et al.，2013），胎儿时期的感染程度和儿童时期的压力程度对成年期患精神分裂症的严重程度有影响。应激事件导致突触与突触棘的损伤以及前额叶皮层中锥体神经元树突的退化，这都是新皮层中的神经网络发生故障的病理过程。这种压力通常伴随着 GC 如皮质醇以及来自神经元的促肾上腺皮质激素释放激素（corticotropin releasing hormone，CRH）的释放增加。很可能是这些激素分别作用于神经元和星形胶质细胞糖皮质激素受体（glucocorticoid receptor，GR）和 CRH 受体，这些受体的过度激活可导致突触的损伤。这种机制涉及突触棘的丧失，突触棘的稳定性可受到自身 NMDAR 活性的直接控制。树突中 GR 和 CRH 受体都可以调节 NMDAR，通过减少谷氨酸的激活，从而降低树突的稳定性。这表明树突稳定性受到 GC 和 CRH 的双重控制，在压力作用下，树突中的 GC 和 CRH 的表达升高，改变了突触棘的稳定性，介导精神分裂症患者的皮层神经网络的功能障碍。

还有研究发现（Gogos et al.，2015），性别差异似乎是精神分裂症易感的重要因素。女性精神分裂症患者往往比男性表现出更少的疾病损害，通常表现为发病年龄较晚，总体发病率较低，症状较轻。这些观察结果支持精神分裂症的雌激素假说，该假说认为雌激素对疾病的发展和严重程度起一定的缓解作用。但也有研究发现，产前病毒感染与怀孕期间雌激素增加有关，并且它是精神分裂症的独立危险因素，Gonzalez 等（2007）研究表明，雌激素的增加不仅可以解释病毒感染致精神分裂症概率的增加，还可以解释精神分裂症与自身免疫性疾病、压力等因素之间的关系。基于这一点和以前的研究结果，他们提出，产前雌激素的过量暴露、不恰当的暴露时间点和持续时长，以及雌激素受体功能的修饰改变，均为引起子代精神分裂症发生的重要原因。为此，雌激素受体（estrogen receptor，ER）从妊娠到成年期在人类皮层和海马的分布就显得十分重要了，这项研究也在最近得到了验证。

25.3.2　神经因子改变

脑源性神经营养因子（brain-derived neurotrophic factor，BDNF）在神经元发育、传递、调节和突触可塑性中发挥着重要作用，并且与精神分裂症的病理生理改变有关。一项调查研究（Green et al.，2011）报道了精神分裂症患者 BDNF 水平降低的证据，还发现这种患者的 BDNF 水平降低与年龄增长之间存在一定的相关性。然而，研究结果表明 BDNF 在精神分裂症发生中的作用仍不清楚。越来越多的研究表明 BDNF 是精神分裂症发生机制中突触传递和神经可塑性的重要启动子。Zakharyan 和 Boyajyan（2014）为了检查抗精神病药物对血浆 BDNF 水平的影响，用固相酶联免疫吸附试验对亚美尼亚人群中的精神分裂症患者和健康受试者血浆中 BDNF 水平进行了测定，结果表明遗传决定的血浆 BDNF 水平的改变可能是精神分裂症的风险因素之一，并能导致神经元突触可塑性和免疫系统功能活性的特异性疾病的病理变化。Dong 等（2015）认为产前压力是包括精神分裂症在内的一些神经发育障碍疾病的危险因素。妊娠小鼠抑制性应激的动物模型表明，产前应激诱导可能与精神分裂症相关的特定 γ-氨基丁酸能和谷氨酸能基因（包括 *BDNF* 基因）的表观遗传变化有关。研究证实了产前应激对妊娠小鼠成年子代的影响，探讨了产前应激对行为和很多表观遗传酶[如 DNMT1、HDAC、混合系白血病家族蛋白 1（mixed-lineage leukemia family protein 1，MLL1）、SET 结构域分支组蛋白赖氨酸甲基转移酶 1（SET domain bifurcated histone lysine methyltransferase 1，SETD1）]以及 BDNF 表达的影响，其结果显示产前应激子代表现为行为异常，且脑部有精神分裂症和类似于精神分裂症的分子影像学改变，从而得出产前应激子代可能是解释在精神分裂症患者中所观察到的行为和分子表观遗传变化的合适模型，且 BDNF 可能是其重要的标志。作者团队的近期研究也证实，孕期乙醇暴露可致雌性成年子代出现抑郁及焦虑样双相情感障碍，其机制与产前应激子代小鼠表现出类似的表观遗传特征和 BDNF改变，即海马 BDNF 通路持续抑制性表达并通过海马神经发生障碍和突触可塑性降低导致成年期精神行为改变（Yu et al.，2020）。

有研究显示，神经调节蛋白（neuregulin，NRG）编码基因也是精神分裂症、双相情感障碍等神经精神性疾病的易感基因（Mei and Nave，2014）。小清蛋白中间神经元的发育缺陷也被报道与各种神经系统疾病有关，如精神分裂症和双相情感障碍等（Gonzalez-Burgos et al.，2015；Steullet et al.，2018）。作者团队最新研究发现，孕期地塞米松暴露可通过过度激活 NRG1-ErbB4 信号导致雄性子代大鼠小清蛋白中间神经元发育损伤，并通过宫内编程使这种损伤延续至出生后（Zhang et al.，2021）。我们进一步通过行为学实验观察到，这些雄性子代大鼠表现出了双相情感障碍行为，推测孕期地塞米松暴露可能通过小清蛋白中间神经元的发育障碍介导子代精神分裂症的发生，这也是我们后期研究的重点。Yang 等（2018）系统整合了精神分裂症的全基因组关联分析（genome-wide association study，GWAS）的遗传数据和大脑表达数量性状基因座数据，发现遗传变异可能通过调控糖基转移酶 8 结构域蛋白 1（glycosyltransferase 8 domain-containing protein 1，GLT8D1）和酪氨酸激酶 2β（tyrosine kinase 2β，CSNK2B）基因的表达来介导精神分裂症易感。独立表达于大脑的性状基因座数据及整合结果进一步证实 *GLT8D1* 和 *CSNK2B* 基因为精神分裂症易感基因。蛋白质相互作用网络及共表达分析均支持这两个基因可能参与精神分裂症的发生。与遗传研究结果一致，基因表达分析揭示 *GLT8D1* 和 *CSNK2B* 基因在精神分裂症患者大脑中表达紊乱。进一步实验研究表明，*GLT8D1* 和 *CSNK2B* 基因参与调控胚胎神经干细胞的增殖和分化，以及神经元的形态和突触传递等生理功能，提示精神分裂症易感遗传变异可能通过影响 *GLT8D1* 和 *CSNK2B* 基因表达，进而影响神经发育，最终导致精神分裂症发生。

25.3.3 下丘脑-垂体-肾上腺轴编程改变

有研究显示，精神分裂症患者肥胖、血脂及血糖异常发病率明显升高，精神分裂症患者中代谢综合征的患病率高达 63%，而与之对应的正常人群发病率为 25%，精神分裂症合并代谢综合征的发病率高达 39.4%，远高于普通人群。以直系亲属为对象的研究为此提供了较可靠的依据，Bellivier（2005）研究发现，精神分裂症患者父母或祖父母 50 岁以前有约 31%被确诊为糖尿病，而在相应年龄的普通人群中被确诊为糖尿病的只有 6%，此外，18%～30%的精神分裂症患者具有糖尿病的家族史，这些研究均表明排除抗精神病药物的影响，精神分裂症本身亦可能会导致代谢综合征。因此，精神分裂症与代谢性疾病存在内在的关联。

文献表明（Reynolds，2010），下丘脑-垂体-肾上腺（hypothalamic-pituitary-adrenal，HPA）轴编程改变是介导"成年代谢综合征胎儿起源"最可能的机制。目前最为认可的假说是"宫内内分泌编程假说"，认为不良的宫内环境会引起胎儿多个内分泌轴发育和外周组织代谢敏感性改变，出生后 HPA 轴的高应激敏感性会加速成年代谢性疾病的发生。大量研究表明，HPA 轴的异常与精神分裂症的发生明显相关。Kaneko 等（1992）研究发现，精神分裂症患者 HPA 轴功能与临床表现具有明显的相关性，精神分裂症患者存在明显的 HPA 轴功能紊乱。Walker 等（2008）的研究发现，在精神分裂症发生过程中，HPA 轴的高应激敏感性起到了一定的作用，并且应激导致的皮质酮释放增加可提高与精神分裂症发生机制相关的多巴胺通路的活性。作者团队通过孕期外源物暴露成功复制了子代 IUGR 动物模型，发现孕期外源物暴露的 IUGR 子代存在 HPA 轴相关的神经内分泌代谢改变，表现为 HPA 轴低基础活性、高应激敏感性以及糖、脂代谢异常改变，由此提出"神经内分泌代谢编程改变"机制（Xu et al.，2012）。作者团队也提出外源物（如咖啡因、乙醇和地塞米松）暴露可直接诱导胎儿重要基因（如海马糖皮质激素受体编码基因、肾上腺类固醇合成急性调节蛋白编码基因等）的异常表观遗传修饰和表达，或通过胎儿肾上腺的原位氧化代谢损伤，导致胎儿 HPA 轴编程改变，增加成人神经精神性疾病（如精神分裂症）和代谢性疾病的易感性（Zhang et al.，2014）。以上研究表明，精神分裂症和代谢综合征可能存在共同的胎儿起源，其共性机制为不良的宫内环境引起的子代神经内分泌代谢编程改变，处于发育敏感期的胎儿组织器官在结构和功能上会发生永久性或程序性改变，从而导致中枢神经系统及外周代谢器官的发育异常。这也与前述的精神分裂症神经发育障碍假说中大脑影像学的改变相符。

25.4 表观遗传修饰在胎源性精神分裂症发生中的作用

越来越多的证据支持发育调节的表观遗传修饰改变在精神分裂症分子病因

学中的作用。表观遗传学被认为是连接环境和基因组效应之间的桥梁，高等真核细胞正常发育取决于表观遗传学调控机制准确无误地运行。有研究认为，表观遗传修饰的改变是成年疾病胎儿起源的潜在机制（Li and Huang，2008）。近年来的研究也证实，遗传决定的表观遗传修饰对宫内不良的外源环境（如限制蛋白摄入和外源物暴露）非常敏感；孕期暴露于多种外源物可改变胎儿表观遗传修饰模式，影响其生长发育。因此，表观遗传学在精神分裂症病因学研究中受到越来越多的关注，研究人员还认为其在精神分裂症发生的遗传因素方面起到重要作用（图 25-1）。

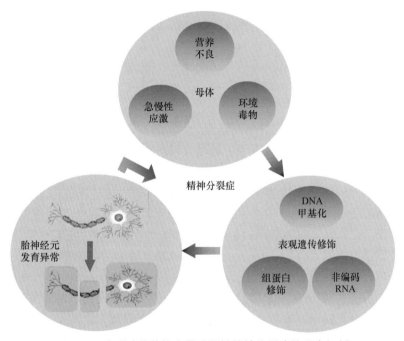

图 25-1 表观遗传修饰介导胎源性精神分裂症的发生机制

25.4.1 DNA 甲基化与胎源性精神分裂症

有研究（Pidsley et al.，2014）通过分析精神分裂症患者和正常人的前额叶皮质和小脑组织中多个基因的甲基化改变，从而鉴定出与精神分裂症相关的差异DNA 甲基化，结果支持精神分裂症具有早期神经发育起源的假设，并表明表观遗传修饰可能介导这些效应。DNA 甲基化作为主要的表观遗传修饰形式之一，在个体发育和表型传递过程中发挥重要作用。Brown 等（2007）的研究发现，母亲孕晚期血同型半胱氨酸浓度上升可能造成子代成年后精神分裂症发病率上升，同型半胱氨酸是人体内叶酸代谢异常的生物标志物，叶酸代谢异常可造成甲基供体供给不足，影响人体正常的 DNA 甲基化过程，因此叶酸代谢异常引起的 DNA 甲基化异常可能与精神分裂症的发生存在重要关联。Wei 等（2016）通过研究发现细颗粒物 $PM_{2.5}$ 是神经发育障碍的危险因素，并认为 DNA 甲基化是神经元对环境信号反应的基本方式。他们通过实验发现 $PM_{2.5}$ 引起显著的氧化还原失衡，降低细胞间甲基供体 S-腺苷甲硫氨酸的水平，并引起系列精神分裂症候选基因特异性启动子 DNA 低甲基化造成异常基因表达，最终揭示了颗粒空气污染的神经发育毒性的新型表观遗传调控机制，且证实消除化学成分可以减轻 $PM_{2.5}$ 的神经毒性及其远期危害。

25.4.2　组蛋白修饰与胎源性精神分裂症

组蛋白修饰包括甲基化、乙酰化等。有研究发现，组蛋白乙酰化的改变在神经发育中的调控作用不利于神经发生期间大脑的结构和功能形成，并可影响神经可塑性，这些机制在神经发育过程中的改变也可能会导致神经心理障碍（如精神分裂症、孤独症等）的晚期发生。Purkayastha 等（2012）通过实验证明胚胎时期脑部的组蛋白乙酰化特点是组蛋白 H3 赖氨酸 9（histone H3 lysine 9，H3K9）乙酰化水平增加以及组蛋白脱乙酰酶（histone deacetylase，HDAC）水平降低。精神分裂症样动物的海马显示 H3K9 去乙酰化受到 HDAC1 和 HDAC3 增加的调节。这些结果表明了 HDAC1 和 HDAC3 共同调控 H3K9ac 对于胚胎大脑发育和神经分化以及精神分裂症样表型的病理生理学改变十分重要。Huang 等（2007）认为 γ-氨基丁酸能基因的表达改变在精神分裂症和其他神经发育疾病的前额功能障碍中起关键作用，并且动物实验证明 γ-氨基丁酸能基因启动子的染色质重塑机制可在精神分裂症患者的神经发育中发挥作用。此外，Thomas（2017）综述了精神分裂症可通过表观遗传修饰（尤其是组蛋白乙酰化等）诱导基因表达的持久改变，甚至从胎儿期延续到成年期，并由此促进其个体表现该病症的行为和神经病理改变。重要的是，由于后天发育过程是存在潜在可逆性的，研究者们推测表观遗传修饰可能成为精神病学新疗法设计中的目标。

25.4.3　非编码 RNA 与胎源性精神分裂症

近年来，非编码 RNA 在表观遗传学中发挥着越来越重要的作用，已逐渐成为学者们对于疾病发生和预防的研究重点，有着不可估量的转化前景。非编码RNA 是一类 RNA 大家族，其中微 RNA（miRNA）是由约 22 个核苷酸组成的非编码 RNA，其通过与 mRNA 碱基配对来控制转录后的基因表达，许多研究报道了它与精神分裂症宫内发生机制的关系，但对于其他非编码 RNA 与精神分裂症的关系研究甚少，在此重点介绍 miRNA 在胎源性精神分裂症的宫内编程中的作用。

miRNA 特定的作用机制及其在脑发育和突触可塑性中的作用引起了人们对其在神经精神障碍的发病机制和病理生理学中潜在作用的极大兴趣。国际上已有大量研究发现 miRNA-9 与胚胎干细胞的神经分化、神经系统发育及成熟密切相关，并且 miRNA-9 异常或紊乱会导致神经精神性疾病，尤其是精神分裂症和抑郁症。具体来说，miRNA-9 可靶向调控叉头框蛋白 G1 和叉头框蛋白 P1 的高表达，分别促进胎儿脑皮质板 I 层中神经元的分化和脊髓运动神经元的分化及轴突投射，并通过调节同源异型盒剪切基因 1 的表达来决定运动神经元的分化方向和功能（Luxenhofer et al.，2014）。miRNA-9/9*与 miRNA-124 能够协同将人成纤维细胞转化为功能性神经元，此项实验结果加强了 miRNA-9 在神经元分化中的重要作用（Yoo et al.，2011）。这些提示 miRNA-9 在精神分裂症中具有巨大的潜在作用和广阔的研究前景。Miller 等（2012）的研究结果也证实 miRNA 是通过协调生物网络内多种基因的活性而对胎儿神经发育和神经元成熟起作用的，他们还聚焦于 miRNA-132，通过实验发现包括 DNA 甲基转移酶（DNA methyltransferase，DNMT）3A 编码基因、GATA 结合蛋白 2 编码基因和二氢嘧啶类酶 3 编码基因等在内的几个关键基因均受其调控，并且其在正常神经发育的个体组织和成年精神分裂症患者组织中表现出差异性表达，相关结果表明 miRNA-132 表达失调以及 miRNA-132 下游靶基因的异常表达导致精神分裂症患者神经发育异常和神经形态发生病理生理学的改变。总之，越来越多的证据表明，miRNA 在中枢神经系统发育的基因表达调控中发挥关键作用，并且对于 miRNA 在精神分裂症防治方面的研究也越来越多。

25.4.4　表观遗传修饰介导精神分裂症易感的多代遗传

精神分裂症可出现在儿童期、青春期或成年晚期，对个体生活产生重大影响。越来越多的研究发现，表观遗传修饰调控可以在基因组水平上介导基因与环境相互作用，并可能为解释症状严重程度和家族遗传性以及多代遗传效应提供可能的基础。还有学者认为（Shorter and Miller，2015）表观遗传修饰参与许多复杂疾病的发生，精神分裂症和其他主要的精神性疾病以及神经发育障碍与多种表观遗传修饰显著相关，表观遗传修饰可导致精神分裂症患者发育和成年期间基因表达改变并可遗传多代。这是由于精神分裂症风险基因中的多态性和拷贝数变异有助于该疾病具备高遗传性。然而，目前并没有在真正意义上研究清楚表观遗传修饰在精神分裂症宫内编程的多代遗传效应中的具体机制与作用，还有许多未解开的疑团。Marina 等（2011）一直致力于精神分裂症的遗传性研究，利用 20 余年的时间完成了对帕劳家族精神分裂症的三代遗传流行病学研究，结果显示家族受压程度和性别对生殖健康的影响是精神分裂症遗传风险的重要调节因子，并且受压程度和性别也往往通过表观遗传修饰来进行遗传编程，这给予了我们很大的启示。

25.5　研究展望

　　本章聚焦于精神分裂症的宫内发育起源，综述了多种孕期不良环境对胎儿神经发育的影响及精神分裂症发生机制，以更好地理解胎源性精神分裂症的宫内编程机制（图 25-2）。尽管目前的研究已从多方面阐述了胎源性精神分裂症的特征、可能的发生机制、各种潜在危险因素及并发症，但从"成年疾病胎儿起源"这一角度来系统解析其发病机制和治疗手段等仍较为少见。表观遗传修饰是胎源性疾病的研究热点，认真寻找表观遗传修饰调控胎源性精神分裂症的发病规律，探索关键表观遗传位点，将为更好地解释胎源性精神分裂症的跨代及多代遗传提供新视角。这些将有助于研究人员和临床医生寻求孕期不良环境致子代精神分裂症的生物标志物，开发新的诊断和防治技术，为患者提供量身定制的医疗救治策略，对指导优生优育、提高人口质量均具有重要意义。

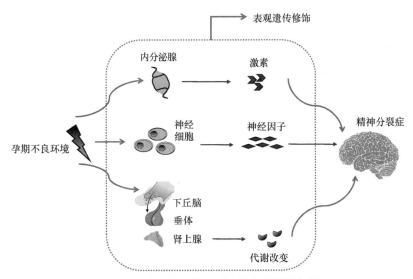

图 25-2　胎源性精神分裂症的宫内编程机制

参 考 文 献

夏宝妹, 陈畅, 张海楼, 等. 2017. 中国医学科学院学报, 39(2): 230-235.
Abel K M. 2004. Br J Psychiatry, 184: 383-385.

Barker D J. 2004. J Am Coll Nutr, 23(6): 588S-595S.

Bellivier F. 2005. Eur Psychiatry, 20(4): S335-S339.

Brown A S, Bottiglieri T, Schaefer C A, et al. 2007. Arch Gen Psychiatry, 64(1): 31-39.

Brown A S, Susser E S, Butler P D, et al. 1996. J Nerv Ment Dis, 184(2): 71-85.

Burmeister M, McInnis M G, Zollner S. 2008. Nat Rev Genet, 9(7): 527-540.

Burt M A, Tse Y C, Boksa P, et al. 2013. Int J Neuropsychopharmacol, 16(8): 1835-1848.

Buschdorf J P, Ong M L, Ong S X, et al. 2016. Neuroscience, 318: 190-205.

Cosgrove L, Bursztajn H J, Krimsky S, et al. 2009. Psychother Psychosom, 78(4): 228-232.

Debnath M, Venkatasubramanian G, Berk M. 2015. Neurosci Biobehav Rev, 49: 90-104.

Dong E, Dzitoyeva S G, Matrisciano F, et al. 2015. Biol Psychiatry, 77(6): 589-596.

Faludi G, Dome P, Lazary J. 2011. Neuropsychopharmacol Hung, 13(4): 185-192.

Fatemi S H, Folsom T D. 2009. Schizophr Bull, 35(3): 528-548.

Fineberg A M, Ellman L M, Schaefer C A, et al. 2016. Psychiatry Res, 236: 91-97.

Gogos A, Sbisa A M, Sun J, et al. 2015. Int J Endocrinol, 2015: 615356.

Gonzalez M, Cabrera-Socorro A, Perez-Garcia C G, et al. 2007. J Comp Neurol, 114(6): 23-26.

Gonzalez-Burgos G, Cho R Y, Lewis D A. 2015. Biol Psychiatry, 77(12): 1031-1040.

Green M J, Matheson S L, Shepherd A, et al. 2011. Mol Psychiatry, 16(9): 960-972.

Gunnell D, Rasmussen F, Fouskakis D, et al. 2003. Am J Epidemiol, 158(4): 291-300.

Haukvik U K, Hartberg C B, Agartz I. 2013. Tidsskr Nor Laegeforen, 133(8): 850-853.

He X, Lu J, Dong W, et al. 2017. Arch Toxicol, 91(12): 3927-3943.

Huang H S, Matevossian A, Whittle C, et al. 2007. J Neurosci, 27(42): 11254-11262.

Joss-Moore L A, Lane R H. 2009. Curr Opin Pediatr, 21(2): 230-234.

Kaneko M, Yokoyama F, Hoshino Y, et al. 1992. Neuropsychobiology, 25(1): 1-7.

Koenig J I, Kirkpatrick B, Lee P. 2002. Neuropsychopharmacology, 27(2): 309-318.

Li Z, Huang H. 2008. Med Hypotheses, 70(3): 638-642.

Luxenhofer G, Helmbrecht M S, Langhoff J, et al. 2014. Dev Biol, 386(2): 358-370.

Mayer E A, Tillisch K, Gupta A. 2015. J Clin Invest, 125(3): 926-938.

Mei L, Nave K A. 2014. Neuron, 83(1): 27-49.

Miller B H, Zeier Z, Xi L, et al. 2012. Proc Natl Acad Sci U S A, 109(8): 3125-3130.

Monfil T, Vazquez R R, Camacho-Abrego I, et al. 2018. Neurochem Res, 43(2): 441-448.

Moran L V, Betts J M, Ongur D, et al. 2017. Schizophr Bull, 3(1): 63-67.

Myles M, Tiobech J, Blailes F, et al. 2011. Am J Med Genet B Neuropsychiatr Genet, 156B(3): 247-254.

Pei Y, Jiao Z, Dong W, et al. 2019. Food Chem Toxicol, 123: 314-325.

Pidsley R, Viana J, Hannon E, et al. 2014. Genome Biol, 15(10): 483.

Purkayastha S, Ford J, Kanjilal B, et al. 2012. J Neurochem, 120(3): 396-407.

Reynolds R M. 2010. J Steroid Biochem Mol Biol, 122(1-3): 3-9.

Shorter K R, Miller B H. 2015. Prog Biophys Mol Biol, 118(1-2): 1-7.

Stansfield K H, Ruby K N, Soares B D, et al. 2015. Transl Psychiatry, 5: e522.

Stephan K E, Friston K J, Frith C D. 2009. Schizophr Bull, 35(3): 509-527.

Steullet P, Cabungcal J H, Bukhari S A, et al. 2018. Mol Psychiatry, 23(10): 2057-2065.

Stilo S A, Murray R M. 2010. Dialogues Clin Neurosci, 12(3): 305-315.

Stothard K J, Tennant P W, Bell R, et al. 2009. JAMA, 301(6): 636-650.

Thomas E A. 2017. Adv Exp Med Biol, 978: 237-254.

Van Lieshout R J, Taylor V H, Boyle M H. 2011. Obes Rev, 12(5): e548-e559.

Wahlbeck K. 2001. Arch Gen Psychiatry, 58: 48-52.

Walker E, Mittal V, Tessner K. 2008. Annu Rev Clin Psychol, 4: 189-216.

Wei H, Liang F, Meng G, et al. 2016. Sci Rep, 6: 33402.

Xu D, Liang G, Yan Y E, et al. 2012. Toxicol Lett, 209(3): 282-290.

Yang C P, Luo J X, Chen Y B, et al. 2018. Nat Comm, 1(9): 838.

Yoo A S, Sun A X, Li L, et al. 2011. Nature, 476(7359): 228-231.

Yu Y, Shi Z, Xu D, et al. 2020. Reprod Toxicol, 96: 36-46.

Zakharyan R, Boyajyan A. 2014. Clin Biochem, 47(12): 1052-1055.

Zhang C, Xu D, Luo H, et al. 2014. Toxicology, 325: 74-84.

Zhang S, Hu S, Dong W, et al. 2021. Cell Biol Toxicol, doi10.1007/s10565-021-09621-0.

（蒋　涛、徐　丹）

第 26 章

胎源性睾丸发育不良综合征

　　摘要：睾丸发育不良综合征包括隐睾、尿道下裂、低精子质量、睾丸癌等，其具有宫内发育起源。遗传因素与环境因素均可影响睾丸发育，其中研究者更关注的是环境因素在其中所起的作用。孕期不良环境（如外源物暴露、母体不良状态等）可致胎儿"节俭表型"，并可引起远期危害，包括睾丸结构与功能改变甚至疾病发生。研究表明，孕期不良环境与子代睾丸发育不良密切相关，睾丸发育不良的发生机制涉及局部因子分泌异常、宫内神经内分泌代谢编程改变、氧化应激与线粒体损伤、表观遗传修饰异常等。本章综述了睾丸发育不良的胎儿发育起源证据及宫内编程机制。随着国内三孩政策的开放，男性生殖健康日益受到关注，综述该研究领域对指导优生优育和提高人口质量均具有重要意义。

引　　言

　　睾丸发育不良综合征（testicular dysplasia syndrome）是一种日益常见且与环境有关的雄性生殖系统发育障碍性疾病。Skakkebaek 等（2001）首次将隐睾、尿道下裂、低精子质量、睾丸癌等睾丸发育不良状态归为一种综合征——睾丸发育不良综合征。近年来，国内外学者开展了大量有关孕期不良事件、胎儿出生体重与成年多种慢性疾病易感之间相关性的研究，提出了"健康与疾病的发育起源（developmental origins of health and disease，DOHaD）"学说，认为个体一生的健康与生命发育早期的事件密切相关。研究表明，孕期不良环境不仅可引起一系列成年慢性疾病（如高血压、糖尿病和血脂紊乱等）（Xiao et al.，2017），还能影响生殖健康和生育能力，提示睾丸发育不良具有胎儿发育起源。孕期不良环境是指宫内时期对胚胎或胎儿生长发育产生不良影响的各种因素，主要包括外源恶劣环境和母体健康状态。"节俭表型"假说认为，胎儿在发育过程中，当遇到不利环境如营养不良时，为了维持正常发育，会改变自身新陈代谢，将有限的能量重新分配，限制次要器官的能量消耗，以确保关键器官的发育，这种改变会持续很长时间甚至是永久性的，即胎儿产生了"节俭表型"（Vaag et al.，2012）。睾丸作为"次要器官"，在宫内不良环境下将被"节俭表型"编程，主要表现为发育受限，进而导致近期、远期睾丸发育不良。本章结合国内外研究进展，综述了睾丸发育不良综合征的宫内发育起源证据及宫内编程机制。

26.1　睾丸发育不良综合征的研究现状

睾丸发育不良综合征的发生率逐年提高，其发生机制与遗传和环境等因素密切相关，其中环境因素可能起主要作用，严重影响了男性的生育力。

26.1.1　睾丸发育不良综合征的定义及发病现状

睾丸发育不良综合征是一簇病症的统称，一般可以将睾丸肿瘤、隐睾、睾丸不发育、尿道下裂以及睾丸生殖细胞瘤等都归于睾丸发育不良综合征。这个概念的提出，使得人们对男性不育有了一个新的认识。国内外流行病学资料显示，近几十年来，男性隐睾、睾丸不发育、尿道下裂、睾丸癌、精子发生异常等疾病的发病率有明显增高趋势。在欧美国家，由于环境和生活方式的改变，睾丸发育不良综合征的流行出现了地理和时间上的变化。Zou 等（2011）对中国 6 个不同地理位置的军事人员进行了精子参数的相关分析，包括拉萨（西藏自治区，寒冷高原）、北海（广西壮族自治区，沿海热带）、呼和浩特（内蒙古自治区，内陆平原）、忻州（山西省，内陆平原）、格尔木市（青海省，寒冷高原）和漠河（黑龙江省，冷内陆），发现与世界卫生组织报道和推荐的精液质量标准相比，这些地区的男性通常表现出更低的平均精子浓度和精子数。以上表明，在中国的部分地域，男性的精液质量出现了下降现象，这与其所处的环境密切相关。Boisen 等（2005）有关丹麦新生儿尿道下裂的一项队列研究显示，新生男婴尿道下裂的发生率为 1%，这些尿道下裂男婴的妊娠周数和胎盘重量均明显低于正常对照男婴，3 月龄时的基础卵泡刺激素（follicle-stimulating hormone，FSH）水平显著高于健康婴儿，提示宫内生长受损及随后的睾丸功能受损。Preiksa 等（2005）将隐睾作为睾丸发育不良综合征的一个症状，其分析了拉脱维亚新生男婴的隐睾发生率及其相关因素，发现隐睾与低出生体重、早产和其他外生殖器先天畸形相关，隐睾和尿道下裂都是常见的生殖器先天缺陷，分别有 2%～9% 和 0.2% 的男性新生儿患病。对隐睾、尿道下裂、低精子质量、睾丸癌的流行病学研究显示，它们之间存在着千丝万缕的联系，在宏观上无法将它们各自视为单独的疾病。全世界近几代人中，上述几种疾病均被指出有着明显的增长趋势，并严重影响男性的生育能力（Skakkebaek，2004）。

26.1.2 睾丸发育不良综合征的主要发生机制

睾丸发育不良综合征的发生可能是许多因素共同作用的结果。通过临床试验和动物实验研究，可将诱发睾丸发育不良综合征的主要因素归纳为基因缺陷与多态性、不良生活方式、暴露于环境内分泌干扰物和宫内发育迟缓（intrauterine growth retardation，IUGR）等（图 26-1）。研究发现，睾丸生殖细胞瘤患者受遗传因素的影响是极强的，如睾丸生殖细胞瘤患者的兄弟和儿子患睾丸生殖细胞瘤的概率要高很多。内分泌干扰物可产生雌激素、抗雄激素和类固醇酶抑制效应等，这些效应背后的可能机制是内分泌干扰物导致特定激素受体激活的丧失或增强，因此影响它们各自的细胞内信号转导过程，导致基因的异常表达。双酚 A 是一种环境雌激素化学物质，它具有一种弱的雌激素活性，广泛应用于各种行业（如塑料行业）。双酚 A 暴露可致男性的催乳素、雌二醇和性激素结合球蛋白水平增高，这可能是导致男性不育的重要原因（Cabaton et al.，2013）。孕期母体的生活方式与子代睾丸发育不良综合征的发生也密切相关。虽然孕产妇吸烟与子代患睾丸发育不良综合征之间的联系还没有得到充分的证实，但人们普遍认为吸烟会阻滞胎儿的生长，而低出生体重可能会增加睾丸发育不良综合征的发病概率。Main 等（2009）的研究表明，引发睾丸发育不良综合征样表型的原因不仅有内分泌干扰物的暴露，还包括孕期的不良生活习惯如饮酒、吸烟等，其也会显著增加男性子代患隐睾的概率。

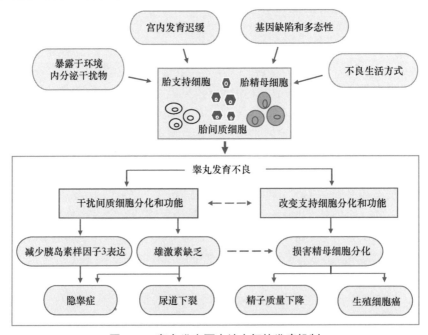

图 26-1　睾丸发育不良综合征的发病机制

诱发睾丸发育不良综合征的核心机制是雄激素分泌紊乱（Weber et al.，2002），包括：①雄激素生成受抑；②雄激素受体表达受抑；③自身激素水平紊乱（雄激素水平下降、雌激素水平上调）或外源性摄入具有雌激素或抗雄激素活性的物质。雄激素分泌紊乱可由以下几个因素所致：①间质细胞异常；②胎儿期间质细胞分泌性激素胰岛素样因子 3 抑制；③雌激素负反馈抑制促性腺激素尤其是 FSH 的分泌。体内激素水平的紊乱是睾丸发育不良综合征发生的主要机制，特别是雌激素水平增加或雄激素水平降低。最易引起雄激素分泌紊乱的关键时期是母体妊娠期，此时母体雌激素水平相当高，但是一般情况下不会与胎盘发生交换。Ganmaa 等（2001）研究发现，初次妊娠或双胎妊娠时，由于母体雌激素水平异常增高，子代患睾丸癌和隐睾的概率也会相应增高。

26.2　睾丸发育不良综合征的宫内发育起源

大量的流行病学调查与实验室研究表明，孕期不良环境与子代出生后睾丸发育不良之间有着密切的关系，即睾丸发育不良综合征具有宫内发育起源。

26.2.1　流行病学调查

一项对 343 名男性精液质量的队列研究表明，母亲孕期摄入咖啡较多时，其子代精液体积、睾酮和抑制素 B 的浓度呈下降趋势。孕期乙醇暴露可导致男性下丘脑-垂体-睾丸（hypothalamic-pituitary-testis，HPT）轴上多器官功能损伤，使成年期精子质量下降，并增加隐睾的患病风险（Ramlau-Hansen et al.，2010）。一项在芬兰、丹麦及其他欧洲国家开展的调查报告表明，妊娠早期接受过己烯雌酚治疗的母亲，其子代的隐睾发病率大大增加，并且尿道下裂发生率可提高 20 倍。

大多数的睾丸生殖细胞瘤都来自生殖细胞，这些生殖细胞瘤起源于常见的前体癌-原位细胞（Xing and Bai，2018）。前体癌-原位细胞来自原始生精细胞或精母细胞，其进入肿瘤转化而不是在子宫内正常分化。提示，睾丸生殖细胞瘤也可能具有胎儿起源。此外，因疾病或其他需要而使用药物造成的雌激素暴露也会导致子代睾丸发育不良综合征易感。目前，随着人类辅助生殖技术如人工授精和体外受精-胚胎移植等的发展和普及，试管婴儿数量逐年增加。这些技术一方面帮助了相当一部分不育人群，而另一方面则造成他们子代可能出现隐睾、尿道下裂等先天畸形。由于在人工诱发超排卵过程中，母体要注射人绝经期促性腺激素和人绒毛膜促性腺激素，在接受胚胎移植时母体必须接受黄体酮等孕激素以帮助受孕，在这整个过程中，精子、卵子以及受精卵都极有可能处在激素水平紊乱的环境。按照 Skakkebaek 的假说，这样生育的后代更容易出现睾丸发育不良综合征。

26.2.2 临床与基础实验室研究

已有许多学者在临床试验和动物实验中进一步证实了睾丸发育不良综合征的宫内发育起源。孕期外源物暴露、营养限制等动物模型常被用来研究和证实睾丸发育不良的宫内发育起源。

26.2.2.1 孕期不良环境对睾丸结构的影响

根据 Skakkebaek 的睾丸发育不良综合征假说，孕期激素环境的变化极有可能致使男性出现生殖管道发育不全，组织学证据包括管道的微钙化、出现未分化的支持细胞，甚至出现全部由支持细胞组成的管道等。孕期母体暴露于邻苯二甲酸二丁酯是研究睾丸发育不良综合征发病机制的常用动物模型。有研究报道，孕期邻苯二甲酸二丁酯暴露可致子代生殖功能降低，包括肛殖距缩短、生精小管上皮细胞凋亡和睾丸形态损伤等（Ma et al.，2017）。其中一项与睾丸发育不良综合征发生密切相关的研究发现，在大鼠雄性化编程窗，雄激素对生殖系统正常发育轨迹的调控具有极其重要的作用，能影响肛殖距的变化（Macleod et al.，2010）。毒理学家往往用肛殖距作为衡量胎儿雄激素暴露的指标。在雄性化编程窗期间，如果雄激素缺乏（如特定内分泌干扰物干扰），则可导致雄性生殖器官（包括睾丸、前列腺、精囊和阴茎）和肛殖距变小，生殖功能紊乱，隐睾和尿道下裂的发生风险增加。大鼠的肛殖距缩短与出生时尿道下裂、隐睾和阴茎短小有关，并与成年期低精子数、低生育力有关。

在性腺发育期间，孕期地塞米松暴露会持续上调 Y 染色体性别决定区（sex determining region of Y chromosome，SRY）基因表达，并扰乱 Y 染色体性别决定区相关高迁移率超家族 9（SRY-related high mobility group-box 9，Sox9）及下游基因的表达，最终导致雄性雌性化（Yun et al.，2016），即胎儿性别表型分化受到干扰，胎儿睾丸结构不能正常发育与形成。研究报道，孕期地塞米松和倍他米松暴露会影响胎羊睾丸的形态发育，使睾丸内精索变短；糖皮质激素（glucocorticoid，GC）可影响间质细胞发育，并使睾丸内生组织减少，导致睾丸重量显著降低。此外，孕晚期地塞米松暴露可造成睾丸单位截面积的输精管数目减少，输精管直径变短，附睾管腔直径变小等（Jeje and Raji，2017）。对于脊椎动物来说，适量的食物是生殖系统正常发育的一个重要保障，充足的食物可迅速影响生殖功能和交配的正常建立。相关的生态学专家发现，孕期至产后 21 天母鼠的蛋白质摄入受限，其后代雄鼠会在青春前期出现精曲小管直径变小、总胚细胞和支持细胞数量减少，睾丸体积随之变小（Rodriguez-Gonzalez et al.，2012）。孕期母羊于孕 70 天开始进行营养限制直到分娩，其新生羊的睾丸重量减轻；第二孕程孕羊营养受限的雄性子代羊可出现明显的睾丸支持细胞数量减少和精曲小管直径变小。此外，如果在孕中期限制蛋白质摄入，则其子代牛在青春前期睾丸重量出现异常，大鼠也表现为青春期时低睾丸重量和低支持细胞数量，表明孕期营养限制可致子代成年时生殖能力减弱（Genovese et al.，2010）。

26.2.2.2　孕期不良环境对睾丸功能的影响

暴露于外源性抗雄激素复合物可导致生殖系统广泛的发育异常，胎儿期睾酮水平下降，睾丸间质细胞增殖受抑制，多核生殖母细胞出现，这些变化最终可造成精子数量下降、尿道下裂、隐睾和睾丸肿瘤发生率的增加，间接证实了围产期具有雌激素活性的物质或抗雄激素物质的内分泌阻断作用可诱发睾丸发育不良综合征这一假说。Fisher 同时分析了孕期不良环境下的间质细胞、支持细胞、生殖细胞及管周肌样细胞，发现这四大类细胞都出现了分化和（或）功能上的异常，并且胎儿期支持细胞的异常是一个关键点，是导致一系列其他细胞异常链式反应的基本条件，从而导致了子代出生后睾丸功能的异常。这些在动物实验中的发现对 Skakkebaek 概念化睾丸发育不良综合征作出了贡献。

大量研究表明，孕期 GC 暴露可影响子代睾丸的结构和功能发育（表 26-1）。孕鼠在孕 14～19 天经地塞米松处理后，其子代睾丸的甾体激素合成能力降低，在青春期和成年后间质细胞分泌的睾酮均减少（Page et al.，2001）；在鸡胚上进行蛋白质部分移除，可导致成年鸡的体重和激素分泌改变；孕早期母牛营养受限会影响其后代远期健康，如生育力降低（Rhind et al.，2001）。此外，孕期应激后的雄性子代大鼠，不但血睾酮水平降低，睾丸下降较慢，还会表现出性行为异常；产前压力可延迟子代青春期的建立并改变子代成年后的生殖行为。作者团队的研究表明，孕期外源物（如咖啡因、乙醇、尼古丁和地塞米松）暴露可致子代睾丸发育不良，包括出生前后睾丸形态结构异常、睾酮合成功能降低以及成年后生精功能减弱等（Zhang et al.，2020；Pei et al.，2019；Liu et al.，2019，2018；刘敏等，2018）。

表 26-1　孕期糖皮质激素暴露后的生殖编程发育

暴露因素	暴露时间	生殖表型影响	文献
地塞米松	孕 13～23 天（鼠）	延缓青春期	
	孕 14～19 天（鼠）	降低血睾酮水平	Inder et al.，2010
	孕 15～21 天（鼠）	减少输精管数目/直径、附睾管腔直径	Jeje and Raji，2017
		缩短出生肛殖距	
		减少精子数目、降低精子活力	
		降低胎血睾酮峰度	
倍他米松	孕 12～19 天（鼠）	减少精子数目、降低生育力	Pedrana et al.，2016
	孕 109～116 天（羊）	降低睾丸重量、缩短精索长度	Pedrana et al.，2008
HPA 轴兴奋	孕 14～21 天（鼠）	改变性行为	

26.3　胎源性睾丸发育不良综合征的宫内发生机制

以往的研究提示，胎源性睾丸发育不良综合征的发生机制与睾丸局部因子分泌异常、宫内神经内分泌代谢编程改变、氧化应激和线粒体损伤等有关。

26.3.1　局部因子分泌异常

雄性激素以睾丸分泌的睾酮为主，属类固醇激素，自胎儿时期开始分泌。雄性激素中的睾酮能够促进性腺结构的分化，男性的内生殖器和外生殖器都是在其作用下形成的。相反，如果胎儿身体内缺乏睾酮或睾酮数量不足，则胎儿的性器官会出现畸形或发育不全，如隐睾等。

已知 GC 对维持孕妇妊娠、分娩和胎儿正常发育至关重要。在宫内发育过程中，GC 编程可以优化胎儿健康，对机体的发育及调节有着重要意义。然而，在许多人类调查研究和动物模型中发现，当孕期母体摄入过量的合成类糖皮质激素（如地塞米松、倍他米松等），或当母体应激（如压力、感染和营养不良等）及摄入一定量的某些物质（如咖啡因、乙醇等）而产生大量内源性 GC（皮质醇或皮质酮）时，内外源性 GC 暴露会阻碍胎儿的生长发育。大量研究证实，孕期 GC 暴露会造成子代出生后雄性雌性化、睾酮合成能力降低、睾丸结构异常和生育力受损等（Yun et al.，2016），即雄性生殖表型（内分泌和生殖功能）发生改变。研究发现，人类生殖细胞中广泛存在糖皮质激素受体（glucocorticoid receptor，GR）。动物实验也发现，GR 分布在睾丸的不同细胞种类中，包括间质细胞、支持细胞和初级精母细胞。GR 不仅能够调节睾酮的合成和释放，还能影响初级精母细胞的数量和精子成熟。GC 可直接通过与 GR 结合，对性腺产生直接靶向作用。体外研究也表明，GC 对睾丸有直接抑制作用，用地塞米松或皮质酮处理大鼠间质细胞后，间质细胞的甾体激素合成酶系统明显受抑制，并进一步证实 GC 可抑制黄体生成素（luteinizing hormone，LH）诱导的睾酮产生，而这种抑制作用由 GR 所介导。综上，孕期 GC 暴露会直接或间接影响睾丸的分化及发育，并改变子代成年后的生殖表型。

胰岛素样生长因子 1（insulin-like growth factor 1，IGF1）及其受体参与了调控胎儿睾丸间质细胞的增殖、凋亡及睾酮合成，而 GC 可调节 IGF1 及其受体表达。作者团队的研究表明，孕期外源物暴露可引起宫内母源性 GC 过暴露，后者通过改变子代宫内神经内分泌代谢编程而影响多脏器 IGF1 信号通路及功能发育（Ni et al.，2015；Xu et al.，2015；Wang et al.，2014；Xia et al.，2014）。多种组织器官内的 IGF1 表达均受到血 GC 水平的负向调控，即高 GC 水平下 IGF1 的表达将受到抑制。作者团队提出了 GC-IGF1 轴宫内编程理论，即过量的 GC 可导致多脏器的 IGF1 降低及脏器发育不良。提示，孕期 GC 暴露通过影响子代大鼠睾丸组织

IGF1 表达而引起睾丸发育异常。结合流行病学调查和动物实验研究，发现胎儿期低雄激素水平可导致成年期血睾酮水平降低、生殖表型改变（如精子数量减少）等。提示，孕期 GC 暴露所致的胎儿低甾体激素合成功能介导了其成年后睾酮低水平及睾丸发育不良综合征发生。

26.3.2　宫内神经内分泌代谢编程改变

宫内编程是指胎儿在发育过程中所处环境的异常使其原本的发育过程改变，导致机体功能产生长期或永久的变化。宫内编程多是机体为适应宫内不良环境而作出的反应，对处于发育期的胎儿可能是一种代偿保护机制，但可致子代成年后多种疾病易感性增加。

当胎儿处于不良宫内环境时，不良的刺激被传递给胎儿，在胎儿不同发育敏感时期，对不同组织器官发育产生影响并改变其发育轨迹，影响其结构和功能，这种影响可一直持续至出生后甚至数代。目前较为公认的是 Fowden 提出的"宫内发育的内分泌发育编程"假说。该假说认为，不良的宫内环境会引起胎儿下丘脑-垂体-肾上腺（hypothalamic-pituitary-adrenal，HPA）轴发育改变。人群调查和动物实验证实，胎儿 HPA 轴及其海马调节中枢易受到宫内不良环境的影响，导致其出生后 HPA 轴对应激反应的敏感性增加（Glover et al.，2010）。作者团队证实，孕期外源物（如咖啡因、尼古丁和乙醇）暴露致胎鼠母源性 GC 暴露，其子代成年后对多种慢性应激表现出 HPA 轴高敏感性（Xia et al.，2014；汪晖和焦哲潇，2017）。HPT 轴与 HPA 轴存在密切的相互作用（图 26-2），即 HPA 轴过度激活可

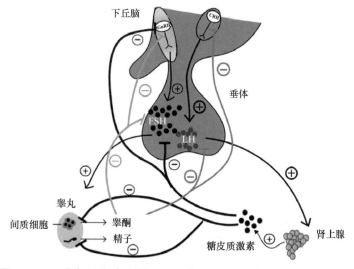

图 26-2　下丘脑-垂体-睾丸轴和下丘脑-垂体-肾上腺轴的相互调控作用

GnRH. 促性腺激素释放激素；CRH. 促肾上腺皮质激素释放激素；FSH. 卵泡刺激素；LH. 黄体生成素

抑制 HPT 轴功能发育，而 HPT 轴可通过 HPA 轴的各个组成部分来调控其功能状态。睾丸切除不仅可以增加 HPA 轴活性，还可以增加机体对应激的反应性，并且这些作用会为睾酮或双氢睾酮所逆转。反之，雄激素处理的啮齿动物和灵长类动物均表现出 HPA 轴活性抑制。综上提示，孕期不良环境所致的 HPA 轴发育异常可直接导致睾丸发育不良，或间接介导 HPT 轴的激素分泌功能紊乱而影响睾丸发育及功能。

孕期母体营养限制可致胎儿垂体对下丘脑促性腺激素释放激素（gonadotropin releasing hormone，GnRH）的敏感性降低，从而导致性腺发育及功能抑制（Sullivan et al.，2010）。孕晚期地塞米松暴露可扰乱胚胎大脑中 GnRH 神经元的迁移、数量及分布，造成生殖功能减退，并影响雄性后代的下丘脑结构发育。孕鼠束缚应激后，胚胎期或刚出生子代的下丘脑细胞凋亡增加，成年后下丘脑区的细胞增殖率下降，细胞周期减慢。这些都是子代成年后生殖功能和性行为发生改变的重要原因。研究者用 2 mg/mL 的地塞米松对生命早期的斑马鱼进行处理，发现其下丘脑 GnRH2、GnRH3 的表达增加，这与下丘脑 GR 系统高敏感阶段受地塞米松处理后肿瘤转移抑制基因-1 编码的 Kisspeptins 多肽分泌增加有关，这可能会直接影响生殖功能相关基因的表达，进而影响性腺的成熟。已知在胚胎发育过程中，暴露于影响垂体细胞增殖和分化的物质对垂体的发育及功能十分关键。例如，在胎儿垂体发育关键的孕晚期给予孕鼠高剂量的地塞米松，胎鼠腺垂体的体积变小，分泌 FSH 和 LH 的细胞数量减少，而促性腺激素细胞发育不良将造成睾丸形态及功能发育异常。Crews 和 McLachlan（2006）的研究也支持了这一观点，即 GC 过暴露可通过减少 LH 释放来影响性腺发育。综上，HPT 轴的发育对调节睾丸发育及功能至关重要，孕期 GC 暴露会扰乱子代胚胎期大脑中 GnRH 神经元和促性腺激素细胞的发育，从而影响子代的睾丸发育和生殖功能。

26.3.3 氧化应激和线粒体损伤

孕期不良事件的发生往往伴随着不同组织的氧化应激、线粒体损伤及细胞凋亡等。氧化应激被认为是人类妊娠不良结局（如胚胎吸收、复发性流产、子痫前期、IUGR 和死胎）的风险因素。氧化和抗氧化水平的失衡，可以改变细胞内的氧化还原状态，破坏生物大分子物质（包括 DNA、蛋白质和脂质），进一步可导致线粒体损伤甚至细胞凋亡，引起细胞功能变化。已知甾体激素合成的第一步发生在线粒体，而线粒体必须处于完整、激发和极化状态才能维持甾体激素合成功能。许多研究表明，外源物暴露和疾病状态会导致多种活性氧的产生，而活性氧生成过多或抗氧化剂（如谷胱甘肽）缺乏将破坏线粒体膜，导致甾体激素合成功能降低。在产生甾体激素的细胞中，这种氧化应激引起的损伤效应尤为明显，因为除了线粒体电子传递链,催化甾体激素羟化过程的细胞色素 P450 酶类也会产生活性氧。氧化应激与细胞凋亡发生也密切相关。例如,宫内时期烟草烟雾暴露可促进新生大鼠睾丸间质细胞凋亡,在睾丸表面上皮细胞和颗粒细胞中观察到了 DNA 损伤(Kilic et al.,2012);孕期烟雾暴露可导致子代睾丸支持细胞发生氧化应激,随之天冬氨酸特异性半胱氨酸蛋白酶表现出依赖性的凋亡增强,伴随着独立的 DNA 碎片增多,从而引起新生儿时期睾丸结构损伤(Yuksel et al.,2014)。邻苯二甲酸酯混合物暴露也可导致睾丸和附睾产生氧化应激和凋亡,通过损伤精原细胞或睾丸支持细胞而影响精子发生,同时也可通过诱导活性氧的产生而损伤间质细胞功能,导致甾体激素合成酶系统表达降低和睾酮分泌减少。

26.4　表观遗传修饰在胎源性睾丸发育不良综合征发生中的作用

表观遗传修饰是指 DNA 序列不发生变化但基因表达却出现了可遗传的改变,如 DNA 甲基化、组蛋白修饰及非编码 RNA 等。表观遗传修饰存在于高等真核细胞的正常发育之中,其异常改变在胎源性睾丸发育不良综合征的宫内编程机制中发挥着重要作用。

26.4.1　表观遗传修饰与胎源性睾丸发育不良综合征

孕期不良环境可引起后代发育/遗传物质缺陷,这主要是通过改变遗传物质的稳定性或表观遗传修饰来实现的。在胎儿时期,雄性比雌性对 DNA 甲基化更为敏感。研究者探究了孕期外源物暴露对睾丸发育的不良影响与表观遗传修饰异常之间的关系。例如,小鼠孕期暴露于邻苯二甲酸酯后,其子代鼠在胎儿期和出生后均表现出睾酮分泌减少,睾丸组织 DNA 甲基转移酶(DNA methyltransferase,DNMT)活性增强,表明 DNA 甲基化增加是孕期邻苯二甲酸酯暴露致子代睾丸发育毒性的重要机制(Wu et al.,2010)。孕晚期大鼠暴露于双酚 A 可造成后代仔鼠精子 Gck 启动子区–314 位点脱甲基化,精子的总甲基化减少(Li et al.,2014),精子数目减少。小鼠睾丸间质瘤细胞经砷暴露后,3β-HSD 启动子区 H3K9 位点的组蛋白甲基化增加,进而降低了 3β-HSD 的表达,抑制了睾酮合成(Alamdar et al.,2017)。孕期 1,1-双-2,2-二氯乙烯暴露可致子代大鼠成年后精子生成减少、精子活力降低和形态异常,最终其生育力降低,其可能机制是 IGF2 甲基化增加,而 IGF2 对精子生成有重要的调控作用(Song et al.,2014)。

小鼠孕期双酚 A 暴露可致子代睾酮合成功能降低,其主要原因是合成睾酮过程中的类固醇合成急性调节蛋白(steroidogenic acute regulatory protein,StAR)表达降低，这是由 StAR 启动子区 H3 组蛋白和 H3K14 的乙酰化水平降低所调控的（Hong et al.，2016）。与之相似，孕期地塞米松暴露可致子代大鼠成年后睾丸形态异常及功能发育不良，这是 StAR 启动子区 H3K9ac 水平及表达降低所致。小鼠孕期暴露于农利灵可下调子代原始生殖细胞特定的 miRNA（如 miR-23b 和 miR-21）表达，导致 Lin28/Let-7/Blimp1 通路不平衡，而全基因组 DNA 甲基化并未发生显著变化（Brieno-Enriquez et al.，2015）。以上提示，miRNA 调控介导了子代精子质量下降。孕期不良事件可致生殖系统相关的表观遗传修饰异常，影响生殖系统的发育及功能，是生殖系统表型改变的宫内编程机制之一。

26.4.2 孕期不良环境导致胎源性睾丸发育不良综合征的跨代遗传

越来越多的证据表明，表观遗传具有跨代遗传特性，它可以用来解释在基因序列没有发生改变的情况下，宫内环境是如何影响胎儿发育的，并将这种影响持续到成人期，遗传到下一代甚至下几代。例如，DNA 甲基化可以使某些关键基因保持沉默，从而可能影响雄性生殖系统的发育。跨代遗传是指单代暴露于环境因子、生殖细胞表观基因组发生改变，并进行多代传递，雄性生殖表型传递至 F_2 代时即可认为已经跨代（Singh et al.，2017）。

目前，孕期不良环境所致的生殖损伤跨代遗传效应主要集中在孕期毒物暴露领域。研究发现，孕乙烯菌核利暴露改变了子代生殖细胞的 DNMT 表达，在生殖细胞中建立了新的印记基因位点，并且这种改变可多代传递（Skinner et al.，2013）；孕期二噁英暴露的子代表现为雄性前列腺功能异常，这种异常延续到 F_3 代，且 F_3 代生殖细胞中出现新的 DNA 甲基化位点（Manikkam et al.，2012）。放射性核素（如铀）的危害巨大，近期有研究发现其可通过表观遗传来影响多代的雄性生殖系统发育。雄性大鼠暴露于急性毒性浓度（40 mg/L）的铀后，睾丸组织 DNA 甲基化和 DNMT 的基因表达均发生显著改变，并在多代上以此评估铀暴露对三代（F_0 代、F_1 代和 F_2 代）的毒性效应，表明铀暴露对雄性生殖系统的影响可以跨代遗传。孕期地塞米松暴露可致雄性子代（F_1 代、F_2 代）的血睾酮水平下降、单位面积的生精小管数目减少、生精小管直径减小和精子活力降低等（Jeje and Raji，2017）。环境中大量的化学物质暴露亦可致隐睾跨代遗传，表观遗传修饰变化可作为暴露和疾病的标志物。例如，大鼠孕期邻苯二甲酸酯暴露后，F_1 代的隐睾发生率为 30%，F_2 代的发生率为 12.5%，F_3 代和 F_4 代无隐睾；F_1 代的生精上皮萎缩，并有少量生殖细胞凋亡，F_2 代有所改善，F_3 代和 F_4 代趋于正常。以上表观遗传修饰的改变可能会遗传给下一代，所以即使下一代没有宫内不良环境暴露，同样的疾病也会易于发生（Chen et al.，2015）。

26.5　研　究　展　望

男性的生殖健康问题愈来愈受到关注，人们发现了越来越多的胎源性生殖异常，并对此展开了一系列基础研究。其中所涉及的内分泌功能损伤分子机制是复杂和不明确的，需要多层面、多器官联系在一起，并从宏观上进行研究，还要深入到分子机制水平，从诸如性激素的分子机制、受体与蛋白水平、生殖细胞遗传物质甚至印记基因水平去研究。近年来，表观遗传修饰异常的研究已是热点，分析其规律可为更好地解释宫内发育起源性疾病的多代遗传效应提供新思路。而在早期胚胎不同时间窗的表观遗传修饰异常现象及机制仍未完全阐明，这是未来研究的主要方向。通过干扰或回调相关表观遗传修饰异常或成为防止生殖表型改变和其他胎源性疾病发生的新靶标。这些研究在临床上对男性新生儿生殖系统发育不良、成年后生殖疾病的预警和诊断有指导作用，对孕妇围产期保健也有重要的指导意义。

参 考 文 献

刘敏, 张棋, 裴林国, 汪晖. 2018. 中华生殖与避孕杂志, 38(1): 69-75.

汪晖, 焦哲潇. 2017. 中国药理学与毒理学杂志, 1(5): 12-27.

Alamdar A, Xi G, Huang Q, et al. 2017. Toxicol Appl Pharmacol, 326(8): 7-14.

Boisen K A, Chellakooty M, Schmidt I M, et al. 2005. J Clin Endocrinol Metab, 90(7): 4041-4046.

Brieno-Enriquez M A, Garcia-Lopez J, Cardenas D B, et al. 2015. PLoS One, 10(4): e0124296.

Cabaton N J, Canlet C, Wadia P R, et al. 2013. Environ Health Persp, 121(5): 586-593.

Chen J J, Wu S D, Wen S, et al. 2015. PLoS One, 10(7): 2049-2051.

Crews D, McLachlan J A. 2006. Endocrinology, 147(6): S4-S10.

Ganmaa D, Wang P Y, Qin L Q, et al. 2001. Med Hyp, 57(4): 510-514.

Genovese P, Nunez M E, Pombo C, et al. 2010. Reprod in Dom Anim, 45(2): 233-236.

Glover V, O'Connor T G, O'Donnell K. 2010. Neurosci Biobehav Rev, 35(1): 17-22.

Hong J, Chen F, Wang X L, et al. 2016. Mol and Cell Endocrin, 427(C): 101-111.

Inder W J, Jang C, Obeyesekere V R, et al. 2010. Clin Endocrinol(Oxf), 73(1): 126-132.

Jeje S O, Raji Y. 2017. J Dev Orig Health Dis, 8(1): 101-112.

Kilic S, Yuksel B, Lortlar N, et al. 2012. J Maternal-Fet Neon Med, 25(10): 1904-1908.

Li G, Chang H, Xia W, et al. 2014. Toxicol Lett, 228(3): 192-199.

Liu M, Chen B, Pei L, et al. 2018. Toxicol, 408: 1-10.

Liu M, Zhang Q, Pei L G, et al. 2019. Epigenetics, 14(3): 245-249.

Ma T, Yin X Q, Han R T, et al. 2017. Inter J of Environ Res and Pub Health, 14(10): 1-12.

MacLeod D J, Sharpe R M, Welsh M, et al. 2010. Int J Androl, 33(2): 279-286.

Main K M, Skakkebaek N E, Toppari J. 2009. Endocr Dev, 14: 167-173.

Manikkam M, Tracey R, Guerrero-Bosagna C, et al. 2012. PLoS One, 7(9): e46249.

Ni Q B, Wang L L, Wu Y P, et al. 2015. Toxicol Lett, 238(2): 117-125.

Page K C, Sottas C M, Hardy M P. 2001. J Androl, 22(6): 973-980.

Pedrana G, Sloboda D M, Perez W, et al. 2008. Anat Histol Embryol, 37(5): 352-358.

Pedrana G, Viotti H, Lombide P, et al. 2016. J Dev Orig Health Dis, 7(4): 342-349.

Pei L G, Zhang Q, Yuan C, et al. 2019. J Endocrinol, 242(1): M17-M32.

Preiksa R T, Zilaitiene B, Matulevicius V, et al. 2005. Hum Reprod, 20(7): 1928-1932.

Ramlau-Hansen C H, Toft G, Jensen M S, et al. 2010. Hum Reprod, 25(9): 2340-2345.

Rhind S M, Rae M T, Brooks A N. 2001. Reproduction, 122(2): 205-214.

Rodriguez-Gonzalez G L, Vigueras-Villasenor R M, Millan S, et al. 2012. J Dev Orig Health Dis, 3(5): 321-326.

Singh D, Bhagat S, Raijiwala P, et al. 2017. Chemosphere, 185: 376-385.

Skakkebaek N E, Rajpert-De Meyts E, Main K M. 2001. Hum Reprod, 16(5): 972-978.

Skakkebaek N E. 2004. Inter J Androl, 27(4): 189-191.

Skinner M K, Haque B M, Nilsson E, et al. 2013. PLoS One, 8(7): e66318.

Song Y, Wu N X, Wang S M, et al. 2014. Hum Reprod, 29(11): 2512-2521.

Sullivan T M, Micke G C, Greer R M, et al. 2010. Anim Reprod Sci, 118(2-4): 131-139.

Vaag A A, Grunnet L G, Arora G P, et al. 2012. Diabetologia, 55(8): 2085-2088.

Wang L, Shen L, Ping J, et al. 2014. Toxicol Lett, 224(3): 311-318.

Weber R F A, Pierik F H, Dohle G R, et al. 2002. BjuBJU Inter, 89(2): 143-148.

Wu S, Zhu J, Li Y, et al. 2010. Int J Toxicol, 29(2): 193-200.

Xia L P, Shen L, Kou H, et al. 2014. Toxicol Lett, 226(1): 98-105.

Xiao D, Kou H, Zhang L, et al. 2017. Arch Med Res, 48(1): 35-45.

Xing J S, Bai Z M. 2018. Life Sci, 194: 120-129.

Xu D, Bai J, Zhang L, et al. 2015. Toxicol Res, 4(1): 112-120.

Yuksel B, Kilic S, Lortlar N, et al. 2014. ISRN Obstet Gynecol, 2014: 170124.

Yun H J, Lee J Y, Hela K M. 2016. Biochem Biophys Res Commun, 471(1): 149-155.

Zhang Q, Pei L G, Liu M, et al. 2020. Food Chem Toxicol, 406: 115243.

Zou Z K, Hu H X, Song M S, et al. 2011. Fert Steril, 95(6): U2018-U2184.

（张　棋、刘　敏）

第 27 章

胎源性早发性卵巢功能不全

摘要： 卵巢的结构和功能对于女性生育力的维系具有重要意义。近年来，早发性卵巢功能不全在女性中的患病比例有上升趋势，不仅严重影响育龄妇女的生殖健康，还会增加其患骨质疏松症和心血管疾病的风险。基于胎源性疾病的假说，人们对宫内环境改变以及人类生殖健康早期编程的关注与日俱增。研究发现，胎源性卵巢疾病的发生机制与胎儿时期宫内编程改变有关。孕期所接触的多种外源物，如有机挥发物等环境毒物、含有可卡因等成分的药物，以及吸烟、过量饮酒或饮用咖啡等不良生活习惯，不仅影响母体健康，更会对其子代的卵巢结构、功能发育及子代成年后的生殖健康产生不利影响。本章就孕期外源物暴露对子代早发性卵巢功能不全的影响及机制综述如下。

引　　言

卵巢是雌性动物的生殖器官，能产生和排出卵子、分泌甾体激素，具有维持机体内分泌系统平衡、维持女性特征以及机体正常生理代谢的作用。近年来，早发性卵巢功能不全（premature ovarian insufficiency）在女性中的患病比例有上升趋势，不仅严重影响育龄妇女的生殖健康，而且带来远期的健康危害，包括骨骼疾病和心血管疾病。如今越来越多的研究聚焦各种环境因素对生殖的影响。孕期不良环境主要包括接触有机挥发物等环境毒物、含有可卡因等成分的药物，以及吸烟、过量饮酒或饮用咖啡的不良饮食习惯及不良情绪等，其中外源物暴露更是近期研究的热点。在整个卵巢发育调控过程中，若存在干扰卵母细胞凋亡、原始卵泡池大小及卵泡消耗等的因素，则会影响雌性的生育能力及生育期长短，其中孕期不良环境可影响子代卵巢的发育，进而影响子代成年时期的生育能力。

27.1　早发性卵巢功能不全的研究现状

早发性卵巢功能不全是一种妇女 40 岁之前卵巢功能衰退或丧失的临床综合征。近年来，该疾病的发生率有逐年升高的趋势。因受到当前社会经济发展和环境的影响，越来越多的女性首次妊娠年龄超过了 30 岁。目前早发性卵巢功能不全在女性中的确诊年龄有降低的趋势，因此其已成为目前女性不孕的一个重要病因。

27.1.1　早发性卵巢功能不全的定义及发病现状

早发性卵巢功能不全是指月经初潮年龄正常或青春期延迟，第二性征发育正常的女性，在 40 岁以前由卵巢功能缺失导致的临床综合征。临床表现为停经或月经稀发、不孕、潮热多汗、性欲下降等症状。流行病学调查显示，早发性卵巢功能不全在 15～29 岁的妇女中发病率为 0.1%，而在 30～39 岁的妇女中发病率为 1%（Goswami and Conway，2005）。早发性卵巢功能不全对女性生理与心理健康均会产生不利影响，短期效应类似于自发绝经，远期效应则会影响多系统（如运动系统、心血管系统、神经系统、泌尿生殖系统等）。早发性卵巢功能不全的直接效应就是卵巢分泌激素水平下降，这也是造成多系统受到影响的原因。因此，早发性卵巢功能不全对患者及其家人造成了很大的健康、经济和精神负担。

27.1.2　早发性卵巢功能不全的主要发生机制

早发性卵巢功能不全的病因较为复杂，呈高度异质性，与染色体异常、自身免疫性疾病、感染、医源性、环境或心理等因素相关。然而，仍有超一半早发性卵巢功能不全患者尚未明确病因。目前研究认为，主要有下述 4 个机制参与了早发性卵巢功能不全的发生。

27.1.2.1　原始卵泡池的耗竭

人群调查显示，早发性卵巢功能不全患者中染色体异常的比例为 10%～12%，其中 94% 为 X 染色体异常。X 染色体结构或数目异常可引起卵泡发生障碍，导致早发性卵巢功能不全。目前认为，与早发性卵巢功能不全相关的基因突变达 20 多种，分别位于 X 染色体及常染色体上。其中研究较多的包括位于 X 染色体长臂的脆性 X 综合征家族性智力低下基因 1 和位于常染色体的卵泡刺激素受体基因。这些基因突变所诱导的表达异常一方面可直接导致卵泡生长加速、促进卵泡凋亡闭锁，从而使卵泡池储备不足，另一方面可影响卵泡上颗粒细胞的增殖与分化，从而诱发早发性卵巢功能不全。

27.1.2.2　卵泡凋亡增加

机体自身免疫系统异常会引起卵巢组织受损，继发引起早发性卵巢功能不全。部分早发性卵巢功能不全患者常伴有 2 种或 2 种以上的自身免疫性疾病。卵巢中会出现异常的淋巴细胞浸润，从而诱导产生抗卵巢抗体、抗透明带抗体、抗核抗体等多种卵巢自身抗体，引起自身免疫应答反应，导致细胞凋亡，加速卵泡耗竭，损伤自身的卵巢组织，致使早发性卵巢功能不全发生。酶的代谢紊乱，如胆固醇碳链酶缺乏导致类固醇激素合成障碍，或甾体激素合成关键酶缺乏导致性激素合成障碍，均可诱发高促性腺激素血症，从而导致早发性卵巢功能不全。目前研究认为，多种感染因素，包括细菌感染（如结核、疟疾、水痘及志贺菌等）和病毒感染（如流行性腮腺炎、人类免疫缺陷病毒感染、带状疱疹病毒感染、巨细胞病毒感染等）与早发性卵巢功能不全存在相关性。细菌、病毒感染所致的免疫反应诱导了卵泡提前耗竭，因而发生早发性卵巢功能不全。

27.1.2.3　原始卵泡过度激活

医源性因素中主要是放化疗及手术对卵巢存在直接性损伤。目前研究认为，化疗药物直接作用于卵巢上的颗粒细胞，从而间接导致卵母细胞的损伤，引起生殖细胞的丢失；化疗药物也可以通过干扰 DNA 损伤修复、干扰线粒体途径，促使卵母细胞或颗粒细胞凋亡。此外，化疗药物也可以通过影响 Wnt、磷脂酰肌醇-3-激酶（phosphatidylinositol-3-kinase，PI3K）等多种信号通路，直接诱导卵母细胞凋亡，间接加速原始卵泡激活，从而加速卵泡耗竭，诱发早发性卵巢功能不全。

27.1.2.4　窦状卵泡阶段前卵泡发生停滞

环境中诸如去氧乙烯基环己烯等毒物可通过诱导卵泡大量凋亡、抑制卵泡中 PI3K 信号通路（Keating et al.，2011）和哺乳动物雷帕霉素靶蛋白（mammalian target of rapamycin，mTOR）通路活性，来影响卵巢的正常卵泡发生，从而诱导发生早发性卵巢功能不全。女性若长期处于焦虑、抑郁等负面情绪或遭遇巨大精神心理创伤，可通过影响下丘脑-垂体-卵巢（hypothalamic-pituitary-ovarian，HPO）轴，或直接影响卵巢功能，而导致早发性卵巢功能不全的发生。

综上，早发性卵巢功能不全发病机制尚未完全明确。目前认为上述各类病因会通过诱导原始卵泡生成减少以及卵泡过度激活、闭锁或凋亡增加等，而影响卵泡发生及性激素水平，最终导致早发性卵巢功能不全的发生。

27.2　早发性卵巢功能不全的宫内发育起源

基于胎源性疾病的假说，人们对宫内环境改变和人类生殖健康早期编程的关注与日俱增。研究发现，胎源性卵巢疾病的发生机制与胎儿时期宫内编程改变有关。诸多流行病学调查及实验室研究表明，子代卵巢发育与母体孕期所处环境密切相关，因子代卵巢的卵泡发生起源于宫内时期，而正常卵巢结构是成年时期卵巢生殖内分泌功能发挥的基础，所以早发性卵巢功能不全同样也存在宫内发育起源。

27.2.1　流行病学证据

流行病学调查研究显示，孕期不良环境会引起子代宫内发育迟缓（intrauterine growth retardation，IUGR）或小于孕龄儿，在出生时表现为低出生体重，到成年时期表现为卵巢体积减小、卵泡刺激素（follicle-stimulating hormone，FSH）水平升高且排卵障碍，均提示卵巢储备功能下降，证实宫内环境会调控子代后期的生殖功能。美国的一项调查报道，在 660 名女孩中，19%和 39%的母亲有产前吸烟和产前烟雾暴露状况，其中母体产前烟雾暴露负面影响女性子代黄体生成素（luteinizing hormone，LH）和抑制素 B，由此影响她们的卵巢功能（Gollenberg et al.，2015）。一项丹麦的妊娠队列研究通过追踪 436 例在宫内暴露于有机氯污染物的女性子代发现，虽然她们的月经初潮及月经周期均未受影响，但卵巢卵泡数明显减少，由此可能会影响成年时期的生育力（Kristensen et al.，2016）。

27.2.2　临床与基础实验室研究

越来越多的证据表明，孕妇暴露于多种外源物（如乙醇、咖啡因、尼古丁或某些药物等）会影响胎儿的卵巢发育。作者团队研究证实，孕期乙醇或咖啡因暴露可导致雌性子代卵巢发育异常，这种异常会延续到成年期引起早发性卵巢功能不全易感（Ni et al.，2019；Lv et al.，2021）。此外，邻苯二甲酸酯通过介入卵泡发生的不同阶段而破坏卵巢功能并影响卵巢储备，从而引起子代早发性卵巢功能不全易感，且研究显示其对卵巢的发育毒性具有跨代遗传现象（Hannon and Flaws，2015；Zhang et al.，2015）。同时，作者团队已有的实验结果也显示，孕期地塞米松暴露不仅对子代卵巢有发育毒性作用，此作用还能延续到 F_1 代成年后，使其出现早发性卵巢功能不全易感症状，并进一步经卵母细胞延续至 F_2 代和 F_3 代成年，表明孕期地塞米松暴露抑制子代卵巢雌激素合成功能存在跨代遗传效应（Gong et al.，2021；Lv et al.，2018）。

27.2.2.1　孕期不良环境对原始卵泡池的影响

任何影响原始卵泡池大小及卵泡消耗速率的干扰因素都可影响女性的卵巢储备功能和生殖年龄。动物实验和体外研究也证实，母体高剂量双酚 A 暴露会使其后代卵巢总卵泡数显著减少（Zhu et al.，2018），孕晚期地塞米松暴露可明显降低新生鼠卵巢卵泡数量（Hulas-Stasiak et al.，2016），地塞米松体外处理能抑制人胎卵子发生（Poulain et al.，2012）。吸烟对女性的生殖健康也有负面作用，可能是香烟烟雾中的多环芳烃能影响卵巢储备，培养于多环芳烃环境中的胎鼠卵巢表现出广泛的生殖细胞缺失，这种生殖细胞缺失现象可由选择性的多环芳烃受体拮抗剂所抑制。孕期烟雾暴露不仅影响雄性子代生殖细胞数量，更对雌性子代卵巢的体细胞具有显著影响。有研究提示（Kilic et al.，2012），大鼠妊娠期至仔鼠出生后 2 周暴露于吸烟环境，其仔鼠卵巢颗粒细胞显著凋亡，窦状卵泡数量减少，因而引起子代卵巢储备功能下降。研究发现高剂量咖啡因摄入组子代卵巢重量显著降低，出生后第 7～120 天的原始卵泡数量显著减少，窦状卵泡的直径也明显减小，表明妊娠期咖啡因摄入影响子代卵巢卵泡发育的早期阶段，降低了大鼠子代的繁殖效率（Dorostghoal et al.，2011）。孕期地塞米松暴露也可导致胎儿卵巢体积减小，健康的原始、初级、次级卵泡均减少，且凋亡卵泡数也减少（Ristic et al.，2008），后期还可能影响子代的生殖能力。关于人的研究显示，孕期母体暴露于吸烟环境并不影响子代卵原细胞数，但体细胞数量显著减少，因为卵泡不能存在于没有体细胞围绕的情况下，因而早期体细胞的缺乏会对后期卵巢储备和生育力产生长期影响（表 27-1）。

表 27-1　孕期不良环境对原始卵泡池的影响

外源物	方法	结果	参考文献
地塞米松	孕 20 天小鼠每天口服 125 μg/kg 地塞米松至分娩	新生鼠卵巢原始卵泡池减少，加速颗粒细胞层发育及初级卵泡向次级卵泡发育，凋亡卵泡增加	Hulas-Stasiak et al.，2016
地塞米松	受精后 8～11 周人胎卵巢培养于 2 μmol/L、10 μmol/L、50 μmol/L 地塞米松 14 天	人胎卵巢生殖细胞密度降低，凋亡率增加	Poulain et al.，2012
双酚 A	6 周龄雌性 CD-1 小鼠每天腹腔注射 12.5 mg/kg、25 mg/kg、50 mg/kg 双酚 A 10 天	卵巢总卵泡数、原始卵泡数、初级卵泡、黄体数减少，凋亡卵泡增加	Zhu et al.，2018
二甲基苯蒽二氢二醇	孕 13.5 天 C57BL/6 小鼠的胎鼠卵巢培养于 0.01 μmol/L、0.1 μmol/L 或 1 μmol/L 二甲基苯蒽二氢二醇环境	胎鼠卵巢表现出广泛的生殖细胞缺失，且生殖细胞 Bax 蛋白表达增加	Matikainen et al.，2002
烟雾	Wistar 大鼠妊娠期暴露于烟雾环境	卵巢颗粒细胞显著凋亡，卵泡减少，胎鼠出生体重显著降低	Kilic et al.，2012
烟雾	收集母体吸烟孕早期流产的胎卵巢	体细胞数量显著减少，卵原细胞数无明显改变	Lutterodt et al.，2009

27.2.2.2　孕期不良环境对卵泡闭锁的影响

卵泡闭锁是指卵泡发育到排卵前所发生的退化并最终被清除的生理现象。卵泡闭锁是卵泡发育中必然出现的普遍现象，对于维持卵巢内环境的稳定具有重要意义。在哺乳动物卵巢中，绝大多数卵泡不能进入排卵而发生闭锁。卵泡闭锁可发生在卵泡生成的任何时期，大多数的卵泡闭锁发生于窦状卵泡期，窦状卵泡期的卵泡大多走向闭锁，只有极少数被招募进行排卵。早期的研究指出，卵泡闭锁可能与颗粒细胞的凋亡有关。在卵泡闭锁过程中，颗粒细胞从卵泡壁部分分离的卵泡，称为早期闭锁卵泡；如果颗粒细胞完全从卵泡壁分离，则称为进展期闭锁卵泡。刚出生的雌性动物会经历一个由自噬参与而使卵泡闭锁加快的过程。诸多研究显示，发育状态下的幼稚细胞对于环境毒物更为敏感，即使较低浓度的干扰物也可影响胚胎或胎儿的生殖发育。整个孕期和哺乳期暴露于烟雾环境下的雌性子代可表现为新生鼠体细胞增殖异常和凋亡增加，导致卵泡数减少，并可进一步延续至成年期（Camlin et al.，2016）。研究发现，在妊娠第 1 周给予双酚 A[100 mg/(kg·d)]可引起雌性子代卵巢内原始卵泡和生长卵泡数明显减少、闭锁卵泡数显著增加，卵细胞减数分裂进程也受到抑制，并且通过体外培养人的胚胎卵细胞，进一步验证了上述实验结果（Zhang et al.，2012）。

27.2.2.3　孕期不良环境对卵巢甾体激素水平的影响

卵巢的功能之一是分泌性激素，且其分泌的激素也能调节其自身的发育与功能。卵巢合成及分泌的性激素均为甾体激素，主要有雌激素（雌二醇及雌酮）、孕激素和少量雄激素，这些激素的合成需在多个酶的顺序催化下完成，包括限制合成速率的类固醇合成急性调节蛋白（StAR）、胆固醇侧链裂解酶、决定甾体合成类型的 3β-羟类固醇脱氢酶（3β-hydroxysteroid dehydrogenase，3β-HSD）、胆固醇 17β-羟化酶、17β-羟类固醇脱氢酶和 P450 芳香化酶（P450 aromatase，P450arom）。甾体激素的合成对卵巢发育至关重要，胎儿卵巢发育与母体激素密切相关，母体激素是调节胎儿卵巢发育的唯一激素来源。研究发现，低剂量双酚 A 即可干扰胚胎期小鼠卵母细胞减数分裂的早期阶段，致使其成年后非整倍体配子形成，其机制可能与双酚 A 影响雌激素受体 ERβ 有关（Susiarjo et al.，2007）。孕期暴露于环境内分泌干扰物会通过胎儿编程作用改变其内分泌激素状态，最终使早发性卵巢功能不全及其他不利于健康的情况出现，并且可能存在跨代遗传效应（Rutkowska et al.，2016）。孕期不良环境通过影响子代卵巢的甾体激素水平，从而影响卵泡发育，导致卵巢发育异常。作者团队前期研究证实，孕期地塞米松、尼古丁和咖啡因暴露可抑制胎儿卵巢的雌激素合成功能，可分别引起子代卵巢发育异常的跨代遗传效应（Lv et al.，2018）、卵巢功能障碍（Fan et al.，2019）和早发性卵巢功能不全易感（Lv et al.，2021）。提示，不良宫内环境所致的子代卵巢甾体激素合成功能降低可能是其成年卵巢相关疾病的宫内发育起源。

27.2.2.4　孕期不良环境对生殖功能的影响

对于女性的生殖功能而言，卵巢的发育及功能是最为直接和重要的。孕期不良环境导致的卵巢功能不全易引起子代生殖功能障碍。研究显示，孕期邻苯二甲酸二(2-乙基己基)酯暴露可引起小鼠子代生殖功能障碍，并存在一定的跨代效应（Rattan et al., 2018）。孕期雄激素过暴露也会引起子代小鼠多囊卵巢综合征易感，成年后生殖功能障碍。同时也有研究证实，孕期母体营养不良可致子代小鼠不规则的发情周期性，卵泡明显减少，黄体发育不良，闭锁卵泡增加，并出现成年后生殖功能障碍。在孕期不良环境对子代生殖功能影响方面，仍有许多未知领域值得去探索。

27.3　胎源性早发性卵巢功能不全的宫内发生机制

哺乳动物的卵泡发生是一个循序渐进的过程，需经历复杂的形态发育和细胞功能分化，卵泡数量不足或卵泡凋亡闭锁加速均可导致早发性卵巢功能不全的发生。原始卵泡的形成源于宫内这个特殊时期，孕期不良环境可抑制原始卵泡形成、诱导卵泡提前大量激活或促使卵细胞凋亡（图 27-1）。因此，胎源性早发性卵巢功能不全的宫内发生机制涉及了卵泡发生相关信号通路异常、氧化防御与氧化应激失衡、发育基因表观遗传修饰异常及宫内神经内分泌代谢编程改变等。

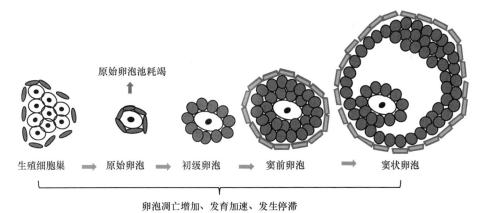

图 27-1　孕期不良环境致早发性卵巢功能不全发生机制

27.3.1　卵泡发生相关信号通路异常

卵泡发生过程中有多种信号通路参与其中，包括 PI3K 信号通路、mTOR 信号通路、BMP4/Smad 信号通路、Notch 信号通路及 Wnt 信号通路等。

PI3K 信号通路中 PI3K 通过 Akt 影响原始卵泡的发育，雌性动物 PI3K 或 Akt 异常突变则使卵泡提前激活发育，致使生育力降低。PI3K 下游信号因子叉头转录因子 3a、P27、S6 核糖体蛋白 s6 异常也会使卵泡提前发育及不孕。多环芳烃类化合物、邻苯二甲酸酯类、4-乙烯基环己烯等可通过激活芳香烃族受体，上调卵母细胞 *Bax* 基因表达而诱导细胞凋亡。此外，4-乙烯基环己烯双环氧化物可与 c-kit 受体特异性结合并抑制其自身磷酸化，导致 PI3K 下游基因转录后调控水平降低，影响卵母细胞活性。植物雌激素、杀虫剂、双酚 A 等都可与雌激素受体结合，干扰正常的雌激素作用，引起卵巢储备功能的改变。研究证实，孕期母体营养不良可导致子代卵巢 PI3K 信号通路磷酸化，原始卵泡募集速度加快，卵泡闭锁增多，生殖功能障碍，即出现早发性卵巢功能不全的症状（Chan et al.，2018）。

mTOR 信号通路也被认为是参与卵泡发生的信号通路之一。mTOR 信号通路的激活与生殖过程密切相关，其参与调控雌性小鼠卵泡的形成、募集、生长、优势化、成熟及排卵等过程。研究还发现（Zhang et al.，2017），在体外培养的卵巢中予以 mTOR 激活剂，可使卵泡直径明显变大，初级、次级卵泡比例及卵泡膜细胞显著增多，而抑制剂则起相反作用，说明 mTOR 信号通路对卵泡及卵泡膜细胞发育起着重要作用。

此外，BMP4/Smad 信号通路同样在卵泡发生过程中发挥重要的调控作用。研究显示，激活 BMP4/Smad 信号通路可促进原始卵泡存活并向初级卵泡转化，同时抑制卵母细胞凋亡，其机制可能在于促进精子和卵子结合生成碱性螺旋蛋白 2 及上调 *c-kit* 基因的表达。Notch 信号通路对卵泡发育早期也有重要的调节作用，参与促进原始卵泡形成与卵泡募集，该信号通路异常会引发原始卵泡发育受抑、颗粒细胞脱落，甚至出现多卵母细胞卵泡等异常发育情况。Wnt 信号通路在卵泡发育的诸多阶段都有表达，并通过多种途径来调节卵泡的正常生长、成熟、排卵和黄体形成。

27.3.2　氧化防御与氧化应激失衡

氧化应激是机体受内、外源性因素刺激后导致的体内氧化作用与抗氧化作用失衡，由此造成氧化损伤并干扰正常器官代谢活动的一种应激状态。在机体内，自由基的产生和抗氧化防御机制之间存在着一个重要的平衡。当机体的自由基产物与抗氧化能力之间失衡时，便会发生氧化应激。研究显示，母体内过度的炎症和氧化应激会影响胎儿的总体发育，母体慢性炎症会导致大鼠胎仔生长受限，卵泡比例下降，对子代生育力有不良影响（Shalom-Paz et al.，2017）。孕期母体烟雾暴露也会减少子代卵母细胞数量并增加其氧化应激，使子代出现早发性卵巢功能不全的表型。研究报道，母体暴露于环境污染物六价铬可致其子代卵巢的氧化应激水平增加、闭锁卵泡增加、类固醇合成减少等早发性卵巢功能不全症状（Stanley et al.，2014）。而孕期母体暴露于铅和铬可致子代卵巢酶促抗氧化剂的活性改变，如超氧化物歧化酶、过氧化氢酶和谷胱甘肽过氧化物酶的活性都显著降低，同时非酶抗氧化剂显著消耗，甾体激素合成酶表达下降，雌二醇与孕酮水平下降，出现卵巢功能障碍的症状（Pillai et al.，2010）。母体营养不良也会导致子代卵巢氧化应激增加，由此介导子代卵巢卵泡数量减少和调节基因表达的降低。

27.3.3　发育基因表观遗传修饰异常

表观遗传修饰是指 DNA 序列不发生改变而基因表达模式和生物表型却出现了可遗传的改变，主要涉及 DNA 甲基化、组蛋白修饰、非编码 RNA、染色质重塑等。一些证据表明，早发性卵巢功能不全可能受到遗传和表观遗传的双重调控，DNA 甲基化修饰的后续建立是在卵巢成熟期间开始的。研究发现，孕期雄激素暴露也会导致子代卵巢发育异常，黄体数减少，凋亡卵泡数目增多；通过对 DNA 甲基化进行全基因组分析发现，与卵泡、女性生殖器和生殖细胞发育密切相关的基因呈现甲基化异常状态，如 B 淋巴细胞瘤-2 基因等（Cruz et al.，2014）。

女性生殖细胞再甲基化持续于卵母细胞的整个发育过程中，且建立印记模式是基于卵母细胞的大小而非动物的年龄。随着每个卵泡被招募到增长的卵泡池中，卵母细胞建立了相关的印记模式。若在印记模式建立过程中母体暴露于任何环境化学物质（如双酚 A），则印记模式会被破坏，并且所产生的胚胎及胎盘中会出现基因表达位点改变和发育异常（Susiarjo et al.，2013）。已证实，建立 DNA 甲基化模式的 DNA 甲基转移酶（DNA methyltransferase，DNMT）在基因组印记中发挥着主要作用。在生殖细胞表观遗传重编程期间，除了印记基因座之外，一些重复序列[如长散在核元件 1（long interspersed nuclear element 1，LINE1）]失去了它们的甲基化标记，并与印记序列一起重新进行乙酰化。然而，具有高突变潜能的序列如凋亡抑制因子（inhibitor of apoptosis，IAP）被保护而免于去甲基化，这被认为是介导跨代遗传的表观遗传机制（Tang et al.，2015）。卵母细胞中的表观遗传重编程的另一种机制涉及小型非编码 RNA（sncRNA）群体，包括 Piwi 相互作用 RNA（piRNA）、微 RNA（miRNA）、核 sncRNA 和内源性干扰小 RNA（endo-siRNA）。这些非编码 RNA 与配子介导的跨代遗传有关。

近年来，有证据表明，发育时期暴露于内分泌干扰物可使卵巢发生长期和不可逆的变化，其基因表达的表观遗传修饰可能是其潜在的发生机制。卵巢中含有卵母细胞和多种体细胞类型，如颗粒细胞、卵泡膜细胞和卵丘细胞，miRNA 的表达和功能与不同细胞类型相关，故与卵巢功能发育密切相关。大量研究显示，miRNA 能通过靶向不同的细胞与因子来调控卵巢的功能。例如，miR-26b 在卵泡闭锁期间通过靶向共济失调毛细血管扩张突变基因，促进卵巢颗粒细胞凋亡（Lin et al.，2012）；miR-23a 在早发性卵巢功能不全患者血浆中表达上调，并且 miR-23a 过表达能降低 X 连锁凋亡抑制蛋白（X-linked inhibitor of apoptosis protein，XIAP）和 caspase-3 水平，促进人颗粒细胞的凋亡（Yang et al.，2012）。孕期暴露于环境雌激素也可以调节胎儿卵巢 miRNA 的表达。目前的研究表明 kit 配体信号转导对于卵泡组装和正确建立原始卵泡储备库是非常重要的。羊暴露于双酚 A 会导致 SRY 相关高迁移率组盒家族基因、kit 配体和胰岛素相关基因的 miRNA 降低（Veiga-Lopez et al.，2013）。miRNA 的 kit 配体沉默可能导致卵泡组装异常，并可以解释在暴露于环境雌激素动物中所观察到的缺陷。作者团队的近期研究也证实，孕期地塞米松暴露子代的卵巢雌激素合成功能抑制的跨代遗传效应与子代卵巢糖皮质激素受体（glucocorticoid receptor，GR）引起的 miR-320a-3p 表达降低有关（Gong et al.，2021）。

27.3.4 宫内神经内分泌代谢编程改变

卵巢发育过程受到卵巢局部因子和神经内分泌轴两方面的调节，与其密切相关的神经内分泌轴即为 HPO 轴，其任意层面的紊乱均会影响卵巢卵母细胞成熟及卵泡发育，致使早发性卵巢功能不全的发生。

27.3.4.1 局部因子介导的编程改变

胰岛素样生长因子 1（insulin-like growth factor 1，IGF1）是调节卵泡发育和甾体激素合成酶系统表达的重要因子。而在卵巢 IGF1 低表达时，甾体激素合成酶系统表达降低，同时伴随着卵巢发育异常。在不同的细胞类型中，IGF1 通过作用于其受体 IGF1R，而激活 PI3K/Akt 和（或）MAPK/ERK 信号通路，从而发挥促细胞增殖作用。有研究应用特异性 PI3K 或 ERK 抑制剂发现，IGF1/IGF1R 主要通过 PI3K/Akt 通路（非 MAPK/ERK 通路）诱导绵羊卵巢颗粒细胞增殖、甾体激素合成酶系统表达及雌二醇合成（Mani et al.，2010）。作者团队的研究也证实，孕期地塞米松暴露下胎儿卵巢 IGF1/IGF1R/PI3K/Akt 信号通路及细胞增殖功能均受到抑制。提示，糖皮质激素可通过下调 IGF1 信号通路介导胎儿卵巢甾体激素合成酶系统的抑制效应，从而引起卵巢功能发育的异常。

胎组织 IGF1 主要受高糖皮质激素的负性调控，高糖皮质激素可通过 GR 抑制多组织 IGF1 的表达，血糖皮质激素水平和组织 IGF1 信号通路之间存在负相关性。作者团队研究发现，孕期外源物（咖啡因、尼古丁、乙醇）暴露均可导致 IUGR 胎鼠母源性糖皮质激素过暴露，同时伴随多个胎组织（肝、骨骼肌、生长板软骨）的 IGF1 信号通路下调（Liu et al.，2012；Tan et al.，2012；Deng et al.，2013；Shen et al.，2014）；在细胞水平也证实，外源性糖皮质激素对人胎肝 LO2 细胞系 IGF1 信号通路有负性作用。作者团队现有的研究证实，孕期咖啡因暴露下的胎儿卵巢出现低功能发育，进一步发现胎儿卵巢 IGF1 表达也降低。提示，宫内高糖皮质激素可能通过抑制胎儿卵巢 IGF1 的表达，而抑制其雌激素合成功能（Lv et al.，2021）。

27.3.4.2　HPO 轴介导的编程改变

HPO 轴的调节涉及下丘脑、垂体和卵巢，下丘脑的神经分泌细胞分泌促性腺激素释放激素（gonadotropin releasing hormone，GnRH），GnRH 通过下丘脑和垂体之间的门静脉系统进入垂体前叶，垂体在其刺激下释放 FSH 和 LH，FSH 和 LH 直接控制卵巢的发育和周期变化。卵巢卵泡启动生长及原始卵泡池的耗竭均不依赖于促性腺激素，早期卵泡的发育主要依赖于旁分泌和自分泌的作用，而进入青春期后卵泡的发育、成熟及闭锁过程则依赖于促性腺激素的刺激作用。FSH 是促进卵泡发育的主要激素，可刺激优势卵泡分泌雌二醇。FSH 可促进窦前卵泡及窦状卵泡的增殖与分化以分泌卵泡液而促进卵泡发育；激活甾体激素合成酶系统以合成和分泌雌二醇；促使优势卵泡的选择；诱导颗粒细胞表达黄体生成素受体。动物研究显示，长时间热量限制可以通过抑制灵长类动物下丘脑内的 GnRH 脉冲发生器来抑制脉冲式 LH 分泌。研究发现，胰岛素可直接影响大鼠垂体前叶的 LH 释放（Weiss et al.，2003）；在成年雌性大鼠中，甲状腺功能减退可抑制卵巢发育及雌激素分泌，降低垂体对 GnRH 的反应性。综上提示，HPO 轴功能异常也可影响卵巢发育。

文献提示，妊娠期高糖皮质激素可能通过影响胎儿 HPO 轴而发挥其内分泌干扰作用（Liu et al.，2014），其干扰作用可能从 3 个层面实现：①卵巢性激素（如雌二醇、孕酮）的分泌与调节；②垂体促性腺激素（FSH、LH）的分泌与调节；③下丘脑 GnRH 的分泌与调节。妊娠期高糖皮质激素的内分泌干扰作用可影响 HPO 轴的调节功能，可能直接通过损伤卵巢颗粒细胞，干扰卵巢分泌性激素水平，从而导致动情周期和卵泡发育的异常（Abolaji et al.，2015）。另外，糖皮质激素也会影响卵巢功能相关基因的表达，以及受体介导的反应机制。例如，孕期乙醇暴露不仅影响雄性下丘脑-垂体-睾丸轴，也会影响雌性的 HPO 轴（Sliwowska et al.，2016），孕期乙醇暴露的大鼠伴随青春期启动时间的改变而出现 FSH 启动分泌的延迟、LH 分泌节律的改变，以及 LH 对雌二醇和孕酮分泌的诱导作用的减弱，同时其围产期及产后睾酮的分泌水平也会降低。作者团队的研究证实，HPO 轴在孕期咖啡因暴露的子代青春期发挥了促卵泡发育和雌二醇合成的部分代偿作用，而在成年期未被反馈激活（即便是低雌二醇水平下）（Lv et al.，2021）。宫内糖皮质激素过暴露导致 HPO 轴损伤以及出生后 HPO 轴功能代偿不足，这可能是加速、加重子代早发性卵巢功能不全易感的重要原因。

27.4　研　究　展　望

总之，卵巢发育是一个精密而复杂的过程，受到遗传、外源物等多种因素的影响和调控。孕期外源物暴露不仅影响母体的健康，更会对其子代生殖功能产生不可逆转的影响。在宫内时期可观测到的卵巢结构和功能改变，可能在出生后会诱导成年时期多种卵巢相关疾病的发生。研究显示，胎源性早发性卵巢功能不全与卵泡发生相关信号通路异常、氧化应激与氧化防御失衡、发育基因表观遗传修饰异常、宫内神经内分泌代谢编程改变所致的功能基因和器官功能异常有关（图 27-2）。然而，现阶段对该疾病宫内编程机制的探究仍较浅表和局限。因此，加深对胎源性早发性卵巢功能不全及其发生机理的认识，将为胎源性疾病的早期防治提供确凿依据，对指导优生优育、提高人民的生活质量具有指导意义。

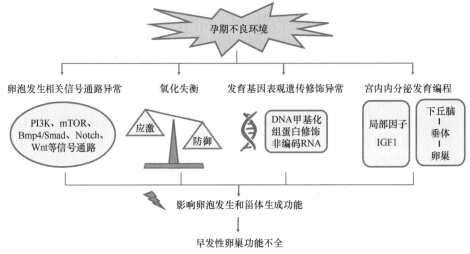

图 27-2　胎源性早发性卵巢功能不全的宫内发生机制

参　考　文　献

Abolaji A O, Adedara I A, Soladogun A, et al. 2015. Drug Chem Toxicol, 38(4): 400-407.

Camlin N J, Sobinoff A P, Sutherland J M, et al. 2016. Biol Reprod, 94(2): 39.

Chan K A, Jazwiec P A, Gohir W, et al. 2018. Biol Reprod, 98(5): 664-682.

Cruz G, Foster W, Paredes A, et al. 2014. J Neuroendocrinol, 26(9): 613-624.

Deng Y, Cao H, Cu F, et al. 2013. Toxicol Appl Pharmacol, 269(1): 25-33.

Dorostghoal M, Mahabadi M K, Adham S. 2011. J Reprod Infertil, 12(1): 15-22.

Fan G L, Zhang Q, Wan Y, et al. 2019. Food Chem Toxicol, 128: 256-266.

Gollenberg A L, Addo O Y, Zhang Z, et al. 2015. Horm Res Paediatr, 83(1): 36-44.

Gong X H, Zhang J Z, Ge C Y, et al. 2021. Pharmacol Res, 22: 105435.

Goswami D, Conway G S. 2005. Hum Reprod Update, 11(4): 391-410.

Hannon P R, Flaws J A. 2015. Front Endocrinol(Lausanne), 6: 8.

Hulas-Stasiak M, Dobrowolski P, Tomaszewska E. 2016. Reprod Fertil Dev, 28(7): 1038-1048.

Keating A F, Fernandez S M, Mark-Kappeler C J, et al. 2011. Biol Reprod, 84(4): 743-751.

Kilic S, Yuksel B, Lortlar N, et al. 2012. J Matern Fetal Neonatal Med, 25(10): 1904-1908.

Kristensen S L, Ramlau-Hansen C H, Ernst E, et al. 2016. Environ Int, 92-93: 366-372.

Lin F, Li R, Pan Z X, et al. 2012. PLoS One, 7(6): e38640.

Liu T, Li N, Zhu J, et al. 2014. Reprod Toxicol, 46: 141-147.

Liu Y, Xu D, Feng J, et al. 2012. Toxicol Appl Pharmacol, 262(2): 205-216.

Lutterodt M C, Sorensen K P, Larsen K B, et al. 2009. Hum Reprod, 24(10): 2558-2566.

Lv F, Fan G, Wan Y, et al. 2021. Sci Total Environ, 789:147691.

Lv F, Wan Y, Chen Y, et al. 2018. Endocrinology, 159(3): 1401-1415.

Mani A M, Fenwick M A, Cheng Z, et al. 2010. Reproduction, 139(1): 139-151.

Matikainen T M, Moriyama T, Morita Y, et al. 2002. Endocrinology, 143(2): 615-620.

Ni Y, Xu D, Lv F, et al. 2019. J Endocrinol, 243(1): 43-58.

Pillai P, Pandya C, Gupta S, et al. 2010. J Biochem Mol Toxicol, 24(6): 384-394.

Poulain M, Frydman N, Duquenne C, et al. 2012. J Clin Endocrinol Metab, 97(10): E1890-E1897.

Rattan S, Brehm E, Gao L, et al. 2018. Toxicol Sci, 163(2): 420-429.

Ristic N, Nestorovic N, Manojlovic-Stojanoski M, et al. 2008. J Microsc, 232(3): 549-557.

Rutkowska A Z, Diamanti-Kandarakis E. 2016. Fertil Steril, 106(4): 948-958.

Shalom-Paz E, Weill S, Ginzberg Y, et al. 2017. J Endocrinol Invest, 40(10): 1125-1131.

Shen L, Liu Z, Gong J, et al. 2014. Toxicol Appl Pharmacol, 274(2): 263-273.

Sliwowska J H, Comeau W L, Bodnar T S, et al. 2016. Alcohol Clin Exp Res, 40(11): 2368-2376.

Stanley J A, Sivakumar K K, Arosh J A, et al. 2014. Biol Reprod, 91(1): 12.

Susiarjo M, Hassold T J, Freeman E, et al. 2007. PLoS Genet, 3(1): e5.

Susiarjo M, Sasson I, Mesaros C, et al. 2013. PLoS Genet, 9(4): e1003401.

Tan Y, Liu J, Deng Y, et al. 2012. Toxicol Lett, 214(3): 279-287.

Tang W W, Dietmann S, Irie N, et al. 2015. Cell, 161(6): 1453-1467.

Veiga-Lopez A, Luense L J, Christenson L K, et al. 2013. Endocrinology, 154(5): 1873-1884.

Weiss J M, Polack S, Diedrich K, et al. 2003. Arch Gynecol Obstet, 269(1): 45-50.

Yan Y E, Liu L, Wang J F, et al. 2014. Toxicol Appl Pharmacol, 277(3): 231-241.

Yang X, Zhou Y, Peng S, et al. 2012. Reproduction, 144(2): 235-244.

Zhang C, Liu X R, Cao Y C, et al. 2017. Reprod Fertil Dev, 29(4): 768-777.

Zhang H Q, Zhang X F, Zhang L J, et al. 2012. Mol Biol Rep, 39(5): 5651-5657.

Zhang X F, Zhang T, Han Z, et al. 2015. Reprod Fertil Dev, 27(8): 1213-1221.

Zhu X, Tian G G, Yu B, et al. 2018. Arch Toxicol, 92(4): 1581-1591.

（倪　媛、龚肖涵）

第 28 章

胎源性多囊卵巢综合征

摘要：多囊卵巢综合征（PCOS）是青春期及育龄期妇女最常见的内分泌代谢性紊乱疾病。因 PCOS 临床表现的异质性，迄今为止其发病机制尚未完全阐明。流行病学调查和动物研究均提示，PCOS 具有宫内发育起源，是一种常见的胎源性疾病。孕期不良环境（如外源恶劣环境和母体健康状态）与子代出生后生殖功能改变及成年 PCOS 易感密切相关。本章介绍了 PCOS 的发病现状及主要发生机制，综述了 PCOS 的宫内发育起源以及各种孕期不良环境对子代成年 PCOS 编程效应的研究进展，最后追溯到更为微观的层面，讨论了胎源性 PCOS 的发育起源机制涉及宫内神经内分泌代谢编程改变和表观遗传修饰异常。

引　言

多囊卵巢综合征（polycystic ovary syndrome，PCOS）是一种高度异质性的内分泌代谢性紊乱疾病，在临床上以雄激素过高的临床或生化表现、稀发排卵或无排卵和卵巢多囊样改变为主要特征，常伴有胰岛素抵抗和肥胖。迄今 PCOS 的发病机制尚未阐明，除了先天遗传因素外，其发生在很大程度上是因为孕期宫内环境欠佳。近年来，有学者提出成年疾病"胎儿起源"学说。该理论认为，宫内处于营养不良或不平衡环境时，处于发育敏感期的胎儿组织器官在结构与功能上会发生永久性或程序性改变，这些由宫内介导的发育编程大大增加了其出生后对各种慢性病的易感性。早期生存环境影响发育和出生后疾病易感被定义为"生命早期编程"。宫内发育迟缓（intrauterine growth retardation，IUGR）患儿成年后代谢性疾病的发病率增加，由此产生了"成年疾病发育起源"假说。随后，大量流行病学调查证实，IUGR子代成年后代谢性疾病易感，更易出现高血脂、冠状动脉粥样硬化等疾病。也有研究指出，宫内高雄激素环境、母亲肥胖、胎儿生长方式及 IUGR 等因素，可影响胎儿的中枢神经和胰岛的发育及功能，造成青春期或成年后 PCOS 易感。可见，PCOS 具有宫内发育起源，是一种常见的胎源性疾病。本章综述了胎源性 PCOS 发生的现象，并探讨了其宫内编程机制，可为其临床早期防治提供新思路。

28.1　多囊卵巢综合征的研究现状

随着环境变化、生活方式改变、诊疗技术进步以及对疾病认识的加深，PCOS 的早期诊断率逐渐升高，PCOS 的发病率在世界范围内呈上升趋势。然而，PCOS 的确切病因尚不完全明确，其中高雄激素作为发病的中心环节在其中有着重要作用。

28.1.1　多囊卵巢综合征的定义及发病现状

PCOS 是育龄妇女常见的一种内分泌失调和排卵障碍性疾病，是排卵障碍性不孕的主要原因。临床表现包括月经稀发、闭经、高雄激素血症、无排卵、肥胖及多毛症等。有文献报道，女性多毛症患者中有超过 80% 被诊断患有 PCOS，且随着年龄的增长，多伴有高脂血症、胰岛素抵抗及 2 型糖尿病等代谢异常，被认为是代谢综合征的一种。Chereau 在 1844 年首先描述了这种卵巢的形态学改变。至 1935 年，Stein 和 Leventhal 将其描述为一组表现为卵巢囊性增大、不孕、肥胖和多毛症的综合征，由于其发病原因不清楚，故称为 Stein-Leventhal 综合征。尽管有 2003 年的鹿特丹标准，还有 2006 年美国雄激素学会制定的标准，但目前对 PCOS 的临床诊断标准仍存在争议。

28.1.2　多囊卵巢综合征的主要发生机制

PCOS 的诊断为排除性诊断。目前较多采用的诊断标准是欧洲人类生殖与胚胎学学会与美国生殖医学学会 2003 年提出的鹿特丹标准：①稀发排卵或无排卵；②高雄激素的临床表现和（或）高雄激素血症；③卵巢多囊样改变，超声提示一侧或双侧卵巢直径 2～9 nm 的卵泡≥12 个和（或）卵巢体积≤10 mL；④3 项中符合 2 项并排除其他高雄激素病因，如先天性肾上腺增生、库欣综合征、分泌雄激素的肿瘤。

PCOS 的发病机制比较复杂，单一因素并不能完全解释其病因和发病机制。目前认为，高雄激素不仅是 PCOS 的典型特征之一，也是其发病的中心环节。其中高胰岛素血症是高雄激素发生的始动因素之一，胰岛素联合黄体生成素诱导卵巢膜细胞中雄激素的合成，阻碍卵泡发育和成熟，增加囊性卵泡的数目和促进其生长，促进卵泡闭锁，同时胰岛素还可以促进促肾上腺皮质激素（adrenocorticotropic hormone，ACTH）刺激的肾上腺雄激素的分泌。雄激素过多会进一步抑制卵泡发育及优势卵泡形成，并在外周组织转化为雌酮，通过负反馈调节下丘脑和垂体，使卵泡刺激素（follicle-stimulating hormone，FSH）分泌减少。此外，无排卵的 PCOS 女性因其下丘脑对性激素负反馈调节的敏感性下降，垂体对促性腺激素释放激素（gonadotropin releasing hormone，GnRH）的敏感性增加，从而引起黄体生成素（luteinizing hormone，LH）的分泌幅度及频率增加，并导致 LH 的分泌具有持续高水平、无周期性的特点，不利于月经周期 LH 峰的形成；高水平 LH 又促进卵巢分泌雄激素，低水平 FSH 持续刺激，使卵巢内小卵泡发育停止，无优势卵泡形成，从而形成雄激素过多、持续无排卵的恶性循环，最终导致 PCOS 的发生。

28.2　多囊卵巢综合征的宫内发育起源

尽管 PCOS 一般在青春期发病，但是该病的发生很可能具有宫内发育起源。流行病学调查和动物实验均提示，类固醇激素介导的发育编程在 PCOS 的发生中发挥了重要作用。目前认为，宫内环境影响 PCOS 发生的假说可以分为两类：①胎儿暴露于过量的雄激素，可诱导雌性子代 PCOS 样表型和代谢相关症状；②"节俭表型"假说，认为胎儿暴露于宫内营养限制，其胰岛素的分泌往往会受到抑制，出生后由于机体自身代偿可诱导胰岛素抵抗。目前更多的研究聚焦于宫内高雄激素环境对子代 PCOS 易感的编程效应，以及高雄激素通过影响胰岛素而引起 PCOS 易感。

28.2.1　流行病学证据

流行病学调查表明，宫内雄激素诱导的胎儿编程会导致成年期 PCOS，且即使出生后雄激素水平恢复正常，后期也会出现卵巢多囊样改变（Xita and Tsatsoulis，2006）。孕期环境内分泌干扰物暴露会通过胎儿编程作用，改变子代内分泌激素状态，致使 PCOS 发生并可能存在跨代遗传效应（Rutkowska and Diamanti-Kandarakis，2016）。临床研究也发现（Hague et al.，1990），胎儿暴露于过高的雄激素环境中，如母体发生 PCOS，以及胎儿患有先天性肾上腺增生、先天性肾上腺分泌雄性激素肿瘤等，女性后代在生殖年龄会出现各种 PCOS 的临床特点，包括卵巢多囊样改变、高雄激素血症、月经稀发和无排卵等。

28.2.2　临床与基础实验室研究

大量临床与实验室研究表明，子代 PCOS 的发生与孕期母体营养状况和外源物暴露有密切关系。

28.2.2.1　母体营养环境所致子代多囊卵巢综合征

母体健康状况包括母体的营养、疾病和应激状态等。目前大多数研究提示，孕期营养条件的变化会使胎儿发育出现适应性改变，从而可能导致其成年后PCOS 易感。人群调查显示，胎儿时期暴露于极端营养条件下的女性，其生殖功能是受损的。动物实验也证实，孕期营养限制会损伤子代生殖功能。孕期蛋白限制会缩短子代的可受孕时间。全孕期蛋白限制能降低子代原始卵泡数，增加胎儿卵巢氧化应激水平，缩短卵巢端粒长度（Aiken et al.，2015）。此外，孕期营养限制对雌性生殖轴中枢有抑制作用，孕期摄食限制的大鼠子代出现 IUGR 并在哺乳期出现追赶性生长，阴道开口推迟。在孕期营养不良所致 IUGR 成年子代大鼠的卵巢组织形态分析中发现，其正常卵泡结构被破坏，黄体和卵泡数显著减少，提示无排卵的囊性结构数量显著增加（Khorram et al.，2015）。综上，母体营养不良可影响胎儿的卵巢发育，可能导致子代成年后 PCOS 易感。

也有研究提示，孕期营养过剩亦可对雌性子代生殖功能造成不良影响。人群调查显示，孕期母亲体重增加过多与女性子代早熟有关（Deardorff et al.，2013）。在动物水平也证实，孕期母体高胆固醇饮食的子代闭锁卵泡增加，而这可能导致生殖功能障碍（Leveille et al.，2014）。孕期高脂饮食则诱导胎儿卵巢氧化应激、凋亡抑制因子表达降低、卵泡数量减少和细胞凋亡增加，易导致子代卵泡池过早耗竭，子代成年后卵泡闭锁增多（Xu et al.，2016）。以上研究结果提示，母体营养过剩也可影响胎儿的卵巢功能，最终引起子代的生育力下降，可能造成 PCOS易感倾向。

28.2.2.2　孕期外源物暴露所致子代多囊卵巢综合征

卵巢是雌性个体的重要性腺器官，其主要功能是提供成熟的卵细胞和分泌性激素，在维持机体的正常生殖功能中发挥了重要作用。孕期多种有害外源物的暴露会影响子代卵巢功能发育，从而增加了子代罹患 PCOS 的可能。例如，出生时属于小于孕龄儿的年轻女性表现为卵巢排卵率降低、卵巢储备功能下降。对大鼠模型的研究表明，母体高剂量双酚 A 暴露会使其后代卵巢总卵泡数显著减少（Manikkam et al.，2012a）。还有研究发现，孕期乙醇暴露导致胎儿卵巢组织中黄体和窦状卵泡增多（Rudeen and Hagaman，1988），从而对卵巢发育产生不利影响。动物研究发现，在妊娠第 1 周给予母体双酚 A 100 mg/(kg·d)可引起雌性子代卵巢内原始卵泡和生长卵泡数明显减少，闭锁卵泡数显著增加，卵细胞减数分裂进程也受到抑制（Signorile et al.，2012）。而宫内暴露于二噁英对子代造成的影响涉及卵巢提前衰竭及生育力衰退。给妊娠母猴肌注睾酮后，其雌性子代卵巢组织内初级卵泡、窦前卵泡和小窦状卵泡的数量均较对照组明显增多（Abbott et al.，2009），子代成年后几乎出现所有 PCOS 的临床和生化改变。对啮齿动物的研究结果也显示，妊娠母鼠暴露于雄激素，其雌性子代卵巢周期异常，卵巢内出现多个大小不等的窦状卵泡，同时伴有肥胖和糖、脂代谢异常。同样，在绵羊孕早期（孕 30～

90 天）每周注射 2 次 100 mg 的丙酸睾酮，其雌性后代也出现类 PCOS 样表现（Forsdike et al.，2007）。动物研究还发现，胎儿期雄激素增多引起雌性后代大鼠成年后卵巢增大，并呈多囊样改变，导致卵巢组织产生雄激素增多，卵巢内雄激素受体表达水平也显著升高（Tyndall et al.，2012）。以上研究结果均提示，胎源性 PCOS 卵泡早期发育出现异常，这一异常发生于胎儿期，即胎儿卵泡发育的早期阶段，外源物可能作用于原始卵泡池，引起原始卵泡募集增多，使卵巢储备能力下降。

卵泡的发育与卵巢甾体激素的合成相关，甾体激素的合成是在多个甾体激素合成酶顺序催化下完成的。颗粒细胞随卵泡的发育而不断增殖，其增殖是卵母细胞生长发育和卵巢正常分泌雌激素的保证，而膜细胞合成、分泌的雄激素是颗粒细胞合成雌激素重要的前体物质，在这一过程中，P450 芳香化酶（P450 aromatase，P450arom）起到了重要作用。当颗粒细胞发育障碍时，P450arom 表达降低，雌激素、雄激素水平失衡，从而影响卵泡的发育和成熟，引发排卵障碍，特别是会增加育龄期妇女不孕的概率。不同种属动物的卵巢发育和甾体激素合成时间窗会有差异，但大多数哺乳动物（如猪和大鼠）自孕中期开始即具有甾体激素合成酶表达和雌激素合成能力，并易受到外源物的影响。流行病学研究表明，母源性睾酮过多会降低胎儿体重并增加 PCOS 发生的风险，其主要表现是血雌激素水平相对降低。作者团队研究也证实（Lv et al.，2018），孕期地塞米松暴露可抑制 IUGR 胎鼠卵巢 P450arom 的 mRNA 和蛋白质表达，从而引起子代卵巢低功能发育并具有跨代遗传效应。以上研究结果提示，IUGR 子代雌激素合成功能的抑制，破坏了雄激素和雌激素之间的平衡，导致雄激素水平相对升高而雌激素水平相对降低。

28.3　胎源性多囊卵巢综合征的宫内发生机制

宫内环境改变可能对子代多个器官产生深远的影响，且导致子代疾病发生的机制复杂。尽管流行病学和动物实验已经证实孕期不良环境可以引起子代 PCOS 易感，但其宫内发生机制至今尚未有一个系统、全面的报道。目前存在多种机制假说，其中主要涉及局部因子调节、宫内神经内分泌代谢编程改变和发育基因表观遗传修饰异常。

28.3.1　局部因子调节

临床调查显示，60%～80%的 PCOS 患者可出现血液循环中高水平的睾酮，25%的患者出现血液循环中高水平的脱氢表雄酮（dehydroepiandrosterone，

DHEA），提示甾体激素的合成异常可能是 PCOS 发生的根本原因。在 PCOS 患者中可以观察到多囊性卵巢的卵泡膜细胞层变厚。在体外培养实验中可以观察到，无论有无 LH 刺激，膜细胞均分泌过多的雄激素（Diamanti-Kandarakis and Dunaif，2012），并且这种高雄激素状态在体外培养的很多代细胞中持续存在。至今的报道仅局限于在 PCOS 患者中观测到类固醇合成酶系统的表达有所增高，提示细胞内信号通路出现了问题。此外，颗粒细胞也参与了卵巢中高雄激素环境的形成。例如，颗粒细胞通过旁分泌途径分泌的抑制素可以加强膜细胞的雄激素生成反应。在 PCOS 患者青春期到来之前就可以观察到多囊性卵巢的变化，这为"PCOS 源于发育早期（甚至早至宫内时期）对卵巢形态及功能的编程"的假设提供了有力证据，即由遗传与环境共同作用导致胎儿期高雄激素环境的暴露可以影响细胞分化的过程，引起该个体在成年后表现出永久性 PCOS 的各种临床表现。很多文献已提示，胎儿期高雄激素环境对下丘脑-垂体-卵巢（hypothalamic-pituitary-ovarian，HPO）轴的刺激可以引起一系列继发的 PCOS 临床表现。而外源性雄激素也可以影响猕猴卵巢的卵泡发育过程。早期高雄激素环境引起后期 PCOS 表型异质性的"胎儿期编程"机制目前尚不明确，但研究人员已提出一些可能的机制：①引起靶组织包括生殖系统和代谢系统细胞分化过程的改变；②引起表观遗传修饰的改变。新近的研究表明，个体发育早期的高雄激素状态可以通过表观遗传修饰影响"胎儿期编程"过程，从而导致成年期 PCOS 发生。

　　PCOS 妇女常见的代谢异常包括肥胖、糖耐量异常、胰岛素抵抗、高胰岛素血症和血脂异常等，其中胰岛素抵抗可能是 PCOS 发生的始动因素和中心环节。临床研究发现，PCOS 患者在青春发育早期即出现胰岛素抵抗和高胰岛素血症。胰岛素通过细胞内信号转导途径包括调节葡萄糖代谢的促代谢途径和引起细胞分裂、增殖的促分裂途径来发挥作用。PCOS 患者卵巢的胰岛素抵抗表现为卵巢颗粒细胞内的葡萄糖代谢异常，即胰岛素刺激葡萄糖利用异常、乳酸生成受损。伴有高雄激素血症的 PCOS 患者，其胰岛素抵抗和代谢紊乱更为严重，而非高雄激素血症的 PCOS 患者胰岛素抵抗和代谢紊乱程度较低。研究表明，一方面，孕晚期暴露于高雄激素的雌猴表现为胰岛素敏感性降低，青春期代偿性高胰岛素血症；另一方面，宫内高雄激素暴露下胎儿胰岛 β 细胞编程改变导致子代青春期胰岛 β 细胞功能增强/增殖增多。高雄激素暴露通过以上两方面共同促进了子代胰岛素分泌。而高胰岛素血症导致过多的胰岛素与位于卵泡膜细胞上的胰岛素受体结合，引起卵泡膜细胞和间质细胞的过度增殖，进而促进卵泡膜细胞合成雄激素，加重高雄激素血症。综上，宫内高雄激素与胰岛素抵抗两者可能互为因果，共同介导 PCOS 的发生（图 28-1）。

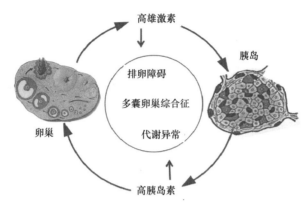

图 28-1 高雄激素和胰岛素抵抗在多囊卵巢综合征发生中的作用

卵巢局部产生的各种生长因子对卵巢功能发育也有重要作用。胰岛素样生长因子 1（insulin-like growth factor 1，IGF1）在卵巢颗粒细胞增殖和甾体激素合成中发挥了核心性调节作用，甾体激素合成不仅有赖于 FSH 和 LH 的刺激，生长激素和雌激素也可产生协同作用。卵巢局部的 IGF1 分泌不影响卵泡募集，但与卵泡的生长、成熟、闭锁，优势卵泡选择，卵子成熟，黄体功能发育及甾体激素生成等密切相关。研究表明，卵巢中甾体激素合成酶系统的表达异常是 PCOS 发生的主要机制。颗粒细胞中的 P450arom 表达降低，可破坏雄激素、雌激素之间的平衡，导致雄激素水平相对升高而雌激素水平相对降低。IGF1 也是调节卵泡发育和甾体激素合成酶系统表达的重要因子。当卵巢 IGF1 低表达时，甾体激素合成酶系统表达降低，同时伴随着卵巢发育异常。提示，IGF1 表达介导了甾体激素合成酶系统的表达异常。

胎儿组织中 IGF1 主要受糖皮质激素（glucocorticoid，GC）的负性调控。GC 可通过糖皮质激素受体（glucocorticoid receptor，GR）抑制多组织的 IGF1 表达。血 GC 水平和组织 IGF1 信号通路之间存在负相关性。作者团队发现，孕期外源物（如咖啡因、尼古丁、乙醇）暴露可导致 IUGR 胎鼠母源性 GC 过暴露，同时伴随多个胎儿组织（包括肝、骨骼肌、生长板软骨）的 IGF1 信号通路表达下调（Shen et al.，2014；Deng et al.，2013；Tan et al.，2012）。有文献报道，对妊娠小鼠给予不同剂量的地塞米松处理，其中低剂量组雌性子代小鼠的卵泡发育和卵子发生没有受到明显影响，但高剂量组雌性子代小鼠的卵泡和卵母细胞成熟、分化明显受阻；但在所有剂量水平，雌激素、孕激素的合成及分泌都显著减少（Van Merris et al.，2007）。作者团队研究证实（Lv et al.，2018），孕期地塞米松暴露下胎儿卵巢 P450arom 表达抑制，进一步研究发现胎儿卵巢局部 IGF1 表达也降低。提示，宫内内源性、外源性 GC 均可能通过抑制胎儿卵巢组织 IGF1 的表达，进而降低颗粒细胞中 P450arom 的表达，从而减少雄激素向雌激素转化，使雄激素水平相对升高。

28.3.2　发育基因表观遗传修饰异常

表观遗传修饰是指 DNA 序列不发生变化但基因表达却出现了可遗传的改变，如 DNA 甲基化、组蛋白修饰及非编码 RNA 等。表观遗传修饰存在于高等真核细胞的正常发育之中，其异常改变在疾病的宫内编程机制中发挥着重要作用。目前的研究提示，DNA 甲基化在胎源性 PCOS 的发生中具有重要作用，而组蛋白修饰和非编码 RNA 的研究较为有限。

28.3.2.1　DNA 甲基化

DNA 甲基化是目前受到广泛关注的表观遗传修饰现象，其与基因转录的阻遏有关。在胚胎生长发育进程中，存在全面的 DNA 去甲基化和甲基化。胎儿对外源物的干扰非常敏感，已有研究提示孕期外源物暴露能引起子代多基因启动子区甲基化修饰改变，如包括 P450arom 在内的卵巢甾体激素合成酶基因。我国 PCOS 患者的卵巢颗粒细胞 P450arom 的基因启动子区甲基化水平显著高于对照组，而 P450arom 的基因及蛋白质表达水平则显著降低（Yu et al.，2013）。相关研究也发现，妊娠期高浓度正己烷暴露可改变雌性后代甾体激素合成基因的甲基化状态，从而影响其卵巢发育及性激素分泌（Li et al.，2015）。诸多临床及动物研究已证实，孕期雄激素暴露可致子代 PCOS 发生，而进一步研究其宫内发育起源机制发现，雄激素受体编码基因启动子区的多个 CpG 位点及细胞色素 P450 胆固醇侧链裂解酶（cytochrome P450 cholesterol side chain cleavage enzyme，P450scc）编码基因启动子区的单个 CpG 位点甲基化水平均发生了改变（Xia et al.，2015）。这些研究均提示，孕期不良环境可能通过改变胎儿卵巢甾体激素合成基因的甲基化状态，导致 P450arom 活性降低，引起雄激素水平升高，从而导致 PCOS 的高雄激素血症。还有学者推测，宫内高雄激素环境使胎儿的某些重要基因表观遗传修饰状态发生改变，这也可能是日后 PCOS 发生的原因之一。例如，暴露于宫内高雄激素的幼年和成年恒河猴内脏脂肪组织内多个基因的甲基化模式与对照组有明显差异，证实宫内过高的雄激素可能通过改变胎儿基因 DNA 甲基化模式引起 PCOS 的发生。此外，妊娠期大鼠暴露于杀虫剂和二噁英，在 F_3 代大鼠精子中可观察到凋亡相关基因启动子区甲基化状态异常及卵巢原始卵泡生成抑制（Manikkam et al.，2012b）。鱼油和果胶能增加卵巢颗粒细胞 *Bcl-2* 基因启动子区甲基化，从而抑制 *Bcl-2* 表达并促进细胞凋亡（Cho et al.，2012）。可见，孕期不良环境也可能通过改变雌性胎儿颗粒细胞凋亡基因的甲基化状态，而影响其卵巢储备功能，从而导致 PCOS 发生。

28.3.2.2　组蛋白修饰和 miRNA

目前有关孕期不良环境对子代卵巢相关基因启动子区组蛋白修饰和 miRNA 表达影响的研究较少。组蛋白甲基化修饰对基因表达的影响呈现杂乱和无规律性，其中有的促进基因表达，有的则抑制基因表达，这可能与组蛋白发生甲基化的残基位置不同有关。研究发现，妊娠期小鼠慢性全氟辛烷磺酸暴露可降低子代卵巢类固醇合成急性调节蛋白（steroidogenic acute regulatory protein，StAR）编码基因启动子区 H3K14ac 水平及基因表达，从而影响雌激素合成并进一步影响卵泡发育和排卵（Feng et al.，2015）。提示，孕期不良环境可能通过改变胎儿卵巢甾体激素合成基因的组蛋白修饰模式而引起 PCOS。非编码 RNA（non-coding RNA）是由不编码蛋白质的"垃圾 DNA"转录而来。随着研究的深入，这些"垃圾 DNA"的转录产物已被证明在编码基因的表达过程中起着重要作用。非编码 RNA 可在基因的转录、转录后和翻译等多个水平调控编码基因的表达，其中最为人所知的是短链 miRNA 与靶向 mRNA 结合，诱导靶向 mRNA 的降解或抑制其翻译过程。因此，在表观遗传学研究中，非编码 RNA 的调控作用不容忽视。作者团队近期研究也证实，孕期地塞米松暴露可通过激活子代卵巢 GR，引起 miR-320a-3p 表达降低，并进一步经卵母细胞延续至 F_2 代和 F_3 代成年，最终介导了孕期地塞米松暴露所致子代卵巢雌激素合成功能抑制的跨代遗传效应（Gong et al.，2021）。据报道，miRNA 参与包括 PCOS 在内的许多疾病的病理进展，因此成为 PCOS 诊断和治疗有希望的生物标志物和靶标。其中，升高的循环 miR-93 有促进卵巢颗粒细胞增殖的作用，因此它可以作为诊断 PCOS 的生物标志物（Sathyapalan et al.，2015）。miR-93 也在 PCOS 患者和胰岛素抵抗妇女的脂肪组织中过度表达（Chen et al.，2013）。然而，在 PCOS 的调控中还没有其他 miRNA 报道，且目前的研究还主要集中在成年 PCOS 的层面，胎源性 PCOS 的 miRNA 调控机制还有待进一步阐明。

28.3.3　宫内神经内分泌代谢编程改变

宫内编程是指胎儿在发育过程中所处环境的异常使其原本的发育过程改变，导致机体功能发生长期或永久的变化。宫内编程多是机体为适应宫内不良环境而作出的反应，对处于发育期的胎儿来说是一种代偿保护机制，但可致子代成年后多种疾病易感。当胎儿处于不良宫内环境时，不良的刺激被传递给胎儿，在胎儿不同的发育敏感时期对不同的组织器官发育产生影响，并改变其发育轨迹，影响其结构和功能，这种影响一直持续至出生后，甚至数代。

28.3.3.1 HPO 轴介导的编程改变

卵巢功能受到 HPO 轴的调节。生理情况下，下丘脑脉冲式分泌 GnRH，刺激腺垂体分泌 FSH 和 LH，FSH 和 LH 作用于卵巢，发挥促进卵泡发育、刺激甾体激素合成的效应。文献提示，HPO 轴介导的宫内编程机制可能介导了胎源性 PCOS 的发生。孕期不良环境可能直接通过损伤卵巢颗粒细胞而影响与卵巢功能相关的基因表达，或是通过受体介导干扰卵巢分泌性激素的水平，从而导致动情周期和卵泡发育异常。基于孕期乙醇暴露动物模型的研究表明，乙醇可干扰雌性子代 HPO 轴（Sliwowska et al.，2016）。该模型动物伴随青春期启动时间的改变而出现 FSH 启动分泌的延迟、LH 分泌节律的改变，以及 LH 对雌激素和孕激素分泌的诱导作用减弱。此外，妊娠期及哺乳期母体暴露于低剂量双酚 A 对子代大鼠青春期前卵巢卵泡发生的影响在于干扰 HPO 轴的功能，表现为 LH 水平明显升高而 FSH 无明显改变（Gamez et al.，2015）。高浓度的 LH 刺激卵泡膜细胞产生雄激素，而"相对缺乏"的 FSH 抑制颗粒细胞中雄激素向雌激素的转化，影响卵泡的发育与成熟，最终导致持续高雄激素血症和排卵功能障碍，雌性子代出现类 PCOS 样改变。进一步发现，孕晚期地塞米松暴露可扰乱胚胎大脑中 GnRH 神经元的迁移、细胞数量及分布，造成生殖功能减退（Weinstock，2007），并影响雌性子代的下丘脑结构发育。孕鼠束缚应激后，胚胎期或刚出生子代的下丘脑细胞凋亡增加，子代成年后下丘脑细胞增殖率下降，细胞周期减慢（McArthur et al.，2007）。这可能是雌性子代成年后生殖功能和性行为发生改变的重要原因之一。提示，孕期不良环境可能会扰乱雌性子代胚胎期大脑中 GnRH 神经元的发育，可能引起 GnRH 释放频率的异常，使下丘脑对性激素负反馈调节的敏感性下降，垂体对 GnRH 的敏感性增大，加速 PCOS 的发生和到来。

28.3.3.2 HPA 轴介导的编程改变

目前最为认可的胎儿期编程机制是"宫内神经内分泌代谢编程"假说。该假说认为，不良的宫内环境会引起胎儿下丘脑-垂体-肾上腺（hypothalamic-pituitary-adrenal，HPA）轴的发育改变。进一步的研究则提示，母源性 GC 过暴露可能是宫内编程的主要始动因素，高 GC 通过调控体内系列神经内分泌发育过程，引起胎儿结构与功能的持续性改变（即高 GC 编程胎儿疾病）。近年来，作者团队系列研究结果提示，孕期外源物暴露可引起胎儿母源性 GC 过暴露及 HPA 轴相关的神经内分泌代谢编程改变，从而影响胎儿正常发育并造成子代出生后多种疾病易感（Xia et al.，2014；Liu et al.，2012b；Xu et al.，2011）。而在孕期应激的豚鼠模型中发现，其子代 HPA 轴功能发生改变，进一步研究发现其卵巢重量和血雌激素水平显著降低。动物实验和体外研究也均证实，孕晚期地塞米松暴露可明显减少新生鼠卵巢卵泡数量；地塞米松处理能抑制人胎儿卵子发生（Poulain et al.，2012）。这些均提示，高 GC 可能参与了孕期不良环境所致子代卵巢低功能发育及 PCOS 易感的宫内编程机制。

人群调查和动物实验证实，胎儿 HPA 轴及其海马调节中枢易受到宫内不良环境的影响，导致其出生后 HPA 轴对应激反应的敏感性增加（Davis et al.，2011）。作者团队也证实，孕期外源物（如咖啡因、尼古丁和乙醇）暴露致胎鼠母源性 GC 暴露，其子代成年后对多种慢性应激表现出 HPA 轴高敏感性（Xia et al.，2014；Liu et al.，2012；Xu et al.，2011），从而导致子代成年后多种慢性疾病易感。HPO 轴与 HPA 轴之间存在密切的相互作用，即 HPA 轴过度激活可抑制 HPO 轴功能发育，而 HPO 轴则可通过 HPA 轴的各个组成部分调控其功能状态。动物实验发现（Foecking et al.，2005），孕期过量雄激素暴露的雌性大鼠子代成年后下丘脑孕激素相关基因表达明显降低，切除卵巢后补充雌激素，雄激素暴露组无明显变化，而未暴露组下丘脑孕激素相关基因表达部分恢复。因此，在胎儿期下丘脑发育过程中，过高的雄激素可能抑制甚至永久损害 HPO 轴相关基因的表达。综上提示，孕期不良环境导致 HPA 轴发育异常，也可介导 HPO 轴的功能紊乱，并且可能存在 HPA 轴与 HPO 轴之间的交互作用，从而引起性激素水平的变化，导致卵巢排卵障碍，参与 PCOS 的发生、发展。

28.4　研　究　展　望

孕期不良环境对子代 PCOS 的影响并非来源于单一因素，而是孕期生活环境、生活习惯、心理状态及围产期疾病等诸多因素的相互叠加作用。这些方面流行病学研究虽然多，但就其发生机制的研究综述往往存在不足，相应的动物模型也未必能重现临床的复杂孕期状态。尽管孕期不良环境对雌性子代生殖健康将产生影响的观念已经建立，但目前对于胎源性 PCOS 宫内编程机制的研究仍然有限，高雄激素和 IGF1 等局部因子对 PCOS 的发生起了重要的作用，HPA 轴与 HPO 轴的功能紊乱也可能参与其中，表观遗传修饰特别是组蛋白修饰和非编码 RNA 也可能发挥了一定作用，但相关研究十分缺乏（图 28-2）。因此，加强孕期不良环境所致子代 PCOS 易感的宫内编程改变及表观遗传修饰异常机制的研究，分析其作用规律，探寻其中的表观遗传位点，对明确 PCOS 的早期发病机制，预防高危人群 PCOS 的发生、发展具有重要的临床意义。同时，通过干扰或回调相关表观遗传修饰改变可能成为防治胎源性 PCOS 的新方法。

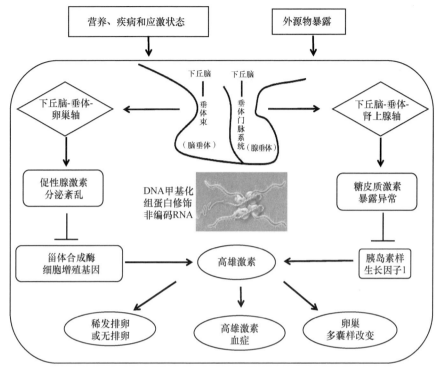

图 28-2　胎源性多囊卵巢综合征的宫内发生机制

参 考 文 献

Abbott D H, Tarantal A F, Dumesic D A. 2009. Am J Primatol, 71(9): 776-784.

Aiken C E, Tarry-Adkins J L, Ozanne S E. 2015. Sci Rep, 5: 16175.

Chen Y H, Heneidi S, Lee J M, et al. 2013. Diabetes, 62(7): 2278-2286.

Cho Y, Turner N D, Davidson L A, et al. 2012. Exp Biol Med(Maywood), 237(12): 1387-1393.

Davis E P, Waffarn F, Sandman C A. 2011. Dev Psychobiol, 53(2): 175-183.

Deardorff J, Berry-Millett R, Rehkopf D, et al. 2013. Matern Child Health J, 17(8): 1391-1398.

Deng Y, Cao H, Cu F, et al. 2013. Toxicol Appl Pharmacol, 269(1): 25-33.

Diamanti-Kandarakis E, Dunaif A. 2012. Endocr Rev, 33(6): 981-1030.

Feng X, Wang X, Cao X, et al. 2015. Toxicol Sci, 148(2): 368-379.

Foecking E M, Szabo M, Schwartz N B, et al. 2005. Biol Reprod, 72(6): 1475-1483.

Forsdike R A, Hardy K, Bull L, et al. 2007. J Endocrinol, 192(2): 421-428.

Gamez J M, Penalba R, Cardoso N, et al. 2015. Environ Toxicol Pharmacol, 39(1): 9-15.

Gong X H, Zhang J Z, Ge C Y, et al. 2021. Pharmacol Res, 22: 105435.

Hague W M, Adams J, Rodda C, et al. 1990. Clin Endocrinol(Oxf), 33(4): 501-510.

Khorram O, Keen-Rinehart E, Chuang T D, et al. 2015. Fertil Steril, 103(1): 291-298, e292.

Leveille P, Tarrade A, Dupont C, et al. 2014. J Dev Orig Health Dis, 5(2): 88-97.

Li H, Zhang C, Ni F, et al. 2015. Toxicol Lett, 239(3): 141-151.

Liu L, Liu F, Kou H, et al. 2012. Toxicol Lett, 214(3): 307-313.

Lv F, Wan Y, Chen Y, et al. 2018. Endocrinology, 159(3): 1401-1415.

Manikkam M, Guerrero-Bosagna C, Tracey R, et al. 2012a. PLoS One, 7(2): e31901.

Manikkam M, Tracey R, Guerrero-Bosagna C, et al. 2012b. PLoS One, 7(9): e46249.

McArthur S, McHale E, Gillies G E. 2007. Neuropsychopharmacology, 32: 1462-1476.

Poulain M, Frydman N, Duquenne C, et al. 2012. J Clin Endocrinol Metab, 97(10): E1890-E1897.

Rudeen P K, Hagaman J. 1988. Experientia, 44(8): 714-715.

Rutkowska A Z, Diamanti-Kandarakis E. 2016. Fertil Steril, 106(4): 948-958.

Sathyapalan T, David R, Gooderham N J, et al. 2015. Sci Rep, 5: 16890.

Shen L, Liu Z, Gong J, et al. 2014. Toxicol Appl Pharmacol, 274(2): 263-273.

Signorile P G, Spugnini E P, Citro G, et al. 2012. Front Biosci(Elite Ed), 4: 1724-1730.

Sliwowska J H, Comeau W L, Bodnar T S, et al. 2016. Alcohol Clin Exp Res, 40(11): 2368-2376.

Tan Y, Liu J, Deng Y, et al. 2012. Toxicol Lett, 214(3): 279-287.

Tyndall V, Broyde M, Sharpe R, et al. 2012. Reproduction, 143(1): 21-33.

Van Merris V, Van Wemmel K, Cortvrindt R. 2007. Reprod Toxicol, 23(1): 32-41.

Weinstock M. 2007. Neurochem Res, 32(10): 1730-1740.

Xia L P, Shen L, Kou H, et al. 2014. Toxicol Lett, 226(1): 98-105.

Xia Y, Shen S, Zhang X, et al. 2015. Reprod Fertil Dev, 28(9): 1414-1423.

Xita N, Tsatsoulis A. 2006. J Clin Endocrinol Metab, 91(5): 1660-1666.

Xu D, Chen M, Pan X L, et al. 2011. Environ Toxicol Pharmacol, 32(3): 356-363.

Xu M, Che L, Yang Z, et al. 2016. Nutrients, 8(8): 1-18.

Yu Y Y, Sun C X, Liu Y K, et al. 2013. Gynecol Obstet Invest, 76(4): 209-213.

（樊冠兰、徐　丹）